内科常见疾病的药学监护

主编　阚全程

河南科学技术出版社

·郑州·

图书在版编目（CIP）数据

内科常见疾病的药学监护/阚全程主编．—郑州：河南科学技术
出版社，2016.8（2023.3 重印）
ISBN 978-7-5349-7383-3

Ⅰ. ①内…　Ⅱ. ①阚…　Ⅲ. ①内科-疾病-临床药学　Ⅳ. ①R5

中国版本图书馆 CIP 数据核字（2016）第 067140 号

出版发行：河南科学技术出版社
地址：郑州市经五路 66 号　邮编：450002
电话：（0371）65737028　65788613
网址：www.hnstp.cn
策划编辑：李喜婷　范广红　任燕利
责任编辑：任燕利
责任校对：丁秀荣
封面设计：张　伟
责任印制：朱　飞
印　　刷：三河市同力彩印有限公司
经　　销：全国新华书店
幅面尺寸：185 mm×260 mm　印张：23.5　字数：537 千字
版　　次：2023 年 3 月第 3 次印刷
定　　价：198.00 元

编写人员名单

主　审　戴越苏
主　编　阚全程
编　委　（按姓氏笔画排序）

田　鑫　兰　超　刘升云　汤　姝
杜培洁　李　纳　李　峰　李　凌
李朵璐　杨　晶　张连峰　张国俊
张晓坚　张爱玲　张颖辉　陈丹丹
陈闪闪　孟　哲　孟海阳　赵咏梅
荀　津　姜中兴　秦贵军　唐　琳
阚全程

前　言

药师的使命是提供药学监护（pharmaceutical care，PC），即提供直接的、负责的、与药物治疗有关的监护，以达到改善患者生存质量的既定结果。药学监护也是医院实施医疗防治工作的重要环节，其要求临床药师在药物治疗全过程中为患者争取最优效果的同时尽量减少治疗带来的风险，是药师工作从保障药品供应向临床的延伸，是"以药品为中心"向"以患者为中心"模式的转变，是临床药学的更高层次的发展。在临床实践中，临床药师正在成为医疗团队中不可缺少的重要成员，承担为患者和社会提供药学服务的重任，在药物治疗、慢病管理、健康教育等诸多环节发挥专业作用。通过在临床实践中实施药学监护，临床药师可不断地确认、解决及预防潜在的与药物治疗相关的问题，最终达到提高临床治疗质量、保障患者用药安全、降低医疗费用等目的。

本书的编写旨在探索临床药师如何开展规范化药学监护工作，并对临床药师工作的科学化、规范化提供有益的借鉴。本书由临床医学、临床药学、临床药理学等多学科专家，根据多年的临床医学、临床药学教学和实践经验编写而成，聚集各家之长，具有很强的实用性和指导价值。本书是临床药师参与药物治疗和开展药学监护工作必备的参考书，也可作为临床药师培训时的参考用书，还可作为高等医药院校临床药学、药学和临床医学等专业学生的重要参考书。期望本书有助于提升广大临床药师的专业技能和参与药物治疗实践的能力，有助于提高药物治疗水平。

本书的编写是在遵循现代药物治疗学基本原则基础上，结合临床药师的专业特点，重点阐述如何对内科常见疾病的治疗药物进行药物治疗和药学监护，并强调科学性、规范性、实用性、指导性的有机统一。全书共分九篇，第一篇为绪论，介绍了药学监护的基本内容；第二至七篇分别介绍了常见的呼吸系统、循环系统、消化系统、泌尿系统、血液系统、内分泌系统和营养代谢性疾病的药学监护；第八篇和第九篇分别介绍了风湿性疾病、理化因素所致疾病的药学监护。

编者在本书编写过程中，广泛参考了相关著作的精华，如葛均波、徐永健主编的《内科学》，杨宝峰主编的《药理学》，蒋学华主编的《临床药学导论》，李俊主编的《临床药理学》，中国医院协会药事管理专业委员会组织编写的《质子泵抑制剂临床应用的药学监护》等。在此向以上各书的原作者表示感谢。

　　由于目前国内对临床药师开展药学监护的工作模式尚缺乏经验，且受编写水平等因素所限，本书可能不尽完善，恳请各位读者批评指正。

阙全程

2015 年 8 月

目　录

第七篇 常见内分泌系统疾病和营养代谢性疾病的药学监护

第八篇 风湿性疾病的药学监护

第九篇 理化因素所致疾病的药学监护

第一篇
绪　论

一、药学监护的发展简况

1973 年，Brodie 最初提出了药学监护（pharmaceutical care，PC）的概念，认为药学监护是患者要求的且能接受的，确保用药安全、合理的监护。1980 年，Brodie 等又强调药学监护要贯穿患者治疗的始终，强调增加反馈机制以促进监护的持续。1990 年，美国 Minnesota 大学药学院 Hepler 和 Strand 第一次全面阐述了药学监护的概念，并迅速得到世界诸多国家的学者一致认可。他们赋予了药学监护最初的定义：药学监护是指为了得到改善患者生命质量的肯定结果而有责任提供的药物治疗。药学监护的提出标志着医院药学实践的发展已经从传统的功能型向服务型转变。1991 年，美国医院药师协会（american society of health-system pharmacists，ASHP）正式认可药学监护的概念。1993 年，ASHP 对药学监护进行了统一定义：药师的使命是提供药学监护，其是提供直接的、负责的、与药物治疗有关的监护，目的是达到改善患者生存质量的既定结果。药学监护具有三项主要功能：确认潜在的或实际存在的与药物治疗相关的问题；解决实际存在的与药物治疗相关的问题；预防潜在的与药物治疗相关的问题。1998 年，Minnesota 大学药学院 Cipolle 和 Strand 等对药学监护进行了最新定义：药学监护是一种执业行为，其执业人员承诺满足患者药物治疗方面的各项需求，并对其承诺负责。近年来，一些国家通过对老年病、慢性病实施药学监护，一定程度达到了提高药物治疗质量、减少不良反应、降低医疗费用、节约医疗资源的目的。但药学监护真正实施起来难度很大，国际药学联合会（international pharmaceutical federation，FIP）2008—2009 年在欧盟进行的一项问卷调查显示，尽管在大多数国家药学监护的概念在卫生管理部门、药师、医师、护师（士）、患者中得到了较好的普及，但是药学监护仅在部分国家得到了广泛的实施。

在我国，药学监护得到了一定发展。2004 年成立的中国药理学会药学监护专业委员会，着重于介绍现代生物医学和药学的新理念、充实和提高临床药师对药物作用的认识、更新临床药师对药物作用机制和不良反应的理解等，有力地推动了我国药学监护的发展。天津市 2013 年发布了该市临床药师服务标准，开展了临床药师分级药学监护培训，制定了临床药师药学监护标准实施项目流程，并在全市二、三级医院实施，对药学监护模式进行了有益的探索。国内学者还不定期召开有关药学监护实践的学术会议如全国医院药学（药学监护）学术会议，增进了学术交流，也促进了药学监护的实施。临床药师也对药学监护模式进行了探索，开展了重症肺炎合并肾功能不全、脑梗死并发尿路感染等患者的药学监护。但是，目前药学监护在国内尚未系统全面地开展，仍需药师、医师、护师（士）等多方面共同努力，促进临床药学向药学监护发展和转变。

二、药学监护的意义

1. 提高药物治疗质量 现代医学对生命与健康规律的认识趋向整体，对疾病的控制策略趋向系统，医学模式也从治疗走向"4P"医学模式，即预防性（preventive）、预测性（predictive）、个体化（personalized）和参与性（participatory）。个体化医学是

"4P" 医学的先行领域, 是在充分考虑每个患者的遗传因素, 性别、年龄、体重等生理情况, 合并疾病的病理特征以及合用药物等基础上, 制订安全、有效、适当、经济的药物治疗方案, 即药物治疗 "因人而异" "量体裁衣"。个体化医学实现由 "千人一药, 千人一量" 的粗放医疗向 "以人为本, 因人而异" 的精准个体化医疗的转变, 最大限度地提高疗效并降低药物的不良反应。

药学监护是临床个体化用药的保障之一。药师可以发挥自己的专业特长, 及时提供用药信息, 如药物类别选择、溶媒选择、药物的相互作用、服药方法等, 弥补医师、护师 (士) 用药知识的不足, 提高药物治疗效果, 促进临床合理用药。药师还应紧密围绕合理用药, 深入开展临床药学工作, 结合治疗药物监测、基因检测等途径, 提高个体化治疗方案的设计能力, 提高药学专业技术服务的科学性、前瞻性、创新性, 不断提高药物治疗水平。例如, 研究表明药学监护可显著提高慢性阻塞性肺疾病 (chronic obstructive pulmonary disease, COPD) 患者的药物治疗质量, 也可显著增加患者对降血脂药物的依从性, 还可提高 2 型糖尿病患者健康相关生活质量 (health-related quality of life, HRQL)。

2. 保障患者用药安全 据世界卫生组织 (WHO) 报道, 世界上死亡的人群中有 1/7 不是死于自然衰老及疾病, 而是死于不合理用药; 在患者中约 1/3 的人死于不合理用药。1987 年, 美国 FDA 记录了 1.2 万人因药物不良反应 (adverse drug reaction, ADR) 而死亡的病例, 另有 1.5 万住院患者对所用药物发生 ADR。在这种背景下, 美国和欧洲一些国家的医院药学在历史上经历了 3 个发展阶段: 以调配为主的传统药学阶段、以合理用药为中心的临床药学阶段和以改善患者生活质量为目标的药学监护阶段。据报道, 在我国每年有 50 万患者因用药不当而住院治疗, 有 19 万余人因此致死。因此, 我国的医院药学工作要持续发展, 必须进行药学监护模式的转变, 不断满足社会需求, 保障患者用药安全。药师可通过干预不合理处方、监测药物不良反应等途径减少药物不良反应, 保障患者用药安全。药师通过药学查房及医嘱审核日常工作, 可及时发现不合理处方, 通过与医师沟通, 及时更改医嘱, 最终改善药物治疗结果; 通过连续监测患者用药情况及相关检查结果, 及时发现药物不良反应, 并通过与医师沟通, 提出处置意见, 保障患者的用药安全。

3. 降低医疗费用 药物治疗不当导致就医、住院或延长住院天数, 不仅给患者带来了痛苦, 也增加了费用。因药物治疗不当带来的附加费用有时甚至高于药物治疗本身费用, 增加了患者及社会的经济负担。药学监护促进药物安全、有效、适当、经济地应用, 大幅度减少不合理用药, 使患者在药物治疗过程中免受药物伤害, 减少住院天数, 降低总的治疗费用, 节约了医药卫生资源。1999 年 11 月到 2000 年 4 月, Dent 等在美国蒙大拿州进行了主要针对贫民的药学监护, 监护的疾病主要包括糖尿病、高血压、哮喘、凝血障碍和消化性溃疡等。结果显示每月的处方数从 219 张增至 838 张, 而每张处方的平均费用从 16.55 美元下降至 0.51 美元。

4. 培养高素质药师 药学监护的宗旨是临床药师与医师、护师 (士) 通力合作, 利用有限的人力、物力资源, 解决与用药相关的问题, 以最少的花费达到最佳的疗效。要求药师把患者的健康置于首位, 为患者提供直接服务, 实现药师与患者之间一对一的监护责任。药师既要考虑患者的药物治疗需要，还要考虑患者的心理、社交及经济因素与药物治疗的关系。应该注意的是，没有一项单独的专业能够单方面提供理想的药学监护服务，药师必须与医师、护师（士）等医务人员合作，形成一个团队，建立起一套有效的工作系统。在这个系统中，药师与患者和其他卫生专业人员协作设计、实施、监测药物治疗计划，以获得提高患者生存质量的既定结果。药学监护要求药师在实施药学服务过程中，必须明确治疗目标，综合分析医师提供的信息，结合患者的实际情况提出自己的观点，并帮助医师设计药物治疗方案，对整个用药过程进行监护。

实施药学监护对药师的专业技能提出了更高的要求，药师必须明确自己的责任，加强学习，积极调整自己的知识结构，以掌握药学监护所需的技能，最终通过自身对药物治疗的贡献，确立自己在医疗团队中的地位和作用。药师需要掌握的技能主要包括：与其他医务人员和患者有效沟通和合作的能力；正确收集、整理患者信息的能力；从药学文献中获取有效信息的能力；判断当前药物治疗中存在的问题的能力；与其他医务人员共同确定药物治疗目标的能力；制订和修改给药方案的能力；制订、修改药学监护方案的能力；有效地对患者开展健康教育的能力；提供关于药物治疗、不良反应、合理用药咨询的能力。药师还应发挥自己在药物控制上的能力，通过标准化的药物应用，从治疗效果和资源消耗两方面来评估药物的应用价值，最大限度地降低药物治疗费用。在药学监护过程中，药师通过不断加强学习，可提高综合素质，促进学科发展。

三、药学监护的对象

药学监护的对象应是全体患者，但目前国内临床药学的发展现状尚不能满足此需要，因此药师可选择性地对一部分重点对象进行药学监护。可以从患者、病情、用药种类、药物等方面进行考虑。

1. 患者因素　主要指特殊人群的用药问题。生理状态的特殊人群包括妊娠期和哺乳期妇女、小儿、老年人、某些慢代谢型患者等；病理状态的特殊人群包括心、肝、肾功能不全患者，透析患者，多脏器功能不全患者，同时使用多种药物的患者等。

妊娠期和哺乳期是妇女一生中特殊的生理阶段，在此期间妇女应尽量避免用药，必须应用时应选择对胎儿、乳儿无损害而同时对母体所患疾病最有效的药物，避免对胎儿、乳儿的生长发育产生不利影响。小儿时期机体组织和器官在逐渐发育成熟，大多数药物的药动学和药效学特点在小儿各时期均有相当大的差异，临床上常以药物在成年人身上的药动学和药效学资料来推算新生儿、婴儿和幼儿的用药剂量（如按体重和体表面积所计算的小儿用药剂量）、有效性和毒性，这样做有时候是十分危险的。老年人机体生理和生化功能减退，自身稳定机制下降，并常伴有老年性疾病，具有用药种类多且疗程长、主观选择药物的要求高、个体差异大、依从性差、不良反应发生率高的用药特点，应该重点关注。

肝脏、肾脏分别是药物代谢、排泄的主要器官，当机体的肝肾功能发生障碍时，药物的体内过程可能会发生明显改变，进而影响药物的疗效和毒性；多病多药患者不仅要关注疾病对药物治疗的影响、药物对疾病的作用，同时还应该关注药物之间的相互作用；对于多脏器功能损害的危重患者，机体和药物之间的相互作用更为复杂，更应该重点监护。

2. 药物因素 药物因素包括特殊的药物、特殊给药途径以及联合其他治疗等方面。

特殊药物是指药物治疗窗窄、易发生严重不良反应、易与其他药物发生不良相互作用的药物。利用治疗药物监测、药物基因组学等方法，可有效提高药学监护的质量。对血药浓度安全范围窄且毒性大的药物、药动学个体差异大的药物、具有非线性药代动力学特征尤其是在治疗量下也有可能出现零级动力学的药物，如地高辛、苯妥英钠、卡马西平、他克莫司等，通过测定血药浓度对治疗方案进行优化，达到个体化治疗目的。临床药师还可前瞻性地运用患者特异性遗传信息来监测药物治疗，增加用药相关基因测定品种和检测人次，并根据检测结果再开具合适的处方，推进以药物基因组学为基础的个体化用药，从而提高临床治疗效果，减少不良反应。

临床治疗中除口服、肌内注射、皮下注射、静脉注射等常规给药途径外，还有很多其他的特殊给药途径，如胃肠道鼻饲给药、雾化吸入、胸腔注射、椎管内注射、关节腔注射等。对于特殊给药途径，要关注适应证、药物的选择、给药的剂量、给药的方法等，还要重视局部用药引起的全身不良反应。

药物治疗过程如联合其他的治疗，如血液透析、腹膜透析、洗胃、催吐、导泻等，可能会影响药物的药动学和药效学，应重点监护。联合透析治疗时，应结合药物的分子量、蛋白结合率、表观分布容积等确定给药剂量和给药间隔；联合洗胃、催吐、导泻等，应考虑其对药物的影响。

四、药学监护的工作模式

1. 医学查房和药学查房 在临床药师开展工作早期，查房活动的主要形式是跟随医疗小组进行医学查房，跨科室对重点病例进行药学查房也是药师进行重点监护的重要手段。药学查房对临床药师提出了更为实际的目标和更高的要求。独立的药学查房目的是为患者提供专业的药物服务和咨询，发现和解决药物治疗问题，保障患者合理用药。

药学查房首先要求临床药师具备发现和解决药物治疗问题的能力，包括能够正确审核医嘱，勤与患者及其家属沟通，全面了解患者的治疗状况，重点关注用药相关性问题，如药物相互作用、药物不良反应监测、抗菌药物的合理应用、特殊人群用药监护等。其次要求临床药师能够提供充分的药物信息，包括新药资讯、药物相互作用、特殊人群用药等与临床医师用药有关的内容，药物配伍、药物保存方法等与护理相关的内容，以及药物使用方法、注意事项等为患者提供的信息。因此，药学查房前临床药师要进行充分的知识、技能准备，包括临床诊疗知识、药物治疗学知识等，还要收集整理特定患者的信息，初步掌握患者的病情及与药物服务有关的信息；查房时，应有计划地实施查房的各项内容，通过与患者及其家属有效沟通，获得有价值的信息，并及时提供用药咨询工作；查房后，与医疗小组充分交流药物治疗问题，尽量预防潜在的药物相关性事件的发生，保证患者用药的安全性，并优化用药方案。

2. 建立药历 药师在为患者提供药学服务的同时，应该将监护内容和选择依据记录下来，即建立患者药历。国外最常见的药历格式为"SOAP"格式，分别代表主观信息（subjective information，S）、客观信息（objective information，O）、评估（assessment，

A）和计划式方案（plan，P）。通过记录患者的一般情况、现病史、既往史、家族史、过敏史、既往用药史（包括用药的品种、数量、疗程、疗效、不良反应等），结合患者的体格检查、实验室检查结果等，评估患者用药和药物相关问题，制订药物治疗方案和监测方案。

3. 治疗药物监测 治疗药物监测（therapeutic drug monitoring，TDM）是以药动学原理为基础，运用现代分析手段，在用药过程中测定血液或其他体液中的药物浓度并评价其与疗效、毒性的关系，从而调整临床用药方案。TDM对临床合理用药具有重要意义，除用于制订个体化给药方案外，还可应用于诊断药物急性中毒、判断患者的依从性、评价药物制剂质量等诸多方面。在药物治疗中TDM固然重要，但应注意并非所有药物都需要进行TDM，也并不是对任何药物都可以开展TDM。实施TDM的药物必须符合以下基础条件：①血药浓度变化可以反映药物在作用部位的浓度变化。②药效与药物浓度的相关性超过与剂量的相关性。③药理效应不能用临床间接指标评价。④有效血药浓度范围已知，有灵敏的分析检测方法。

在上述前提下，为了合理用药，对下列情况应该进行TDM：①治疗指数低、毒性大、安全范围较窄的药物。这类药物容易发生不良反应和中毒，应该常规进行TDM，如环孢素、地高辛、锂盐、茶碱、奎尼丁、甲氨蝶呤等。②具有非线性药代动力学特征的药物。这类药物剂量加大时，半衰期可不成比例地大幅延长，AUC（药-时曲线下面积）也可大幅增加，如乙醇、苯妥英钠、阿司匹林、双香豆素和丙磺舒等，应该在TDM下调整给药剂量。③患者患有肝、肾、心等重要脏器疾病。如肾功能不全可导致肾脏排泄药物能力下降，特别是当老年肾功能不全患者使用主要由肾脏排泄的药物如庆大霉素、双氢可待因时，易导致药物在体内蓄积而引起中毒反应，因此应该进行TDM，及时调整用药方案。④治疗作用与毒性反应难以区分时。如地高辛可治疗室上性心律失常，但也可由于其中毒而致室上性心律失常，此时进行TDM可了解用药后室上性心律失常的原因。⑤联合用药。联合用药时，有些药物可影响其他药物的吸收、分布、代谢和排泄，或引起药效学的相互作用，因此可能需要通过TDM调整给药剂量。⑥需要长期用药的患者。精神病、癫痫患者等需几年、几十年甚至终身服用治疗药物。在用药期间，患者的饮食习惯、生活习惯以及环境因素等改变可能影响药物的体内过程，对这些患者应该进行定期TDM。⑦血药浓度个体差异大、具有遗传差异的药物。同一剂量的某些药物可能出现较大的血药浓度差异，如三环类抗抑郁药、抗凝血药华法林等，需根据TDM结果调整给药方案。⑧其他情况，包括常规治疗剂量无效或出现毒性反应、确定治疗效果不佳是否由于患者不按医嘱服药、法律上需要提供药物治疗依据或出现医疗纠纷等，也应进行TDM。

TDM也有其局限性，对于下列情况一般不考虑进行TDM：①药物本身安全范围大，不易产生严重不良反应。②有效血药浓度还不明确的药物。③药理作用持续时间远比药物在血中停留时间长的药物。④血药浓度不能预测药理作用强度或血药浓度与治疗作用无关的药物等。

4. 药物基因组学 药物基因组学（pharmacogenomics）是研究个体基因的遗传学特征如何影响药物反应的科学，是药物学和遗传学的交叉学科，是人类进入功能基因组学研究后出现的一门新兴交叉学科。利用药物基因组学原理，采用先进的分子生物学技术对不同个体的药物效应相关基因（药物代谢酶、转运体和受体基因）进行检测，再根据患者的基因型制订合适的给药方案，可提高药物疗效、减少药物不良反应，同时减轻患者痛苦与经济负担。例如，华法林的临床疗效具有明显个体差异，研究表明该差异与代谢酶 CYP2C9 和维生素 K 环氧化物还原酶（VKOR）的基因多态性有关：携带 *CYP2C9 * 2*、*CYP2C9 * 3* 基因的患者酶活性减弱，导致华法林血药浓度较高，抗凝作用增强；携带 *VKORC1-1639G* 基因的患者，对华法林治疗不敏感。中国人群以 *VKORC1 -1639AA* 基因型为主，约 10% 携带 *CYP2C9 * 2*、*CYP2C9 * 3*，检测 *CYP2C9*、*VKORC1* 基因并根据基因型制订给药方案，可提高疗效、减少出血等不良反应的发生。因此，基于基因检测的个体化诊断结果可作为临床用药的重要参考依据。

5. 药物不良反应或不良事件监测　药物不良反应（adverse drug reaction，ADR）是指药物在正常用法用量情况下出现的与治疗目的无关的有害反应。药品不良事件（adverse drug event，ADE）是指药物治疗过程中出现的不良临床事件，它不一定与所用药物有因果关系。根据发生原因可将药物不良事件分为药物不良反应、药品质量缺陷、用药不当三种。药物不良事件危害很大，据报道我国每年约有 250 万人因 ADE 而住院，死亡19.22万人。美国每年有 14 万人死于 ADE，相当一部分 ADE 是可以预防的，若把 ADE 的严重程度按明显、严重、危及生命及致死性进行分级，则越严重的 ADE 越可能被预防，明显 ADE 中有 18% 可预防，而危及生命的及严重的 ADE 中有 42% 可预防。

药师在药物不良事件的预防中发挥重要作用。首先，通过审核医嘱的适宜性和合理性，包括选择的药物剂型和给药途径是否合理、药物的用法和用量是否合适、是否有其他原因导致药物不能使用、是否有重复用药的现象、规定必须做皮肤过敏试验（简称皮试）的药品是否实施皮试、是否注明皮试阴性、是否有药物相互作用和配伍禁忌等，可有效避免药物不良事件。其次，药师通过用药教育，包括药物的使用方法、注意事项，对于可能出现的不良反应的防治措施等，可以极大地提高患者的用药依从性和有效性，并减少不良事件的发生。例如，甲氨蝶呤治疗类风湿性关节炎的用法为 7.5～25mg/周，口服或皮下注射，然而没有接受有效用药指导的患者可能每日服用，从而引起药物不良事件。

对于已经发生的药物不良反应，药师应积极配合医师予以观察和处理；对于严重药物不良反应，应配合医师进行救治，使对患者的损害降至最低。同时，要认真观察、记录，必要时进行药物不良反应的监测报告工作。此外，药师可通过药物不良反应监测工作探讨不良反应易发因素、预警药物不良反应、发现新的不良反应，最终达到减少药物不良反应危害的目的。

6. 用药咨询　药师要积极接受医护人员、患者的咨询，及时、准确地回答他们提出的用药问题，并填写咨询记录。不能立即回答的，应留下咨询者的联系方式，查阅资料后再尽快回复。药师在回答问题时要做到有理有据，可参考药品说明书、中国药典、药品法律法规、各种指南、指导原则、专家共识等权威性资料。目前，国内多家医院已经设立用药咨询药学专家门诊，有效促进了临床合理用药。

7. 患者院外随访　对于需要长期药物治疗的患者，药师要定期对患者进行用药随访，准确评价药物的治疗效果，必要时与临床医师沟通，调整用药方案，以保障患者院外药物治疗的安全、有效。其中，参与慢病管理（chronic disease management，CDM）是药师的重要工作内容之一。慢病管理指组织慢性病专业医师、药师、护师（士）和营养师等作为一个医疗团队，为慢性病患者提供全面、连续、主动的管理，以达到促进健康、延缓疾病进程、提高生活质量、降低伤残率、降低医药费用的一种科学管理模式。WHO 研究报告指出，在中国，慢性病是约 80% 死亡的原因，并减少了约 70% 的伤残调整生命年（disability-adjusted life years），患慢性病的中年患者死亡率也较一些高收入国家高。

药师是慢病管理中的重要一员，在世界范围内，药师已广泛参与到慢病管理的药学服务中，显著提高了患者及高危人员对疾病的认知和治疗依从性，改善了治疗指标，并提高了患者的生活质量。虽然我国对慢病管理工作进行了大量的探索与实践，也积累了很多宝贵的经验，但我国慢病管理还存在很多不足，如重治轻防、健康教育针对性差等。因此，借鉴国外发达国家的经验，结合我国国情，充分发挥药师在慢病管理中的作用，具有重要意义。药师可依据专业优势、围绕药物治疗、结合患者特点提供个体化慢病药学服务，建立针对高血压、糖尿病、哮喘、重症精神疾病等慢病管理的药学服务体系。

五、药学监护的步骤

药学监护主要包括三个方面的内容：评估患者的治疗需要及其有效性；为实现治疗目标制订监护计划；对治疗结果进行记录和评价。在监护过程中，要紧紧把握药学监护的核心，包括三点：药师直接面向患者；药师对患者的药物治疗负责；强化"以患者为中心"的理念。1996 年，ASHP 发布了药学监护标准方法（standardized method for pharmaceutical care），将开展药学监护的方法分为 10 个步骤，核心内容主要包括以下几个方面。

1. 收集整理患者的相关信息　收集整理患者的相关信息是得到最佳药物治疗结果的基础。药师应通过各种途径收集患者当前的全面信息，建立患者信息的数据库，进而有效地发现、防止、解决与药物治疗相关的问题。这些信息包括：患者的人口学资料，包括姓名、性别、民族、出生日期、职业、地址、宗教信仰等；患者的管理资料，包括科室、床号、药房、医师和处方者、患者识别号等；医学资料，包括身高、体重、过敏史、既往病史、外科手术史、诊断、急性和慢性健康问题、当前体征、生命迹象、各项检测项目的结果等；药物治疗资料，包括入院前使用的药物、药物治疗方案、处方药、非处方药、患者的依从性和耐受性、患者对治疗的担心和疑问等；患者行为及生活方式资料，包括饮食习惯，香烟、酒精、咖啡因的使用，有无滥用其他物质，性格类型，日常起居活动等；患者的社会状况和经济情况等。

患者的信息可通过以下方式获得：药学问诊，包括与患者的面谈及对患者进行体格检查；查看患者的医嘱或记录文档；查看患者的实验室检查结果；询问医生或护理人员；询问患者家属、看护人员等非专业人员。通过药学问诊获得患者的主观信息是药师收集患者基本资料的最重要方式，通过与患者直接交流，可以让药师理解患者的需要和期望。药师可以设计表格用于上述基本信息的采集。在获得患者的健康记录过程中，药师有责任保护患者的隐私权和相信患者。

2. 识别与药物治疗相关问题 药师将收集到的药物、疾病、实验室检查及其他具体的患者信息进行综合，从而找出所有与药物有关的问题，在具体患者或药物的基础上评估这些问题的相对重要性。首先应该考虑的问题是：有指征而未得到药物治疗；没有指征用药；所用的药物并不适合所治病症；药物的剂量、剂型、给药途径或给药方法不当；重复使用药物；使用了易致患者过敏的药物；现有的或潜在的不良反应；有临床意义的现有的或潜在的药物间、药物与食物间、药物与保健品间的相互作用；患者对药物治疗缺乏理解；患者的依从性问题；由于患者经济条件而产生的影响其药物治疗的问题。将发现的诊疗问题按照重要程度排序，从需要立即关注的问题开始，逐步解决发现的各个问题。

3. 概括患者的健康需要 应考虑患者的总体需要和期望结果，结合其他卫生人员的评估、目标和治疗计划，确定与药物治疗相关的保健要素。

4. 明确药物治疗目标 药物治疗目标应是对药物、疾病、实验室检查以及具体患者信息的综合考虑，同时要考虑到伦理和生命质量。药师应该为每一位监护对象确定治疗目标，该目标必须合理、切实可行，能得到与药物相关的治疗结果，并能提高患者的生存质量。治疗的一级目标包括：预防疾病或其他不期望的情况，如预防性免疫；治愈疾病，如感染性疾病；减轻或消除患者的症状，如充血性心力衰竭；阻止或延缓疾病的进程，如糖尿病。有时，临床医师和患者可能还有二级目标，包括避免不良反应、对患者实施教育等。

5. 设计药物治疗方案 治疗方案应适合制定的治疗目标，还应遵循卫生系统中的药品政策、药物经济学原则等。药师要在充分了解每一个患者相关信息的基础上，通过与医师、护师等卫生专业人员通力合作，不断完善药物治疗方案，使其趋向系统化和逻辑化，最终制订适合患者特点的个体化用药方案。备选治疗方案要确定以下几个方面内容：选药的依据；剂量和用法；药物不良反应的可能性和严重性；对于患者其他疾病的影响；同其他治疗方案的费用比较等。

6. 设计药物治疗方案的监护计划 监护计划应能有效地评价患者是否达到药物治疗目标，发现该药物治疗方案实际存在的问题和潜在的不良反应。对药物治疗方案的每一个治疗目标应确定可测量的、可观察的终点，每次均应使用相同的终点测量方法，以保证测量结果的可比性。客观的终点包括血糖、血压的测定值；主观的治疗终点包括癌症患者利用疼痛等级表对疼痛进行自我分级等。

7. 评价药物治疗方案结果 根据治疗方案的监测计划，收集相应的数据，并保证这些数据的充分性、可靠性和有效性，以判断药物治疗方案的效果。药师通过对监测计划中每一个参数与预期的终点之间的差距进行评估，判断是否实现了药物治疗目标（疗效监护），或者是否出现药物不良反应（药物不良反应监护）。对未实现药物治疗目标的原因加以分析，重新确定药物治疗相关的问题，判断是否需要调整药物治疗方案。如果调整药物治疗方案，应针对调整后的给药方案重新设计药学监护计划并予以执行。

（阚全程　张晓坚　田　鑫）

参考文献

［1］ Brodie DC. Is pharmaceutical education prepared to lead its profession? The Ninth Annual Rho Chi Lecture ［J］. Rep Rho Chi. 1973，39：6-12.

［2］ Brodie DC，Parish PA，Poston JW. Societal needs for drugs and drug-related services ［J］. Am J Pharm Educ. 1980，44：276-278.

［3］ Hepler CD，Strand LM. Opportunities and responsibilities in pharmaceutical care ［J］. Am J Hosp Pharm. 1990，47：533-543.

［4］ American Society of Hospital Pharmacists. ASHP statement on pharmaceutical care ［J］. Am J Hosp Pharm. 1993，50：1720-1723.

［5］ CipolleRJ，Strand LM，Morley PC. Pharmceutical care practice ［J］. Minneapolis：McGraw Hill，NY，1998，1，13.

［6］ 阚全程. 临床药学高级教程 ［M］. 北京：人民军医出版社，2014.

［7］ 王育琴，李玉珍，甄健存. 医院药师基本技能与实践 ［M］. 北京：人民卫生出版社，2013.

［8］ 师少军，陈华庭，曾繁典. 药学监护研究进展 ［J］. 中国临床药理学与治疗学，2005，10（1）：1-5.

第二篇
常见呼吸系统疾病的药学监护

第一章　肺部感染性疾病的药学监护

第一节　肺炎链球菌肺炎的药学监护

一、肺炎链球菌肺炎概述

肺炎链球菌肺炎是由肺炎链球菌（streptococcus pneumoniae）［或称肺炎球菌（pneumococcal pneumoniae）］所引起的肺炎，约占社区获得性肺炎的半数。

（一）临床表现

发病前常有受凉、疲劳、醉酒或病毒感染史，多有上呼吸道感染的前驱症状。起病多急骤，高热、寒战、肌肉酸痛，体温通常在数小时内升至 39~40℃，下午或傍晚达高峰，或呈稽留热，脉率随之增大。可有患侧胸痛，放射至肩部或腹部，咳嗽或深呼吸时胸痛加剧。痰量少，可带血或呈铁锈色，胃纳锐减，偶有恶心、呕吐、腹痛或腹泻。急性热病容，面颊绯红，鼻翼扇动，皮肤灼热、干燥，口角及鼻周可有单纯疱疹；病变广泛时可有发绀。败血症者，皮肤黏膜可出现出血点，巩膜黄染。发病早期可有胸廓呼吸运动幅度减小，叩诊音稍浊，听诊呼吸音减弱及胸膜摩擦音。肺实变时叩诊浊音、触觉语颤增强并可闻及支气管呼吸音，消散期可闻及湿啰音。心率增快，有时心律不齐。重症患者有肠胀气，上腹部压痛。重症感染时可伴休克、急性呼吸窘迫综合征及神经症状，表现为神志模糊、烦躁、呼吸困难、嗜睡、谵妄、昏迷等，累及脑膜时可出现颈抵抗等病理性反射。本病自然病程大致 1~2 周。发病 5~10d，体温可自行骤降或逐渐消退；使用有效抗菌药物后可使体温在 1~3d 恢复正常。其他症状与体征亦随之逐渐消失。

（二）实验室检查及其他检查

1. **血常规**　白细胞计数（10~20）×10^9/L，中性粒细胞多在 80% 以上，核左移，细胞内可见中毒颗粒。体弱、酗酒、免疫功能低下者的白细胞数可不增高，中性粒细胞的百分比仍增高。

2. **痰涂片**　做革兰氏染色及荚膜染色镜检，如发现典型的革兰氏染色阳性、带荚膜的双球菌或链球菌，即可初步做出病原诊断。痰培养 24~48h 可以确定病原体。聚合酶链反应（PCR）检测及荧光标记抗体检测可提高病原学诊断率。10%~20% 的患者合并菌血症，重症肺炎应及时做血培养，如合并胸腔积液，应抽取积液进行细菌培养。

3. X 线检查　早期仅见肺纹理增粗，或受累的肺段、肺叶稍模糊。随着病情进展，表现为大片炎症浸润阴影或实变影，在实变阴影中可见支气管充气征，肋膈角可有少量胸腔积液。消散期 X 线显示炎性浸润逐渐吸收，可有片状区域吸收较快，呈现"假空洞"征，多在 3~4 周后完全消散。老年患者肺炎病灶消散较慢，容易出现吸收不完全而成为机化性肺炎。

（三）诊断依据

根据典型症状与体征，结合胸部 X 线检查，做出初步诊断。年老体弱、继发于其他疾病或呈灶性肺炎改变者，临床表现常不典型。病原菌检测是确诊本病的主要依据。

二、治疗方案

（一）抗菌药物治疗

一经诊断即应给予抗菌药物治疗，不必等待细菌培养结果。首选青霉素 G（benzyl penicillin），对于成年轻症患者，可用 240 万 U/d，分 3 次肌内注射，或用普鲁卡因青霉素每 12h 肌内注射 60 万 U。病情稍重者，宜用青霉素 G 240 万~480 万 U/d，分次静脉滴注，每 6~8h 1 次；重症及并发脑膜炎患者，可增至 1 000 万~3 000 万 U/d，分 4 次静脉滴注。对青霉素过敏者或青霉素耐药患者，可用呼吸喹诺酮类、头孢噻肟（cefotaxime）或头孢曲松（ceftriaxone）等药物，多重耐药菌株感染者可用万古霉素（vancomycin）、替考拉宁（teicoplanin）等。

（二）支持疗法

患者应卧床休息，补充足够蛋白质、热量及维生素。密切监测病情变化，注意防止休克。剧烈胸痛者，可酌用镇痛药，如可待因（codeine）15mg。不用阿司匹林或其他解热药，以免过度出汗、脱水及干扰真实热型，导致临床判断错误。鼓励饮水，每日 1~2L，轻症患者不需常规静脉输液，确有失水者可输液，保持尿相对密度（尿比重）在 1.020 以下，血清钠保持在 145mmol/L 以下。中、重症患者（$PaO_2 < 60mmHg$ 或有发绀）应给氧。若有明显麻痹性肠梗阻或胃扩张，应暂时禁食、禁饮和胃肠减压，直至肠蠕动恢复。烦躁不安、谵妄、失眠者酌用地西泮 5mg 或水合氯醛 1~1.5g，禁用抑制呼吸的镇静药。

三、药学监护

（一）对青霉素类药物的药学监护

青霉素类药物属于 β-内酰胺类抗生素，通过作用于青霉素结合蛋白（PBPs）干扰细菌细胞壁的合成而发挥杀菌作用。青霉素类抗生素具有对敏感菌疗效好、组织分布广、毒性小、价格便宜等优点。根据抗菌谱和抗菌作用特点可分为 5 类：①耐酸青霉素：青霉素 V。②耐酶青霉素：苯唑西林、双氯西林、氟氯西林。③氨基青霉素：氨苄西林、阿莫西林。④抗铜绿假单胞的广谱青霉素：哌拉西林、美洛西林、替卡西林。⑤主要作用于革兰氏阴性（G^-）菌的青霉素：美洛西林。对青霉素敏感的肺炎链球菌感染患者可选用青霉素 G、阿莫西林等药物。

青霉素 G 口服吸收差，肌内注射吸收良好，肌内注射后 0.5h 可达到血药峰浓度

（C_{max}），吸收后迅速分布至各组织和体液中，以肾、肺、横纹肌和脾中含量较高，血浆蛋白结合率为45%～65%，约19%的药物在肝内代谢，约75%的给药量以原形随尿液排出，$t_{1/2}$约为0.5h，肾功能不全患者半衰期延长。阿莫西林口服吸收迅速，达峰时间为1～2h，药物吸收后分布广泛，血浆蛋白结合率为17%～20%，约60%以原形随尿液排出，部分药物经胆汁排泄，$t_{1/2}$约为1h，严重肾功能不全患者可延长至7h。由于青霉素类抗生素所致变态反应在各类药物中最常见，所以用药前须做皮试。一旦出现过敏性休克，应首先立即皮下或肌内注射肾上腺素0.5～1mg，严重者应稀释后缓慢静脉注射或滴注，必要时加入糖皮质激素和抗组胺药并给予其他对症处理。

1. 治疗前评估

（1）禁忌证评估：对青霉素类药物过敏者禁用。

（2）应用风险评估：①青霉素皮试对预测过敏性休克起重要作用，但皮试阴性者不能完全排除过敏反应的可能。②大剂量青霉素钾或钠静脉注射可能会出现高钾血症或高钠血症。

2. 治疗过程的监护

（1）疗效评估：使用抗生素2～3d后进行疗效评估，体温、咳嗽、咳痰等临床症状好转提示治疗有效。经治疗后X线影像炎性浸润逐渐吸收，多数病例在起病3～4周后才完全消失。

（2）特殊人群用药监护：本类药物可随乳汁排泄，可能会造成乳儿出现过敏、腹泻、皮疹等不良反应。儿童需根据年龄和体重确定给药剂量；老年人应在用药前监测肾功能，根据肾功能减量或延长给药间隔。

（3）药物相互作用的监护：①氯霉素、四环素类和磺胺类等抑菌剂可干扰青霉素的杀菌活性，不宜与青霉素类合用。②丙磺舒、阿司匹林、吲哚美辛、保泰松、磺胺药可减少青霉素类在肾小管的排泄，使青霉素类血药浓度增高，消除半衰期延长。③青霉素类可增强华法林的抗凝作用。④青霉素类可减少甲氨蝶呤的肾脏清除率，增加甲氨蝶呤的毒性。⑤青霉素类可降低避孕药的肝肠循环，两者同时应用可能降低避孕效果。

（4）药物不良反应的监护：①毒性反应：青霉素鞘内注射和全身大剂量使用可导致青霉素脑病，尤易出现于老年人和肾功能减退患者。②变态反应：表现为过敏性休克、溶血性贫血、血清病型反应、药疹、头晕、头痛、血管神经性水肿等。③青霉素钾盐或钠盐使用后可能会导致体内电解质失衡，肾功能或心功能不全患者容易发生。④少数有凝血功能障碍的患者大剂量使用青霉素后易导致出血。⑤二重感染：治疗期间可能会出现耐青霉素金黄色葡萄球菌、革兰氏阴性菌或念珠菌感染。

（二）对头孢菌素类药物的药学监护

与青霉素类药物作用机制相似，头孢菌素类药物也通过干扰细菌细胞壁的合成而发挥作用。目前通常将头孢菌素类药物分为四代：第一代：头孢唑林、头孢噻吩、头孢氨苄、头孢拉定等。第二代：头孢呋辛、头孢克洛、头孢替安、头孢丙烯等。第三代：头孢曲松、头孢噻肟、头孢哌酮、头孢他啶、头孢克肟等。第四代：头孢吡肟、头孢匹罗等。第一、二、三代头孢菌素对革兰氏阳性（G^+）菌作用依次减弱，对G^-菌作用依次增强，第四代头孢菌素对G^+菌和G^-菌的作用均较强。四代头孢菌素的肾毒性依次降低，对 β-内酰胺酶的稳定性依次升高。

头孢呋辛酯口服吸收良好，口服生物利用度约为 52%，血浆蛋白结合率约为 50%，$t_{1/2}$ 为 1.2~1.6h。头孢呋辛钠静脉或肌内注射给药时 $t_{1/2}$ 约为 80min，血浆蛋白结合率为 31%~41%，约 89% 的药物在给药后 8h 内经肾排泄。头孢曲松口服不吸收，肌内给药后在各组织、体液中达到有效抗菌浓度，药物能透过血脑屏障和胎盘屏障，$t_{1/2}$ 为 7~8h，药物在体内不代谢，主要以原形经肾和肝消除，其中 50%~60% 经肾随尿液排出，40%~50% 经胆道排泄。头孢噻肟在肠道中不吸收，肌内注射后约 0.5h 达到血药峰浓度，药物吸收后广泛分布于全身各种组织和体液中，但不易透过血脑屏障，脑膜炎患者可达有效血药浓度，血浆蛋白结合率为 30%~50%，$t_{1/2}$ 约为 1h，本药 80% 可经肾脏排泄，少量经胆汁排泄。

1. 治疗前评估

（1）禁忌证评估：对头孢菌素类药物过敏者禁用。

（2）应用风险评估：①由于可能存在交叉过敏，对青霉素类或头孢类过敏的患者应慎重选用。②重症患者大剂量使用或与其他肾毒性药物合用时肾损害的发生率增加。③长期使用可导致二重感染，尤其是结肠炎患者应慎重选用广谱抗菌药物。④药物过量可引起神经系统异常而导致惊厥。⑤个别患者使用后可能会出现凝血酶原时间延长，治疗期间需要补充维生素 K。

2. 治疗过程的监护

（1）特殊人群用药监护：儿童需根据年龄和体重确定给药剂量；本类药物可透过胎盘，动物实验未发现致畸作用，妊娠期妇女须权衡利弊后使用；本类药物可随乳汁排泄，哺乳期妇女使用时需暂停哺乳；老年人由于肾功能减退，应适当调整剂量。

（2）药物相互作用的监护：①本类药物可增加氨基糖苷类药物的肾毒性。②丙磺舒可升高头孢呋辛、头孢噻肟、头孢丙烯等药物的血药浓度，延长半衰期。③与乙醇合用时会出现双硫仑样反应，用药期间及停药 3d 内应避免饮酒。④体外试验表明，与氯霉素合用有拮抗作用。

（3）药物不良反应的监护：不良反应程度轻微，常见不良反应主要为胃肠道反应、过敏反应及注射部位局部反应。长期使用患者可能出现艰难梭菌肠炎、低凝血酶原血症、嗜酸性粒细胞增多、中性粒细胞减少症等。

（三）对糖肽类药物的药学监护

糖肽类药物主要通过阻碍细菌细胞壁的合成而发挥杀菌作用，临床常用药物有万古霉素、替考拉宁等。糖肽类药物的共同特点为：①对各种革兰氏阳性菌包括耐甲氧西林金黄色葡萄球菌（MRSA）、耐甲氧西林表皮葡萄球菌（MRSE）、青霉素耐药肺炎链球菌（PRSP）和肠球菌属具有强大的抗菌活性，对厌氧菌艰难梭菌具有良好的作用。②口服难吸收，组织渗透性较好，静脉给药后能迅速分布至各种组织与体液中。③耐药较少。④有确切的耳、肾毒性，必要时需监测血药浓度。

万古霉素静脉滴注 1g 后，血药峰浓度达 25~50mg/L，脑膜有炎症时脑脊液内浓度可达 2.5~5mg/L；$t_{1/2}$ 为 4~6h，肾功能不全者半衰期明显延长，药物清除与肌酐清除率呈线性相关；24h 尿排泄率为给药量的 80%~90%，少量经胆汁排泄；血浆蛋白结合率约为 55%，血液透析与腹膜透析均不能清除本药。对于某些特殊人群需监测谷浓度（$C_{\min}$），监测时间为第 4 剂给药前 30min，谷浓度常规推荐 10~15mg/L，若患者为重症感染等，可将谷浓度适当提升至 15~20mg/L，当谷浓度大于 20 mg/L 时，患者易发生不良反应。替考拉宁在胃肠道吸收差，肌内注射生物利用度约为 94%，静脉给药后可广泛分布于各组织，其中在皮肤、骨组织、肾、支气管、肺组织中浓度较高，但难以透过非炎性脑膜，血清蛋白结合率约为 90%，药物在体内较少代谢，绝大部分经肾排泄，肾功能正常者 $t_{1/2}$ 为 70~100h，肾功能不全者半衰期延长。

1. 治疗前评估

（1）禁忌证评估：对糖肽类抗生素过敏者禁用，严重肝肾功能不全者禁用。

（2）应用风险评估：肾功能不全者、老年人、新生儿与早产儿需慎重本品，需根据肾功能调整剂量并监测血药浓度。

2. 治疗过程的监护

（1）特殊人群用药监护：儿童肾脏尚处于发育阶段，药物半衰期延长，应监测血药浓度，慎重给药；本类药物可透过胎盘，妊娠期妇女不宜使用；本类药物可随乳汁排泄，哺乳期妇女用药期间需暂停哺乳；老年人由于肾功能减退，应适当调整剂量或给药间隔。

（2）药物相互作用的监护：①与麻醉药合用时，可能出现血压下降、红斑、类组胺样潮红和过敏反应。②与两性霉素 B、水杨酸类、环孢素、氨基糖苷类、多黏菌素类药物合用时耳毒性和肾毒性增加。

（3）药物不良反应的监护：本类药物有肾毒性和耳毒性，特别是在长期大剂量使用者、老年患者、肾功能不全者、原有听力功能障碍或同时使用其他肾毒性药物者容易出现。部分患者用药期间还会出现皮疹、药物热、瘙痒、红人综合征（red man syndrome）等变态反应。为了降低不良反应，万古霉素每次滴注时间不宜少于 60 min。

（四）对噁唑烷酮类药物的药学监护

主要代表药物为利奈唑胺（linezolid），通过与细菌核糖体 50S 亚基结合，抑制 mRNA 与核糖体连接从而抑制细菌蛋白质的合成。本药为抑菌剂，但对肺炎链球菌可呈现杀菌作用，抗菌谱与万古霉素相似，主要用于革兰氏阳性细菌感染，口服生物利用度约为 100%，给药后 1~1.5h 达血药峰浓度，体内组织分布较广，在肺部浓度较高并可以透过血脑屏障，蛋白结合率约为 31%，大多随尿液排出，其中原形药约为 30%，无活性代谢物约为 50%，10%经粪便排出。

1. 治疗前评估

（1）禁忌证评估：既往对利奈唑胺过敏者禁用，类癌综合征患者、嗜铬细胞瘤患者、甲状腺功能亢进（简称甲亢）患者禁用。

（2）应用风险评估：由于利奈唑胺具有单胺氧化酶抑制剂作用，用药过程中应避免食用含有大量酪氨酸的食品。

2. 治疗过程的监护

（1）特殊人群用药监护：不推荐利奈唑胺经验性用于儿童中枢神经系统感染；妊娠期妇女应权衡利弊后使用，哺乳期妇女慎用。

（2）药物相互作用的监护：①与西酞普兰、氟西汀、舍曲林等选择性5-羟色胺重吸收抑制剂（SSRI）合用时会引起中枢神经系统毒性或5-羟色胺综合征，上述药物与本药合用需间隔14d。②与拟肾上腺素（多巴胺、肾上腺素等）合用时可以增强升压作用。③与苯丙醇胺、伪麻黄碱合用时可引起血压正常患者血压升高。

（3）药物不良反应的监护：较常见的不良反应主要为腹泻、头痛、恶心、口腔念珠菌病等。实验室检查可见肝功能异常、血小板减少症、低血钾等，偶见可逆性的骨髓抑制。

（五）对呼吸喹诺酮类药物的药学监护

详见本章第二节。

（六）患者教育

1. 一般教育　患者应卧床休息，补充足够的蛋白质、热量及维生素。

2. 用药教育

（1）青霉素类药物：既往对青霉素类药物过敏者就诊时需要提前告知医生，用药前须做皮试，但皮试阴性者不能排除出现过敏反应的可能。有哮喘、湿疹、荨麻疹等过敏性疾病者慎用。若用药期间出现皮疹、恶心、呕吐等症状，应停药并及时就医。

（2）头孢菌素类药物：对青霉素及其他头孢类抗生素过敏的患者应慎重选用头孢菌素类药物；用药期间及停药3d内禁止饮酒。用药过程中若出现腹泻、皮肤瘙痒及注射部位红肿，应及时告知医生。

（3）糖肽类药物：本类药物用药过程中可能会出现皮肤潮红、瘙痒、心动过速、血压下降等症状，若出现上述症状，应及时告知医生。

（4）噁唑烷酮类药物：本药可餐前或餐后服用，65岁以上老年人不需调整剂量。用药期间可能会出现腹泻、头痛、恶心、皮疹及血小板减少等不良反应，若出现上述症状，应及时告知医生。

第二节　肺炎支原体肺炎的药学监护

一、肺炎支原体肺炎概述

肺炎支原体肺炎（mycoplasmal pneumonia）是由肺炎支原体（mycoplasma pneumoniae）引起的以间质病变为主的急性肺部炎症，常同时有咽炎、支气管炎和肺炎。肺炎支原体占社区获得性病原体的5%~30%。

（一）临床表现

潜伏期为2~3周，通常起病较缓慢。症状主要表现为咽痛、头痛、咳嗽、发热、乏力、食欲减退、腹泻、肌痛、耳痛等。干咳为本病最突出的症状，呈阵发性剧咳，可有少量黏液。发热可持续2~3周，体温恢复正常后仍可能有咳嗽。偶有胸骨后疼痛。常见肺外表现，如皮炎（斑丘疹和多形红斑）等。体格检查可见咽部充血，儿童偶可并发中耳炎或鼓膜炎，颈部淋巴结肿大。胸部体格检查与肺部病变程度常不相称，可无明显体征。

（二）实验室检查及其他检查

X 线显示肺部多种形态的浸润影，呈节段性分布，以肺下野为多见，有的从肺门附近向外伸展。病变常经 3~4 周后自行消散。部分患者出现少量胸腔积液。血白细胞总数正常或略增高，以中性粒细胞为主。起病 2 周后，约 2/3 的患者冷凝集试验阳性，滴度大于 1：32，如果滴度逐步升高，更有诊断价值。冷凝集试验为诊断肺炎支原体感染的传统实验方法，但其敏感性与特异性均不理想。血清支原体 IgM 抗体的测定可进一步确诊。PCR 法检测支原体 DNA 敏感性和特异性均较高，可用于早期诊断。

（三）诊断依据

需综合临床症状、X 线表现及血清学检查结果做出诊断。培养分离出肺炎支原体虽对诊断有决定性意义，但其检出率较低，技术条件要求高，所需时间长。血清学试验有一定参考价值，尤其血清抗体有 4 倍增高者。

二、治疗方案

早期使用适当抗菌药物可减轻症状及缩短病程。本病有自限性，多数病例不经治疗可自愈。首选大环内酯类抗菌药物，如红霉素（erythromycin）0.5g，每日 4 次，口服；罗红霉素（roxithromycin）0.15g，每日 2 次，口服；阿奇霉素（azithromycin）首日 0.5g 顿服，第 2~5 日，每日 0.25g 顿服；氟喹诺酮类如左氧氟沙星（levofloxacin）500mg，每日 1 次口服或静脉滴注；莫西沙星（moxifloxacin）0.4g，每日 1 次口服或静脉滴注；四环素类也用于肺炎支原体肺炎的治疗，0.5g，每日 4 次口服，疗程一般 7~14d。

三、药学监护

（一）对大环内酯类药物的药学监护

大环内酯类药物能与敏感细菌核糖体的 50S 亚基可逆性结合，通过阻断转肽作用及 mRNA 位移而抑制细菌蛋白质的合成，对需氧革兰氏阳性球菌和杆菌有强大抗菌作用，但对大多数革兰氏阴性杆菌无效。与传统的大环内酯类红霉素相比，新大环内酯类如阿奇霉素对流感嗜血杆菌、卡他莫拉菌和淋病奈瑟菌的抗菌活性增强，对支原体、衣原体的作用也明显增强。新大环内酯类不易被胃酸破坏，口服生物利用度高，血药浓度、组织分布浓度较高，不良反应较红霉素少。红霉素主要经肝脏代谢，并能通过细胞色素 P450（CYP450）酶系统与多种药物发生相互作用。红霉素和阿奇霉素主要经胆道排泄清除。克拉霉素主要经肾脏代谢。

1. 治疗前评估

（1）禁忌证评估：对红霉素等大环内酯类过敏者禁用。

（2）应用风险评估：大环内酯类药物主要经肝脏代谢，肝功能损害患者需减少给药剂量；合用其他肝毒性药物可增加肝损害不良反应的发生率；重症肌无力患者使用后可能会加重或诱发新的症状；QT 间期延长者出现 QT 间期延长的风险增加。

2. 治疗过程的监护

（1）疗效评估：乏力、咽痛、头痛、咳嗽、发热等临床症状好转，血清学检查结果好转，X 线浸润影消失。

（2）特殊人群用药监护：红霉素可导致婴儿肥厚性幽门狭窄，用药时应监测有无呕吐胆汁及进食后的刺激反应；老年患者大剂量（>4g）使用红霉素时可引起听力减退、尖端扭转型室性心动过速。

（3）药物相互作用的监护：①大环内酯类药物中红霉素对 CYP450 酶系抑制作用较其他药物强，可减少卡马西平、苯妥英钠、丙戊酸钠、环孢素、他克莫司、茶碱、地高辛、华法林、咪达唑仑等药物的清除，建议合用时对此类药物进行血药浓度监测，必要时调整剂量。②红霉素与特非那定、西沙比利等药物合用时可致 QT 间期延长及心律失常，建议避免同时使用。③红霉素与含麦角胺类药物合用时有致麦角中毒征兆的报道，建议避免同时使用。

（4）药物不良反应的监护：大环内酯类中红霉素的不良反应较多，常见不良反应主要为胃肠道反应和肝毒性，停药后大多可自行消退，预后良好。其他不良反应如耳鸣、心律失常、低血压等较少见。

（二）对氟喹诺酮类药物的药学监护

喹诺酮类药物作用于细菌 DNA 回旋酶及拓扑异构酶Ⅳ，阻碍细菌 DNA 合成从而导致细菌死亡。新型氟喹诺酮类如左氧氟沙星、莫西沙星等对肺炎链球菌等呼吸道常见病原菌抗菌活性增强，同时对肺炎支原体、衣原体等非典型病原体也有良好的抗菌活性，被称为"呼吸喹诺酮类"。呼吸喹诺酮类具有抗菌谱广、组织浓度分布高、半衰期长、不良反应少等特点。左氧氟沙星口服生物利用度约为 99%，给药后广泛分布于全身各组织体液中，血浆蛋白结合率为 24%~38%，约 87%以原形自尿中排出，$t_{1/2}$为 6~8h。莫西沙星口服生物利用度约为 91%，血浆蛋白结合率约为 45%，在支气管、肺组织、肌肉组织浓度高于或等于血浆浓度。莫西沙星在体内代谢为硫化物和葡糖醛酸盐，约45%以原形排泄，经肾脏排出约 20%，粪便排出约为 25%，$t_{1/2}$约为 12h。

1. 治疗前评估

（1）禁忌证评估：既往对喹诺酮类药物过敏者、妊娠期和哺乳期妇女、18 岁以下患者均不应使用。

（2）应用风险评估：严重肝肾功能不全者使用时不良反应增加；有中枢神经系统基础疾病尤其是癫痫患者慎用；老年人肝肾功能减退使用时不良反应可能会增加；可能会导致重症肌无力患者症状加重、呼吸肌无力并可危及生命。

2. 治疗过程的监护

（1）特殊人群用药监护：对于肌酐清除率显著下降的老年患者需调整给药剂量。

（2）药物相互作用的监护：①本类药物能增强华法林的抗凝作用，与华法林合用时应监测患者凝血酶原时间。②与延长 QT 间期药物（Ⅰa 类、Ⅲ类抗心律失常药）合用，可能导致心律失常，应避免联用。③抑酸药及含钙、铝、镁等金属离子的药物可减少本类药物的吸收，不宜同时使用。④左氧氟沙星可致环孢素血药浓度升高，合用时需要监测环孢素浓度。⑤左氧氟沙星对茶碱类药物体内代谢的影响远较依诺沙星、环丙沙星小，但合用时仍需监测茶碱血药浓度。⑥碱化尿液药物可降低喹诺酮在尿中的溶解度，导致结晶尿和肾毒性。

（3）药物不良反应的监护：常见的不良反应为胃肠道反应，大多程度较轻；偶见头晕、头痛、失眠等中枢神经系统不良反应，停药后可缓解；较为严重的不良反应多出现在有神经系统基础疾病（如癫痫、脑损伤等）、代谢紊乱或合并使用氨茶碱等药物的患者中。可出现可逆性程度轻微的转氨酶升高。光敏反应是喹诺酮类药物引起的一种特殊的不良反应，多发生于给予大剂量药物或暴露于大剂量紫外线的患者。喹诺酮类药物可引起肌肉骨骼系统不良反应，表现为肌痛、骨痛、肌腱炎等。除此之外，喹诺酮类药物还可以引起血糖异常，特别是糖尿病患者容易出现血糖的上升或下降。喹诺酮类药物还可引起 QT 间期延长，发生的危险因素有心力衰竭、使用抗心律失常药物、低钾血症、低镁血症等。

（三）对四环素类药物的药学监护

四环素类药物能特异性与病原微生物核糖体 30S 亚基的 A 位置结合，阻止氨基酰-tRNA 在该位置上的联结，抑制肽链的增长，影响病原微生物的蛋白质合成。多西环素的抗菌活性比四环素强 2~10 倍，口服吸收迅速且完全，血浆蛋白结合率为 80%~93%，对组织穿透力较强，胆汁中浓度较高，药物主要经肝脏代谢，经尿液排泄，$t_{1/2}$ 为 18~24h。

1. 治疗前评估

（1）禁忌证评估：对四环素类药物过敏者禁用；8 岁以下儿童禁用；妊娠期和哺乳期妇女禁用。

（2）应用风险评估：四环素类药物可导致肝功能损害，故肝病患者慎用；有口腔念珠菌病史或口腔念珠菌易感人群慎用。

2. 治疗过程的监护

（1）特殊人群用药监护：老年患者用药过程中需要监测肝功能。

（2）药物相互作用的监护：①本类药物可增强抗凝药的作用，合用时需调整抗凝药的剂量。②本类药物可增加地高辛的吸收，易致地高辛中毒。③与全麻药、强利尿药合用可增加肾毒性。④与具有肝毒性的药物［如抗肿瘤化学治疗（简称化疗药）］合用可加重肝损害。⑤可降低口服避孕药的效果。⑥巴比妥类、苯妥英钠或卡马西平可降低多西环素的血药浓度，缩短其半衰期。⑦含金属离子的药物可降低本类药物的吸收。⑧抑酸药可导致胃内 pH 值升高，影响本类药物的吸收。

（3）药物不良反应的监护：胃肠道反应表现为食道烧灼感、恶心、呕吐、腹痛、腹泻，发生率与给药剂量有关。神经系统毒性表现为头痛、呕吐、耳鸣、共济失调等。本类药物可沉积在牙齿中，使牙齿出现不同程度的黄染、牙釉质发育不良及龋齿。可致转氨酶、胆红素升高，大剂量使用可引起肝脏损害。可致肾功能不全患者血清尿素氮增加。可致中性粒细胞减少、嗜酸性粒细胞及嗜碱性粒细胞减少等血液系统不良反应。可引起皮肤变态反应，表现为斑丘疹和红斑，最严重的为血管神经性水肿及过敏性休克。此外长时间用药还可引起耐药金黄色葡萄球菌、革兰氏阴性菌和真菌等引起的消化道、呼吸道和尿路感染。

（四）患者教育

1. 一般教育　患者应清淡饮食，注意休息。

2. 用药教育

（1）服用红霉素应整片吞服，以免受胃酸破坏。建议空腹服用大环内酯类药物以提高生物利用度。

（2）喹诺酮类药物使用期间应避免阳光暴晒或接触人工紫外线，多饮水并保持24h排尿量在1 200mL以上，如同时使用其他药物应注意有无相互作用。

（3）四环素类药物不宜与牛奶等乳制品同服。用药期间不宜直接暴露于阳光或人工紫外线下，一旦出现皮肤红斑，应立即停药。可引起食道溃疡，不应在临睡前服药，为减少药物对食管的刺激，每次服药饮水量应大于100mL。长期用药者应定期检查血常规、凝血功能、肝肾功能。

第三节　病毒性肺炎的药学监护

一、病毒性肺炎概述

病毒性肺炎（viral pneumonia）是由各种不同种类病毒侵犯肺实质而造成的炎症，常由上呼吸道病毒感染向下蔓延所致。病原体可大体分为两类：呼吸道病毒［流感病毒、副流感病毒、高致病性禽流感病毒（H5N1）、麻疹病毒、腺病毒、呼吸道合胞病毒、SARS-CoV］和疱疹病毒（水痘-带状疱疹病毒、单纯疱疹病毒和巨细胞病毒）。可发生在免疫功能正常或抑制的儿童和成人。本病大多发生于冬春季节，暴发或散发流行。密切接触的人群或有心肺疾病者容易罹患。社区获得性肺炎中病毒性肺炎约占8%。婴幼儿、老人、原有慢性心肺疾病者及妊娠期妇女，病情较重，甚至导致死亡。

（一）临床表现

临床症状通常较轻，病程多在2周左右，与支原体肺炎的症状相似，但起病较急，发热、头痛、全身酸痛、倦怠等较突出，常在急性流感症状还未消退时，即出现咳嗽、咽痛、咳少量白黏痰等呼吸道症状。重症病毒性肺炎易发生于小儿或老年人，表现为呼吸困难、发绀、嗜睡、精神萎靡，甚至发生休克、心力衰竭和呼吸衰竭等并发症，也可发生急性呼吸窘迫综合征。本病常无显著的胸部体征，病情严重者有呼吸浅快、心率增快、发绀、肺部干湿性啰音。

（二）实验室检查及其他检查

白细胞计数正常、稍高或偏低。继发细菌感染时白细胞总数和中性粒细胞比例均增多。红细胞沉降率（简称血沉）和C反应蛋白通常在正常范围，痰培养常无致病细菌生长。

胸部X线征象常与症状不相称，往往症状严重而无明显的X线异常征象。病毒性肺炎一般以间质改变为主，可见肺纹理增多，小片状浸润或广泛浸润，病情严重者显示双肺弥漫性结节性浸润，但大叶实变及胸腔积液者均不多见。不同病毒所致的病毒性肺炎X线表现亦有所不同。

（三）诊断依据

诊断依据为临床症状及X线改变，并排除由其他病原体引起的肺炎。确诊则有赖于病原学检查，包括病毒分离、血清学检查、病毒抗原及采用逆转录 PCR（RT-PCR）的方法检测病毒的 DNA 或 RNA。呼吸道分泌物中细胞核内的包涵体可提示病毒感染，但并非一定来自肺部，需进一步收集下呼吸道分泌物或肺活检标本做培养分离病毒。血清学检查常用的方法是检测特异性 IgG 抗体，如补体结合试验、血凝抑制试验、中和试验，但仅能作为回顾性诊断，并无早期诊断价值。

二、治疗方案

病毒性肺炎缺乏特异性治疗，以对症为主，卧床休息，居室保持空气流通，注意隔离消毒，预防交叉感染。给予足量维生素及蛋白质，多饮水及少量多次进软食，酌情静脉输液及吸氧。保持呼吸道通畅，及时清除上呼吸道分泌物等。原则上不宜应用抗菌药物预防继发性细菌感染，一旦明确已合并细菌感染，应及时选用敏感的抗菌药物。

目前已证实较有效的病毒抑制药物有：流感病毒早期（48h 内）选用金刚烷胺（amantadine）、金刚乙胺（rimantadine），神经氨酸酶抑制剂奥司他韦（oseltamivir）和扎那米韦（zanamivir），前两者仅作用于甲型流感病毒，后两者对甲型、乙型流感病毒均有效。疱疹病毒、水痘-带状疱疹感染可选择阿昔洛韦（aciclovir），每次 5mg/kg，一日 3 次，静脉滴注，连续给药 7d。巨细胞病毒感染可选用更昔洛韦（ganciclovir），7.5~15mg（kg·d），连用 10~15d。呼吸道合胞病毒可选用利巴韦林（ribavirin）。

三、药学监护

（一）对三环胺类药物的药学监护

本类药物作用于病毒复制早期，干扰病毒进入细胞，阻止病毒脱壳及其核酸的释出，从而抑制病毒复制。本类药物特异性地抑制甲型流感病毒，对乙型流感病毒无效。金刚烷胺口服易吸收，3~4h 可达血药峰浓度，体内分布广，鼻部分泌物及唾液中药物浓度接近血药浓度，$t_{1/2}$ 为 12~18h，老年患者半衰期延长，主要以原形由尿中排出，肾功能减退者剂量应适当减小。金刚乙胺口服生物利用度高，口服后 2~6h 达血药峰浓度，血浆蛋白结合率约为 40%，药物大部分经肝脏代谢，主要经肾排泄，肾功能减退者体内清除减慢。

1. 治疗前评估

（1）禁忌证评估：对本类药物过敏者禁用，1 岁以下儿童禁用，哺乳期妇女禁用，妊娠期妇女应慎用。

（2）应用风险评估：①少数患者服用后可发生定向力消失、精神错乱等精神症状，甚至有自杀倾向。②有充血性心力衰竭患者慎用。③有癫痫史患者服用后可能会导致癫痫发作。④有报道金刚烷胺最小致死剂量为 2g，大剂量使用时出现毒性反应的可能性增加。

2. 治疗过程的监护

（1）疗效评估：本类药物需在发病后 24~48h 内服用，否则将无效。

（2）特殊人群用药监护：老年人耐受性低，可出现幻觉、谵妄，应慎重使用。

（3）药物相互作用的监护：①金刚烷胺与其他抗帕金森病药、抗组胺药、吩噻嗪类药、三环类抗抑郁药合用可增强抗胆碱作用，合用时需调节剂量。②金刚烷胺可增强中枢神经系统兴奋药的兴奋作用。③氨苯蝶啶、氢氯噻嗪可降低金刚烷胺的肾脏清除率，合用时应监测药物的毒性反应。④西咪替丁可减慢金刚乙胺的清除。⑤与对乙酰氨基酚和阿司匹林合用时金刚乙胺 AUC 减小约 10%。

（4）药物不良反应的监护：常见不良反应有胃肠道反应和中枢神经系统反应，包括腹泻、恶心、呕吐和睡眠障碍、眩晕、失眠、共济失调等，不良反应多与剂量和疗程有关，停药后可逐渐消失。

（二）对神经氨酸酶抑制剂的药学监护

本类药物通过抑制流感病毒的神经氨酸酶，改变流感病毒在感染细胞内的聚集和释放，从而减少甲型和乙型流感病毒的播散。奥司他韦有较高的特异性，对其他病毒、细菌或人类的神经氨酸酶几乎没有抑制作用，口服后经胃肠道迅速吸收，2~3h 达血药峰浓度。大部分经肝脏及肠壁酯酶转化为活性代谢产物羧基奥司他韦，可进入气管、肺泡、鼻黏膜及中耳等部位。扎那米韦吸入剂主要经口腔或者鼻腔给药，多在 72h 内起效，经口吸入的生物利用度为 4%~17%，鼻腔给药的生物利用度约 10%，在痰液、鼻腔分泌物中可达较高浓度，全身给药虽然有较高生物利用度，但较少渗透到呼吸道分泌物中，抗病毒作用较弱，故较少全身给药。

1. 治疗前评估

（1）禁忌证评估：对本类药物过敏者禁用，肌酐清除率小于 10mL/min、严重肾衰竭、需定期进行血液透析或持续腹膜透析的患者不推荐使用。

（2）应用风险评估：对肌酐清除率在 10~30mL/min 的患者推荐低剂量（75mg）磷酸奥司他韦，隔日服药 1 次或每日 30mg。

2. 治疗过程的监护

（1）疗效评估：在流感症状出现早期开始口服奥司他韦，疗效更好。症状首发 12h 内服药与 48h 内服药相比，疗程明显缩短。

（2）特殊人群用药监护：服用奥司他韦的患者可能出现恶心、呕吐、支气管炎、失眠和头晕等不良反应。另据日本一些报道，流感患者使用磷酸奥司他韦治疗会发生自我伤害和谵妄事件，主要是儿科患者，但与磷酸奥司他韦的相关性还不清楚。在使用该药物治疗期间，应对患者的自我伤害和谵妄等异常行为进行密切监测。

（三）对核苷类药物的药学监护

本类药物通过抑制病毒 DNA 的合成从而发挥抗病毒作用，广泛用于治疗单纯疱疹病毒感染。阿昔洛韦口服吸收差，血浆蛋白结合率低，易透过生物膜，脑脊液和唾液药物浓度分别为血浆药物浓度的 50% 和 13%，主要经肾排泄，$t_{1/2}$ 约为 2.9h。更昔洛韦对单纯疱疹病毒及水痘带状疱疹病毒的抑制作用与阿昔洛韦相似，但对巨细胞病毒抗菌活性更强，口服生物利用度为 6%~9%，$t_{1/2}$ 为 2~4h，90% 以上药物经肾排泄。

1. 治疗前评估

（1）禁忌证评估：对本类药物过敏者禁用。

（2）应用风险评估：有神经系统基础疾病、严重肝肾功能减退、重度电解质异常和低氧患者应慎重使用本类药物。

2. 治疗过程的监护

（1）特殊人群用药监护：老年患者、儿童、妊娠期和哺乳期妇女使用本类药物时应慎重并监测不良反应。

（2）药物相互作用的监护：丙磺舒可减少本类药物清除，导致药物在体内蓄积；与肾毒性药物合用时肾毒性的风险增加。更昔洛韦与亚胺培南-西司他丁合用时有癫痫发作的报道。

（3）药物不良反应的监护：口服给药的不良反应主要为恶心、呕吐、腹泻等。静脉滴注时部分患者可出现注射部位疼痛和静脉炎。静脉滴注速度过快可能会出现结晶尿、尿素氮和肌酐升高等。骨髓抑制是更昔洛韦常见的不良反应，用药过程中应定期监测血常规。中枢神经系统常见不良反应有头痛、头晕、嗜睡、精神错乱等。

（四）对利巴韦林的药学监护

利巴韦林为鸟苷类似物，对多种 DNA 和 RNA 病毒均有抑制作用，包括甲型和乙型流感病毒、副流感病毒、呼吸道合胞病毒、麻疹病毒等。口服生物利用度为 40%～60%，口服 1～2h 血药浓度达高峰，在红细胞中蓄积时间长，主要经肾排出，少量经粪便排出。$t_{1/2}$ 为 20～36h，不易透过血脑屏障。本药亦可雾化吸入给药，血中药物浓度与吸入的时间长短有关，呼吸道分泌物药物浓度可超过 1 000μg/mL，$t_{1/2}$ 为 1.4～2.5h，雾化吸入用于治疗幼儿呼吸道合胞病毒肺炎和支气管炎。

1. 治疗前评估

（1）禁忌证评估：对本药过敏患者禁用，妊娠期妇女和有妊娠计划的育龄妇女的男性配偶禁用；有不稳定心脏病史的患者禁用，自身免疫性肝炎患者、活动性结核患者不宜使用利巴韦林。

（2）应用风险评估：严重贫血患者及肝、肾功能异常者慎用。

2. 治疗过程的监护

（1）疗效评估：用于呼吸道合胞病毒性肺炎最初 3d 内给药一般有效，应尽早用药。

（2）特殊人群用药监护：哺乳期妇女用药期间应暂停哺乳；老年患者肾功能下降服药后容易蓄积，不推荐老年人使用。

（3）药物相互作用的监护：①本药可增加硫唑嘌呤诱导的骨髓中毒的风险。②与拉米夫定合用可导致乳酸性酸中毒、肝脏失代偿。③与齐多夫定合用有拮抗作用。

（4）药物不良反应的监护：长期大量口服或静脉使用利巴韦林可引起溶血性贫血、骨髓抑制及免疫抑制，25%患者可出现血胆红素升高等肝功能受损。部分患者可出现中枢神经系统症状如头痛、乏力、失眠等。伴有贫血的患者使用本药可致心肌损害。其他常见不良反应有皮疹、瘙痒等。

（五）患者教育

1. 一般教育　患者应戒烟酒、注意休息、多饮水、保持室内空气流通。

2. 用药教育

（1）部分患者服用三环胺类药物后可出现注意力下降、共济失调，服药期间不宜驾车或从事需精神高度集中的工作。

（2）使用滴鼻剂时应采取立式或坐式，在使用扎那米韦吸入剂前先吸入支气管扩张剂，如果出现支气管痉挛或呼吸功能减退应停药。

（3）更昔洛韦胶囊在进餐时服用可提高生物利用度。

（4）服用利巴韦林治疗开始前、治疗期间和停药后至少6个月，服药的女性或男性配偶均应避免妊娠，应采用至少两种以上避孕措施有效避孕。

第四节　肺真菌病的药学监护

一、肺真菌病概述

肺真菌病（pneumonomycosis）是由真菌（fungus）引起的肺部疾病，主要指肺和支气管的真菌性炎症和相关病变，广义上可包括胸膜和纵隔，是最常见的深部真菌病。近年来由于广谱抗菌药物、糖皮质激素、细胞毒药物及免疫抑制剂的广泛使用，器官移植的开展，以及免疫缺陷病如艾滋病发病率增高，肺真菌病的发生有增多的趋势。

（一）临床表现

1. 念珠菌肺炎（pulmonary candidiasis）　念珠菌侵入肺泡引起肺实质急性、亚急性或慢性炎症性病变，表现为畏寒、高热，咳白色泡沫黏痰，有酵臭味，或呈胶冻状，有时咯血，临床酷似急性细菌性肺炎。

2. 侵袭性肺曲霉病（invasive pulmonary aspergillosis）　是最常见的类型，肺组织破坏严重，治疗困难。多为局限性肉芽肿或广泛化脓性肺炎，伴脓肿形成。病灶呈急性凝固性坏死，伴坏死性血管炎、血栓及菌栓，甚至累及胸膜。症状以干咳、胸痛常见，部分患者有咯血，病变广泛时出现气急和呼吸困难，甚至呼吸衰竭。

3. 肺孢子菌肺炎（pneumocystis carinii pneumonia, PCP）

（1）流行型：主要为早产儿、营养不良儿，年龄多在2~6个月。起病常隐匿，进展缓慢。初期大多有嗜睡或食欲下降、体重减轻、腹泻、低热，逐渐出现干咳、气急，呈进行性加重，发生呼吸困难、鼻翼扇动和发绀。有时可发生脾大。

（2）散发型：多见于免疫缺陷者，偶见于健康者。化疗或器官移植患者并发PCP时进展迅速，而艾滋病患者并发PCP时进展较缓慢。初期表现有食欲减退、体重减轻。PCP患者的主要临床症状表现为发热、干咳和渐进性呼吸困难，可很快发生呼吸窘迫，未及时发现和治疗的患者病死率高达70%~100%。常表现症状和体征分离现象，即症状虽重，体征常阙如。少数患者可有数次复发，尤其在艾滋病患者中更为常见。

（二）影像学表现

1. 念珠菌肺炎　念珠菌支气管炎时仅示两肺中下野纹理增粗、增多且模糊。当病变波及肺实质时，表现为双下肺纹理增多，纤维条索影伴散在的大小不等、形状不一的结节状阴影，呈支气管肺炎或叶段肺炎表现；或融合的均匀大片浸润，自肺门向周边扩展，可形成空洞。双肺或多肺叶病变，病灶可有变化，但肺尖较少受累。偶可并发渗出性胸膜炎。

2. 侵袭性肺曲霉病 X 线胸片表现为以胸膜为基底的多发的楔形阴影或空洞；也有显示在原有的慢性空洞内有一团球影，随体位改变而在空腔内移动。胸部 CT 早期为晕轮征（halo sign），即肺结节影（水肿或出血）周围环绕低密度影（缺血），后期为新月体征（crescent sign）。

3. 肺孢子菌肺炎 早期改变为双侧肺门周围弥漫性肺泡和间质渗出，呈网状和小结节状影，然后进展为蝶状影，呈肺实变，可见支气管充气征，一般不累及肺尖、肺底和肺外带。

（三）诊断依据

1. 念珠菌肺炎 通常将具有发病危险因素及相应的临床表现、合格痰标本或下呼吸道分泌物（防污染采样或肺泡灌洗采集）多次（≥2 次）分离到同一种念珠菌，且镜检同时见到多量假菌丝和孢子作为临床诊断标准。血清念珠菌特异 IgE 抗体测定有助于诊断，通常在感染 14d 后血清中出现血清沉淀素，是一项比较敏感的检测方法，但确诊仍需组织病理学的依据。

2. 肺曲霉病 确诊有赖于组织培养及组织病理学检查，可见锐角分支分隔无色素沉着的菌丝，直径 2~4μm；组织或体液培养有曲霉属生长。如呼吸道标本培养阳性，涂片至少连续 2 次见菌丝；或肺、脑、鼻窦 CT 或 X 线有特征性改变；患者为免疫力严重低下者，应怀疑为曲霉病。免疫抑制宿主侵袭性曲霉病，其支气管肺泡灌洗液涂片、培养和（或）抗原测定有很好的特异性及阳性预测值。用曲霉浸出液做抗原皮试，变应性患者有速发型反应，表明有 IgE 抗体存在。血清曲霉抗体测定和血、尿、脑脊液及肺泡灌洗液曲霉半乳甘露聚糖测定（GM 试验）及 PCR 测定血中曲霉 DNA 对本病诊断亦有帮助。

3. 肺孢子菌肺炎 对高危人群结合临床表现和 X 线检查可考虑诊断，病原学检查可以确诊。痰找病原体阳性率极低，可用 3% 高渗盐水雾化后诱导咳痰。支气管肺泡灌洗（BAL）和经纤维支气管镜肺活检阳性率可达 80%~100%。BAL 可以与解剖检查同期发现肺孢子菌，可用于早期诊断。

二、治疗方案

1. 念珠菌肺炎 轻症患者在消除诱因后，病情常能逐渐好转，病情严重者则应根据患者的状态和真菌药物敏感试验（简称药敏试验）结果及时应用抗真菌药物。氟康唑（fluconazole）200mg/d，首剂加倍，病情重者可用 400mg/d，甚或更高剂量 6~12mg/（kg·d）。两性霉素 B（amphotericin B）亦可用于重症病例，0.6~0.7mg/（kg·d），但毒性反应大。部分患者尚可选用伏立康唑（voriconazole）或棘白菌素类。

2. 侵袭性肺曲霉病 治疗首选两性霉素 B，尤其对威胁生命的严重感染尽可能给予最大的耐受剂量 [1~1.5mg/（kg·d）]。如患者不能耐受，首次宜从小剂量开始，每日 0.1mg/kg 溶于 5% 葡萄糖溶液中缓慢避光静脉滴注，逐日增加 5~10mg，至最大耐受剂量后维持治疗。两性霉素 B 脂质复合体的肾毒性较小，主要适合已有肾功能损害或使用两性霉素 B 后出现肾毒性的患者，剂量 5mg/（kg·d）。还可选用伏立康唑、卡泊芬净（caspofungin）和米卡芬净（micafungin）、伊曲康唑等。

3. 肺孢子菌肺炎　除了对症治疗和基础病治疗之外，主要是病原治疗。首选复方磺胺甲噁唑（TMP-SMZ）治疗，TMP 15~20mg/（kg·d）或 SMZ 75~100mg/（kg·d），分 3~4 次口服或静脉滴注，疗程 2~3 周；也可选择氨苯砜、喷他脒及三甲曲沙等。棘白素类抗真菌药如卡泊芬净等对 PCP 也有良好的疗效。在 AIDS 并发 PCP 时疗程为 3 周，非 AIDS 患者可缩短至 14d，临床需视治疗反应进行个体化治疗。

三、药学监护

（一）对三唑类抗真菌药的药学监护

本类药物的作用机制为通过抑制真菌 CYP450 酶，使细胞膜麦角固醇合成受阻。临床常用品种主要有氟康唑、伊曲康唑、伏立康唑、泊沙康唑等。本类药物抗菌谱较广，对念珠菌、曲霉菌、隐球菌作用良好。

氟康唑口服吸收完全，在体内广泛分布于组织体液中，脑膜有炎症时可透过血脑屏障，血浆蛋白结合率约为 11%，少量经肝脏代谢，80% 以原形随尿液排出，$t_{1/2}$ 为 27~37h。伊曲康唑生物利用度受食物影响较大，在肺、肾脏、肝脏、骨骼、胃和肌肉中药物浓度高于血药浓度，尤其是皮肤中浓度比血药浓度高 4 倍，血浆蛋白结合率约为 99.8%，3%~18% 以原形随粪便排泄。伏立康唑口服生物利用度约为 96%，组织分布广，血浆蛋白结合率约为 58%，主要经肝脏代谢，仅有少于 2% 的药物以原形随尿液排出。伏立康唑的药物暴露量与 CYP2C19 的基因多态性显著相关，可通过检测基因型确定初始给药剂量，通过监测血药浓度进行个体给药剂量调整，使浓度控制在 1.5~4.5mg/L。泊沙康唑口服吸收良好，食物可增加本药吸收，血浆蛋白结合率约为 98%，主要经肝脏代谢，少量以原形随尿液排出，约 77% 经粪便排出，$t_{1/2}$ 为 16~31h。

1. 治疗前评估

（1）禁忌证评估：对三唑类药物过敏者禁用。

（2）应用风险评估：胃酸缺乏者可能会引起药物吸收减少，酒精中毒或肝功能损害者可能会出现肝功能恶化，心律失常的患者有发生尖端扭转型室性心动过速的风险。

2. 治疗过程的监护

（1）疗效评估：发热、咳嗽、咳痰等症状好转，影像学浸润、阴影等好转，提示治疗有效。抗真菌治疗疗程往往长达数周至数月，需要在消除诱因的基础上进行。

（2）特殊人群用药监护：妊娠期妇女用药可能导致胎儿损害，用药之前应权衡利弊，哺乳期妇女用药期间应停止哺乳；本类药物多数品种注射剂含有环糊精，肾功能减退的老年患者需要根据肌酐清除率调整用药剂量。

（3）药物相互作用的监护：本类药物大多经 CYP450 酶代谢，可与多种药物发生相互作用：①可增加华法林的抗凝作用。②可升高咪达唑仑血药浓度。③与西沙比利合用可出现严重心脏不良反应。④可升高环孢素、他克莫司等免疫抑制剂的血药浓度。⑤与氢氯噻嗪合用可使本类药物清除减少。⑥可导致茶碱清除率降低。⑦与利福平合用可导致本类药物 AUC 减小。⑧可升高他汀类、磺酰脲类药物的血药浓度。

（4）药物不良反应的监护：主要不良反应为胃肠道反应，一般比较轻微。用药期间可发生一过性转氨酶升高，应定期检查肝功能。伏立康唑用药期间可能会出现视觉改变、视力模糊等视觉障碍，停药后往往可以恢复。其他常见不良反应包括皮疹、发热、寒战等。

（二）对多烯类抗真菌药的药学监护

多烯类药物作用于真菌细胞膜的麦角固醇，引起细胞膜的通透性改变，导致细胞内钾离子、核苷酸和氨基酸等物质外漏从而导致真菌细胞死亡，主要代表药物有两性霉素 B 及其脂质体。本类药物具有抗菌谱广、抗菌作用强、组织分布广等特点，不良反应主要表现为肾毒性和输液相关反应。脂质体制剂的不良反应较为轻微，但价格较高，治疗效果与普通制剂相似，适用于不能耐受两性霉素 B 去氧胆酸盐引起的肾毒性或输液不良反应的患者。

两性霉素 B 口服难吸收，在体内分布以肝、脾、肾中浓度最高。蛋白结合率约为 90%，$t_{1/2}$ 约为 24h，不易透过血脑屏障，体内消除缓慢，停药后药物自尿中排泄至少持续 7 周且不易被透析清除。

1. 治疗前评估

（1）禁忌证评估：对两性霉素 B 过敏者禁用，严重肝肾功能不全者禁用。

（2）应用风险评估：肾功能不全患者使用时肾损害的发生率增加，当治疗累积剂量大于 4g 时可引起不可逆的肾功能损害，给药前水化和碱化尿液能降低肾损害的发生率。静脉滴注时应避免药液外漏，以免引起局部刺激。

2. 治疗过程的监护

（1）特殊人群用药监护：儿童以体重计算静脉给药剂量；妊娠期妇女用药缺少良好的对照研究，如有应用指征，应权衡利弊后使用；哺乳期妇女应用本类药物时应暂停哺乳；老年患者、肾功能不全的患者应根据肾功能调整给药剂量或选择肾毒性小的两性霉素 B 脂质体。

（2）药物相互作用的监护：①肾上腺皮质激素可加重两性霉素 B 诱发的低钾血症，合用时肾上腺皮质激素宜使用最小剂量和最短疗程。②两性霉素 B 可增强洋地黄毒性。③氟胞嘧啶与两性霉素 B 具有协同作用，两性霉素 B 可增加细胞对氟胞嘧啶的摄取并减少其自肾排泄。④与吡咯类抗真菌药在体外有拮抗作用，且吡咯类可诱导真菌对两性霉素 B 耐药，因此两者合用应谨慎。⑤与氨基糖苷类、环孢素、万古霉素等药物合用时可增强其肾毒性。⑥骨髓抑制剂、放射治疗（简称放疗）可加重患者贫血，与两性霉素 B 合用时前两者宜减少剂量。⑦碱化尿液药可增强两性霉素 B 排泄，减少肾小管酸中毒的发生。

（3）药物不良反应的监护：几乎所有患者均可出现不同程度的肾功能损害，尿中出现红细胞、白细胞、蛋白和肌酐升高等。常见恶心、呕吐、腹泻等消化系统不良反应。部分患者输液过程中可能出现寒战、高热、头痛、血压下降、气促等相关不良反应；快速静脉滴注可导致低血压、低血钾、心律失常和休克，应避光缓慢滴注；本药刺激性大，注射部位可发生血栓性静脉炎，给药前可给予解热镇痛药和抗组胺药。

（三）对棘白菌素类抗真菌药的药学监护

棘白菌素类药物通过抑制 $\beta-$（1，3）$-D-$葡聚糖的合成而致真菌细胞壁完整性和稳定性破坏，主要代表药物有卡泊芬净、米卡芬净等。棘白菌素类对白色念珠菌、光滑念珠菌、克柔念珠菌、近平滑念珠菌和热带念珠菌有很好的抗真菌活性，对组织胞浆菌和卡氏肺孢子菌也有一定的作用，对镰孢菌属、根霉菌效果较差，对新型隐球菌天然耐药。卡泊芬净口服吸收差，大部分药物分布于组织中；蛋白结合率约为 97%；给药后主要经肝脏代谢，经粪便和尿液排泄；半衰期较长。对肾功能不全者及轻度肝功能不全者一般不需调整剂量。

1. 治疗前评估

（1）禁忌证评估：对棘白菌素类药物过敏者禁用。

（2）应用风险评估：肝肾功能不全及骨髓抑制者用药后病情可能恶化。

2. 治疗过程的监护

（1）特殊人群用药监护：动物实验发现本类药物有胚胎毒性，妊娠期妇女应权衡利弊后使用，哺乳期妇女用药期间不宜哺乳；老年人血药浓度较成年人略有升高，但无须调整剂量。

（2）药物相互作用的监护：环孢素合用时可增加本类药物的 AUC；利福平可导致本类药物血药浓度下降；本类药物可致他克莫司血药浓度下降。

（3）药物不良反应的监护：棘白菌素类常见的不良反应主要有发热、恶心、呕吐等，尚可见转氨酶、肌酐升高，血钾、血红蛋白降低等。

（四）对复方磺胺类药物的药学监护

复方磺胺甲噁唑为 SMZ 与 TMP 的复合制剂，二者分别作用于二氢叶酸合成酶及二氢叶酸还原酶，使细菌代谢受阻，干扰细菌蛋白质的合成。TMP-SMZ 具有广谱抗菌作用，目前是治疗卡氏肺孢子菌肺炎的首选药物，治疗时需用较大剂量，因不良反应多而使其应用受到一定限制。本药口服生物利用度 90% 以上，药物广泛分布于全身组织和体液中，可透过血脑屏障，TMP 和 SMZ 在尿液中浓度高于血药浓度，两者 $t_{1/2}$ 分别为10h 和 8~10h，肾功能减退者半衰期延长。

1. 治疗前评估

（1）禁忌证评估：对磺胺类、甲氧苄啶任一成分过敏者禁用，妊娠期和哺乳期妇女及 2 个月以下的婴儿禁用，严重肝肾功能损害患者、巨幼细胞贫血患者禁用。

（2）应用风险评估：对一种磺胺药呈现过敏的患者对其他磺胺药可能出现交叉过敏。葡萄糖-6-磷酸脱氢酶（G-6-PD）缺乏者、肝肾功能不全患者、失水患者及老年患者应慎重选用。

2. 治疗过程的监护

（1）疗效评估：发热、咳嗽、咳痰等症状好转，影像学浸润、阴影等好转，提示治疗有效。肺孢子菌肺炎磺胺治疗疗程为 2~3 周，需要在消除诱因的基础上进行。

（2）药物相互作用的监护：①同时应用碱性药物可增强磺胺药在碱性尿液中的溶解度，使尿中药物排泄增多。②对氨基苯甲酸可代替磺胺药被细菌摄取，拮抗磺胺药的抑菌作用，两者不宜合用。③骨髓抑制药与磺胺药合用时可增强对造血系统的不良反应。④磺胺药可增加溶栓药的毒性作用，引起出血。⑤与避孕药合用可降低避孕药的药效，并增加经期外出血的风险。⑥本类药物可干扰青霉素类药物的杀菌作用，应避免合用。⑦乌洛托品在酸性尿中可分解产生甲醛，后者可与磺胺形成不溶性沉淀物，有发生结晶尿的危险。⑧光敏感药物与磺胺药同时应用可能发生光敏感的相加作用。⑨磺胺药可置换口服抗凝药、口服降血糖药、甲氨蝶呤、保泰松、苯妥英钠和硫喷妥钠等药物的蛋白结合部位或抑制其代谢，导致药物作用时间延长或发生毒性反应，因此当这些药物与磺胺药同时应用或在应用磺胺药之后使用时需调整其剂量。

（3）药物不良反应的监护：常见的不良反应为变态反应，表现为药疹、光敏性皮炎、药物热等。血液系统不良反应包括中性粒细胞减少症、血小板减少症，G-6-PD 缺乏的新生儿易出现溶血性贫血。磺胺药的肾脏损害表现为结晶尿、血尿和管型尿等，同时服用碳酸氢钠、多饮水能减少此类不良反应的发生。其他不良反应包括恶心、呕吐、腹泻等，一般症状比较轻微。

（五）患者教育

1. 一般教育　患病期间应卧床休息，注意加强饮食，增强营养。

2. 用药教育

（1）伊曲康唑胶囊应餐后立即服用或同酸性饮料一起服用，伊曲康唑口服液不应与食物同服，服药后至少 1h 内不要进食。伏立康唑片剂应在餐前或餐后 1h 服用。泊沙康唑口服液应在进餐期间或餐后立即服用，或同酸性饮料一同服用。用药期间若出现发热、恶心、呕吐、视觉异常等不良反应，须及时告知医生。

（2）多烯类药物用药期间应定期复查肝肾功能、血常规、血钾等指标。

（3）棘白菌素类药物用药期间需定期复查生化指标。

（4）磺胺类药物用药期间易出现结晶尿、血尿等，用药期间应多饮水，必要时可碱化尿液以增加药物的排泄。若用药期间出现皮疹、恶心、呕吐、关节肌肉疼痛等，应及时告知医生。

第五节　肺结核的药学监护

一、肺结核概述

肺结核病（tuberculosis）是由结核杆菌（mycobacterium tuberculosis，MTB）引起的呼吸系统疾病。全球现有肺结核患者约 2 000 万人，每年死于肺结核病的有 300 万人。我国流行病学抽样调查结果显示，结核病具有高感染率、高患病率、高耐药率、高死亡率等特点。

肺结核病分为 5 类：原发性肺结核（Ⅰ型），为原发性结核感染所致的临床病症，包括原发综合征及胸内淋巴结结核；血行播散型肺结核（Ⅱ型）；继发性肺结核（Ⅲ型）；结核性胸膜炎（Ⅳ型）；肺外结核（Ⅴ型）。

（一）临床表现

全身症状：午后低热、盗汗、乏力、消瘦、食欲减退等。咳嗽、咳痰、痰中带血丝或咯血、胸痛、呼吸困难等。另外，当结核血行播散时可有高热。

当病变范围较小时，可以没有任何体征；渗出性病变范围较大或干酪样坏死时，则可以有肺实变体征，如触觉语颤增强、叩诊浊音、听诊闻及支气管呼吸音和细湿啰音。较大的空洞性病变所在部位听诊也可闻及支气管呼吸音。少数患者可以有类似风湿热样表现，称为结核性风湿病。

（二）实验室检查及其他检查

1. 影像学检查 包括普通胸片，特殊体位、断层、支气管造影，CT 等。

2. 结核菌的检查 方法包括痰涂、集菌、培养、接种、聚合酶链等，是本病的确诊依据。

3. 纤维支气管镜检查 常应用于支气管结核的诊断。

4. 结核菌素试验 广泛应用于检出结核分枝杆菌的感染，而非检出结核病。

（三）诊断依据

（1）根据病史和症状体征，确定是新发现还是已发现病例，并确定患者有无肺结核接触史等。

（2）典型的影像学表现。

（3）痰结核分枝杆菌检查阳性。

（4）经支气管肺活检或 CT 引导下肺活检病理见结核结节、肉芽肿性炎及干酪样坏死。

二、治疗方案

1. 化学治疗

化学治疗（简称化疗）原则：早期、联用、适量、规律、全程。整个化疗方案分为强化和巩固两个阶段。

常用化疗药物分为一线药物和二线药物。

（1）一线药物：包括异烟肼（isoniazid，INH，H）、利福平（rifampin，RFP，R）、链霉素（streptomycin，S）、吡嗪酰胺（pyrazinamide，PZA，Z）、乙胺丁醇（ethambutol，E）。

统一标准化疗方案如下：

初治痰涂片阳性方案：每日用药方案为 2HRZE/4HR；间歇用药方案为 2H3R3Z3E3/4H3R3。

复治痰涂片阳性方案：每日用药方案为 2HRZSE/4~6HRE；间歇用药方案为 2H3R3Z3S3E3/6H3R3E3。

初治痰涂片阴性方案：每日用药方案为 2HRZ/4HR；间歇用药方案为 2H3R3Z3/4H3R3。

（2）二线药物：是耐多药肺结核治疗的主药，包括①氨基糖苷类：阿米卡星（AMK）。②多肽类：卷曲霉素等。③硫胺类：乙硫异烟胺（1314TH）、丙硫异烟胺。④氟喹诺酮类：氧氟沙星（OFLX）和左氧氟沙星（LVFX），与 PZA 联用对杀灭巨噬细胞内结核菌有协同作用，长期应用安全性和肝耐受性也较好。⑤环丝氨酸：对神经系统毒性大，应用范围受到限制。⑥对氨基水杨酸钠：为抑菌药，用于预防其他药物产生耐药性。⑦利福布汀（RBT）：耐 RFP 菌株中部分对它仍敏感。⑧异烟肼对氨基水杨酸盐

（帕星肼，PSNZ）：是老药，但耐 INH 菌株中部分对它敏感，国内常用于治疗耐多药肺结核（MDR-TB）。此外，二胺类新药 SQ109、新噁唑烷酮类衍生物 PNU-100480、吡咯类 LL-3858 也是近年来研发的热点，主要推荐用于耐多药和广泛耐药肺结核的治疗。

2. 其他治疗 包括对症治疗、应用糖皮质激素以及肺结核的外科手术治疗等。

三、药学监护

（一）对异烟肼的药学监护

异烟肼是一种具有杀菌作用的合成抗菌药，只对生长繁殖期的分枝杆菌有效，最低抑菌浓度（MIC）为 $0.02\sim0.05\mu g/mL$，结核杆菌对本药易产生耐药性，单独应用时敏感菌在数周后即可转变为耐药菌，与其他抗结核药物联合应用，可延缓耐药出现。口服吸收快而完全，$1\sim2h$ 血药浓度达峰值，广泛分布于全身体液和组织，包括脑脊液和胸水中。穿透力强，可渗入关节腔，胸、腹水以及纤维化或干酪化的结核病灶中，也易透入细胞内作用于已被吞噬的结核杆菌。异烟肼主要在肝内代谢，由乙酰化酶乙酰化为乙酰异烟肼和异烟酸等，代谢产物与少量原形药一同从肾排出。

异烟肼的代谢分为快、慢两种代谢型，前者尿中乙酰化异烟肼较多，后者尿中游离异烟肼较多。慢代谢型在白种人中占 $50\%\sim60\%$；在中国人中慢代谢型约占 25.6%，快代谢型约占 49.3%。快代谢型的 $t_{1/2}$ 为 $0.5\sim1.5h$，连续每日给药情况下，两种代谢型疗效无大差异，如用间歇疗法，则快代谢型疗效低于慢代谢型。

1. 治疗前评估

（1）禁忌证评估：肝功能不良者、精神病患者和癫痫患者禁用。

（2）应用风险评估：①交叉过敏反应，对乙硫异烟胺、吡嗪酰胺、烟酸或其他化学结构相关药物过敏者也可能对本品过敏。②严重肾功能损害者慎用。③可透过胎盘，导致胎儿血药浓度高于母体血药浓度，妊娠期妇女应权衡利弊使用。

2. 治疗过程的监护

（1）疗效评估：初治强化期第 2 个月末痰涂片仍阳性，强化方案可延长 1 个月，总疗程 6 个月不变（巩固期缩短 1 个月）。若第 5 个月痰涂片仍阳性，第 6 个月阴性，巩固期延长 2 个月，总疗程为 8 个月。

（2）特殊人群的监护：50 岁以上患者使用异烟肼肝炎的发生率较高，须监测患者肝功能。本药在乳汁中浓度可达 $12\mu g/mL$，哺乳期妇女如需使用应暂停哺乳。

（3）相互作用的监护：①吸烟加快本药转化成乙酰肼，增大肝毒性。②饮酒易诱发肝脏毒性反应，并加速异烟肼的代谢。③异烟肼可增强丙戊酸钠、卡马西平、普萘洛尔、抗胆碱药、三环类抗抑郁药、抗凝药的作用。④异烟肼可增加对乙酰氨基酚、乙硫异酰胺、苯二氮䓬类、长春新碱、茶碱等药物的毒性反应。⑤异烟肼可延长芬太尼的作用时间。⑥乳酸钙、阿司匹林、肾上腺皮质激素可降低异烟肼的血药浓度。⑦异烟肼可使降糖药和咪唑类药物的药效降低。

（4）药物不良反应的监护：①慢乙酰化患者应用异烟肼较易产生周围神经炎等不良反应，应使用较低剂量。②患者出现轻度转氨酶升高不需停药，但在保肝治疗的同时转氨酶持续升高及出现黄疸均需停药。③长期使用异烟肼的患者加服维生素 B_6 有助于防止或减轻周围神经炎等不良反应。

（二）对利福平的药学监护

利福平为利福霉素类半合成广谱抗菌药，对结核杆菌和其他分枝杆菌（包括麻风杆菌）均有明显的杀菌作用，对需氧革兰氏阳性菌、需氧革兰氏阴性菌及军团菌属均有高度抗菌活性。口服吸收良好，服药后 1.5~4h 血药浓度达峰值，在大部分组织和体液中分布良好，依次以肝、胆、肾、肺浓度最高，亦可分布到胸膜腔、腹膜腔、心包腔、关节腔、空洞、房水和胎儿循环中，脑脊液中较少，当脑膜有炎症时脑脊液内药物浓度增加。表观分布容积约为 1.6L/kg，蛋白结合率为 80%~91%，$t_{1/2}$ 为 3~5h，多次给药后缩短为 2~3h。

利福平在肝脏中可被代谢为具有抗菌活性的去乙酰利福平，继而水解成无活性的代谢物，主要经胆和肠道排泄，可进入肠肝循环。60%~65%的给药量经粪便排出，6%~15%的药物以原形、15%以活性代谢物经尿排出，7%则以无活性的 3-甲酰衍生物排出。亦可经乳汁排出。利福平为 CYP450 酶诱导剂，连续服用 6~10d 后其排泄率增加；应用高剂量后由于胆道排泄达到饱和，本品的排泄可能延缓。利福平不能经血液透析或腹膜透析清除。

1. 治疗前评估

（1）禁忌证评估：对利福平及其他利福霉素类药物过敏者、严重肝功能不全者、胆道阻塞者及妊娠早期患者禁用。

（2）应用风险评估：酒精中毒者、轻中度肝功能不全者慎用；妊娠中、晚期及哺乳期妇女慎用。

2. 治疗过程的监护

（1）相互作用的监护：①利福平可加重乙硫异烟胺的不良反应。②利福平有诱导肝微粒体酶活性的作用，与肾上腺皮质激素、抗凝血药、口服降血糖药、洋地黄苷类、钙通道阻滞药、咪唑类、氯贝丁酯、氨苯砜、丙吡胺、奎尼丁等合用时，可使上述药效降低，合用时需注意调整剂量。③利福平可增加抗肿瘤药达卡巴嗪、环磷酰胺的代谢，形成烷化代谢物，促使白细胞减少。④利福平可促进雌激素的代谢或减少其肠肝循环，降低口服避孕药的作用，导致月经不规则、月经间期出血和计划外妊娠。⑤利福平可增加苯妥英钠、左甲状腺素、环孢素、黄嘌呤类在肝脏中的代谢，可增加美沙酮、美西律在肝脏中的代谢，引起美沙酮撤药症状和美西律血药浓度减低，可增加甲氧苄啶、地西泮、茶碱等药物的消除，故合用时需调整用药方案。

（2）药物不良反应的监护：①口服利福平后可出现厌食、恶心、呕吐、上腹部不适、腹泻等消化道反应。②少数患者可出现血清氨基转移酶升高、肝大和黄疸，大多数呈一过性，在疗程中可自行恢复，老年人、酗酒者、营养不良者、原有肝病或其他因素造成肝功能异常者较易发生。③偶见白细胞减少、凝血酶原时间缩短、头痛、眩晕、视力障碍等。

（三）对链霉素的药学监护

链霉素属氨基糖苷类抗生素，主要与细菌核糖体 30S 亚单位结合，抑制细菌蛋白质的合成，对结核分枝杆菌有强大抗菌作用，MIC 为 0.5μg/mL。细菌与链霉素接触后极易产生耐药性。链霉素和其他抗菌药物或抗结核药物联合应用，可减少或延缓耐药性的产生。

链霉素口服不吸收，肌内注射后吸收良好，主要分布于细胞外液，可渗入胆汁、胸水、腹水、结核性脓肿和干酪样组织，蛋白结合率为 20%~30%，在尿液中浓度较高，在脑脊液和支气管分泌液中浓度较低。链霉素不良反应的发生通常与血药浓度呈正相关，应行血药浓度监测（7.5mg/kg，12h 给药 1 次的患者峰浓度应维持于 15~30μg/mL，谷浓度维持于 5~10μg/mL；15mg/kg，每日 4 次给药的患者峰浓度应维持于 56~64μg/mL，谷浓度小于 1μg/mL）。

1. 治疗前评估

（1）禁忌证评估：对链霉素或其他氨基糖苷类药物过敏者禁用。可透过胎盘屏障进入胎儿组织，有引起胎儿听力损害的可能，妊娠期妇女禁用。

（2）应用风险评估：脱水患者、第 8 对脑神经损害患者、重症肌无力或帕金森病患者、肾功能损害患者慎用链霉素。儿童（尤其是早产儿及新生儿）肾脏组织未发育完全，药物易在体内蓄积产生毒性反应，应慎用。

2. 治疗过程的监护

（1）疗效评估：治疗结核病过程中，当患者用药数日或数周后感觉病情有所好转时，仍需继续完成规定的疗程。但在已出现或即将出现中毒症状时，或已产生耐药时，应立即停药。

（2）特殊人群的监护：链霉素在乳汁中分泌量很少，但仍建议哺乳期妇女在用药期间暂停哺乳。老年患者应采用较小治疗量且尽可能监测血药浓度。

（3）相互作用的监护：①链霉素与其他氨基糖苷类合用或先后连续应用，可增加其产生耳毒性、肾毒性以及神经肌肉阻滞作用的可能性。②与神经肌肉阻断药合用，可加重神经肌肉阻滞作用。③与卷曲霉素、顺铂、依他尼酸、呋塞米或万古霉素（或去甲万古霉素）等合用可能增加耳毒性与肾毒性。④与头孢噻吩或头孢唑林合用可能增加肾毒性。⑤与多黏菌素类注射剂合用，或先后连续应用，可增加肾毒性和神经肌肉阻滞作用。

（4）药物不良反应的监护：①可出现血尿、排尿次数减少或尿量减少、食欲减退、口渴等肾毒性症状，应定期检测尿常规及肾功能。②影响前庭功能时可有步履不稳、眩晕等症状；影响听神经时出现听力减退、耳鸣、耳部饱满感，应进行听电图测定，少数患者停药后仍可发生耳毒性症状，应引起注意。③部分患者可出现面部或四肢麻木、针刺感等周围神经炎症状。④偶可发生视力减退（视神经炎），以及嗜睡、软弱无力、呼吸困难等神经肌肉阻滞症状。⑤偶可出现皮疹、瘙痒、红肿。

（四）对吡嗪酰胺的药学监护

吡嗪酰胺为烟酰胺的衍生物，对人型结核杆菌有较好的抗菌作用，体内抑菌浓度 12.5μg/mL，达 50μg/mL 可杀灭结核杆菌。吡嗪酰胺在细胞内抑制结核杆菌的浓度比在细胞外低 10 倍，在中性、碱性环境中几乎无抑菌作用，pH5.0~5.5 时杀菌作用最强。口服后在胃肠道内吸收迅速而完全，2h 后血药浓度可达峰值；蛋白结合率为 10%~20%；广泛分布于组织和体液中，包括肝、肺、脑脊液、肾及胆汁，脑脊液内药物浓度可达同期血药浓度的 87%~105%；主要在肝内代谢，经肾小球滤过排泄；$t_{1/2}$ 为 9~10h，肝肾功能减退时可能延长。

1. 治疗前评估

（1）禁忌证评估：对乙硫异酰胺、异烟肼、烟酸或其他与吡嗪酰胺结构相似的药物过敏者不宜使用，急性痛风患者、高尿酸血症患者禁用。

（2）应用风险评估：糖尿病患者、痛风患者、血卟啉病患者、慢性肝病及严重肝功能减退者、肾功能不全患者及儿童患者慎用吡嗪酰胺。

2. 治疗过程的监护

（1）特殊人群的监护：患结核病的妊娠期妇女可先用异烟肼、利福平和乙胺丁醇治疗 9 个月，如对上述药物中任一种耐药而对吡嗪酰胺可能敏感者可考虑采用。

（2）相互作用的监护：①吡嗪酰胺可增加血尿酸浓度而降低别嘌醇、秋水仙碱、丙磺舒、磺吡酮等药物对痛风的疗效，合用时应调整剂量。②与乙硫异烟胺合用时可增强不良反应。③吡嗪酰胺可降低环孢素的血浓度，需监测血药浓度，必要时调整剂量。

（3）药物不良反应的监护：吡嗪酰胺可致食欲减退、恶心、腹痛、严重呕吐，偶可引起溃疡病发作；可引起肝损害，程度与用药剂量和疗程有关，长期大剂量应用可发生中毒性肝炎，出现严重肝细胞坏死、巩膜或皮肤黄染，需定期监测肝功能。应用吡嗪酰胺过程中易出现血尿酸增高，可引起急性痛风发作，须进行血清尿酸测定。偶见过敏反应，如发热和皮疹，宜停药抗过敏治疗，个别患者对光敏感，皮肤暴露部位呈鲜红棕色，停药后可恢复。

（五）对乙胺丁醇的药学监护

乙胺丁醇为人工合成抑菌药，可渗入分枝杆菌体内干扰 RNA 的合成，抑制细菌的繁殖，仅对生长繁殖期的分枝杆菌有效，MIC 为 5μg/mL，抑菌活性在 pH6.8~7.2 时最高。未发现乙胺丁醇与其他抗结核药物有交叉耐药性。口服后 2~4h 血药浓度可达峰值，广泛分布于全身组织和体液中；肾、肺、唾液和尿内的药浓度较高，胸水和腹水中的浓度则较低，不能渗入正常脑膜，但结核性脑膜炎患者脑脊液中可有微量。$t_{1/2}$ 为 3~4h，肾功能减退时可延长至 8h，主要经肝脏代谢。乳汁中的药浓度与母体血药浓度相当。相当量的乙胺丁醇可经血液透析和腹膜透析从体内清除。

1. 治疗前评估

（1）禁忌证评估：酒精中毒者及对乙胺丁醇过敏者禁用。

（2）应用风险评估：肝肾功能减退患者、痛风患者、视神经炎患者及糖尿病已发生眼底病变者慎用乙胺丁醇。本药可透过胎盘屏障，可分泌至乳汁，妊娠期及哺乳期妇女需慎用。

2. 治疗过程的监护

（1）特殊人群的监护：老年患者应根据肾功能调整剂量。

（2）相互作用的监护：①氢氧化铝能减少乙胺丁醇的吸收。②乙胺丁醇可减少维拉帕米的吸收。③与神经毒性药物合用可增加乙胺丁醇的神经毒性，如视神经炎或周围神经炎。④与乙硫异烟胺合用可增加不良反应。

（3）药物不良反应的监护：服用乙胺丁醇常见视神经损害，发生率随剂量增加而增大，表现为视力模糊、眼痛、红绿色盲或视力减退，一旦发生视觉障碍应视情况减量或停药，发生视神经炎时应立即停药，并给予大剂量 B 族维生素治疗。偶见周围神经炎，表现为麻木、针刺感、烧灼痛或手足软弱无力。少数患者出现畏寒、关节肿痛、急性痛风、高尿酸血症，注意监测血清尿酸。

（六）患者教育

1. 一般教育　注意休息，保证充足的睡眠，适当活动，避免剧烈运动。房间要注意开窗通风透气，保持空气清新，避免受凉感冒等，急性期避免去人群拥挤、空气污浊的地方。

2. 用药教育

（1）单用一种抗结核药可迅速产生耐药性，因此必须与其他药物合用。治疗可能需持续 6 个月至 2 年，甚至数年。

（2）一线抗结核药每日 1 次顿服，可以提高疗效，且不增加药物的不良反应。利福平应于餐前 1h 或餐后 2h 服用，清晨空腹顿服吸收最好，因进食影响本品吸收；乙胺丁醇可与食物同服，以减少胃肠道刺激。

（3）服用利福平后尿、唾液、汗液等排泄物均可显橘红色。饮酒可增加利福平的肝毒性，服药期间避免饮酒。

（4）使用链霉素前必须做皮试，皮试阳性者禁用。链霉素肌内注射给药时，药液浓度不宜超过 500mg/mL，且应经常更换注射部位；链霉素不可直接静脉注射以免导致呼吸抑制，也不宜作为鞘内注射给药，以免引起椎管粘连和堵塞。

第二章　急性上呼吸道感染和急性气管支气管炎的药学监护

第一节　急性上呼吸道感染的药学监护

一、急性上呼吸道感染概述

急性上呼吸道感染（acute upper respiratory tract infection）简称上感，为外鼻孔至环状软骨下缘包括鼻腔、咽或喉部急性炎症的概称。70%~80%由病毒引起，另有20%~30%由细菌引起。多发于冬春季节，多为散发，且可在气候突变时小规模流行。

（一）临床表现

1. **普通感冒**　主要表现为鼻部症状，如鼻塞、流涕、打喷嚏，也可表现为咳嗽、咽干、咽痒、鼻后滴漏感。可伴咽痛、头痛感，有时伴听力减退。严重者有发热、畏寒等。

2. **急性病毒性咽炎和喉炎**　急性病毒性咽炎表现为咽痒和灼热感，咽痛不明显，咳嗽少见。急性病毒性喉炎表现为明显声嘶、讲话困难，可有发热、咽痛或咳嗽，咳嗽时疼痛加重。

3. **急性疱疹性咽峡炎**　表现为明显咽痛、发热，病程约为1周。可见咽部充血，咽部黏膜及扁桃体表面有灰白色疱疹及浅表溃疡，周围伴红晕。

4. **急性咽结膜炎**　表现为发热、咽痛、畏光、流泪、咽及结膜明显充血。

5. **急性咽扁桃体炎**　咽痛明显，伴发热、畏寒，体温可达39℃以上。可见咽部明显充血，扁桃体肿大、充血，表面可有黄色脓性分泌物。有时伴有颌下淋巴结肿大、压痛。

（二）实验室检查及其他检查

1. **血液检查**　因多为病毒性感染，白细胞计数常正常或偏低，伴淋巴细胞比例升高。细菌感染者可有白细胞计数与中性粒细胞增多和核左移现象。

2. **病原学检查**　因病毒种类繁多，且明确类型对治疗无明显帮助，一般无须检查。

（三）诊断依据

根据鼻咽部的症状和体征，结合周围血常规和胸部X线检查可做出临床诊断。一般无须病因诊断，特殊情况下可进行细菌培养和病毒分离或病毒血清学检查等确定病原体。

二、治疗方案

对症处理为主，同时戒烟、休息、多饮水、保持室内空气流通和防治继发细菌感染。

（一）对症治疗

有急性咳嗽、鼻后滴漏和咽干的患者应给予伪麻黄碱治疗以减轻鼻部充血，亦可局部滴鼻应用。必要时适当加用解热镇痛类药物。

（二）抗菌药物治疗

一般无须使用抗菌药物。除非有细菌感染证据，可根据当地流行病学史和经验用药，可选口服青霉素、第一代头孢菌素、大环内酯类或喹诺酮类。

（三）抗病毒药物治疗

如无发热，免疫功能正常，发病超过 2d 一般无须应用。对于免疫缺陷患者，可早期常规使用。利巴韦林（ribavirin）和奥司他韦（oseltamivir）有较广的抗病毒谱，且有较强的抑制作用，可缩短病程。

三、药学监护

（一）对盐酸麻黄碱滴鼻液的药学监护

盐酸麻黄碱为拟肾上腺素药，可直接激动血管平滑肌的 α、β 受体，使皮肤、黏膜以及内脏血管收缩。滴鼻液局部应用可减轻鼻黏膜充血，缓解因感冒等引起的鼻塞症状。长期反复使用，易产生耐受性。

1. 治疗前评估

（1）禁忌证评估：鼻腔干燥、萎缩性鼻炎患者禁用。

（2）应用风险评估：儿童、妊娠期妇女慎用。对患有冠心病并高血压、甲亢、青光眼、良性前列腺增生症者慎用。运动员慎用。

2. 治疗过程的监护

（1）相互作用的监护：与单胺氧化酶抑制剂或三环类抗抑郁药合用，可能升高血压，避免合用；与巴比妥类药物合用，可缩短后者的催眠时间。

（2）药物不良反应的监护：偶见一过性轻微烧灼感、干燥感、头痛、头晕、心率加快，长期使用可致心悸、焦虑不安、失眠等。

（二）对其他药物的药学监护

上呼吸道感染伴有发热、肌肉酸痛的患者可以考虑使用非甾体抗炎药（NSAIDs），此类药物有解热镇痛作用，其中多数还有抗炎、抗风湿作用，药学监护详见第五篇肾病章节。对抗病毒药物的药学监护详见本篇第一章第三节病毒性肺炎的药学监护。

（三）患者教育

1. 一般教育 患者应戒烟酒、注意休息、多饮水、保持室内空气流通。

2. 用药教育

（1）使用盐酸麻黄碱滴鼻液时应采取立位或坐位，一次每鼻孔 2～4 滴，每日 3～4

次，连续使用不得超过 3d，若长期连续使用可能引起血压升高，需特别注意。鼻部血管收缩药在喷雾或滴用过频时易致反跳性鼻充血，久用可导致药物性鼻炎。

（2）一些常用感冒复方制剂含马来酸氯苯那敏、盐酸苯海拉明等抗过敏药物，有致嗜睡作用，驾驶员、机械操作人员、高空作业人员禁用。

第二节　急性气管支气管炎的药学监护

一、急性气管支气管炎概述

急性气管支气管炎（acute tracheobronchitis）是由生物、物理、化学刺激或过敏等因素引起的急性气管支气管黏膜炎症。多为上呼吸道病毒感染引起，受凉为主要诱因，秋冬为本病多发季节，寒冷地区也多见，在流感流行时，本病的发生率更高。另外，经常与理化刺激因子接触人群，均易罹患本病。

（一）临床表现

初为干咳或有少量黏痰，随后痰量增多，咳嗽加剧，偶伴血痰。咳嗽、咳痰可达 2~3 周，如迁延不愈，可变成慢性支气管炎。伴支气管痉挛时，可出现程度不等的胸闷气促。体格检查可无明显阳性表现，也可以在两肺听到散在干、湿啰音，部位不固定，咳嗽后减少或消失。

（二）实验室检查及其他检查

多为病毒性感染，白细胞计数常正常或偏低，伴淋巴细胞比例升高。由细菌感染引起者，可伴白细胞总数和中性粒细胞数升高、核左移，血沉加快。痰培养可发现致病菌。X 线胸片检查大多为肺纹理增强，少数无异常发现。

（三）诊断依据

根据病史、咳嗽和咳痰等呼吸道症状，两肺散在干、湿啰音等体征，结合血常规和 X 线胸片，可做出临床诊断。病毒和细菌检查有助于病因诊断。

二、治疗方案

（一）对症治疗

咳嗽无痰或少痰，可用右美沙芬（dextromethorphan）、喷托维林（pentoxyverine）镇咳。咳嗽有痰而不易咳出，可选用盐酸氨溴索（ambroxol hydrochloride）、溴己新（bromhexine）、桃金娘油提取物化痰，也可雾化帮助祛痰。发生支气管痉挛时，可用平喘药如茶碱类、β_2 受体激动药等。发热可用解热镇痛药对症处理。对有急性咳嗽、鼻后滴漏和咽干的患者应给予伪麻黄碱治疗以减轻鼻部充血，亦可局部滴鼻应用。必要时适当加用解热镇痛类药物。

（二）抗菌药物治疗

有细菌感染证据时应及时使用。可根据当地流行病学史和经验用药，首选新大环内酯类、青霉素类，亦可选用头孢菌素类或喹诺酮类等药物。多数患者口服抗菌药物即可，较重者可经肌内注射或静脉滴注给药。

三、药学监护

（一）对镇咳药的药学监护

常用的镇咳药按作用部位可分为两大类。①中枢性镇咳药：直接抑制延髓咳嗽中枢而产生镇咳作用，其中吗啡类生物碱及其衍生物如可待因等具有成瘾性和较强的呼吸抑制作用；右美沙芬、喷托维林等为非成瘾性中枢性镇咳药，且在治疗剂量下对呼吸中枢的抑制作用不明显。②外周镇咳药：凡抑制咳嗽反射弧中感受器、传入神经、传出神经以及效应器中的任一环节而止咳者均属此类。

右美沙芬的镇咳强度与可待因相等或略强，口服吸收良好，15～30min 起效，作用维持 3～6h，在肝脏代谢，原形药及代谢物主要由肾脏排泄。喷托维林镇咳作用强度约为可待因的 1/3，除对延髓的呼吸中枢有直接抑制作用外，还有轻度的阿托品样作用，可使痉挛的支气管平滑肌松弛，降低气道阻力，口服易吸收，20～30min 起效，作用维持 4～6h，药物吸收后部分由呼吸道排出。

1. 治疗前评估

（1）禁忌证评估：呼吸困难者、昏迷患者、痰多患者及对阿片类药物过敏者禁用可待因。有精神病史者禁用右美沙芬。呼吸功能不全者、心力衰竭患者、因尿道疾病而致尿潴留患者均禁用喷托维林。可待因、右美沙芬和喷托维林对妊娠期及哺乳期妇女均禁用。

（2）应用风险评估：新生儿、支气管哮喘患者、诊断未明确的急腹症患者、原因不明的腹泻患者、前列腺肥大患者、癫痫患者及甲状腺功能减退者均慎用可待因。心肺功能不全者、肝肾功能不全者、痰多咳嗽及哮喘患者慎用右美沙芬。青光眼患者、心功能不全者、痰量多以及大咯血患者慎用喷托维林。

2. 治疗过程的监护

（1）疗效评估：咳嗽无痰或少痰，可用右美沙芬或喷托维林镇咳，症状缓解后停用。若有痰而不易咳出，则需选用化痰药物，也可雾化帮助祛痰。

（2）相互作用的监护：①可待因与美沙酮或其他吗啡类药物、巴比妥类药物合用会加重呼吸中枢抑制作用，与肌肉松弛药合用呼吸抑制更显著，与阿片受体激动药合用可出现戒断综合征，与西咪替丁合用能诱发精神错乱、定向力障碍和呼吸急促。②右美沙芬与单胺氧化酶抑制剂合用可出现痉挛、反射亢进、异常发热、昏睡等症状，与阿片受体拮抗剂合用可出现戒断综合征，与胺碘酮、奎尼丁合用可提高右美沙芬的血药浓度，与三环类抗抑郁药合用可增加右美沙芬的中枢抑制作用。③服用喷托维林时，若与单胺氧化酶抑制剂、三环类抗抑郁药合用，可增强中枢神经系统和呼吸系统的抑制作用。

（3）药物不良反应的监护：可待因较多见的不良反应有心理变态或幻想，呼吸微弱、缓慢或不规则及心律失常；少见的不良反应有惊厥、耳鸣、震颤或不能自控的肌肉运动、皮肤过敏或精神抑郁和肌肉强直等；长期应用可引起药物依赖性。

右美沙芬、喷托维林等服用后，常见头晕、头痛、嗜睡、易激动、嗳气、食欲减退、便秘、恶心、皮肤过敏等不良反应，但不影响疗效，停药后上述反应可自行消失。过量可引起神志不清，支气管痉挛，呼吸抑制。

（二）对祛痰药的药学监护

氨溴索为黏液溶解药，通过减少和断裂痰液中黏多糖纤维，使痰液黏度降低，变薄，易于咳出，还可降低黏液的附着力，以利于痰液排出，达到廓清呼吸道黏膜的作用，直接保护肺功能，此外还具有一定的镇咳作用，其作用相当于可待因的 1/2。口服吸收迅速而完全，表观分布容积大，主要分布于肺、肝、肾，可进入脑脊液，也可透过胎盘屏障；主要在肝脏代谢，90%代谢产物经肾脏清除，严重肾功能不全时，半衰期将延长。目前尚未发现药物蓄积性。

桃金娘油提取物是一种脂溶性挥发油，具有溶解黏液、刺激腺体分泌、促进呼吸道纤毛摆动、加速液体流动、促进分泌物排出等作用，此外还有消炎作用，能通过减轻支气管黏膜肿胀而起到舒张支气管作用，亦有抗菌和杀菌作用。

乙酰半胱氨酸分子中所含的巯基（—SH）能使痰液中糖蛋白多肽链的二硫键（—S—S—）断裂，从而降低痰液的黏滞性，还能使脓性痰液中的 DNA 纤维断裂，因此不仅能溶解白色黏痰也能溶解脓性痰。

1. 治疗前评估

（1）禁忌证评估：支气管哮喘患者，严重呼吸道阻塞及严重呼吸功能不全的老年患者禁用乙酰半胱氨酸。糖尿病患者慎用乙酰半胱氨酸。

（2）应用风险评估：肝肾功能不全者、胃溃疡患者、支气管纤毛运动功能受阻及呼吸道出现大量分泌物的患者、哺乳期妇女以及青光眼患者慎用氨溴索。妊娠期妇女慎用桃金娘油。妊娠早期妇女及婴幼儿慎用乙酰半胱氨酸。

2. 治疗过程的监护

（1）相互作用的监护：①氨溴索与 β_2 受体激动药、茶碱等支气管扩张药合用，具有协同作用；与阿莫西林、氨苄西林、头孢呋辛、红霉素、多西环素等抗生素合用，可使抗生素在肺组织的分布浓度升高，具有协同作用；与中枢性镇咳药右美沙芬合用，咳嗽反射受抑制，有出现分泌物阻塞气道的危险。氨溴索注射液不宜与碱性溶液混合，在 pH 值大于 6.3 的溶液中，可能发生氨溴索游离碱沉淀。②乙酰半胱氨酸与异丙肾上腺素合用或交替使用时可提高乙酰半胱氨酸的疗效，减少不良反应发生；与硝酸甘油合用可增加低血压和头痛的发生；能减弱青霉素、四环素、头孢菌素类药物的抗菌活性，必要时可间隔 4h 交替使用。

（2）药物不良反应的监护：乙酰半胱氨酸水溶液有硫化氢臭味，部分患者可出现呛咳、恶心、呕吐或支气管痉挛等，减量或停药后消失。支气管痉挛可用异丙肾上腺素解除。桃金娘油服用后偶有恶心、胃部不适，肾结石和胆结石患者服药后可引起结石移动。

（三）用药教育

（1）服用右美沙芬、喷托维林后均可能出现嗜睡，故驾驶车辆和操作机器者工作期间禁用本类药物。

（2）桃金娘油不可用热水送服，应用温凉水于餐前半小时空腹服用，最后一次剂量宜于晚上临睡前服用，以利于夜间休息。

（3）乙酰半胱氨酸泡腾片应以温开水冲服（≤40℃），应用时应临时溶解，一次性服完。乙酰半胱氨酸与铁、铜等金属及橡胶、氧气、氧化物接触可发生不可逆性结合而失效，应避免接触。

第三章　慢性阻塞性肺疾病的药学监护

一、慢性阻塞性肺疾病概述

慢性阻塞性肺疾病（chronic obstructive pulmonary disease，COPD）是一组气流受限为特征的肺部疾病，气流受限不完全可逆，呈进行性发展，但是可以预防和治疗的疾病。COPD主要累及肺部，也可以引起肺外各器官的损害。

（一）临床表现

1. **症状**　主要表现为慢性咳嗽，起病缓慢，病程较长，随病程发展可终身不愈。晨间咳嗽明显，夜间有阵咳或排痰；多有白色黏液或浆液性泡沫性痰，偶可带血丝，清晨排痰较多。急性发作期痰量增多，可有脓性痰。早期在劳累时出现气短或呼吸困难，后逐渐加重，以致在日常活动甚至休息时也感到气短，是COPD的标志性症状。部分患者特别是重度患者或急性加重时出现喘息。晚期患者有体重下降、食欲减退等。

2. **体征**　早期体征可无异常，随疾病进展出现以下体征：视诊桶状胸，部分患者呼吸变浅、频率增快，严重者可有缩唇呼吸等。触诊双侧语颤减弱。叩诊肺部过清音，心浊音界缩小，肺下界和肝浊音界下降。听诊两肺呼吸音减弱，呼气延长，部分患者可闻及湿啰音和（或）干啰音。

（二）实验室检查及其他检查

1. **肺功能检查**　是判断气流受限的主要客观指标，对COPD诊断、严重程度评价、疾病进展、预后及治疗反应等有重要意义。

（1）第一秒用力呼气容积占用力肺活量百分比（FEV_1/FVC）是评价气流受限的一项敏感指标。FEV_1占预计值百分比，是评估COPD严重程度的良好指标，吸入支气管舒张药后$FEV_1/FVC<70\%$及$FEV_1<80\%$预计值者，可确定为不能完全可逆的气流受限。

（2）肺总量（TLC）、功能残气量（FRC）和残气量（RV）增高，肺活量（VC）减低，表明肺过度充气，有参考价值。由于TLC增加不及RV增高程度明显，故RV/TLC增高。

（3）一氧化碳弥散量（DLCO）及DLCO与肺泡通气量（VA）比值（DLCO/VA）下降，该项指标对诊断有参考价值。

2. **胸部X线检查**　COPD早期胸片可无变化，可有肺纹理增粗、紊乱等非特异性改变，也可出现肺气肿改变。X线胸片改变对COPD诊断特异性不高，主要用于确定肺部并发症及与其他肺疾病鉴别。

3. **胸部CT检查**　CT检查不应作为COPD的常规检查。

4. 血气检查 对确定低氧血症、高碳酸血症、酸碱失衡以及呼吸衰竭的类型有重要价值。

5. 其他 COPD 合并细菌感染时，外周血白细胞增高，核左移。痰培养可能查出病原菌；常见病原菌为肺炎链球菌、流感嗜血杆菌、卡他莫拉菌、肺炎克雷伯杆菌等。

（三）诊断依据

主要根据吸烟等高危因素史、临床症状、体征及肺功能检查等综合分析确定。不完全可逆的气流受限是 COPD 诊断的必备条件。吸入支气管舒张药后 $FEV_1/FVC<70\%$ 及 $FEV_1<80\%$ 预计值可确定为不完全可逆性气流受限。有少数患者并无咳嗽、咳痰症状，仅在肺功能检查时 $FEV_1/FVC<70\%$，而 $FEV_1 \geqslant 80\%$ 预计值，在排除其他疾病后，亦可诊断为 COPD。

二、治疗方案

（一）稳定期治疗

（1）教育和劝导患者戒烟；因职业或环境粉尘、刺激性气体所致者，应脱离污染环境。

（2）支气管舒张药。包括短期按需应用以暂时缓解症状，以及长期规律应用以减轻症状。

β_2 受体激动药：主要有沙丁胺醇（salbutamol）气雾剂，每次 100~200μg（1~2喷），定量吸入，疗效持续 4~5h，每 24h 不超过 8~12 喷。特布他林（terbutaline）气雾剂亦有同样作用。沙美特罗（salmeterol）、福莫特罗（formoterol）等长效 β_2 受体激动药，每日仅需吸入 2 次。抗胆碱能药：主要品种为异丙托溴铵（ipratropium）气雾剂，定量吸入，起效较沙丁胺醇慢，持续 6~8h，每次 1~2 喷，每日 3~4 次。长效抗胆碱药有噻托溴铵（tiotropium bromide），每次吸入 18μg，每日 1 次。茶碱类：茶碱缓释或控释片 0.2g，每日 2 次；氨茶碱（aminophylline）0.1g，每日 3 次。

（3）祛痰药。对痰不易咳出者可应用。常用药物有盐酸氨溴索（ambroxol）30mg，每日 3 次；N-乙酰半胱氨酸（N-acetylcysteine）0.2g，每日 3 次；或羧甲司坦（carbocisteine）0.5g，每日 3 次；稀化黏素 0.5g，每日 3 次。

（4）糖皮质激素。对重度、极重度患者和反复加重的患者，有研究显示长期吸入糖皮质激素与长效 β_2 受体激动药联合制剂，可增加运动耐量、减少急性加重发作频率、提高生活质量，甚至使有些患者的肺功能得到改善。目前常用剂型有沙美特罗加氟替卡松、福莫特罗加布地奈德。

（5）长期家庭氧疗（LTOT）。LTOT 对 COPD 慢性呼吸衰竭者可提高生活质量和生存率；对血流动力学、运动能力、肺生理和精神状态均会产生有益的影响。LTOT 指征：①$PaO_2 \leqslant 55mmHg$ 或 $SaO_2 \leqslant 88\%$，有或没有高碳酸血症。②PaO_2 55~60mmHg，或 $SaO_2<89\%$，并有肺动脉高压、心力衰竭水肿或红细胞增多症（血细胞比容>0.55）。一般用鼻导管吸氧，氧流量为 1.0~2.0L/min，吸氧时间 10~15h/d。目的是使患者在静息状态下，达到 $PaO_2 \geqslant 60mmHg$ 和（或）使 SaO_2 升至 90%。

（二）急性加重期治疗

（1）确定急性加重期的原因及严重程度，根据病情严重程度决定门诊或住院治疗。

（2）支气管舒张药。使用方法同稳定期，有严重喘息症状者可给予较大剂量雾化吸入治疗，如应用沙丁胺醇 $500\mu g$ 或异丙托溴铵 $500\mu g$，或沙丁胺醇 $1\,000\mu g$ 加异丙托溴铵 $250\sim500\mu g$，通过小型雾化器给患者吸入治疗以缓解症状。

（3）低流量吸氧。发生低氧血症者可鼻导管吸氧，或通过文丘里（Venturi）面罩吸氧。鼻导管给氧时，吸入的氧浓度与给氧流量有关，估算公式为吸入氧浓度（%）= $21+4\times$氧流量（L/min）。一般吸入氧浓度为 $28\%\sim30\%$，应避免吸入氧浓度过高引起二氧化碳潴留。

（4）抗感染治疗。当患者呼吸困难加重，咳嗽伴痰量增加、有脓性痰时，应根据患者所在地常见病原菌类型及药物敏感情况选用抗生素治疗。给予 β-内酰胺类/β-内酰胺酶抑制剂；第二代头孢菌素、大环内酯类或喹诺酮类。门诊可用阿莫西林/克拉维酸或头孢唑肟 0.25g，每日 3 次；头孢呋辛 0.5g，每日 2 次；左氧氟沙星 0.4g，每日 1 次；莫西沙星或加替沙星 0.4g，每日 1 次。较重者可应用第三代头孢菌素如头孢曲松钠 2.0g 加于生理盐水中静脉滴注，每日 1 次。住院患者当根据疾病严重程度和预计的病原菌，积极地给予抗感染治疗，同时做病原学检查，根据药敏结果选用抗菌药物。

（5）糖皮质激素。对需住院治疗的急性加重期患者可考虑口服泼尼松龙 30 ~ 40mg/d；也可静脉给予甲泼尼龙 40 ~ 80mg，每日 1 次，连续 5 ~ 7d。

（6）祛痰剂。溴己新 8 ~ 16mg，每日 3 次；盐酸氨溴索 30mg，每日 3 次，酌情选用。

三、药学监护

（一）对 β₂ 受体激动药的药学监护

短效 β₂ 受体激动药是 AECOPD 时的首选方案，长效支气管扩张剂作用时间持续，也是控制 COPD 症状的主要治疗措施，在缓解症状、减少急性加重、改善肺功能及提高生活质量方面有重要作用。长期单一应用 β₂ 受体激动药可造成细胞膜 β₂ 受体向下调节，产生耐药性，加上这类药物不能有效地抑制气道的变态炎症反应，应避免长期单独应用。糖皮质激素可防止和逆转 β₂ 受体向下调节，增强儿茶酚胺对 β₂ 受体的作用；β₂ 受体激动药可活化糖皮质激素受体，加速糖皮质激素受体核转移，两者具有协同及互补作用。对 β₂ 受体激动药的药学监护详见本篇第四章支气管哮喘的药学监护。

（二）对抗胆碱能药物的药学监护

本类药物通过拮抗气道平滑肌 M 受体，抑制细胞内 cGMP 的转化和提高 cAMP 的活性来降低细胞内钙离子浓度，抑制肥大细胞的活性，从而松弛气道平滑肌和引起支气管扩张，同时通过抑制迷走神经兴奋，减少气道黏液的分泌。

异丙托溴铵对各类胆碱能受体的亲和力无选择性，舒张支气管作用为抑制腺体、加快心率作用的 20 倍，不易被支气管黏膜吸收，吸入给药 5min 起效，30 ~ 60min 达峰值，作用维持 3 ~ 6h。噻托溴铵可选择性作用于气道平滑肌和腺体的 M₃ 受体和存在于副交感神经节介导支气管收缩的 M₁ 受体，且半衰期长，作用可维持 15 ~ 48h。

1. 治疗前评估

（1）禁忌证评估：对阿托品及其衍生物过敏者禁用；闭角型青光眼、前列腺增生、膀胱颈梗阻的患者慎用抗胆碱药。

（2）应用风险评估：噻托溴铵作为每日 1 次维持治疗的支气管扩张剂，不应用作支气管痉挛急性发作的初始治疗，即抢救治疗药物。在吸入噻托溴铵干粉后可能出现速发型过敏反应。

2. 治疗过程的监护

（1）相互作用的监护：异丙托溴铵与色甘酸钠、茶碱、沙丁胺醇等合用，可相互增加疗效。

（2）药物不良反应的监护：口干相对常见；少见恶心和头痛；罕见便秘、心动过速、心悸、异常的支气管痉挛、尿潴留、视物模糊、闭角型青光眼和过敏反应（包括皮疹，舌、唇、面部血管性水肿，荨麻疹，喉头水肿和过敏反应）。

吸入给药时需注意防止雾化液或药物粉末接触患者的眼睛。如果在使用本品过程中不慎污染到眼睛，引起眼睛疼痛或不适、视物模糊、结膜充血和角膜水肿，视物有光晕或有色成相等闭角型青光眼的征象，应首先使用缩瞳药并立即就医。

（三）对黄嘌呤类药物的药学监护

黄嘌呤类药物通过减少细胞内环腺苷酸的分解，降低支气管平滑肌张力，抑制炎性介质和细胞因子的释放，兴奋呼吸中枢，增强膈肌收缩力，改善心搏出量，扩张肺血管。临床常用代表药物有氨茶碱和多索茶碱。氨茶碱口服、直肠给药或胃肠道外给药均能迅速吸收，空腹口服 2h 后达血药峰浓度，茶碱的治疗窗窄，在体内的生物转化率有个体差异，应定期监测浓度，茶碱的有效血药浓度为 $10\sim20\mu g/mL$，大于 $20\mu g/mL$ 可产生毒性反应。多索茶碱松弛支气管平滑肌痉挛的作用较氨茶碱强 $10\sim15$ 倍，尚有镇咳作用，且与茶碱相比，较少引起中枢、胃肠道及心血管等肺外系统的不良反应。

1. 治疗前评估

（1）禁忌证评估：对茶碱过敏者、严重心功能不全及急性心肌梗死伴血压显著降低者、严重心律失常患者、活动期消化性溃疡患者及未经控制的惊厥性疾病患者禁用氨茶碱。

（2）应用风险评估：酒精中毒、甲亢患者、有消化道溃疡史、持续发热、肝肾疾病患者及心律失常、高血压等心功能不全患者慎用氨茶碱。儿童对茶碱的敏感性较成人高，且个体差异大，易致惊厥，需慎用。氨茶碱可透过胎盘屏障，也可分泌入乳汁，妊娠期及哺乳期妇女需谨慎使用。老年患者血浆清除率降低，药物潜在毒性增加，也应慎用茶碱。

2. 治疗过程的监护

（1）相互作用的监护：茶碱在体内代谢受多种 CYP450 酶的影响，与多种药物合用均可影响茶碱在体内的血药浓度。①地尔硫草、维拉帕米、西咪替丁、美西律可降低茶碱的清除率，增加茶碱的血清浓度和毒性；大环内酯类的红霉素、罗红霉素、克拉霉素，氟喹诺酮类的依诺沙星、环丙沙星、氧氟沙星，以及克林霉素、林可霉素等抗菌药物均可降低茶碱清除率，尤以红霉素和依诺沙星为著。②苯巴比妥、苯妥英钠、利福平可诱导肝药酶，加快茶碱的肝清除率。③茶碱也干扰苯妥英钠的吸收，两者血浆中浓度均下降，合用时应调整剂量。④与锂盐合用，可使锂的肾排泄增加，影响锂盐的作用。

（3）药物不良反应的监护：服用氨茶碱后常见恶心、呕吐、胃部不适、食欲减退等，也可见头痛、烦躁、易激动、失眠等。茶碱的毒性反应常出现在血清浓度为 $15\sim 20\mu g/mL$ 时，特别是在治疗开始时，当血清浓度超过 $20\mu g/mL$，可出现心动过速、心律失常；超过 $40\mu g/mL$，可发生发热、失水、惊厥等症状，严重的甚至引起呼吸、心跳停止致死。

（四）对抗感染药物的药学监护

详见本篇第一章第一节。

（五）患者教育

1. 一般教育 患者应避免或防止粉尘、烟雾、有害气体吸入。

2. 用药教育

（1）雾化吸入时患者应采用半卧位或坐位，尽量放松，用嘴包紧口含器，缓慢地深吸气，屏息片刻，再慢慢地用鼻呼气，呼气时应闭口，以免气雾随之呼出造成药液浪费。注意雾化时不让药液溅入眼睛。

（2）氨茶碱安全范围窄，个体差异大，应监测其血药浓度。

第四章　支气管哮喘的药学监护

一、支气管哮喘概述

支气管哮喘（asthma）是一种由多种细胞包括气道的炎性细胞和结构细胞（如嗜酸性粒细胞、肥大细胞、T淋巴细胞、中性粒细胞、气道上皮细胞等）和细胞组分参与的气道慢性炎症性疾病。这种慢性炎症导致气道高反应性，通常出现广泛多变的可逆性气流受限，并引起反复发作性的喘息、气急、胸闷或咳嗽等症状，常在夜间和（或）清晨发作、加剧，多数患者可自行缓解或经治疗后缓解。

（一）临床表现

1. 典型的支气管哮喘　表现为反复发作性的喘息，大多数有季节性，日轻夜重（下半夜和凌晨易发），常常与吸入外源性变应原有关；急性发作时，两肺闻及弥漫性哮鸣音，以呼气期为主。上述症状和体征可以自行缓解或应用支气管舒张剂后缓解，缓解期患者可无任何哮喘症状。

2. 非典型的支气管哮喘　可表现为发作性胸闷或顽固性咳嗽。

（二）实验室检查及其他检查

1. 血常规　可有嗜酸性粒细胞增高，如并发感染可有白细胞总数和中性粒细胞增高。

2. 痰液和呼出气涂片染色后镜检　可见较多嗜酸性粒细胞，也可见尖棱结晶（Charcot-Leyden 结晶体）、黏液栓（Curschmann 螺旋体）。如并发呼吸道感染，痰涂片革兰氏染色、细菌培养及药敏试验结果有助于病原菌的诊断。近年来认为，通过诱导痰液中细胞因子和炎性介质含量的测定，有助于哮喘的诊断和病情严重度的判断。呼出气成分如 NO（FeNO）可作为哮喘时气道炎症的无创性标志物。痰液嗜酸性粒细胞和 FeNO 检查有助于选择最佳哮喘治疗方案。

3. 呼吸功能　在哮喘发作时，有关呼气流速的全部指标均显著下降。其中以第一秒用力呼气量（FEV_1）最为可靠，最大呼气流量（PEF）最为方便。PEF 测定值占预计值的百分率（PEF%）和 PEF 昼夜变异率是判断支气管哮喘病情严重的两项有用指标。缓解期上述指标可全部或部分恢复。对于呼吸功能基本正常的患者，如果吸入组胺、乙酰甲胆碱或低渗盐水后 FEV_1 下降>20%，称为支气管激发试验（bronchial provocation test，BPT）阳性，对于通气功能低于正常的患者，如果吸入支气管舒张剂后 FEV_1 测定值增加≥12%，且 FEV_1 增加绝对值≥200mL，判定为支气管舒张试验阳性，这两项检查均有助于哮喘的诊断。

4. 变应原　变应原皮试和血清特异性 IgE 测定，有助于了解导致患者哮喘的变应原种类，也可帮助确定特异性免疫治疗方案。

5. 胸部 X 线检查　早期在哮喘发作时可见两肺透亮度增加，呈过度充气状态；在缓解期多无明显异常。如并发呼吸道感染，可见肺纹理增加及炎性浸润阴影。同时要注意有无并发症。

6. 动脉血气分析　轻度哮喘发作，PO_2 和 PCO_2 正常或轻度下降；中度哮喘发作，PO_2 下降而 PCO_2 正常；重度哮喘发作，PO_2 明显下降而 PCO_2 超过正常，出现呼吸性酸中毒和（或）代谢性酸中毒。

（三）诊断依据

（1）反复发作喘息、气急、胸闷或咳嗽，多与接触变应原、冷空气、物理、化学性刺激、病毒性上呼吸道感染、运动等有关。

（2）发作时在双肺可闻及散在或弥漫性以呼气相为主的哮鸣音，呼气相延长。

（3）上述症状可经治疗缓解或自行缓解。

（4）排除其他疾病所引起的喘息、气急、胸闷和咳嗽。

（5）临床表现不典型者应至少具备以下一项：①支气管激发试验或运动试验阳性。②支气管舒张试验阳性。③最大呼气流量（PEF）日内变异率或昼夜波动率≥20%。

符合（1）~（4）或（4）~（5）者，可以诊断为支气管哮喘。

二、治疗方案

（一）药物治疗方案

控制性药物是指需要长期每日使用的药物。这些药物主要通过抗炎作用使哮喘维持临床控制，其中包括吸入型糖皮质激素（ICS）、全身用糖皮质激素、白三烯调节剂、长效 β_2 受体激动药（LABA，须与 ICS 联合应用）、茶碱、色甘酸钠、抗 IgE 抗体及其他有助于减少全身用糖皮质激素剂量的药物等。缓解药物是指按需使用的药物。这些药物通过迅速解除支气管痉挛而缓解哮喘症状，其中包括速效吸入 β_2 受体激动药、全身用糖皮质激素、吸入性抗胆碱药物、短效茶碱及短效口服 β_2 受体激动药等。

1. 糖皮质激素　是最有效的控制气道炎症的药物。给药途径包括吸入、口服、透皮贴剂或静脉注射等。ICS 是哮喘长期治疗的首选药物，国际上推荐的剂量见表 2-4-1。口服激素适用于轻、中度哮喘发作，慢性持续哮喘大剂量 ICS 联合治疗无效的患者，或作为静脉应用激素治疗后的序贯治疗。一般使用半衰期较短的激素，如泼尼松、泼尼松龙或甲泼尼龙等。严重的急性哮喘推荐剂量：泼尼松龙 30~50mg/d，5~10d，维持剂量最好每日≤10mg。静脉用激素适用严重急性哮喘发作时，可给予琥珀酸氢化可的松（400~1 000mg/d）或甲泼尼龙（80~160mg/d）。无激素依赖倾向者，可在短期（3~5d）内停药；有激素依赖倾向者应延长给药时间，控制哮喘症状后改为口服给药，并逐步减少激素用量。

表 2-4-1　常用 ICS 的每日剂量

药物	低剂量（μg）	中剂量（μg）	高剂量（μg）
布地奈德	200~400	400~800	>800~1 600
丙酸氟替卡松	100~250	250~500	>500~1 000
环索奈德	80~160	160~320	>320~1 280

2. **β_2 受体激动药**　每次吸入 100~200μg 沙丁胺醇或 250~500μg 特布他林，必要时每 20min 重复 1 次，1h 后疗效不满意者，应向医师咨询。口服药物：沙丁胺醇 2~4mg，特布他林 1.25~2.5mg，每日 3 次；丙卡特罗 25~50μg，每日 2 次；班布特罗 20mg，每日 1 次。贴剂，每日 1 贴。长效 β_2 受体激动药，舒张支气管平滑肌的作用可维持 12h 以上。吸入型沙美特罗，50μg，每日 2 吸，给药后 30min 起效。福莫特罗，推荐剂量 4.5~9.0μg，每日 2 吸，给药后 3~5min 起效，平喘作用维持 8~12h。

3. **白三烯调节剂**　扎鲁司特（zafirlukast）20mg，每日 2 次；孟鲁司特（montelukast）10mg，每日 1 次；异丁司特 10 mg，每日 2 次。

4. **茶碱**　口服药物包括氨茶碱和控（缓）释型茶碱。一般剂量为每日 6~10mg/kg。静脉给药，负荷剂量 4~6mg/kg，维持剂量 0.6~0.8mg/（kg·h）。

5. **抗胆碱能药物**　吸入有气雾剂和雾化溶液两种剂型。经压力定量吸入装置（PMDI）吸入异丙托溴铵，常用剂量为 20~40μg，每日 3~4 次；经雾化泵吸入异丙托溴铵溶液的常用剂量为 50~125μg，每日 3~4 次。噻托溴铵的常用剂量为 10μg，吸入，每日 1 次。

6. **抗 IgE 治疗**　抗 IgE 单克隆抗体奥马珠单抗（omalizumab）可应用于血清 IgE 水平增高的患者。150mg，2~4 周 1 次，皮下注射。

7. **变应原特异性免疫疗法（SIT）**　通过皮下给予常见吸入变应原（如尘螨、猫毛、豚草等）提取液，可减轻哮喘症状和降低气道高反应性，适用于变应原明确但难以避免的哮喘患者。

8. **其他治疗**　哮喘药物口服抗组胺药、抗变态反应药物、免疫调节剂、中医中药等。如果哮喘由于真菌感染所致，加用抗真菌药物。

三、药学监护

（一）对糖皮质激素的药学监护

详见第五篇第一章第二节。

（二）对 β_2 受体激动药的药学监护

β_2 受体激动药通过激动气道的 β_2 受体，舒张气道平滑肌、减少肥大细胞和嗜碱性粒细胞脱颗粒和介质的释放、降低微血管的通透性、增加气道上皮纤毛的摆动等，缓解哮喘症状。

本类药物较多，按照起效时间可分为速效（数分钟起效）和缓慢起效（≥半小时起效）；按照作用维持时间可分为短效（作用维持 4~6h）和长效（维持≥12h）。短效

β_2 受体激动药（简称 SABA），常用的药物如沙丁胺醇和特布他林等，松弛平滑肌作用强，通常数分钟内起效，疗效可维持数小时，是缓解轻至中度急性哮喘症状的首选药物，也可用于运动性哮喘。长效 β_2 受体激动药，舒张支气管平滑肌的作用可维持 12h 以上，常用药物包括吸入型沙美特罗和福莫特罗。

口服短效 β_2 受体激动药物使用虽然方便，但心悸、骨骼肌震颤等不良反应比吸入给药时明显。缓释剂型和控释剂型的平喘作用维持时间可达 8~12h，特布他林的前体药班布特罗的作用可维持 24h，可减少用药次数，适用于夜间哮喘患者的预防和治疗。注射 β_2 受体激动药作用较为迅速，但因全身不良反应发生率高，临床较少使用。贴剂由于采用结晶储存系统来控制药物的释放，药物经过皮肤吸收，可减轻全身性不良作用，每日只需 1 贴，效果可维持 24h，对预防清晨肺功能降低有效，使用方法简单。

1. 治疗前评估

（1）禁忌证评估：有心悸、低血钾、心律失常患者应慎用或禁用该类药物。

（2）应用风险评估：长期、单一应用 β_2 受体激动药可造成细胞膜 β_2 受体的向下调节，表现为临床耐药现象。近年来推荐联合吸入 ICS 和 LABA 治疗哮喘，两者具有协同的抗感染和平喘作用，可获得相当于（或优于）应用加倍剂量 ICS 的疗效，并可增加患者的依从性、减少较大剂量 ICS 引起的不良反应，尤其适合于中度至重度持续哮喘患者的长期治疗。

2. 治疗过程的监护

（1）疗效评估：哮喘控制评估工具有哮喘控制测试（asthma control test，ACT）、哮喘控制问卷（ACQ）、哮喘治疗评估问卷（ATAQ）等，简单方便，既适用于医生也适用于患者自我评估哮喘控制。其中 ACT 仅通过回答有关哮喘症状和生活质量的 5 个问题的评分来综合判定，使用方便，25 分为控制，20~24 分为部分控制，19 分以下为未控制，见表 2-4-2。

表 2-4-2　哮喘控制测试（ACT）

	在过去 4 周内，在工作、学习或家中，有多少时候哮喘妨碍您进行日常活动？				
问题 1	所有时间 1	大多数时间 2	有些时候 3	很少时候 4	没有 5
	在过去 4 周内，您有多少次呼吸困难？				
问题 2	每日不止 1 次 1	每日 1 次 2	每周 3~6 次 3	每周 1~2 次 4	完全没有 5
问题 3	在过去 4 周内，因为哮喘症状（喘息、咳嗽、呼吸困难、胸闷或疼痛），您有多少次在夜间醒来或早上比平时早醒？				
	每周 4 晚或更多 1	每周 2~3 晚 2	每周 1 次 3	每周 1 次或更少 4	没有 5

问题4	在过去4周内，您有多少次使用急救药物治疗（如沙丁胺醇)？				
	每日3次以上	每周1~2次	每周2~3次	每周1次或更少	没有
	1	2	3	4	5
问题5	您如何评价过去4周内，您的哮喘控制情况？				
	没有控制	控制很差	有所控制	控制很好	完全控制
	1	2	3	4	5

（2）特殊人群的监护：对于甲亢患者、高血压患者、心律失常（尤其快速型）患者、妊娠期妇女（尤其是妊娠早期）、糖尿病患者、新生儿应权衡利弊慎重选药，并在用药过程中特别观察心率、心律、血压变化情况。

（3）相互作用的监护：β_2受体激动药与氨茶碱合用增加心律失常的发生；过量应用或与糖皮质激素合用时，可能引起低血钾，进而导致心律失常发生；升高酮体，糖尿病患者更应注意；与喹诺酮类药物合用中枢兴奋作用增强。

（4）药物不良反应的监护：β_2受体激动药的常见不良反应和监护主要事项见表2-4-3。

表2-4-3　β_2受体激动药的常见不良反应和监护事项

类别	临床表现及监测项目
心脏毒副作用	引起心律失常，尤其是原有心血管基础疾病的患者。及时发现心律失常，必要时给予抗心律失常药物
代谢紊乱	可引起血乳糖和丙酮酸升高，并出现酮体。可使钾离子重新分布，引起低血钾。应监测电解质
骨骼肌震颤	好发部位为四肢和颜面部，轻微手颤在用药过程中逐渐减弱和消失，可继续用药
反跳性支气管痉挛	长期用药后出现β_2受体的向下调节，表现为临床耐药现象
中枢神经兴奋	失眠、多梦等
消化道反应	非特异性胃肠道反应，如恶心、呕吐、腹泻、腹痛、胃不适、胃烧灼感、反酸、食欲减退等

（三）对白三烯调节剂的药学监护

本类药物通过抑制肥大细胞和嗜酸性粒细胞释放出的半胱氨酰白三烯的致喘、致炎作用，产生轻度支气管舒张并减轻支气管痉挛。代表药物孟鲁司特钠（montelukast sodium）用于哮喘的预防和长期治疗，能减少发作次数和症状，减少对激素的依赖。口服吸收迅速而完全，平均生物利用度为64%，血浆蛋白结合率达99%以上，稳态分布容积为8~11L，原形及其代谢产物几乎全经胆汁排泄，平均血浆$t_{1/2}$为2.7~5.5h。

1. 治疗前评估

（1）禁忌证评估：对本类药物过敏者禁用。

（2）应用风险评估：口服本品治疗急性哮喘发作的疗效尚未确定，因此不应用于治疗急性哮喘发作。

2. 治疗过程的监护

（1）相互作用的监护：在药物相互作用研究中，未见与治疗剂量孟鲁司特钠合用而发生有临床意义的不良事件。

（2）药物不良反应的监护：一般耐受性良好，不良反应轻微，偶见变态反应、头痛、嗜睡、烦躁等。

（四）对抗胆碱能药物的药学监护

详见本篇第三章。

（五）患者教育

1. 一般教育　避免接触变应原和诱发因素，如戒烟、避免接触二手烟，避免摄入易诱发哮喘的食物、添加剂和药物；哮喘患者需要接受长期的规范治疗，同时自我监测，了解哮喘先兆、哮喘发作征象和相应的自我处理方法，加强锻炼改善肺功能，防止复发和提高生活质量。

2. 用药教育

（1）对应用 ICS 或口服糖皮质激素治疗的患者，应注意：①按医嘱要求吸入或服用激素，掌握药物吸入装置及使用方法，不宜自行增加或减少用量，或者自行延长或缩短用药疗程，以免引起原发病的加重。②若有辅助用药，如胃黏膜保护剂和钙剂，则每日早晨餐后半小时服用胃黏膜保护剂，睡前服用钙剂。

（2）对服用 β_2 受体激动药的患者，应注意有无骨骼肌震颤、心悸、低血钾、心律失常等不良反应。

（3）孟鲁司特钠每日服用 1 次，哮喘患者应在睡前服用，过敏性鼻炎患者可根据自身的情况在需要时间服药。

第五章 特发性肺动脉高压的药学监护

一、特发性肺动脉高压概述

世界卫生组织将原发性肺动脉高压（primary pulmonary hypertension，PPH）改称为特发性肺动脉高压（idiopathic pulmonary hypertension，IPH）。在病理上主要表现为致丛性肺动脉（plexogenic pulmonary arteriopathy），即由动脉中层肥厚、向心或偏心性内膜增生及丛状损害和坏死性动脉炎等构成的疾病。IPH 可发生于任何年龄，多见于育龄妇女，平均患病年龄为 36 岁。特发性肺动脉高压迄今病因不明，目前认为其发病与遗传因素、自身免疫及肺血管收缩等因素有关。

（一）临床表现

早期通常无症状，仅在剧烈活动时感到不适；随着肺动脉压升高，可逐渐出现全身症状。

1. **呼吸困难** 大多数 IPH 患者以活动后呼吸困难为首发症状，与心排血量减少、肺通气血流比值变化等因素有关。

2. **胸痛** 由于右心后负荷增加、耗氧量增多及冠状动脉供血减少等引起心肌缺血所致，常于活动或情绪激动时发生。

3. **头晕或晕厥** 由于心排血量减少，脑组织供血突然减少所致。常在活动时出现，有时休息时也可以发生。

4. **咯血** 咯血量通常较少，有时也可因大咯血而死亡。

其他症状还包括疲乏、无力，10%的患者出现雷诺现象，增粗的肺动脉压迫喉返神经引起声音嘶哑（Ortner 综合征）。

IPH 的体征均与肺动脉高压和右心室负荷增加有关。

（二）实验室检查及其他检查

对患者进行实验室检查的目的是为了排除肺动脉高压的继发性因素并判断疾病的严重程度。

1. **血液检查** 包括肝功能试验和 HIV 抗体检测及血清学检查，以排除肝硬化、人类免疫缺陷病毒（HIV）感染和隐匿的结缔组织病。

2. **心电图** 心电图不能直接反映肺动脉压升高，只能提示右心室增大或肥厚。

3. **胸部 X 线检查** 提示肺动脉高压的 X 线征象。

4. **超声心动图和多普勒超声检查** 可反映肺动脉高压及其相关的表现。

5. **肺功能测定** 可有轻度限制性通气障碍与弥散功能减退，部分重症患者可出现残气量增加及最大通气量降低。

6. 血气分析 几乎所有的患者均存在呼吸性碱中毒。早期血氧分压可以正常，随着病程延长，多数患者有轻、中度低氧血症。

7. 放射性核素肺通气/灌注扫描 是排除慢性栓塞性肺动脉高压的重要手段。IPH患者可呈弥漫性稀疏或基本正常。

8. 右心导管术 右心导管术是能够准确测定肺血管血流动力学状态的唯一方法。IPH的血流动力学诊断标准为静息时平均肺动脉压（mPAP）>20mmHg，或运动时mPAP>30mmHg，肺动脉楔压（PAWP）正常（静息时为12~15mmHg）。

9. 肺活检 对拟诊为IPH的患者，肺活检有相当大的益处，但对心功能差的患者应避免肺活检术。

（三）诊断依据

IPH必须在排除各种引起肺动脉高压的病因后方可做出诊断，凡能引起肺动脉高压的疾病均应与IPH进行鉴别。

二、治疗方案

因特发性肺动脉高压的病因不明，治疗主要针对血管收缩、内膜损伤、血栓形成及心功能不全等方面进行，旨在恢复肺血管的张力、阻力和压力，改善心功能，增加心排血量，提高生活质量。

（一）药物治疗

1. 血管扩张药

（1）钙通道阻滞药：仅对大约20%的IPH患者有效，使用剂量通常较大，如硝苯地平150mg/d，应用时要特别注意药物不良反应。急性血管扩张药物试验结果阳性是应用钙拮抗剂治疗的指征。

（2）前列环素：不仅能扩张血管降低肺动脉压，长期应用尚可逆转肺血管改建。但常用的前列环素如依前列醇（epoprostenol），半衰期很短，须持续静脉滴注。现在已有半衰期长、能皮下注射的曲前列尼尔（treprostinil），口服的贝前列素（beraprost），口服和吸入的伊洛前列素（iloprost）。

（3）一氧化氮（NO）：NO吸入是一种仅选择性地扩张肺动脉而不作用于体循环的治疗方法。但是由于NO的作用时间短，加上外源性NO的毒性问题，从而限制了其临床应用。

（4）内皮素受体拮抗剂：多项临床试验结果都证实了该药可改善肺动脉高压患者的临床症状和血流动力学指标，提高运动耐量，改善生活质量和存活率，常用非选择性内皮素受体拮抗剂波生坦（bosentan），62.5~125mg，每日2次。

2. 抗凝治疗 抗凝治疗并不能改善患者的症状，但在某些方面可延缓疾病的进程，从而改善患者的预后。华法林作为首选的抗凝药。

3. 其他治疗 当出现右心衰竭、肝淤血及腹水时，可用强心、利尿药治疗。使用地高辛，对抗钙通道阻滞药引起心肌收缩力降低的不良反应。

（二）肺或心肺移植

疾病晚期可以行肺或心肺移植。

三、药学监护

（一）对钙通道阻滞药的药学监护

1. 治疗前评估　应用风险评估：在使用钙通道阻滞药前必须行急性肺血管扩张试验，结果阴性的患者禁用该类药物，结果阳性的患者在应用钙通道阻滞药1年后还应再次行急性肺血管扩张试验重新评价患者是否持续敏感。

2. 治疗过程的监护　应密切监测患者血压情况，在体循环血压没有明显变化的情况下，从小剂量逐渐递增剂量，数周内增加到最大耐受剂量后维持应用。仅心功能稳定在Ⅰ～Ⅱ级且肺动脉压力降至正常或接近正常的长期敏感者才能继续应用，而对正在服用且疗效不佳的患者应逐渐减量至停用。详见第三篇相关章节。

（二）对前列环素的药学监护

前列环素主要由内皮细胞生成，具有直接舒张肺动脉和全身动脉血管、抑制血小板聚集、保护内皮细胞和抗增殖的作用。前列环素类似物包括：①依前列醇，$t_{1/2}$为3～5min，室温下只能保存8h。该药为静脉制剂，使用时需要通过导管静脉泵入。该药物可改善IPH和硬皮病相关性肺动脉高压患者的症状、运动耐量和血流动力学，并可以降低IPH患者的死亡率。②伊洛前列素，是化学性相对稳定的前列腺素类似物，可口服、静脉和吸入应用。吸入伊洛前列素比依前列醇作用更温和且耐受性更好。③曲前列尼尔，是依前列醇的三环联苯胺类似物，化学稳定性好，可在室温下静脉、皮下或口服应用。皮下应用该药物可以改善IPH患者的症状、运动耐量和血流动力学。

1. 治疗前评估

（1）禁忌证评估：有出血倾向者、因严重左心室收缩功能障碍所致的充血性心力衰竭患者禁用依前列醇。对于体循环压力较低的患者（收缩压低于85mmHg）禁用吸入伊洛前列素。

（2）应用风险评估：严重冠状动脉疾病患者、肾衰竭及肺衰竭患者、糖尿病患者慎用依前列醇。活动性消化性溃疡、外伤、颅内出血或其他出血患者慎用伊洛前列素。

2. 治疗过程的监护

（1）相互作用的监护：①吸入伊洛前列素可增强β受体阻断药、钙通道阻滞药、血管扩张药以及血管紧张素转化酶抑制药等药物的抗高血压作用；与抗凝药或其他抑制血小板聚集的药物（如阿司匹林、非类固醇抗炎药物、磷酸二酯酶抑制剂）以及硝基类血管扩张药合用时可增加出血的危险性。②曲前列尼尔与利尿药、抗高血压药物或其他血管扩张药合用，可增加低血压的风险。曲前列尼尔抑制血小板聚集，可能会增加出血风险，尤其是正在服用抗凝药的患者。

（2）药物不良反应的监护：①吸入伊洛前列素可能会引起咳嗽加重、血管扩张以及头痛，使用过程中应避免口服咽下，在雾化治疗期间避免使用面罩，应仅使用口含器来给药。②曲前列尼尔皮下给药后最常见的不良事件是输注部位出现肿胀、感觉异常、血肿和疼痛等反应，严重时可停止治疗。

（三）对波生坦的药学监护

波生坦属口服非选择性内皮素受体拮抗剂，可以拮抗内皮素受体 A 和 B，改善动脉性肺动脉高压（PAH），包括特发性肺动脉高压（IPH）、结缔组织病相关性肺动脉高压（CTD-PAH）和艾森曼格综合征患者的运动耐量、功能分级、血流动力学和超声心动图指标，并可延迟临床恶化时间。口服给药后 3~5h 达血浆峰浓度，表观分布容积为 18~21L，蛋白结合率大于 98%，在肝脏中经 CYP3A4 和 CYP2C9 代谢，主要经肾和胆汁排泄，$t_{1/2}$ 约为 5.4h。

1. 治疗前评估

（1）禁忌证评估：中度或严重肝功能损害患者禁用波生坦，本药可致胎儿出生缺陷，妊娠期妇女禁用。

（2）应用风险评估：血红蛋白降低的患者、体液潴留患者、肝功能轻度损害患者、收缩压低于 85mmHg 的患者慎用波生坦。

2. 治疗过程的监护

（1）药物相互作用的监护：波生坦是 CYP3A4 和 CYP2C9 的轻至中度的诱导剂，禁止和格列本脲联合使用，应考虑用其他降血糖药物替代；在降低环孢素 A 的血药浓度同时增加本药血浓度，避免两药合用；可降低他汀类药物的血药浓度，需监测患者胆固醇浓度，调整剂量；可降低华法林的抗凝作用，需监测患者国际标准化比值（INR）调整用量。

（2）药物不良反应的监护：患者中有 10% 会出现肝转氨酶升高，建议患者服用此药时每月监测肝功能；可能导致血红蛋白浓度降低且与用药剂量相关，建议在开始治疗前、治疗后第 1 个月和第 3 个月检测血红蛋白浓度，随后每 3 个月检查 1 次。

（四）对抗凝药的药学监护

1. 治疗前评估　使用抗凝药物时须考虑患者的出血风险，先天性心脏病和结缔组织疾病相关性肺动脉高压患者有较高的咯血和消化道出血风险，抗凝方案须个体化。

2. 疗效评估　对无抗凝禁忌的 IPH 患者给予华法林抗凝治疗，抗凝强度 INR 维持在 2.2~3.0。详见第三篇第二章第一节。

（五）患者教育

1. 一般教育　可通过运动和康复训练、避孕、绝经期激素替代治疗、旅行、心理治疗、预防感染及择期手术指导等多个方面，缓解 IPH 病情，增加战胜疾病的信心。

2. 用药教育　避免服用食欲抑制剂及收缩鼻窦药；注意某些药物与治疗 IPH 药物的相互作用，硝酸酯类与西地那非禁忌联用；雌激素避孕药可能会增加静脉血栓栓塞性疾病的风险；IPH 患者选择外科手术应权衡风险/利益比。

（张国俊　陈闪闪　李　峰　孟海阳）

参考文献

[1] 陈灏珠，钟南山，陆再英 . 内科学［M］. 8 版 . 北京：人民卫生出版社，2013.

［2］杨宝峰．药理学［M］．8 版．北京：人民卫生出版社，2013.

［3］陈新谦，金有豫，汤光．新编药物学［M］．17 版．北京：人民卫生出版社，2011.

［4］汪复，张婴元．实用抗感染治疗学［M］．2 版．北京：人民卫生出版社，2012.

［5］程德云，陈文彬．临床药物治疗学［M］．4 版．北京：人民卫生出版社，2012.

第三篇
常见循环系统疾病的药学监护

第一章 心力衰竭的药学监护

第一节 慢性心力衰竭的药学监护

一、慢性心力衰竭概述

慢性心力衰竭（chronic heart failure，CHF）是各种心脏结构或功能性疾病导致心室充盈和（或）射血功能受损，心排血量不能满足机体组织代谢需要，以肺循环和（或）体循环淤血，器官、组织血液灌注不足为临床表现的一组综合征。基本病因有原发性心肌损害和心脏负荷过重等，常见病因有冠心病、高血压、心肌病和瓣膜病，诱因有感染、心律失常等。我国成人心力衰竭患病率为 0.9%，70 岁以上人群患病率大于 10%。

（一）临床表现

1. **左心衰竭** 以肺循环淤血及心排血量降低为主要表现，有不同程度的呼吸困难、咳嗽、咳痰、咯血、乏力、疲倦、头晕、心慌、少尿及肾功能损害症状。体征有肺部湿性啰音和心脏扩大及相对性二尖瓣关闭不全的反流性杂音、肺动脉瓣区第二心音亢进及舒张期奔马律。

2. **右心衰竭** 以体循环淤血为主要表现，有胃肠道反应及肝淤血引起的腹胀、食欲减退、恶心、呕吐等消化道症状，以及劳力性呼吸困难。体征有水肿、颈静脉怒张、肝大及三尖瓣关闭不全的反流性杂音。

3. **全心衰竭** 伴随右心排血量减少，阵发性呼吸困难可减轻。

（二）检查指标

1. **X 线检查** 左心衰竭 X 线表现为心影增大、肺静脉扩张、肺门阴影扩大且模糊，肺纹理增强，两肺上野静脉影显著，下野血管变细，呈血液再分配现象。当肺静脉压>30mmHg（4kPa）时产生间质性肺水肿，显示 Kerley-B 线，肺门影增大，可呈蝴蝶状，严重者可见胸腔积液。右心衰竭继发于左心衰竭者，X 线显示心脏向两侧扩大；单纯右心衰竭，可见右心房及右心室扩大，肺野清晰。

2. **超声心动图** 左心室搏出量占心室舒张末期容积的百分比即左心室射血分数（LVEF）为收缩性心力衰竭的诊断指标，正常 LVEF > 50%，左心室收缩功能不全时 LVEF 下降。左心室舒张功能不全时心脏彩超 E 峰/A 峰（E/A）<1.2。

3. 实验室检查　脑钠肽（BNP）≤ 100ng/mL 可基本排除心力衰竭诊断。

（三）诊断依据

主要诊断依据为原有基础心脏病的证据及循环淤血表现，不同程度的呼吸困难、肺部啰音，颈静脉征、肝大、水肿及心脏奔马律、瓣膜区杂音等。

二、治疗方案

药物治疗遵循"抑制神经内分泌激活、强心、利尿、扩血管"的原则，具体使用时机、用法、用量应根据病情决定。常用药物有利尿药、血管紧张素转化酶抑制药、血管紧张素Ⅱ受体拮抗药、β受体阻断药、正性肌力药物等。

1. 利尿药　可以减轻水肿、改善症状。适用于有液体潴留或原先有过液体潴留的心力衰竭患者，常用袢利尿药、噻嗪类利尿药和保钾利尿药。常用制剂如下。①袢利尿药：呋塞米（furosemide），轻度心力衰竭患者一般口服小剂量（20mg）起始，逐渐加量，一般控制体重下降 0.5~1.0kg/d 直至干重；重度心力衰竭患者可增至100mg，每日 2 次。其他药物还有布美他尼（bumetanide）、依他尼酸（etacrynic acid）等。②噻嗪类利尿药：氢氯噻嗪（hydrochlorothiazide），轻度心力衰竭可首选此药，用法为 12.5~25mg，每日 1 次起始，逐渐加量，可增至每日 75~100mg，分 2~3 次服用。其他药物还有吲哒帕胺（indapamide）、氯噻酮（chlortalidone）、美托拉宗（metolazone）等。③保钾利尿药：螺内酯（spironolactone）、氨苯蝶啶（triamterene）、阿米洛利（amiloride）等。

2. 血管紧张素转化酶抑制药（angiotensin converting enzyme inhibitors，ACEI）
常见的有卡托普利（captopril）、贝那普利（benazepril）、培哚普利（perindopril）、雷米普利（ramipril）等。以小剂量起始，如卡托普利起始剂量为每次 6.25mg，每日 3 次，如能耐受则逐渐加量，目标剂量为每次 50mg，每日 3 次，长期维持，终生用药。长期治疗可降低病死率。治疗前应注意利尿药已维持在最合适剂量。

3. 血管紧张素Ⅱ受体拮抗药（angiotensin receptor blockers，ARB）　用 ACEI 引起干咳、血管性水肿不能耐受者可改用 ARB，但 ARB 目前尚未能取代 ACEI。

4. β受体阻断药　在合并利尿药的基础上早期应用，长期治疗可改善心功能。起始量须小，如琥珀酸美托洛尔缓释片，每次 12.5mg，每日 1 次，若能耐受，则每隔 2~4 周增加剂量，达到目标剂量后继续治疗。在剂量倍增过程中，应注意检测患者体重并及时增加利尿药剂量。

5. 正性肌力药物　包括强心苷类和非强心苷类正性肌力药物。强心苷类有地高辛（digoxin）、洋地黄毒苷（digitoxin）、毛花苷 C（lanatoside C）和毒毛花苷 K（strophanthin K）等。其中毛花苷 C 和毒毛花苷 K 常用静脉制剂，适用于急性心力衰竭或慢性心力衰竭加重时。地高辛最常用，多采用 0.125~0.25mg，每日 1 次，维持给药。对于 70 岁以上、肾功能损害或干体重低的患者应予更小剂量（0.125mg，每日 1 次或隔日 1 次），用药过程中警惕洋地黄中毒。非强心苷类正性肌力药包括儿茶酚胺类多巴胺（dopamine）、多巴酚丁胺（dobutamine）及磷酸二酯酶抑制药（phosphodiesterase inhibitor，PDEI）米力农（milrinone）和氨力农（amrinone）等。

三、药学监护

（一）对利尿药的药学监护

利尿药作用于肾脏，通过增加 Na^+、Cl^- 等电解质和水的排出，产生利尿作用。袢利尿药为强效利尿药，主要作用于髓袢升支粗段，选择性地抑制 NaCl 的重吸收，代表药物有呋塞米、布美他尼、依他尼酸等。噻嗪类利尿药为中效利尿药，抑制远曲小管近端 Na^+-Cl^- 共转运体，产生温和持久的利尿作用，代表药物有氢氯噻嗪。保钾利尿药为弱效利尿药，主要作用于远曲小管和集合管，分为两类，一类为醛固酮受体拮抗药如螺内酯，另一类为肾小管上皮细胞 Na^+ 通道阻滞药，如氨苯蝶啶、阿米洛利等。常用利尿药的药动学参数见表3-1-1。

表 3-1-1　常用利尿药的药动学参数

药物名称	作用强度	起效时间（min）	达峰时间（h）	药效维持时间（h）	半衰期（h）
呋塞米	强效				
口服		30~60	1~2	6~8	30~60#
静脉		5	0.33~1	2	
布美他尼	强效				
口服		30~60	1~2	4	60~90#
静脉		—	15~30#	3.5~4	
依他尼酸	强效				
口服		30	2	6~8	—
静脉		5	15~30#	2	—
氢氯噻嗪	中效	2△	4	6~12	15
螺内酯	弱效	1*	2~3*	2~3*	13~24
氨苯蝶啶	弱效	2~4△	6	7~9	1.5~2

注:△代表 h；*代表 d；#代表 min。

1. 治疗前评估

（1）禁忌证评估：妊娠期妇女禁用噻嗪类利尿药；对磺胺药过敏患者禁用袢利尿药；肾衰竭和高血钾患者禁用保钾利尿药。

（2）应用风险评估：电解质紊乱、肾功能不全、高尿酸血症、糖尿病、高脂血症等患者慎用利尿药。螺内酯仅在体内有醛固酮存在时才发挥作用，对切除肾上腺的患者无效。

2. 治疗过程的监护

（1）疗效评估：每日体重变化是最可靠的检测利尿效果和调整利尿药剂量的指标，每日体重减轻0.5~1kg为宜。病情稳定维持期（肺部湿啰音消失、水肿消退、体重稳定）仍应根据体重和液体潴留情况随时调整剂量。

（2）特殊人群用药监护：老年患者用药时发生低血压、电解质紊乱和肾功能损害的风险增加。

（3）药物相互作用监护：①利尿药可增强其他降压药的疗效。②袢利尿药与非甾体类解热镇痛药合用可增加肾损害的风险，与氨基糖苷类合用对耳、肾的毒性增强。③保钾利尿药可引起高血钾，不宜与 ACEI、ARB 类药合用。

（4）药物不良反应监护：

袢利尿药的不良反应主要包括：①水、电解质紊乱，表现为低血容量、低血钾、低血钠、低氯性碱血症，长期应用还可引起低血镁，故应注意及时补充钾和镁或加服保钾利尿药。②耳毒性，表现为耳鸣、听力减退或暂时性耳聋，呈剂量依赖性，在肾功能不全及少尿时容易发生，缓慢注射可减少此不良反应。③长期用药可出现高尿酸血症。④与磺胺类药物有交叉过敏反应。

噻嗪类利尿药的不良反应主要包括：①电解质紊乱。②高尿酸血症。③代谢变化，可导致高血糖和高血脂。④与磺胺类药物有交叉过敏反应。

保钾利尿药的不良反应主要包括：①长期服用可引起高血钾。②性激素样副作用，可引起男子乳房女性化和性功能障碍、妇女多毛症等，停药可消失。

（5）其他注意事项：呋塞米、布美他尼为碱性较强的钠盐，静脉注射时宜用氯化钠注射液稀释，而不宜用酸性的葡萄糖注射液；利尿药宜晨起给药，以免夜尿次数过多。

（二）对强心苷类正性肌力药的药学监护

此类药物通过抑制 Na^+，K^+-ATP 酶促进心肌细胞 Ca^{2+}-Na^+ 交换，进而升高细胞内 Ca^{2+} 浓度而增强心肌收缩力，此外还抑制心脏传导系统、减慢心率及减少肾素分泌。常用药物有地高辛、洋地黄毒苷、毛花苷 C 和毒毛花苷 K 等，其中后两种常用静脉制剂，适用于急性心力衰竭或慢性心力衰竭加重时。地高辛口服后 0.5~2h 起效，2~3h 作用达高峰，静脉注射后 5~30min 起效，1~4h 作用达高峰，作用维持 6h，在体内主要以原形经肾排泄，$t_{1/2}$ 为 32~48h。毛花苷 C 注射后 5~30min 起效，作用维持 2~4d。毒毛花苷 K 为常用的速效短效强心苷，静脉注射后 5~15min 起效，1~2h 作用达高峰，作用维持 1~4d，在体内不代谢，以原形经肾排泄，$t_{1/2}$ 约为 21h。洋地黄类药物安全范围小，个体差异大，易发生中毒，有条件者应进行血药浓度监测，如地高辛的治疗窗为 0.8~2.0ng/mL。

1. 治疗前评估

（1）禁忌证评估：对洋地黄过敏、肥厚型心肌病、单纯二尖瓣狭窄伴窦性心律、严重窦性心动过缓或房室传导阻滞患者禁用。

（2）应用风险评估：心肌缺血、缺氧患者应慎用。

2. 治疗过程的监护

（1）特殊人群用药监护：妊娠期及哺乳期妇女慎用；老年人、肾功能不全、甲状腺功能减退、低钾血症患者应适当减少剂量。

（2）药物相互作用监护：两性霉素 B、皮质激素、排钾利尿药与洋地黄类药物合用时，可引起低血钾而致洋地黄中毒。奎尼丁、普罗帕酮、维拉帕米、胺碘酮、硝苯地平、卡托普利、哌唑嗪、地尔硫䓬、克拉霉素、红霉素等与地高辛合用时，可使地高辛血药浓度增加，引起中毒，应减少地高辛用量。

（3）药物不良反应监护：洋地黄中毒的临床表现如下。①胃肠道反应：一般较轻，常见食欲减退、恶心、呕吐、腹泻、腹痛。②心律失常：常见室性期前收缩，多表现为二联律，特征性表现是快速房性心律失常伴传导阻滞。③神经系统：可有头痛、失眠、忧郁、眩晕。④视觉：可出现黄视或绿视，为特异症状。中毒后处理措施有停药、积极补钾、补镁等，治疗快速性心律失常可应用苯妥英钠或利多卡因，缓慢性心律失常可用阿托品，慎用异丙肾上腺素，严重中毒可应用地高辛特异抗体。

（三）对儿茶酚胺类正性肌力药的药学监护

多巴胺可以激动交感神经系统肾上腺素受体和位于肾、肠系膜、冠状动脉、脑动脉的多巴胺受体而发挥作用。其临床效应与剂量相关：小剂量（每分钟 $0.5 \sim 2\mu g/kg$）扩张肾及肠系膜血管，使肾血流量及肾小球滤过率增加，尿量及排钠量增加；中等剂量（每分钟 $2 \sim 10\mu g/kg$）对心肌产生正性应力作用，使心肌收缩力及心搏出量增加、收缩压升高、冠脉血流及心肌氧耗得到改善；大剂量（每分钟大于 $10\mu g/kg$）能激动 α 受体，导致周围血管阻力增加，肾血管收缩，肾血流量及尿量减少，收缩压及舒张压均增高。多巴胺口服无效，静脉注射 5min 内起效，作用维持 $5 \sim 10min$，静脉滴注后在体内分布广泛，$t_{1/2}$ 约为 2min，经肾排泄，代谢产物约 80% 在 24h 内随尿液排出。

多巴酚丁胺主要激动心脏 β_1 受体，能明显增强心肌收缩性，使心排血量增加。本药口服无效，静脉注入 $1 \sim 2min$ 起效，一般静脉注射后 10min 作用达高峰，持续数分钟，在肝脏代谢，其代谢物主要经肾脏排出，$t_{1/2}$ 约为 2min。

1. 治疗前评估

（1）禁忌证评估：对本类药过敏者禁用。

（2）应用风险评估：以下患者慎用：室性心律失常、心房颤动、心肌梗死、高血压、动脉栓塞、严重机械性梗阻、低血容量、近期接受过 β 受体阻断药治疗的患者。此类药物可能增加心力衰竭患者的病死率，不宜作为常规治疗用药。

2. 治疗过程的监护

（1）药物相互作用监护：

1）多巴胺：与三环类抗抑郁药合用可引起心律失常、心动过速、高血压；与利尿药合用可增强利尿作用；与全麻药尤其是环丙烷或卤代碳氢化合物合用可使心肌对本药异常敏感，致室性心律失常；与苯妥英钠合用可产生低血压与心动过缓；与硝酸酯类药合用可减弱硝酸酯的抗心绞痛作用及本药的升压效应；与 α 受体阻断药如酚苄明、酚妥拉明、妥拉唑林等合用，后者的扩血管效应可被本药的周围血管收缩作用所拮抗。

2）多巴酚丁胺：与地高辛合用治疗心力衰竭有协同作用，但易引起心律失常，合用时应酌情减量。

（2）药物不良反应监护：

1）多巴胺：剂量过大或滴注太快可出现心动过速及心绞痛，一般减慢滴速或停药后此不良反应可消失。长时间滴注可出现手足疼痛或发冷，甚至局部坏死。静脉滴注时应观察血压、心率、尿量等，根据病情随时调整用量。多巴胺药液外渗可导致局部组织缺血性腐烂和坏死，应尽快给予 $10 \sim 15mL$ 生理盐水稀释后的甲磺酸酚妥拉明 $5 \sim 10mg$

进行局部浸润注射。

2）多巴酚丁胺：可见心悸、胸痛、高血压、低血压、心率加快，偶有过敏反应及静脉滴注部位发生静脉炎。

（四）对磷酸二酯酶抑制药的药学监护

本类药物通过抑制磷酸二酯酶而提高心肌细胞内环腺苷酸（cAMP）含量，增加细胞内钙离子浓度，发挥正性肌力和血管舒张双重作用，缓解心力衰竭症状。临床常用米力农和氨力农。米力农静脉给药后 5～15min 起效，血浆蛋白结合率约为 70%，主要在肝脏代谢，代谢产物的 80% 随尿排泄，$t_{1/2}$ 为 2～3h。氨力农静脉注射约 2min 起效，10min 作用达高峰，作用持续 1～1.5h，正常人 $t_{1/2}$ 为 3～6h，心力衰竭患者可延长，药物大部分经肝脏代谢，代谢产物及约 30% 的原形药肾排出。

1. 治疗前评估

（1）禁忌证评估：对本药过敏、心肌梗死急性期、严重低血压、室性心律失常等患者禁用米力农；对本药或亚硫酸氢盐过敏、严重低血压、肾功能不全患者禁用氨力农。

（2）应用风险评估：心动过速、心房颤动或扑动患者慎用米力农和氨力农。

2. 治疗过程的监护

（1）特殊人群用药监护：儿童及妊娠期和哺乳期妇女慎用氨力农。

（2）药物相互作用监护：

1）米力农：与硝酸酯类药、多巴胺、多巴酚丁胺合用有协同作用；可加强洋地黄的正性肌力作用；与强利尿药合用可使左心室充盈压过度下降，引起水、电解质失衡，合用时应谨慎，并监测血压、心率。

2）氨力农：与血管紧张素转化酶抑制药、硝酸酯类药、儿茶酚胺类强心药、硝苯地平合用于心力衰竭患者有协同作用；可加强洋地黄的正性肌力作用；与强效利尿药合用时需注意水、电解质平衡。

（3）药物不良反应监护：氨力农常见不良反应有恶心、呕吐、心律失常等，偶有血小板减少和肝损害。米力农不良反应有室上性及室性心律失常、低血压、心绞痛样疼痛及头痛等。

（五）对其他药物的药学监护

对 ACEI、ARB、β 受体阻断药的药学监护见本篇第四章第一节。

（六）疗效评估

1. NYHA 心功能分级　评价心力衰竭治疗后症状的变化。

2. 6min 步行试验　评估运动耐力和劳力性症状的客观指标或评价药物治疗效果。

3. 超声心动图　评估 LVEF 和各心腔大小改变。

4. 脑钠肽　BNP 水平降幅≥30% 可作为治疗有效的标准。

5. 生存质量评估　可用生存质量测定量表，分为普适性量表和疾病特异性量表。最常用的普适性量表为 36 条简明健康问卷（SF-36）。

（七）患者教育

1. 一般教育　保持低盐、低脂、低胆固醇饮食。适当控制饮水量，避免增加心脏负担。重度心力衰竭患者尽量卧床休息，同时应防止因长期卧床引起的褥疮、肺炎、下肢静脉血栓等并发症。在感冒流行季节避免到公共场所，以免发生呼吸道感染。在患者病情稳定的情况下，可进行适量运动，但当出现头晕、心悸、面色苍白、呼吸困难等症状时应停止运动。

2. 用药教育

（1）服用强心苷类药物时，应严格遵医嘱服药，不应随意调整剂量，应常规监测心率并记录，如果患者出现食欲减退、恶心、呕吐、心率减慢（<60 次/min）、黄绿视、头晕、头痛、嗜睡等症状时，应暂缓给药，并及时报告医生给予处理。

（2）服用利尿药时，应每晨测体重，准确记录每日尿量，如果患者出现倦怠、乏力、恶心、腹胀等症状，及时报告医生，同时鼓励患者多食用富含钾的食物如瘦肉、香蕉等。

第二节　急性心力衰竭的药学监护

一、急性心力衰竭概述

急性心力衰竭（acute heart failure）是由于急性心脏病变引发的心排血量急骤且显著降低导致的外周组织灌注不足和急性肺部淤血综合征。临床常见急性左心衰竭，主要表现为肺水肿或心源性休克，是心内科常见的危急重症。

（一）临床表现

突发严重呼吸困难，呼吸频率高达 30~40 次/min，强迫坐位，面色灰白、发绀、大汗、烦躁、频发咳嗽、咳粉红色泡沫样痰，急重症患者可意识模糊。发病初始可有一过性血压升高，若无有效治疗随即血压下降直至休克。听诊双肺布满湿啰音和哮鸣音，心尖部第一心音减弱，心率快，舒张早期第三心音形成奔马律，肺动脉瓣第二心音亢进。胸片呈典型肺水肿表现。漂浮导管床旁检测可见肺毛细血管楔压升高，心脏指数下降。

（二）检查指标

1. **动脉血气分析**　血氧饱和度明显降低，二氧化碳含量正常或下降，pH > 7.0。

2. **X 线**　肺门蝴蝶影或片状阴影向肺部外周扩散，心界扩大，心尖搏动减弱。

3. **心电图**　窦性心动过速或各种心律失常、心肌损害、左心房和左心室肥大等。

（三）诊断依据

依据典型的临床表现和心脏病史可诊断。

二、治疗方案

1. **体位**　半卧位或端坐位、双腿下垂、给氧。

2. **镇静**　静脉注射吗啡 3~5mg，必要时每隔 15min 重复 1 次。

3. **快速利尿**　常用药物为呋塞米 20~40mg 静脉注射。

4. 扩张血管　①硝酸甘油（nitroglycerin）：立即含服；静脉给药的常用剂量为10~100μg/min。②硝普钠（nitroprusside sodium）：静脉滴注的剂量为10~200μg/min，根据血压和患者的症状变化调整剂量。③乌拉地尔（urapidil）：静脉滴注的剂量为100~400μg/min。

5. 正性肌力药物使用　见本篇第一章第一节。

三、药学监护

（一）对吗啡的药学监护

本药为阿片受体激动药，可通过模拟内源性镇痛物质脑啡肽的作用，激动中枢神经阿片受体（μ、κ及δ型）而产生强镇痛作用，有较明显的镇静作用。本药皮下和肌内注射后吸收迅速，皮下注射30min后即可吸收60%，血浆蛋白结合率为26%~36%，主要经肝脏代谢和肾脏排泄，少量随胆汁和乳汁排泄，普通片剂$t_{1/2}$为1.7~3h。

1. 治疗前评估

（1）禁忌证评估：早产儿、婴幼儿、妊娠期和哺乳期妇女、对本药或其他阿片类药物过敏者、休克尚未控制者，以及肠胃绞痛、中毒性腹泻、炎性或麻痹性肠梗阻、哮喘、慢性阻塞性肺疾病（COPD）、颅内高压或颅脑损伤、甲状腺功能减退及严重肝、肺、肾功能不全患者禁用。

（2）应用风险评估：老年人及胃肠道手术后肠蠕动未恢复、昏迷、吞咽困难患者慎用。

2. 治疗过程的监护

（1）药物相互作用的监护：与吩噻嗪类抗精神病药、镇静催眠药、三环类抗抑郁药、抗组胺药、哌替啶、可待因、美沙酮、芬太尼等合用可使本药的呼吸抑制作用增强，可能导致严重低血压、深度镇静或昏迷，应慎用和减量；与单胺氧化酶抑制药合用可使本药的呼吸抑制作用增强，还可发生严重的不良反应如狂躁、多汗、僵直、血压过高或过低、严重呼吸抑制、昏迷、惊厥或高热；本药可增强香豆素类药物的抗凝作用；本药与西咪替丁合用可引起呼吸暂停、精神紊乱和肌肉抽搐等；本药与M受体阻断药尤其是阿托品合用时，可加重便秘，并可增加出现麻痹性肠梗阻和尿潴留的风险；本药能减弱利尿药的作用；本药可抑制并延迟美西律的吸收。

（2）药物不良反应的监护：常见头昏、眩晕、神经衰弱、消化不良、便秘、腹痛、多汗，偶见荨麻疹、瘙痒和皮肤水肿。对本药有依赖者突然停用可出现戒断综合征。

（二）对硝酸甘油的药学监护

硝酸甘油属于有机硝酸酯类药，主要通过释放一氧化氮（NO）刺激鸟苷酸环化酶，使环鸟苷酸（cGMP）增加，可扩张动静脉，静脉滴注即刻起效，血浆蛋白结合率约为60%，主要在肝脏内迅速代谢，母体药物$t_{1/2}$（舌下）为1~4min，代谢后经肾排出。

1. 治疗前评估

（1）禁忌证评估：对本药及硝酸盐类药过敏、早期心肌梗死伴严重低血压及心动过速、急性循环衰竭、严重低血压（收缩压<90mmHg）、梗阻性肥厚型心肌病、缩窄性

心包炎、心包压塞、严重贫血、青光眼、重症脑出血或头颅外伤、颅内压增高患者禁用。

（2）应用风险评估：哺乳期妇女、主动脉和（或）左心房室瓣狭窄、甲状腺功能低下、严重肝肾功能不全患者慎用。

2. 治疗过程的监护

（1）药物相互作用监护：与降压药、血管扩张药合用可使本药的体位性降压作用增强；与5型磷酸二酯酶（PDE5）抑制药如西地那非等合用可增强硝酸盐类药的降血压效应，严禁本药与此类药物合用。

（2）药物不良反应监护：常见直立性低血压，严重时出现心动过速，舌下含服还可出现口腔局部烧灼感、蜇刺感或麻刺感。

（三）对硝普钠的药学监护

硝普钠为速效、短效的血管扩张药，通过直接扩张动静脉平滑肌使周围血管阻力降低，产生降压及缓解心力衰竭症状的作用。本药静脉滴注立即起效并达到作用高峰，静脉滴注停止后作用可维持 $1 \sim 10\,min$，经红细胞代谢为氰化物，后者在肝脏内代谢为无扩血管活性的硫氰酸盐经肾随尿排出，$t_{1/2}$ 约为 $7d$，肾功能不全或血钠过低时半衰期延长。

1. 治疗前评估

（1）禁忌证评估：妊娠期妇女、对本药过敏者、低血压患者禁用。

（2）应用风险评估：脑血管或冠状动脉供血不足、颅内压增高、甲状腺功能减退、肺功能不全、维生素 B_{12} 缺乏及肝肾功能不全患者慎用。

2. 治疗过程的监护

（1）药物相互作用监护：与其他降压药合用可使血压急剧下降；与西地那非合用可加重本药的降压效应，严禁合用；与维生素 B_{12} 合用可预防本药所致的氰化物中毒反应。

（2）药物不良反应监护：大剂量持续应用本药易致中毒，毒性反应主要由其代谢产物硫氰酸盐和氰化物引起，硫氰酸盐中毒可出现视物模糊、眩晕、运动失调、头痛、谵妄、意识丧失、恶心、呕吐、气短，氰化物中毒可出现皮肤粉红色、呼吸浅快、昏迷、低血压、脉搏消失、反射消失、瞳孔散大、心音遥远。儿童、肾功能不全、长期大量吸烟、甲状腺功能异常者为中毒高危人群。中毒处理措施有：停用硝普钠，改用其他血管扩张药；应用解毒药物亚硝酸钠、亚甲蓝、硫代硫酸钠和羟钴胺等，血液透析的方法也可用于硫氰酸盐中毒的解救。

本药其他不良反应有光敏感反应，与疗程及剂量有关，表现为皮肤石板蓝样色素沉着，停药后经较长时间才渐退；也可引起过敏性皮疹，但停药后消退较快。

（3）其他：本药不宜直接注射，静脉滴注前应以5%葡萄糖溶液进一步稀释；使用本药时应持续监测血压，以防止血压急剧下降导致的不可逆的缺血性损伤或死亡；除短暂使用或以较低滴注速率 $[<2\mu g/(kg \cdot min)]$ 使用外，本药可能使氰离子升高到毒性及潜在致死水平，以最大给药速率 $10\mu g/(kg \cdot min)$ 滴注不得超过 $10min$；用药中应监测酸碱平衡、静脉血氧浓度，同时观察氰化物中毒指征，静脉滴注时不可与其他药物配伍，宜避光且配制后尽快使用。

（四）对乌拉地尔的药学监护

乌拉地尔为 α 受体阻断药，可以有效地降低血管阻力，减轻心脏后负荷，对心率无明显影响。本药静脉注射体内分布呈二室模型，分布 $t_{1/2}$ 为 35min，在肝脏内广泛代谢，部分代谢物仍有降压活性，50%~70%通过肾脏排泄，其余通过粪便排泄，消除 $t_{1/2}$ 为 2.7h；口服后 4~6h 血药浓度达峰值，生物利用度为 72%~84%，血浆蛋白结合率为 80%~94%，$t_{1/2}$ 约为 4.7h，缓释制剂 $t_{1/2}$ 约为 5h。

1. 治疗前评估

（1）禁忌证评估：对本类药物过敏、严重动脉硬化、严重肝肾功能不全、胃炎或胃溃疡、低血压、冠心病、心绞痛、心肌梗死及其他心脏器质性损害患者禁用。

（2）应用风险评估：老年人、精神病患者、糖尿病患者、有心律失常史患者慎用。

2. 治疗过程的监护

（1）药物相互作用监护：与降压药合用或患者存在血容量不足的情况时，降压效应增强；β 受体阻断药可使 α 受体阻断药的首剂低血压效应加重，当两者需要合用时，本药的起始剂量应小于常用量，并在睡前服用，以减少患者发生低血压的风险；西咪替丁可使本药血药浓度升高。

（2）药物不良反应监护：可见血压降低引起的暂时症状如头痛、头晕、出汗、烦躁、乏力、恶心、呕吐、心悸、上胸部压迫感、呼吸困难等，均可在数分钟内消失，不必停药。

（五）对利尿药和正性肌力药的药学监护

见本篇第一章第一节。

（六）患者教育

1. 一般教育　见本篇第一章第一节。

2. 用药教育　患者服用硝酸酯类药物时最好半卧位或坐位，以防发生体位性低血压。

第二章　心律失常的药学监护

第一节　心房颤动的药学监护

一、心房颤动的概述

心房颤动（atrial fibrillation，AF）简称房颤，是最常见的心律失常之一，是指规则有序的心房电活动丧失，代之以快速无序的颤动波，是严重的心房电活动紊乱。房颤发作时，心房各部位快速而紊乱地颤动，可达 350~600 次/min，心室跳动极不规整，心室律可达 130~160 次/min。房颤发作呈阵发性或持续性，常发生于原有心血管疾病如风湿性心脏病、冠心病、高血压性心脏病、甲亢的患者等，正常人在情绪激动、手术后、运动或大量饮酒时也可发生。房颤的临床分型如下。①阵发性房颤：能在 7d 内自行转复为窦性心律，一般持续<48h。②持续性房颤：持续 7d 以上需要药物或电击才能转复者。③永久性房颤：不能转复为窦性心律，或转复后 24h 内复发者。房颤发生在无心脏病变的中青年，称为孤立性房颤。老年房颤患者中部分是心动过缓-心动过速综合征的心动过速期表现。房颤发病率随年龄增大而增加，65 岁以上人群发病率达 5.9%。

（一）临床表现

1. 房颤症状　症状轻重受心室率快慢的影响，心室率超过 150 次/min，患者可发生心绞痛与充血性心力衰竭。心室率不快时，患者可无症状。房颤时心房有效收缩消失，心排血量比窦性心律减少达 25%或更多。

2. 房颤并发症　并发体循环栓塞的可能性较大，栓子多来自左心房。二尖瓣狭窄或二尖瓣脱垂合并房颤时，脑栓塞的发生率更高。

3. 心脏听诊表现　第一心音强度变化不定，心律不规律。当心室率过快可发生脉搏短绌，颈静脉 a 波消失。一旦房颤患者心室律变得规整，应考虑：①已恢复窦性心律。②转变为房性心动过速。③转为心房扑动（简称房扑）。④发生房室交界区心动过速或室性心动过速。

（二）检查指标

主要靠心电图检查。心电图表现包括：①P 波消失，代之以小而不规则的基线波动，形态及振幅均变化不定，称为 f 波，频率为 350~600 次/min。②心室率极不规则，未接受药物治疗、房室传导正常者心室率通常在 100~160 次/min，药物（儿茶酚胺类等）、运动、发热、甲亢等均可缩短房室结不应期，使心室率加速；相反，洋地黄延长房室结不应期，减慢心室率。③QRS波群形态通常正常，当心室率过快发生室内差异性传导时，QRS波群增宽变形。

（三）诊断依据

根据患者表现、心脏听诊及心电图检查结果可诊断。

二、治疗方案

房颤治疗的目标是：①转复房颤心律，使之恢复并维持窦性心律。②控制房颤发作时快速的心室率。③抗凝治疗，预防房颤的严重并发症如脑卒中或血栓栓塞。其中窦性心律的维持是治疗的关键，维持窦性心律既可以减轻房颤患者的症状，又可以减少血栓形成，进而预防房颤并发症。

（一）转复并维持窦性心律

房颤转复的方法包括药物转复、电转复及导管消融治疗。抗心律失常药物 I a 类（普鲁卡因胺）、I c 类（普罗帕酮）和 III 类（胺碘酮）中均可能转复房颤，成功率在60%左右。胺碘酮致心律失常发生率最低，是目前常用于维持窦性心律的药物，特别适合合并器质性心脏病的患者。

（二）控制心室率

控制心室率的药物包括 β 受体阻断药、钙通道阻滞药或地高辛。对于无器质性心脏病患者，目标心室率为 < 110 次/min。

（三）抗凝治疗

对于非瓣膜病患者，需使用 $CHADS_2$ 评分法对患者进行危险分层来选择抗凝药物（表3-2-1）。房颤合并瓣膜性心脏病患者，需口服华法林（warfarin）抗凝。

表 3-2-1　房颤危险分层及药物选择

危险因素			$CHADS_2$ 评分	抗凝选择
近期心衰史	CHF	1分	≥2分	华法林（INR 2.0~3.0）
高血压病史	HP	1分	1分	华法林或阿司匹林
≥75岁	AGE	1分		
糖尿病	DM	1分	0分	无须抗凝治疗
脑卒中或短暂性脑缺血发作（TIA）史	Stroke	2分		

注：CHF 为慢性心力衰竭；HP 为高血压；AGE 为晚期糖基化终末产物；DM 为糖尿病；Stroke 为中风。

复律前后抗凝：房颤持续不超过48h，复律前无须做抗凝治疗，否则应在复律前接受3周华法林治疗，待心律转复后继续治疗3~4周。紧急复律治疗可选用静脉注射肝素或皮下注射低分子量肝素抗凝。

近年来，有应用于临床的新型口服抗凝药利伐沙班和达比加群酯等，它们不受食物的影响，不需要监测凝血功能，也不需要调整剂量，口服方便，成为房颤抗凝治疗的新选择。

三、药学监护

（一）对胺碘酮的药学监护

胺碘酮属于Ⅲ类抗心律失常药，同时还具有轻度非竞争性的 α 及 β 受体阻断功能，以及轻度Ⅰ类及Ⅳ类抗心律失常特性，可延长心肌组织的动作电位时间、复极时间和不应期，消除折返，从而治疗多种室性和室上性心律失常。本药口服吸收迟缓且不规则，生物利用度约50%，口服后 3~7h 达血药峰浓度，4~5d 开始起效，5~7d 达最大作用，约1个月可达稳态血药浓度，停药后作用可持续 8~10d，偶可持续达45d，长期服药 $t_{1/2}$ 为 13~30d，终末血浆消除 $t_{1/2}$ 可达 40~55d，停药半年后仍可测出血药浓度。

1. 治疗前评估

（1）禁忌证评估：对本药或碘过敏者、妊娠期和哺乳期妇女，以及未行起搏治疗的高度房室传导阻滞和窦房结疾病、心动过缓引起晕厥、循环衰竭、严重动脉性低血压、多种原因引起的弥漫性肺间质纤维化、甲亢患者禁用。

（2）应用风险评估：①QT 间期延长综合征及肝、肺功能不全患者慎用。②本药可能增加术后出现成人呼吸窘迫综合征（ARDS）的风险，手术患者应慎用。③抗心律失常药可能会影响起搏器或除颤器的阈值，植入心脏设备的患者在治疗期间应监测起搏阈和除颤阈。④电解质紊乱患者在用药前后应纠正电解质紊乱，尤其是低钾血症和低镁血症。

2. 治疗过程的监护

（1）药物相互作用监护：①本药可增强其他抗心律失常药的作用，可升高血浆中奎尼丁、阿普林定、普鲁卡因胺、氟卡尼及苯妥英钠的浓度。②与美西律合用可加重 QT 间期延长，极少数患者可致尖端扭转型室性心动过速，从加用本药起，原抗心律失常药的剂量应减少 30%~50%，并逐渐停药，如必须合用，则推荐剂量减少一半。③与 β 受体阻断药、钙通道阻滞药合用，可致窦性心动过缓、窦性停搏及房室传导阻滞加重。④与其他延长 QT 间期的药物如吩噻嗪类抗精神病药、三环类抗抑郁药合用可使 QT 间期进一步延长。⑤与排钾利尿药合用可增加低血钾所致的心律失常的风险。⑥本药可增加地高辛或其他洋地黄制剂的血药浓度，开始加用本药时洋地黄类药应停药或剂量减少 50%，并应监测后者血药浓度。⑦本药可增强华法林的抗凝作用，合用时应将华法林剂量减少 1/3~1/2，并密切监测凝血酶原时间。⑧本药可抑制甲状腺摄取放射性核素 ^{123}I、^{133}I 及 ^{99m}Tc。

（2）药物不良反应监护：常见不良反应如下。①窦性心动过缓、一过性窦性停搏或窦房阻滞，心电图可出现 PR 间期及 QT 间期延长、多形性室性心动过速或尖端扭转型室性心动过速等。②甲状腺功能异常。③过敏性肺炎、肺间质或肺泡纤维性肺炎等，临床表现有气短、干咳及胸痛等，限制性肺功能改变，血沉增快及血白细胞增高等。④角膜中及基底层下 1/3 有黄棕色碘微粒沉着，与疗程及剂量有关，偶可影响视力，但无永久性损害。⑤肝炎或转氨酶增高。⑥皮肤光敏感、皮肤石板蓝样色素沉着、过敏性皮疹等。⑦静脉用药时局部刺激可引起静脉炎、血管神经性水肿、注射部位反应（如疼痛、红斑、水肿）等。

（3）其他：用药期间应检查：①血压、心电图（尤其是老年人）。②甲状腺功能，包括三碘甲腺原氨酸（T$_3$）、四碘甲腺原氨酸（T$_4$）、促甲状腺激素（TSH），每3~6个月1次。③肺功能，每6~12个月检查1次。④眼科检查。⑤肝功能。

（二）对华法林的药学监护

华法林为间接作用的香豆素类口服抗凝药，通过抑制维生素K在肝脏细胞内合成凝血因子Ⅱ、Ⅶ、Ⅸ、Ⅹ，从而发挥抗凝作用，仅在体内有效，由胃肠道迅速吸收，进食对吸收无影响，生物利用度约为100%，口服后12~24h起效，抗凝的最大效应时间为72~96h，单次给药的持续时间为2~5d，多次给药则为4~5d。主要在肝脏代谢，S-华法林的抗凝活性为R-对映异构体的2~5倍。母药消除 $t_{1/2}$ 为20~60h，R-华法林的 $t_{1/2}$ 为20~89h，S-华法林的 $t_{1/2}$ 为18~43h。

造成华法林用量个体差异的原因很多，可分为非遗传因素和遗传因素。非遗传因素主要有药物的相互作用，饮食习惯，疾病状态，以及患者的年龄、性别、体表面积等。CYP2C9和维生素K环氧化物还原酶复合体亚单位1基因（VKORC1）是目前所知影响华法林用量个体差异最主要的遗传因素。

华法林的主要代谢酶之一CYP2C9的基因具有高度遗传多态性，较常见的基因突变体是 CYP2C9 * 2 和 CYP2C9 * 3，因其编码的酶活性分别比野生型 CYP2C9 * 1 降低了30%和80%，导致突变人群在抗凝治疗中所需的华法林剂量较小，CYP2C9 * 2 突变型在亚洲人群中稀有或缺失，CYP2C9 * 3 突变型在亚洲人中占1%~4%。华法林作用靶点维生素K环氧化物还原酶（VKORC1）启动子的基因多态性（-1639G>A）是影响华法林需求剂量种族差异和个体差异的主要因素，中国人群以 VKORC1-1639AA 基因型为主，大部分人对华法林治疗敏感。美国FDA于2008年对华法林的说明书进行了更新，建议通过基因多态性检测来帮助选择华法林的初始剂量和维持剂量（表3-2-2）。

表3-2-2　CYP2C9 和 VKORC1 基因遗传变异时的维持剂量

CYP2C9	VKORC1（GG）（mg）	VKORC1（AG）（mg）	VKORC1（AA）（mg）
*1/*1	5~7	5~7	3~4
*1/*2	5~7	3~4	3~4
*1/*3	3~4	3~4	0.5~2
*2/*2	3~4	3~4	0.5~2
*2/*3	3~4	0.5~2	0.5~2
*3/*3	0.5~2	0.5~2	0.5~2

1. 治疗前评估

（1）禁忌证评估：对华法林过敏、妊娠期妇女及以下患者禁用：先兆流产、肝肾功能不全、近期手术及手术后3d内、凝血障碍疾病、肝脏或泌尿生殖系统出血、活动性溃疡、脑血管出血及动脉瘤、外伤、心包炎、心包积液、亚急性细菌性心内膜炎、血管炎、多发性关节炎、内脏肉瘤、出血性肉芽肿、严重高血压、维生素 C 或维生素 K 缺乏患者。

（2）应用风险评估：月经过多或月经期妇女、恶病质、衰弱或发热、慢性酒精中毒、活动性肺结核、充血性心力衰竭患者慎用。

2. 治疗过程的监护

（1）疗效评估：服用华法林的患者在加用或停用任何药物包括中药时应加强监测 INR。抗凝强度为 INR 2.0~3.0。

（2）特殊人群用药监护：哺乳期妇女及老年人慎用。

（3）药物相互作用监护：影响华法林作用的药物或食物见表 3-2-3。华法林与链激酶、尿激酶及肾上腺皮质激素合用易导致出血，应避免合用。

表 3-2-3　影响华法林作用的药物或食物

影响因素	常见种类
增强华法林抗凝作用的药物	溶栓药、阿司匹林、水杨酸钠、奎尼丁、吲哚美辛、保泰松、奎宁、依他尼酸、甲苯磺丁脲、甲硝唑、别嘌醇、红霉素、氯霉素、某些氨基糖苷类抗生素、头孢菌素类、苯碘达隆、西咪替丁、氯贝丁酯、右甲状腺素、对乙酰氨基酚、丙米嗪、西咪替丁等。中药如参类、当归、银杏等
减弱华法林抗凝作用的药物	维生素 K 类、苯巴比妥、苯妥英钠、雌激素、制酸剂、缓泻剂、利福平、氯噻酮、螺内酯、口服避孕药等
影响华法林抗凝作用的食物	西柚、芒果、大蒜、生姜、洋葱、海带、花菜、甘蓝、胡萝卜等

（4）药物不良反应监护：

1）出血是主要不良反应，最常见的为鼻出血，此外有齿龈、胃肠道、泌尿生殖系统、脊髓、大脑、心包、肺、肾上腺或肝脏出血。若凝血酶原时间（PT）没有超过治疗允许范围而发生出血者，可能存在隐性病灶。也可表现为偏瘫、疼痛、呼吸困难、吞咽困难、不能解释的水肿或休克等。

2）INR 异常和（或）出血时的处理：INR 升高超过治疗范围，根据升高程度及患者出血危险采取不同的方法（表 3-2-4）。服用华法林出现轻微出血而 INR 在目标范围内时，不必立即停药或减量，应寻找原因并加强监测。患者若出现与华法林相关的严重出血，首先应该立即停药，输凝血酶原复合物迅速逆转抗凝，还需要静脉注射维生素 K_1 5~10mg。当患者发生出血并发症，但同时又需要抗凝治疗来预防栓塞时，长期治疗非常困难。可以考虑以下两种方法：①找出出血的原因并治疗。②是否可以降低抗凝强度。如果能够找到可逆性的出血原因，可采取多种方法来治疗导致出血的病因（如积极的抗溃疡治疗），或者对合适的患者改用抗血小板药物。

表 3-2-4　INR 增高或发生出血并发症时的处理

分类	需采取的措施
INR>3.0 但≤5.0 （无出血并发症）	适当降低华法林剂量或停服 1 次，1~2d 后复查 INR。当 INR 恢复到目标值以内后调整华法林剂量并重新开始治疗
INR 5.0~9.0 （无出血并发症）	停用华法林，肌内注射维生素 K_1（1~2.5 mg），6~12h 后复查 INR。INR<3.0 后以小剂量华法林重新开始治疗
INR≥9.0 （无出血并发症）	停用华法林，肌内注射维生素 K_1（5mg），6~12h 后复查 INR。INR<3.0 后以小剂量华法林重新开始治疗。若有出血高危因素，可考虑输注凝血因子
严重出血 （无论 INR 水平如何）	停用华法林，肌内注射维生素 K_1（5mg），输注凝血因子，随时监测 INR。病情稳定后需重新评估华法林治疗的必要性

3）其他不良反应：华法林罕见的不良反应有急性血栓形成，包括皮肤坏死和肢体坏疽。通常在用药的第 3~8 日出现，可能与蛋白 C 和蛋白 S 缺乏有关。此外华法林还能干扰骨蛋白的合成，导致骨质疏松和血管钙化。

（三）对其他药物的药学监护

其他控制心室率药物如 β 受体阻断药、钙通道阻滞药的药学监护见本篇第四章；对地高辛的药学监护见本篇第一章。

（四）患者教育

1. 一般教育　合理膳食，戒烟酒，饮食宜清淡易消化，尽量避免饮用茶、咖啡等含有咖啡因的物质；多吃含粗纤维的食物，保持大便通畅，必要时使用药物通便，以减少意外发生；避免长时间盘腿或蹲坐，预防静脉血栓形成；保持情绪稳定和规律的睡眠。

2. 用药教育　口服胺碘酮易出现室性心律失常、肺及甲状腺功能异常，服药时应定期检查肺部和甲状腺功能；长期应用华法林须定期监测 INR，特别是用药初期需要频繁监测；华法林的作用易受到其他药物或饮食的影响，用药期间应注意有无出血，控制血压在正常范围，避免跌倒、饮酒。

第二节　阵发性室上性心动过速的药学监护

一、阵发性室上性心动过速概述

阵发性室上性心动过速（paroxysmal supraventricular tachycardia，PSVT）简称室上速，大多数心电图表现为 QRS 波形态正常、RR 间期规则的快速心律。大部分室上速由折返机制引起，房室结内折返性心动过速和房室折返性心动过速占 90% 以上，患者通常无器质性心脏病，不同性别与年龄均可发生。

（一）临床表现

心动过速发作常突然起始与终止，持续时间长短不一，症状包括心悸、胸闷、焦虑不安、头晕，少见晕厥、心绞痛、心力衰竭与休克，症状轻重取决于发作时的心室率及持续时间，亦与原发病的程度有关。若发作时心室率过快，使心排血量与脑血流量锐减或心动过速猝然终止，窦房结未能及时恢复自律性导致心搏骤停，可发生晕厥。体检心尖区第一心音强度恒定，心律绝对规则。

（二）检查指标

心电图指标：心室率通常在 150～250 次/min，节律规则；QRS 波形态与时限均正常，呈室上性，但发生室内差异性传导或原有束支传导阻滞时，QRS 波增宽变形，时限增长；P 波为逆行性（Ⅱ、Ⅲ、aVF 导联倒置），常埋藏于 QRS 波内或位于其终末部分，P 波与 QRS 波保持固定关系；起始突然，通常由一个房性期前收缩触发，其下传的 PR 间期显著延长，随之引起心动过速发作。

（三）诊断依据

根据突发突止的心动过速和典型的心电图表现可诊断。

二、治疗方案

1. 急性发作的处理 药物治疗可选用：①首选腺苷（adenosine）快速静脉注射，成人初始剂量 3mg，第二次给药剂量 6mg，第三次给药剂量 12mg，每次间隔 1～2min。如腺苷无效则可选择静脉注射维拉帕米（verapamil）或地尔硫䓬（diltiazem）。维拉帕米开始 5mg，静脉注射 2～3min，地尔硫䓬 10mg，约 3min 内缓慢静脉注射。如合并心力衰竭、低血压，或为宽 QRS 波心动过速且尚未明确诊断为室上速时，不应使用钙通道阻滞药，宜选用腺苷注射。②洋地黄与 β 受体阻断药：伴有心功能不全时首选西地兰（cedilanid）0.2～0.4mg，20min 缓慢静脉注射。β 受体阻断药如艾司洛尔（esmolol）50～200μg/（kg·min），静脉滴注。③静脉注射普罗帕酮（propafenone）或胺碘酮（amiodarone）。在用药过程中，要进行心电监护，当室上速终止或出现明显的心动过缓及（或）传导阻滞时应立即停止给药。

2. 防止发作的处理 发作频繁者，应首选经导管射频消融术根治。药物可用普罗帕酮 100～200mg，每日 3 次口服；或莫雷西嗪 150～300mg，每日 3 次口服。必要时加用阿替洛尔 6.25～12.5mg，每日 2 次口服。或美托洛尔 12.5～25mg，每日 2～3 次口服。

三、药学监护

（一）对腺苷的药学监护

腺苷是机体能量系统的组成部分，其电生理作用包括降低窦房结和浦肯野纤维自律性、抑制房室结传导，使心房动作电位时程缩短并超极化等，还可产生一过性房室传导阻滞，从而打断室上性心动过速在房室结的折返环。本药在体内起效快，作用时间一般仅 10～20s。静脉注射给药后，较快进入血液循环，并主要被红细胞和血管内皮细胞摄取后经腺苷激酶磷酸化而成腺苷一磷酸，或经细胞内的腺苷脱氨酶脱氨而成肌苷。本药的激活与灭活均不通过肝肾。

1. 治疗前评估

（1）禁忌证评估：对本药过敏者及病态窦房结综合征、Ⅱ度或Ⅲ度房室传导阻滞、已知或怀疑有支气管狭窄或支气管痉挛的肺部疾病如哮喘患者禁用。

（2）应用风险评估：儿童、妊娠期和哺乳期妇女及以下患者禁用：QT 间期延长、房室传导阻滞、瓣膜狭窄性心脏病、心包炎或心包积液、狭窄性颈动脉病、肺气肿、心肌梗死、不稳定型心绞痛患者。

2. 治疗过程的监护

（1）药物相互作用的监护：双嘧达莫可使本药的作用增强，引起低血压、呼吸困难、呕吐等不良反应，不建议二者合用；与卡马西平合用可加重心脏传导阻滞；与茶碱及其他甲基黄嘌呤类药如咖啡因合用时应增加本药剂量。

（2）药物不良反应的监护：常见呼吸困难、支气管痉挛、胸部紧缩感、头晕、恶心、皮肤发红、面部潮红等。

（二）对维拉帕米的药学监护

维拉帕米属Ⅳ类抗心律失常药，可抑制组织中钙离子的跨膜转运，同时有抗心绞痛作用。本药口服后生物利用度为 20%～35%，口服后 1～2h 达血药峰浓度，作用持续 6～8h。血浆蛋白结合率约为 90%，药物主要在肝内代谢，平均 $t_{1/2}$ 为 2.8～7.4h，长期用药可增加至 4.5～12h，代谢产物 70% 经肾脏排泄。静脉注射后 1～5min 开始起效，2～5min 达最大效应，作用持续约 2h。

1. 治疗前评估

（1）禁忌证评估：妊娠早中期妇女及对本药过敏、心源性休克、低血压、重度充血性心力衰竭、严重左心室功能不全、急性心肌梗死并发心动过缓、Ⅱ度或Ⅲ度房室传导阻滞、病窦综合征、房颤或房扑合并房室旁路通道如预激综合征患者禁用。

（2）应用风险评估：心率<50 次/min、Ⅰ度房室传导阻滞、进行性肌营养不良、轻度心力衰竭、严重肝肾功能不全、支气管哮喘患者慎用。

2. 治疗过程的监护

（1）药物相互作用监护：禁与 β 受体阻断药合用；本药的注射剂禁止与洋地黄类药物合用；与 β-羟-β-甲戊二羟酸单酰辅酶 A（HMG-CoA）还原酶抑制药合用可升高后者的血药浓度。

（2）药物不良反应监护：常见不良反应有心力衰竭、低血压、窦性心率过缓、房室传导阻滞、踝部水肿、面色潮红、皮肤发红发热、轻微头痛、感觉异常、颤抖、恶心、腹胀、便秘、过敏反应（如红斑、瘙痒、风疹、斑丘疹）、肢端红痛症等。

（三）对艾司洛尔的药学监护

艾司洛尔为短效选择性 β_1 受体阻断药，通过抑制肾上腺素对心脏起搏点的刺激以及减慢房室结传导而发挥抗心律失常的功能，其主要作用部位是窦房结与房室结传导系统，大剂量时对血管及支气管平滑肌的 β_2 受体也有阻断作用，无膜稳定性，也无内在拟交感活性。本药静脉注射后立即产生 β 受体阻断作用，5min 后达最大效应，单次注射药效持续时间为 10～30min。本药血浆蛋白结合率约为 55%，脑脊液中可少量分布，注射后较快被红细胞细胞质中的酯酶水解，$t_{1/2}$ 的 α 相约为 2min，β 相约 9min，主要以代谢产物形式随尿液排泄。

1. 治疗前评估

（1）禁忌证评估：对本药过敏、难治性心功能不全、Ⅱ度或Ⅲ度房室传导阻滞、窦性心动过缓、心源性休克、重度心力衰竭、严重慢性阻塞性肺疾病、支气管哮喘或有支气管哮喘病史患者禁用。

（2）应用风险评估：哺乳期妇女、老年人及支气管痉挛性疾病、糖尿病、肾功能不全患者慎用。

2. 治疗过程的监护

（1）药物相互作用监护：与胺碘酮合用可出现明显的心动过缓和窦性停搏；与地高辛合用可导致房室传导时间延长，并可使地高辛的血药浓度升高，合用时应监测心电图和地高辛血药浓度，并酌情调整剂量；与非甾体抗炎药合用可引起血压升高，合用应监测患者的血压，必要时调整剂量。

（2）药物不良反应监护：可见有症状的低血压（多汗、眩晕）、无症状性低血压、外周缺血、心动过缓、晕厥、心脏传导阻滞、肺水肿、支气管痉挛、喘息、呼吸困难、尿潴留、眩晕、嗜睡、头痛、恶心、呕吐，注射部位可出现炎症、硬结、水肿、红斑等。

（四）对普罗帕酮的药学监护

普罗帕酮为具有局麻作用的Ⅰc类抗心律失常药，有膜稳定性，能抑制心肌和浦肯野纤维的快速钠离子内流，减慢动作电位 0 相除极速度。结构与普萘洛尔相似，故也具有轻度β受体阻断作用。本药口服吸收良好，但首过效应明显，生物利用度因剂量及剂型而异，为 3.1%～21.4%，口服后 0.5～1h 起效，2～3h 达最大作用，作用可持续 6～8h。本药有效血药浓度个体差异大，且血药浓度与剂量不成比例增加，故用药须个体化，中毒血药浓度约 1 000ng/mL。本药吸收后主要分布在肺组织，血浆蛋白结合率约 97%，主要经肝脏代谢，$t_{1/2}$ 为 2～10h。主要代谢产物均有药理活性，$t_{1/2}$ 为 10～32h，约 1%以原形经肾排出。90%以氧化代谢物形式经肠道及肾脏清除。

1. 治疗前评估

（1）禁忌证评估：对本药过敏、病态窦房结综合征、Ⅱ度或Ⅲ度房室传导阻滞、严重窦房传导阻滞、双束支传导阻滞、严重充血性心力衰竭、心源性休克、严重低血压、严重电解质紊乱尤其是钾紊乱、支气管痉挛或严重阻塞性肺疾病、重症肌无力患者禁用。

（2）应用风险评估：老年人、Ⅰ度房室传导阻滞及肝肾功能不全患者慎用。

2. 治疗过程的监护

（1）药物相互作用监护：合用降压药可使本药的降压作用增强；与多非利特合用可延长 QT 间期，不宜合用；本药可使地高辛的血药浓度升高。

（2）药物不良反应监护：可见传导阻滞、心动过缓、心动过速、视物模糊等。

（五）对其他药物的药学监护

对洋地黄及胺碘酮的药学监护见本篇第一章第一节。

（六）患者教育

1. **一般教育**　注意休息，避免诱发因素如劳累等；稳定情绪，精神放松；合理安排休息，保证充足的睡眠；注意锻炼适度，不宜做剧烈运动，若有胸闷、胸痛、气短、咳嗽、疲劳等不适出现，则应立即停止运动。

2. **用药教育**　用药期间定期复诊心电图、电解质、肝功能等。

第三节　室性期前收缩的药学监护

一、室性期前收缩概述

室性期前收缩（premature ventricular contractions，PVCs）是最常见的室性心律失常，诱发因素主要有心肌炎、缺血、缺氧、麻醉、手术、电解质紊乱、精神不安及过量饮用酒和咖啡等，药物因素如洋地黄、奎尼丁、三环类抗抑郁药中毒等，常见于器质性心脏病如高血压、冠心病、心肌病、风湿性心脏病与二尖瓣脱垂患者，也可见于正常人。

（一）临床表现

是否有症状或症状的轻重程度与期前收缩的频发程度不直接相关，患者可感到心悸、头晕，有些患者会有胸痛、胸闷的表现。听诊时室性期前收缩后出现较长的停歇，室性期前收缩之第二心音强度减弱，仅能听到第一心音。桡动脉搏动减弱或消失。颈静脉可见正常或巨大的 α 波。

（二）检查指标

主要是心电图检查，其特征如下：

（1）P 波消失，代之以提前发生的 QRS 波，时限通常超过 0.12s，形态宽大畸形。

（2）T 波方向与 QRS 波主波方向相反。

（3）室性期前收缩与其前面的窦性搏动之间期（联律间期）恒定，代偿间歇完全。

（三）诊断依据

根据患者表现、心脏听诊及心电图检查结果可诊断。

二、治疗方案

1. **无器质性心脏病**　经详细检查和随访明确不伴有器质性心脏病的室性期前收缩，预后一般良好，不支持常规抗心律失常药物治疗。应去除患者诱发因素，对有精神紧张和焦虑者可使用美托洛尔（metoprolol）12.5mg，口服，每日 1~2 次；或比索洛尔 2.5mg，口服，每日 1~2 次。

2. **器质性心脏病**　对于器质性心脏病患者的室性期前收缩，首先应治疗原发疾病，控制促发因素，在此基础上用 β 受体阻断药作为起始治疗，美托洛尔 12.5~25mg，口服，每日 1~2 次；或比索洛尔 2.5~5mg，口服，每日 1~2 次。效果不佳可酌情使用普罗帕酮 100~200mg，口服，每日 3 次；莫雷西嗪（moracizine）150~300mg，口服，每日 3 次；或美西律 150~250mg，口服，每日 3 次。复杂室性期前收缩患者可考虑使用胺碘酮 0.1g，口服，每日 3 次。

三、药学监护

（一）对美托洛尔的药学监护

美托洛尔为选择性 β_1 受体阻断药，口服吸收迅速而完全，生物利用度大于 90%。单剂口服后 1.5~2h 达血药峰浓度，在体内分布广泛，能透过血脑屏障及胎盘屏障，血浆蛋白结合率约 12%。在肝内主要经 CYP2D6 代谢，主要以代谢物形式随尿排泄，$t_{1/2}$ 为 3~7h，肾功能不全时无明显改变。

口服美托洛尔的血药浓度个体差异大，不同个体的血药浓度可相差 20 倍，CYP2D6 的基因多态性是决定美托洛尔治疗个体差异的关键因素。在中国人群中最常见的 CYP2D6 等位基因是 *CYP2D6 * 10*，与野生型的 CYP2D6 相比，*CYP2D6 * 10* 的酶活性降低，表现为中等代谢型，临床实践中可结合 CYP2D6 的基因型检测结果来指导临床用药。

1. 治疗前评估

（1）禁忌证评估：对本药或其他 β 受体阻断药过敏、心源性休克、急性或重度心力衰竭、心动过缓、病态窦房结综合征、Ⅱ~Ⅲ度房室传导阻滞、低血压、末梢循环灌注不良、严重周围血管疾病及急性心肌梗死患者禁用。

（2）应用风险评估：老年人、慢性阻塞性肺疾病、支气管哮喘、1 型糖尿病、间歇性跛行及严重心、肝、肾功能不全患者慎用。

2. 治疗过程的监护

（1）特殊人群用药监护：妊娠期和哺乳期妇女慎用。

（2）药物相互作用监护：与胺碘酮合用可出现明显的心动过缓和窦性停搏；本药可加重 α_1 受体阻断药的首剂反应；与地高辛合用可导致房室传导时间延长，且可使地高辛血药浓度升高，合用时应仔细监测心电图和地高辛血药浓度，并相应调整剂量。

（3）药物不良反应的监护：常见疲劳、头痛、头晕、恶心、呕吐、腹痛、腹泻、便秘。

（二）对莫雷西嗪的药学监护

莫雷西嗪为具有抗心律失常特性的吩噻嗪类衍生物，属Ⅰ类抗心律失常药。可抑制快速 Na^+ 内流，缩短 2 相和 3 相复极及动作电位时间，缩短有效不应期，对窦房结自律性影响较小，但可延长房室及希-浦系统的传导，具有膜稳定作用。本药口服易吸收，生物利用度约为 38%，0.5~2h 达血药峰浓度，抗心律失常作用与血药浓度的高低和时程无关。血浆蛋白结合率约 95%。约 60% 经肝脏代谢，至少有 2 种代谢产物具药理活性。$t_{1/2}$ 为 1.5~3.5h。代谢产物随尿液及粪便排泄。

1. 治疗前评估

（1）禁忌证评估：对本药过敏、心源性休克、Ⅱ度或Ⅲ度房室传导阻滞、双束支阻滞且未安置心脏起搏器、严重低血压及肝肾功能不全患者禁用。

（2）应用风险评估：老年人、Ⅰ度房室传导阻滞、心肌严重损害、严重心动过缓及肝肾功能不全者患者慎用。

2. 治疗过程的监护

（1）药物相互作用监护：与阿莫沙平、阿米替林、氯米帕明等合用可增加心脏毒性，如 QT 间期延长、尖端扭转型室性心动过速、心脏停搏等；禁止与西沙比利、加替沙星、莫西沙星、诺氟沙星、氧氟沙星、司帕沙星、伐地那非合用；与华法林合用可增加出血的风险，应进行监测；可缩短茶碱类药的半衰期，与其合用时应监测茶碱类药物的血药浓度并酌情调整剂量。

（2）药物不良反应监护：可见心律失常，包括室性期前收缩、室性心动过速，充血性心力衰竭，低血压，静脉注射可引起短暂眩晕和血压下降。

（三）对美西律的药学监护

美西律（mexiletine）属 Ib 类抗心律失常药，其化学结构、电生理特性和血流动力学效应与利多卡因相似，能抑制钠离子内流，缩短动作电位时程，相对延长有效不应期，降低兴奋性。治疗剂量对窦房结、心房及房室结传导影响较小。本药口服吸收完全，生物利用度为 80%~90%，口服后 30min 起效，2~3h 血药浓度达峰值，有效血药浓度为 0.5~2μg/mL，作用持续约 8h，血浆蛋白结合率 50%~60%。经肝脏代谢为多种产物，口服 $t_{1/2}$ 为 10~12h，肝功能不全患者 $t_{1/2}$ 延长，约 10%以原形从尿中排出。

1. 治疗前评估

（1）禁忌证评估：对本药过敏、哺乳期妇女、Ⅱ度或Ⅲ度房室传导阻滞及双束支阻滞者、心源性休克、病态窦房结综合征患者禁用。

（2）应用风险评估：室内传导阻滞、Ⅰ度房室传导阻滞、低血压、严重充血性心力衰竭、肝肾功能不全、癫痫患者慎用。

2. 治疗过程的监护

（1）药物相互作用监护：尿碱化药可增强本药药效；尿酸化药可减弱本药药效；本药可使茶碱毒性增强。

（2）药物不良反应监护：常见恶心、呕吐，在治疗致命性室性心律失常时有可能使心律失常恶化。

（四）对其他药物的药学监护

对胺碘酮的药学监护见本篇第一章第二节。

（五）患者教育

同本章第二节。

第三章 冠状动脉粥样硬化性心脏病的药学监护

第一节 稳定型心绞痛的药学监护

一、稳定型心绞痛概述

稳定型心绞痛（stable angina pectoris）也称劳力性心绞痛，是在冠状动脉固定性严重狭窄的基础上，由于心肌负荷增加引起心肌急剧的短暂缺血缺氧的临床综合征。其特点为阵发性胸前区压榨性疼痛或憋闷，主要位于胸骨后部，常放射至左肩、左臂内侧达无名指和小指，或至颈、咽或下颌部。常发生于劳力负荷增加时，持续数分钟，休息或用硝酸酯制剂后疼痛消失。疼痛发作的程度、频度、性质及诱发因素在数周至数月内无明显变化。

（一）临床表现

心绞痛以发作性胸痛为主要临床表现，疼痛的特点如下。

1. **部位** 主要在胸骨体中段或上段之后，可波及心前区，范围有手掌大小，甚至横贯前胸，界限不很清楚。

2. **性质** 常为压迫、发闷或紧缩性，也可有烧灼感，但不像针刺或刀扎样锐性痛，偶伴濒死的恐惧感觉。

3. **诱因** 发作常由体力活动或情绪激动（如愤怒、焦虑、过度兴奋等）所诱发，饱食、寒冷、吸烟、心动过速、休克等亦可诱发。疼痛多发生于劳力或激动时，而不是在劳累之后。

4. **持续时间** 疼痛出现后常逐步加重，然后 3~5min 逐渐消失，可数日或数周发作 1 次，亦可一日内多次发作。

5. **缓解方式** 一般在诱发因素解除后即可缓解；舌下含用硝酸甘油等硝酸酯类药物也能在几分钟内缓解。

平时一般无异常体征。心绞痛发作时常见心率增快、血压升高、表情焦虑、皮肤冷或出汗，有时出现第四或第三心音奔马律。可有暂时性心尖部收缩期杂音，是乳头肌缺血引起二尖瓣关闭不全所致。

（二）检查指标

1. 心脏 X 线检查　可无异常发现，如已伴缺血性心肌病，可见心影增大、肺充血等。

2. 心电图检查　是发现心肌缺血、诊断心绞痛最常用的检查方法。约半数患者静息时心电图在正常范围。绝大多数患者心绞痛发作时心电图可出现暂时性心肌缺血引起的 ST 段移位。因心内膜下心肌更容易缺血，故常见反映心内膜下心肌缺血的 ST 段压低（≥0.1mV），发作缓解后恢复。有时出现 T 波倒置。心电图负荷试验最常用的是运动负荷试验，增加心脏负荷以激发心肌缺血，运动方式主要为分级活动平板或踏车，前者较为常用，运动中出现典型心绞痛，心电图改变主要以 ST 段水平型及下斜型压低≥0.1mV 持续 2min 为阳性标准。

3. 放射性核素检查　^{201}Tl（铊）随冠状血流很快被正常心肌细胞所摄取，静息时铊显像所示灌注缺损主要见于心肌梗死后瘢痕部位，在冠状动脉供血不足时明显的灌注缺损仅见于运动后心肌缺血区。

4. 冠状动脉造影　可发现各支动脉狭窄性病变的部位并估计其程度。一般认为，管腔直径减少 70%~75% 以上会严重影响血供，减少 50%~70% 也有一定意义。

（三）诊断依据

根据典型心绞痛的发作特点和体征，含用硝酸甘油等硝酸酯类药物后缓解，结合年龄和存在冠心病危险因素，排除其他因素所致的心绞痛，一般即可建立诊断。发作时心电图检查以 R 波为主的导联中，ST 段压低，T 波平坦或倒置，发作后数分钟内逐渐恢复，支持心绞痛诊断。诊断困难者可行放射性核素心肌显像，如确有必要，可考虑行选择性冠状动脉造影。

二、治疗方案

1. 发作时的治疗

（1）休息：发作时立刻休息，一般患者在停止活动后症状即可逐渐消失。

（2）药物治疗：可使用作用较快的硝酸酯制剂。①硝酸甘油（nitroglycerin，NTG）：可用 0.3~0.6mg，置于舌下含化，1~2min 起效，约 0.5h 后作用消失，反复应用可产生耐受性，停用 10h 以上可恢复药效。②硝酸异山梨酯（isosorbide dinitrate，ISDN）：可用 5~10mg，舌下含化，2~5min 起效，作用维持 2~3h。其他尚有吸入喷雾剂型。

2. 缓解期的治疗　防止心绞痛发作可使用长效抗心绞痛药物，可单独使用、交替使用或联合使用。

（1）β 受体阻断药：目前常用对心脏有选择性的制剂如美托洛尔（metoprolol）普通片 25~100mg，每日 2 次，缓释片 47.5~190mg，每日 1 次；阿替洛尔（atenolol）12.5~25mg，每日 1 次；比索洛尔（bisoprolol）2.5~5mg，每日 1 次；兼有 α 受体阻断作用的卡维地洛（carvedilol）25mg，每日 2 次等。

（2）硝酸酯制剂：硝酸异山梨酯片剂或胶囊，口服，每次 5~20mg，每日 3 次；单硝酸异山梨酯（isosorbide mononitrate，ISMN）每次 20~40mg，每日 2 次；长效硝酸甘油制剂可每8h服1次，每次2.5mg；2%硝酸甘油油膏或橡皮膏贴片（含5~10mg）涂贴在胸前或上臂皮肤，适于夜间心绞痛发作。

（3）钙通道阻滞药：维拉帕米（verapamil）普通片40~80mg，每日3次或缓释片每日240mg；硝苯地平（nifedipine）缓释制剂20~40mg，每日2次，控释片30mg，每日1次；氨氯地平（amLodipine）5~10mg，每日1次；地尔硫䓬（diltiazem，硫氮䓬酮）30~60mg，每日3次，缓释片90mg，每日1次。

（4）抗血小板聚集药物：阿司匹林，无用药禁忌证的患者均应服用。最佳剂量范围是每日75~150mg。氯吡格雷，主要用于支架植入以后及阿司匹林有禁忌证的患者。起始剂量为300mg顿服，常用维持剂量为每日75mg。

（5）他汀类药物：所有冠心病患者，无论其血脂水平如何，均应给予他汀类药物，并根据目标低密度脂蛋白胆固醇（LDL-C）水平调整剂量。临床常用的有辛伐他汀20~40mg，每晚1次；阿托伐他汀10~80mg，每日1次；普伐他汀20~40mg，每晚1次；氟伐他汀40~80mg，每晚1次；瑞舒伐他汀5~20mg，每晚1次等。

（6）ACEI或ARB：在稳定性心绞痛患者中，合并高血压、糖尿病、心力衰竭或左心室收缩功能不全的高危患者建议使用ACEI。临床常用的有卡托普利12.5~50mg，每日3次；依那普利5~10mg，每日2次；培哚普利4~8mg，每日1次；贝那普利10~20mg，每日1次等。不能耐受ACEI类药物者可使用ARB类药物。

（7）其他：曲美他嗪（trimetazidine）20 mg，每日3次，饭后服。

三、药学监护

（一）对硝酸酯类药物的药学监护

硝酸酯类药物进入血液循环后，通过代谢酶转化为活性的一氧化氮分子（NO），与血管平滑肌细胞膜上NO受体结合后，激活细胞内鸟苷酸环化酶（GC），使环鸟苷酸（cGMP）浓度增加，Ca^{2+}水平下降，引起血管平滑肌舒张。目前临床常用的硝酸酯包括短效的硝酸甘油和长效的硝酸异山梨酯以及5-单硝酸异山梨酯等（表3-3-1）。

表3-3-1　常用硝酸酯药物的药动学参数

药物名称	起效时间（min）	达峰时间（min）	药效维持时间（h）	半衰期（h）
硝酸甘油				
舌下	2~3	5	20~30 #	1~4 #（母体）
喷剂	2~4	—	20~30 #	—
透皮贴片	30~60	—	8~12	
硝酸异山梨酯				
舌下	2~5	15	1~2	1
口服平片	15~40	—	4~6	4

续表

药物名称	起效时间（min）	达峰时间（min）	药效维持时间（h）	半衰期（h）
口服缓释制剂	30	—	10~14	—
5-单硝酸异山梨酯				
口服平片	30~60	1△	3~6	5~6
口服缓释制剂	60~90	—	8.6	
静脉注射剂	45		24~48	

注：△代表 h；*代表 d；#代表 min。

1. 治疗前评估

（1）禁忌证评估：对硝酸酯类药过敏、青光眼、急性循环衰竭患者如休克、严重低血压、急性心肌梗死伴低充盈压、梗阻性肥厚型心肌病、缩窄性心包炎或心包压塞、严重贫血、颅内压增高、严重脑动脉硬化者禁用。

（2）应用风险评估：哺乳期妇女、主动脉和（或）左房室瓣狭窄、甲状腺功能低下、严重肝肾功能不全、低体温或营养不良患者慎用。

2. 治疗过程的监护

（1）特殊人群用药监护：老年患者更易发生头晕等不良反应。

（2）药物相互作用的监护：降压药、血管扩张药、5 型磷酸二酯酶抑制药（如西地那非、他达那非）及乙酰半胱氨酸等可使本药的降压作用增强。

（3）药物不良反应的监护：常见不良反应有头痛、面色潮红、心率反射性加快、低血压，舌下含服还可出现口腔局部烧灼感或麻刺感、视物模糊等，如出现视物模糊或口干，应停药。

（二）对曲美他嗪的药学监护

曲美他嗪通过阻止细胞内 ATP 水平的下降而维持细胞在缺血缺氧情况下的能量代谢。口服后吸收迅速，约 2h 达血药峰浓度，多次给药后 24~36h 达到稳态浓度，主要通过尿液以原形清除，$t_{1/2}$ 约为 6h。

1. 治疗前评估

（1）禁忌证评估：对本药过敏者禁用。

（2）应用风险评估：妊娠期及哺乳期妇女慎用。

2. 治疗过程的监护

（1）药物相互作用监护：与地尔硫草合用可增强抗心绞痛作用。

（2）药物不良反应监护：有头晕、胃烧灼感等不良反应。

（三）对其他药物的药学监护

对钙通道阻滞药、β 受体阻断药和 ACEI 类药物的药学监护见第四章第一节；对阿司匹林和氯吡格雷的药学监护见第三章第二节；对他汀类药物的药学监护见第七篇第一章第一节。

（四）患者教育

1. 一般教育　生活规律，避免精神过度紧张和情绪波动，低脂低盐饮食，不吸烟不酗酒，肥胖者要逐步减轻体重。

2. 用药教育 积极治疗高血压、糖尿病、高脂血症等与冠心病密切相关的疾病；常备缓解心绞痛的药物，如硝酸甘油片，以备急用。若持续疼痛或服药不能缓解，应立即送医院急诊。

第二节 不稳定型心绞痛和非 ST 段抬高型心肌梗死的药学监护

一、不稳定型心绞痛和非 ST 段抬高型心肌梗死概述

不稳定型心绞痛（unstable angina，UA）和非 ST 段抬高型心肌梗死（non-ST-segment elevation myocardial infarction，NSTEMI）是由于冠状动脉粥样斑块破裂，伴有不同程度的表面血栓形成及远端血管栓塞所导致的一组临床症状。部分不稳定型心绞痛常发生心肌坏死而没有 ST 段抬高，称为非 ST 段抬高型心肌梗死。因此，UA/NSTEMI 的病因和临床表现相似但缺血严重程度不同。

（一）临床表现

1. 症状 不稳定型心绞痛胸部不适的性质与典型的稳定型心绞痛相似，但通常程度更重，持续时间更长，可达 30min，胸痛可在休息时发生。下列线索可帮助诊断不稳定型心绞痛：诱发心绞痛的体力活动阈值突然或持久地降低；心绞痛发生频率、严重程度和持续时间增加；出现静息或夜间心绞痛；胸痛放射至附近的或新的部位；发作时伴有新的相关症状如出汗、恶心、呕吐、心悸或呼吸困难；常规休息或舌下含服硝酸甘油的方法只能暂时或不能完全缓解症状。但症状不典型也不少见，尤其在老年女性、糖尿病患者。

2. 体征 体检可发现一过性的第三心音或第四心音，以及由于二尖瓣反流引起的一过性收缩期杂音。

（二）检查指标

1. 心电图 大多患者胸痛发作时有一过性 ST 段降低或抬高。ST 段偏移（≥0.1mV 的抬高或降低）的动态改变是严重冠状动脉疾病的表现，可能会发生急性心肌梗死或猝死。T 波倒置也提示心肌缺血。通常这些心电图变化随着心绞痛的缓解而完全或部分消失。如果心电图变化持续 12h 以上，则提示 NSTEMI。

2. 冠状动脉造影和其他侵入性检查 冠状动脉造影能提供详尽的血管结构方面的信息，帮助评价预后和指导治疗。冠状动脉内超声显像常可以准确地发现斑块的性质，破溃的大小及位置，以及斑块内有无血栓形成。

3. 心脏标志物检查 心肌肌钙蛋白（cTnT 及 cTnI）阳性表明心肌损害。

（三）诊断依据

根据病史、典型的心绞痛症状、典型的缺血性心电图改变（新发或一过性 ST 段压低≥0.1mV 或 T 波倒置≥0.2mV）以及心肌损伤标记物 [cTnT、cTnI 或肌酸激酶同

工酶（CK-MB）］测定，可以做出 UA/NSTEMI 诊断。

二、治疗方案

1. 抗心肌缺血药物　主要目的是减少心肌耗氧量或扩张冠状动脉，缓解心绞痛的发作。

（1）硝酸酯类药物：详见稳定型心绞痛章节。

（2）β 受体阻断药：一般首选具有心脏选择性的药物如阿替洛尔、美托洛尔和比索洛尔。β 受体阻断药的剂量应个体化，最高剂量可调整至患者安静时心率 50~60 次/min。

（3）钙通道阻滞药：为变异型心绞痛的首选药物。足量 β 受体阻断药与硝酸酯治疗后仍不能控制缺血症状的患者可口服长效钙通道阻滞药。

2. 抗血小板治疗

（1）阿司匹林（aspirin）：除非有禁忌证，所有 UA/NSTEMI 患者均应尽早使用阿司匹林并长期维持。首次口服 300mg，随后为 75~100mg，每日 1 次长期维持。

（2）ADP 受体拮抗剂：UA/NSTEMI 患者建议联合使用阿司匹林和 ADP 受体拮抗剂，维持 12 个月。第一代 ADP 受体拮抗剂氯吡格雷（clopidogrel）首剂可用 300~600mg 的负荷量，随后 75mg，每日 1 次。新一代 ADP 受体拮抗剂包括普拉格雷（prasugrel）和替格瑞洛（ticagrelor），替格瑞洛首次可用 180mg 负荷量，维持剂量 90mg，每日 2 次。

（3）血小板糖蛋白Ⅱb/Ⅲa 受体拮抗剂（platelet GPⅡb/Ⅲa receptor antagonists）：有阿昔单抗（abciximab）、替罗非班（tirofiban）、依替巴肽（eptifibatide）、拉米非班（lamifiban）等。阿昔单抗是直接抑制糖蛋白Ⅱb/Ⅲa 受体的单克隆抗体，能有效地与血小板表面的糖蛋白Ⅱb/Ⅲa 受体结合，从而抑制血小板的聚集，但其口服制剂作用尚不确定。替罗非班、依替巴肽和拉米非班是人工合成的拮抗剂，主要用于计划接受经皮冠状动脉介入治疗（PCI）术的 UA/NSTEMI 患者。

3. 抗凝治疗　常规应用于中危和高危组的 UA/NSTEMI 患者中。常用的抗凝药包括普通肝素（heparin，UFH）、低分子量肝素（low molecular heparin，LMWH）、磺达肝癸钠（fondaparinux）等。

（1）普通肝素：肝素的推荐用量是静脉注射 80U/kg 后，以 15~18U/（kg·h）的速度静脉滴注维持，在开始用药或调整剂量后 6h 需监测激活部分凝血酶时间（APTT）以调整肝素用量，一般使 APTT 控制在 45~70s，为对照组的 1.5~2 倍。静脉应用肝素 2~5d 为宜，后可改为皮下注射 5 000~7 500IU，每日 2 次，再治疗 1~2d。

（2）低分子量肝素：低分子量肝素具有强大的抗Ⅹa 因子及Ⅱa 因子活性作用，根据体重和肾功能调整剂量，皮下应用，不需要实验室监测。常用药物包括依诺肝素（enoxaparin）、那屈肝素（nadroparin）以及达肝素（dalteparin）。

（3）磺达肝癸钠：皮下注射，2.5mg，每日 1 次。用药最长可持续 8d。

4. 降脂治疗　无论基线血脂水平如何，UA/NSTEMI 患者均应尽早（24h 内）开始使用他汀类药物。LDL-C 的目标值为 <70mg/dL。

5. ACEI 或 ARB　UA/NSTEMI 患者如果不存在低血压或禁忌证如肾衰竭、双侧肾动脉狭窄及对此类药物过敏，应在 24h 内口服 ACEI，不能耐受 ACEI 者可用 ARB 替代。

三、药学监护

（一）对阿司匹林的药学监护

阿司匹林可抑制环氧酶，减少血栓素 A_2（TXA_2）的生成，进而对 TXA_2 诱导的血小板聚集产生不可逆的抑制作用。口服吸收迅速、完全，普通制剂、肠溶缓释片、肠溶胶囊达峰时间分别约为 2h、7.3h、6h，吸收后可分布于各组织中，也可渗入关节腔和脑脊液中，血浆蛋白结合率低，但水解后的水杨酸盐蛋白结合率为 65%～90%，大部分在胃肠道、肝及血液内较快水解为水杨酸盐，然后在肝脏中代谢，以结合的代谢物和游离的水杨酸形式经肾脏排泄。$t_{1/2}$ 为 15～20min。

1. 治疗前评估

（1）禁忌证评估：对本药过敏者、3 个月以下儿童、妊娠期和哺乳期妇女及以下患者禁用：使用其他非甾体抗炎药后诱发哮喘、荨麻疹或过敏反应、有使用 NSAIDs 后出现胃肠道出血或穿孔史、血友病、鼻炎、哮喘、鼻息肉综合征、冠状动脉旁路移植术（CABG）围手术期疼痛、严重肝、肾衰竭、重度心力衰竭患者，有水痘或流感样症状的儿童或青少年患者。

（2）应用风险评估　以下患者慎用：月经过多者、老年人、花粉症或慢性呼吸道感染患者、葡萄糖-6-磷酸脱氢酶缺陷者、痛风患者、心肝肾功能不全患者、高血压患者等。应用此药时需权衡心血管病疗效和出血事件的利弊，如有消化性溃疡或出血病史且合并幽门螺杆菌感染者，以及合用抗血小板或抗凝药、非甾体抗炎药、糖皮质激素类药物者等出血高危人群使用时应密切观察和随访。

2. 治疗过程的监护

（1）特殊人群用药监护：老年人肾功能下降，使用本药时易出现毒性反应，可能在较小剂量时即可发生中枢神经系统不良反应如意识模糊、激动、幻觉；长期使用本药特别是吸烟者可发生肺水肿。

（2）药物相互作用监护：合用抗凝药、溶栓药有加重凝血障碍并增加出血的风险，合用 NSAIDs 增加胃肠道不良反应如溃疡和出血。

（3）药物不良反应监护：①过敏反应表现为哮喘、荨麻疹、血管神经性水肿或休克，阿司匹林哮喘表现为服药后迅速出现呼吸困难，严重者可致死亡。某些患者可出现阿司匹林过敏、哮喘和鼻息肉三联征。②胃肠道反应常见恶心、呕吐、上腹部不适或疼痛、腹泻等，停药后多可消失，长期或大剂量服用可导致胃肠道出血或溃疡。服药后 1～12 个月为消化道损伤的高发阶段。对于 PCI 术后需用大剂量阿司匹林的患者同时使用胃黏膜保护剂、H_2 受体拮抗剂或质子泵抑制剂（PPIs）有助于减少胃肠黏膜出血并发症。③长期使用本药可使凝血时间延长，发生出血倾向如鼻出血、牙龈出血、经血增多等，偶可出现再生障碍性贫血、粒细胞减少、血小板减少。不能耐受阿司匹林的患者可改用氯吡格雷作为替代治疗。

（二）对 ADP 受体拮抗剂的药学监护

ADP 受体拮抗剂通过拮抗血小板的 P2Y12 受体抑制 ADP 诱导的血小板活化，目前国内应用的有氯吡格雷和替格瑞洛。氯吡格雷为前体药物，口服吸收迅速，需在肝脏经 CYP2C19 代谢生成活性代谢产物才能发挥抗血小板作用，CYP2C19 的基因多态性对氯吡格雷疗效影响较大。目前发现在白种人和亚洲人群中以 *CYP2C19 * 2*（681G>A）和 *CYP2C19 * 3*（636G>A）变异为主，导致了酶活性降低，对于中高危患者在开始应用氯吡格雷之前考虑检测 CYP2C19 基因型，有助于氯吡格雷的疗效评估。FDA 也指出氯吡格雷对代谢不佳人群效果有限，要求在药品标签上添加黑框警告并强调 CYP2C19 的基因型对氯吡格雷药效的影响。氯吡格雷主要代谢产物为羧酸盐衍生物，对血小板聚集无影响，代谢后 5d 内约 50% 随尿液排泄，约 46% 随粪便排出，其代谢产物 $t_{1/2}$ 为 8 h。

　　替格瑞洛吸收后达峰时间约为 1.5h，绝对生物利用度约为 36%，血浆蛋白结合率高于 99%。主要代谢酶为 CYP3A4，主要代谢物可能经胆汁排泄，$t_{1/2}$ 约为 7h，活性代谢物 $t_{1/2}$ 约为 9h。

1. 治疗前评估

（1）禁忌证评估：哺乳期妇女禁用氯吡格雷。对此药过敏者、严重肝功能不全者、近期有活动性出血如消化性溃疡或颅内出血者禁用氯吡格雷和替格瑞洛。

（2）应用风险评估：创伤、手术及有出血倾向、出血性疾病、轻至中度肝功能不全、肾功能不全患者慎用氯吡格雷和替格瑞洛。使用氯吡格雷的患者若 CYP2C19 为慢代谢型则疗效不佳，应增加剂量或改用其他药物。

2. 治疗过程的监护

（1）药物相互作用监护：

1）氯吡格雷：与华法林、阿司匹林、肝素、银杏属、大蒜、丹参、选择性 5-羟色胺再摄取抑制药（SSRI）、5-羟色胺去甲肾上腺素再摄取抑制药（SNRI）合用可能增加出血的风险；与非甾体抗炎药合用可能增加胃肠道出血的风险；与 CYP2C19 抑制药（如奥美拉唑）合用可导致本药活性代谢物水平降低并降低临床疗效，如与 PPIs 合用，可选择对 CYP2C19 影响较小的泮托拉唑等。

2）替格瑞洛：强效 CYP3A 抑制药如酮康唑、伊曲康唑、伏立康唑、克拉霉素，中效 CYP3A 抑制药如地尔硫䓬等，可使本药的暴露量增加，应避免合用。强效 CYP3A 诱导药如利福平、地塞米松、苯妥英钠、卡马西平、苯巴比妥可使本药的血药浓度降低，应避免合用。与抗凝药、纤维蛋白溶解药、高剂量阿司匹林、非甾体抗炎药等合用可增加出血风险。本药可升高辛伐他汀、洛伐他汀的血药浓度，合用时避免二者的剂量超过 40mg；与阿司匹林合用时应避免阿司匹林剂量超过 100mg。本药可使地高辛的血药浓度升高，合用开始时及本药有任何改变时应监测地高辛的浓度。

（2）药物不良反应监护：

1）氯吡格雷：常见出血，如紫癜、肌肉-骨骼出血（如关节积血、血肿）、眼出血、鼻出血、呼吸道出血（如咯血和肺出血）、血尿和手术伤口出血等；极少出现血栓性血小板减少性紫癜（TTP）。

2）替格瑞洛：常见呼吸困难、咳嗽、头痛、头晕、出血。

（3）对氯吡格雷抵抗的处理：①避免药物间的相互作用，在服用氯吡格雷期间，应尽量避免同时使用 CYP2C19 强抑制剂如奥美拉唑；可选用对 CYP2C19 影响较小的

PPI 如泮托拉唑等。②调整氯吡格雷剂量，在慢代谢型患者可适当增加氯吡格雷的负荷量和维持量；③换用新型 P2Y12 受体拮抗剂，如代谢不受 CYP2C19 等位基因变异的影响的普拉格雷或替格瑞洛；④在氯吡格雷治疗的基础上，联合使用 GPⅡb/Ⅲa 受体拮抗剂可进一步抑制血小板的聚集。

（三）对血小板糖蛋白Ⅱb/Ⅲα 受体拮抗剂的药学监护

国内目前常用的有替罗非班，为非肽类糖蛋白Ⅱb/Ⅲa 受体的可逆性拮抗药，选择性抑制血小板聚集的最终共同通路，停药后血小板功能可迅速恢复到基线水平。本药静脉给药后 5min 起效，作用持续 3~8h，血浆蛋白结合率约为 65%，本药在体内代谢少，多以原形经胆道和尿液排泄。在正常人及冠心病患者中 $t_{1/2}$ 分别为 1.4~1.8h、1.9~2.2h。65 岁以上的老年冠心病患者与年龄不超过 65 岁的患者相比，其血浆清除率下降 19%~26%。轻至中度肝功能不全者血浆清除率与正常人相比无明显差异，药物可经血液透析清除。

1. 治疗前评估

（1）禁忌证评估：对本药过敏、使用本药曾出现血小板减少、有活动性内出血、颅内出血史、近 1 个月内有出血性脑卒中发作、颅内肿瘤、动脉瘤、动静脉畸形、重要器官手术或有严重外伤需手术治疗、主动脉夹层、重度高血压（收缩压>180mmHg 或舒张压>110mmHg）患者禁用。

（2）应用风险评估：有凝血障碍、血小板异常史、1 年内有脑血管病史、近 1 个月内有大手术或严重躯体创伤史、壁间动脉瘤、出血性视网膜疾病、慢性血液透析患者慎用。

2. 治疗过程的监护

（1）药物相互作用监护：与阿加曲班、阿司匹林、维生素 A、软骨素、多昔单抗、低分子量肝素、抗凝药、溶栓药、当归、银杏、甘草、益母草、黄芩、丹参、大黄、红花油等合用有增加出血的风险。

（2）药物不良反应监护：最常见出血，如颅内出血、腹膜后出血、心包积血、肺出血、血尿等；可见脊柱硬膜外血肿，血小板计数、血红蛋白、血细胞比容下降，尿和大便隐血增加，皮疹或荨麻疹、低热、寒战。

（四）对肝素类药物的药学监护

肝素类药物根据分子量大小可分为未分级肝素（UFH）（普通肝素）和低分子量肝素（LMWH）。普通肝素可影响凝血过程的多个环节，与抗凝血酶Ⅲ（ATⅢ）结合形成肝素 AT-Ⅲ复合物，对具有丝氨酸蛋白酶活性的凝血因子如因子Ⅻa、Ⅺa、Ⅸa 和 Ⅹa 等有灭活作用，从而抑制凝血酶原激酶的形成，抗凝作用与其分子中具有强负电荷的硫酸根有关。普通肝素口服不吸收，皮下、肌内注射均吸收良好，起效时间与给药方式有关，静脉注射可立即发挥最大抗凝效应，以后作用逐渐下降，3~4h 后凝血时间恢复正常；皮下注射一般 20~60min 起效，且有个体差异。静脉注射后 $t_{1/2}$ 为 1~6h，平均约为 1.5h，并与用量有相关性；静脉注射 100U/kg、200U/kg、400U/kg，$t_{1/2}$ 分别为 56min、96min、152min。50%以原形经肾脏排泄，慢性肝肾功能不全及过度肥胖者对本药的代谢排泄延迟，并有体内蓄积的可能。

　　LMWH 是由 UFH 经酶解或化学降解的方法制得的分子量较小的片断，保留了抗凝活性，但分子量相当于 UFH 的 1/3，平均分子量为 4 000~5 000D，与 UFH 相比有半衰期长、生物利用度高、血小板减少发生率低等优点。LMWH 应用最多的有 3 种，即依诺肝素、那屈肝素以及达肝素，三者在分子结构、解聚方法以及抗 Xa/Ⅱa 活性上有差别，它们的药动学参数比较见表 3-3-2。低分子量肝素之间不宜交替使用，临床应用低分子量肝素应根据其各自的临床证据和被批准的适应证来选择。LMWH 给药途径大多为皮下注射。

表 3-3-2　常用低分子量肝素皮下注射的药动学参数

药物名称	起效时间（h）	达峰时间（h）	半衰期（h）
依诺肝素	—	3	3~5
那屈肝素	—	3	3.5
达肝素	2~4	—	3~4

1. 治疗前评估

（1）禁忌证评估：对本类药过敏、有自发出血倾向或不能控制的活动性出血、血友病、血小板减少、紫癜等、创伤或术后渗血、先兆流产者或产后出血、胃及十二指肠溃疡、溃疡性结肠炎、严重肝肾功能不全、胆囊疾病或黄疸、恶性高血压、活动性结核、颅内出血或有颅内出血史等患者禁用。

（2）应用风险评估：妊娠晚期和产后妇女、月经量过多妇女、有过敏性疾病及哮喘病史者、准备进行易致出血的操作如口腔手术患者等慎用。

2. 治疗过程的监护

（1）药物相互作用监护：与香豆素类及其衍生物、组织型纤溶酶原激活物（t-PA）、尿激酶、链激酶、肾上腺皮质激素、促肾上腺皮质激素合用可加重出血风险；与阿司匹林及非甾体抗炎药合用能抑制血小板功能，并能诱发胃肠道溃疡出血；硫酸鱼精蛋白可中和本药的作用。

（2）药物不良反应监护：①出血：最常见，可能发生在任何部位，当出现不明原因的血细胞比容下降、血压下降时，应引起注意。有使用本药引起血小板减少的报道，一般只有轻度的或无临床表现。但血小板减少可能会伴有严重的血栓栓塞综合征如皮肤坏死、因肢体坏疽导致的截肢、心肌梗死、肺栓塞、脑卒中甚至死亡等。血小板减少常发生在用药初 5~9d。②肝脏：常见丙氨酸转氨酶［ALT，又称谷丙转氨酶（GPT）］、天冬氨酸转氨酶［AST，又称谷草转氨酶（GOT）］、乳酸脱氢酶（LDH）升高，但以静脉给药者发生率高。因此在使用肝素情况下，对与酶水平变化有关的疾病如肝炎、肺栓塞、急性心肌梗死等病的诊断需慎重。③肌肉骨骼：可见骨质疏松和自发性骨折。④过敏反应：常见寒战、发热、荨麻疹等。⑤皮肤：全身用药后有出现皮肤坏死的报道，非连续性用药后有延迟的暂时性脱发。可能出现瘙痒、发热感，特别是脚底部。⑥其他：注射局部可有刺激、红斑、轻微疼痛、血肿、溃疡症状，肌内注射后以上症状更严重，因此不宜肌内注射。

（五）对磺达肝癸钠的药学监护

本药为人工合成的活化因子 X 选择性抑制药，通过选择性与抗凝血酶Ⅲ结合，增强（约 300 倍）抗凝血酶Ⅲ对凝血酶的抗 Xa 因子活性，阻碍凝血级联反应，从而抑制凝血酶形成和血栓增大。本药皮下给药吸收迅速，2h 后达到血药峰浓度，64%～77%经肾脏以原形排泄，$t_{1/2}$ 为 17～21h。肌酐清除率 < 50mL/min 的肾功能损害患者 $t_{1/2}$ 为 29～72h，大于 75 岁的老年人血浆清除率比小于 65 岁的患者低 20%～40%。

1. 治疗前评估

（1）禁忌证评估：对本药过敏、急性细菌性心内膜炎、严重肾功能不全、活动性出血患者禁用。

（2）应用风险评估：老年人及先天性或获得性出血疾病、近期接受过颅内、脊柱或眼科手术、肌酐清除率小于 50mL/min 的肾功能不全、胃肠道活动性溃疡、肝功能不全患者慎用。

2. 治疗过程的监护

（1）药物相互作用监护：与溶血栓药、GPⅡb/Ⅲa 受体拮抗药、肝素、抗血小板药、非甾体抗炎药、丹参、维生素 A 等合用增加出血风险，须谨慎。

（2）药物不良反应监护：常见出血如术后出血、血肿、血尿、咯血、牙龈出血、鼻出血、胃肠道出血等，以及贫血。

（六）对其他药物的药学监护

对硝酸酯类药物的药学监护见第三章第一节；对 β 受体阻断药和钙通道阻滞药的药学监护见第四章。

（七）患者教育

1. 一般教育 生活有规律，避免精神过度紧张和情绪波动，低脂低盐饮食，不吸烟不酗酒，肥胖者要逐步减轻体重。

2. 用药教育 积极治疗高血压、糖尿病、高脂血症等与冠心病密切相关的疾病；使用抗凝药物时注意观察有无皮肤出血、便血等现象。

第三节　急性 ST 段抬高型心肌梗死的药学监护

一、急性 ST 段抬高型心肌梗死概述

急性 ST 段抬高型心肌梗死（ST-segment elevation myocardial infarction，STEMI）大多是在冠状动脉病变的基础上，发生冠状动脉血供急剧减少或中断，使相应的心肌严重而持久地急性缺血所致。通常原因是在冠状动脉粥样硬化不稳定斑块病变的基础上继发血栓形成，导致冠状动脉血管持续、完全阻塞，少数情况下粥样斑块内出血或血管持续痉挛也可使冠状动脉完全闭塞。2010 年我国 18 岁及以上居民急性心肌梗死发病率为 4.37‰，其中男性发病率为 4.59‰，女性为 4.14‰，男性高于女性，农村低于城市，中部地区的发病率最高。

（一）临床表现

临床表现与梗死的面积大小、部位、冠状动脉侧支循环情况密切有关。

1. 先兆　约半数以上患者在发病前数日有乏力，胸部不适，活动时心悸、气急、烦躁、心绞痛等前驱症状，其中以新发生心绞痛（初发型心绞痛）或原有心绞痛加重（恶化型心绞痛）最为突出。

2. 症状　疼痛是最先出现的症状，多发生于清晨，疼痛部位和性质与心绞痛相同，但诱因多不明显，且常发生于安静时，程度较重，持续时间较长，可达数小时或更长，休息和含用硝酸甘油片多不能缓解。疼痛剧烈时常伴有频繁的恶心、呕吐和上腹胀痛。75%~95%的患者可发生各种心律失常，以室性心律失常最多见，尤其是室性期前收缩。严重者可发生低血压和休克，或伴有心力衰竭表现。其他症状有发热、心动过速、白细胞增高和血沉增快等。

3. 体征　心脏浊音界可正常，也可轻度至中度增大；心尖区第一心音减弱，可出现第四心音奔马律；10%~20%患者在起病第2~3日出现心包摩擦音，为反应性纤维性心包炎所致；心尖区可出现粗糙的收缩期杂音或伴收缩中晚期喀喇音，为二尖瓣乳头肌功能失调所致；心率多增快，少数也可减慢；也可出现各种心律失常。

（二）检查指标

1. 心电图

（1）特征性改变：Q波心肌梗死者，在面向透壁心肌坏死区的导联上出现以下改变：①宽而深的Q波（病理性Q波）。②ST段抬高呈弓背向上型。③T波倒置，往往宽而深，两肢对称。在背向心肌梗死区的导联上则出现相反的改变，即R波增高，ST段压低和T波直立并增高。在无Q波心肌梗死中的心内膜下心肌梗死患者，则不出现病理性Q波，会发生ST段压低≥0.1mV，但aVR导联（有时还有V1导联）ST段抬高，或有对称性T波倒置。

（2）动态性改变：Q波心肌梗死者起病数小时内可无异常，或出现异常高大两支不对称的T波；数小时后，ST段明显抬高，弓背向上，与直立的T波连接，形成单相曲线。数小时到2d内出现病理性Q波，同时R波减低，为急性期改变。Q波在3~4d内稳定不变，以后70%~80%永久存在；如不进行治疗干预，ST段抬高持续数日至2周，逐渐回到基线水平，T波则变为平坦或倒置，是为亚急性期改变；数周至数月以后，T波呈V形倒置，两支对称，波谷尖锐，为慢性期改变，T波倒置可永久存在，也可在数月到数年内逐渐恢复。无Q波心肌梗死中的心内膜下心肌梗死，显示ST段普遍压低（除aVR、有时V1导联外），继而显示T波倒置，但始终不出现Q波，ST段和T波的改变持续存在1~2d以上。

2. 心肌酶和肌钙蛋白检测　①肌红蛋白起病后2h内升高，12h内达高峰，24~48h恢复正常。②肌钙蛋白I（cTnI）或T（cTnT）起病3~4h后升高，cTnI于11~24h达高峰，7~10d降至正常，cTnT于24~48h达高峰，10~14d降至正常。这些心肌结构蛋白含量的增高是诊断心肌梗死的敏感指标。③肌酸激酶同工酶CK-MB升高。在起病后4h内增高，16~24h达高峰，3~4d恢复正常。

（三）诊断依据

根据典型的临床表现、特征性的心电图改变以及实验室检查结果可诊断本病。

二、治疗方案

1. 解除疼痛 吗啡 2~4mg 静脉注射或哌替啶 50~100mg 肌内注射，必要时 5~10min 后重复。

2. 再灌注治疗 溶栓疗法：尿激酶（urokinase，UK）30min 内静脉滴注 150~200万 U；链激酶（streptokinase，SK）或重组链激酶（rSK）以 150 万 U 静脉滴注，在 60min 内滴完。重组组织型纤溶酶原激活物（recombinant tissue-type plasminogen activator，rt-PA，阿替普酶）100mg 在 90 min 内静脉给予，先静脉注入 15mg，继而 30min 内静脉滴注 50mg，其后 60min 内再滴注 35mg。用 rt-PA 前先用肝素 5 000U 静脉注射，用药后继续以肝素每小时 700~1 000U 持续静脉滴注，共 48 h，以后改为皮下注射 7 500U，每 12 h 1 次，连用 3~5 d，也可用低分子量肝素。

3. 抗心律失常治疗 发生心室颤动或持续多形性室性心动过速时，尽快采用非同步直流电除颤或同步直流电复律。一旦发现室性期前收缩或室性心动过速，立即用利多卡因 50~100mg 静脉注射，每 5~10min 重复 1 次，至期前收缩消失或总量已达 300mg，继以 1~3mg/min 的速度静脉滴注维持（100mg 加入 5% 葡萄糖溶液 100mL）。如室性心律失常反复，可用胺碘酮治疗，150mg 静脉注射，然后 300mg 加入 250mL 葡萄糖溶液，滴注 10~20mL/h。对缓慢性心律失常可用阿托品 0.5~1mg 肌内或静脉注射。室上性快速心律失常选用地尔硫䓬每次 30mg，每日 3~4 次；美托洛尔每次 25~50mg，每日 2~3 次；洋地黄制剂毛花苷 C 0.2mg，静脉注射，或胺碘酮等。药物治疗不能控制时，可考虑用同步直流电复律治疗。

4. 抗休克治疗 ①应用升压药多巴胺起始剂量 3~5μg/（kg.min），或去甲肾上腺素 2~8μg/min，亦可选用多巴酚丁胺，起始剂量 3~10μg/（kg.min），静脉滴注。②经上述处理血压仍不升，而肺动脉楔压（PCWP）增高，心排血量或周围血管显著收缩以致四肢厥冷并有发绀时，可应用血管扩张药硝普钠 15μg/min 静脉滴注，每 5min 逐渐增量至 PCWP 降至 15~18mmHg；硝酸甘油 10~20μg/min 开始静脉滴注，每 5~10min 增加 5~10μg 直至左心室充盈压下降。

5. 治疗心力衰竭 主要是治疗急性左心衰竭，以应用吗啡（或哌替啶）3~5mg 皮下注射和呋塞米（速尿）20~100mg 静脉注射为主，亦可选用多巴酚丁胺 10μg/（kg·min）静脉滴注或用短效血管紧张素转化酶抑制药从小剂量开始治疗。有右心室梗死的患者应慎用利尿药。

6. 其他药物治疗

（1）β受体阻断药和钙通道阻滞药：见心力衰竭和高血压章节。

（2）ACEI 和 ARB：见心力衰竭和高血压章节。

（3）极化液疗法：氯化钾 1.5g、胰岛素 10 U 加入 10% 葡萄糖溶液 500mL 中，静脉滴注，每日 1~2 次，7~14 d 为 1 个疗程。

7. 抗血小板聚集和抗凝药物 阿司匹林 100mg，每日 1 次；氯吡格雷 75mg，每日

1次；替格瑞洛90mg，每日2次。

三、药学监护

（一）对溶栓药物的药学监护

溶栓药物多为纤溶酶原激活物或类似物，其中尿激酶、链激酶等为第一代溶栓酶，阿替普酶（alteplase，rt-PA）、阿尼普酶（Anistreplase，APSAC）等为第二代溶栓酶，近年来利用基因和单抗工程技术而开发的组织型纤溶酶原激活物突变体（r-PA、TNK-tPA）、嵌合体（$K_1 K_2 P_U$）等为第三代溶栓酶，比第一代和第二代溶栓酶有更强的溶栓能力和更长的血浆半衰期（表3-3-3）。

链激酶的作用机制是与纤溶酶原结合成为链激酶-纤溶酶原复合物，再激活纤溶酶原使之转变为有活性的纤溶酶，将血栓中的纤维蛋白溶解成为纤维蛋白降解产物（FDP）而发挥溶栓作用。本药静脉给药后迅速分布于全身，主要分布于肝、肾和胃肠道，血药浓度呈指数衰减，主要从肝脏经胆道排出。链激酶-纤溶酶原复合物很快从血浆清除，但与抗纤溶酶相结合的纤溶酶则在血栓部位释出，后者可使停止滴注后的溶栓效果延长12h，血浆清除时间为18~30min，自活化至产生溶栓效果的生物$t_{1/2}$为82~184min。

尿激酶直接作用于血块表面的纤溶酶原，使纤溶酶原分子中的精氨酸560-缬氨酸561键断裂，产生纤溶酶，从而使纤维蛋白凝块、凝血因子Ⅰ、Ⅴ和Ⅷ降解，发挥溶栓作用。本药对新鲜血栓疗效较好，对病程超过7d者疗效不佳，$t_{1/2}$约为20min，肝功能损害者半衰期延长。

阿替普酶可通过赖氨酸残基与纤维蛋白结合，并激活与纤维蛋白结合的纤溶酶原，使之转变为纤溶酶，主要降解血栓中的纤维蛋白，对全身性纤溶活性影响较小，安全性高。本药静脉注射后迅速自血中清除，用药5min后给药量的50%自血中清除，10min及20min后，体内剩余药量分别占给药量的20%及10%。药物主要在肝脏代谢。

表3-3-3　不同溶栓药物主要特点的比较

溶栓药物	纤维蛋白特异性	抗原性及过敏反应	纤维蛋白原消耗	90min再通率（%）
尿激酶	否	无	明显	未知
链激酶	否	有	明显	50
阿替普酶	是	无	轻度	>80
瑞替普酶	是	无	中度	>80
替奈普酶	是	无	极小	75

注：不同临床试验中不同剂量方案的冠状动脉再通率略有不同。

1. 治疗前评估

（1）禁忌证评估：6 个月内有卒中史、中枢神经系统创伤或肿瘤、1 个月内胃肠道出血、主动脉夹层、出血性疾病及难以压迫的穿刺（如内脏活检、腔室穿刺）患者禁用。

（2）应用风险评估：口服抗凝药物、血压收缩压 ≥ 180mmHg 或舒张压 ≥ 110mmHg、感染性心内膜炎、活动性肝肾疾病、心肺复苏无效患者慎用。

2. 治疗过程的监护

（1）疗效评估：溶栓再通的判断标准如下。①溶栓治疗开始后 60~90min ST 段抬高至少降低 50%。②患者在溶栓治疗后 2h 内胸痛症状明显缓解。③心肌损伤标志物的峰值前移，血清心肌型肌酸激酶同工酶酶峰提前到发病 12~18h，肌钙蛋白峰值提前到 12h 内。④溶栓治疗后的 2~3h 出现再灌注心律失常。

（2）特殊人群用药监护：妊娠期及哺乳期妇女、老年患者慎用。

（3）药物相互作用监护：与影响血小板功能的药物如阿司匹林、吲哚美辛、保泰松等不宜合用；肝素和口服抗凝药不宜与大剂量溶栓药同时使用，以免出血危险增加。

（4）药物不良反应监护：主要并发症是出血，一般为注射部位出现血肿，无须停药，可继续治疗，紧急状态下可考虑用氨基己酸、氨甲苯酸以对抗溶栓酶的作用，更严重者可补充纤维蛋白原或全血。冠状动脉再通溶栓时，常伴随血管再通后出现房性或室性心律失常，需严密进行心电监护，偶有发热、寒战、头痛。注入速度太快时，有可能引起过敏反应，可给予异丙嗪、地塞米松等预防。在使用过程中，应尽量避免肌内注射及动脉穿刺。

（二）对其他药物的药学监护

对抗凝及抗血小板药的药学监护见本篇第三章第二节；对硝酸酯类药物的药学监护见本篇第三章第一节；对 β 受体阻断药和钙通道阻滞药的药学监护见本篇第四章第一节。

（三）患者教育

1. 一般教育 积极治疗高血压、糖尿病、高脂血症等与冠心病密切相关的疾病。生活有规律，避免精神过度紧张和情绪波动，低脂低盐饮食，不吸烟不酗酒，可适当活动，当出现胸痛、心慌、胸闷、呼吸困难等异常情况时应立即停止活动。

2. 用药教育 常见的心肌梗死先兆症状表现为：突然严重的心绞痛发作；原有的心绞痛加剧、持续时间延长；多在安静休息时发作，含硝酸甘油疗效较差；疼痛时伴有大汗、恶心、呕吐、心律失常、低血压状态等。若持续疼痛或服药不能缓解，应立即送医院急诊。患者应常备缓解心绞痛的药物如硝酸甘油片，以便应急服用。

第四章 高血压的药学监护

第一节 原发性高血压的药学监护

一、原发性高血压的概述

原发性高血压（primary hypertension）是以体循环动脉压升高为主要临床表现的心血管综合征，通常简称高血压。高血压是多种心脑血管疾病的重要病因和危险因素，影响重要脏器如心、脑、肾的结构和功能，最终导致这些器官的功能衰竭，迄今仍然是心血管疾病死亡的主要原因之一。根据血压升高水平，又进一步将高血压分为1级、2级和3级。高血压在老年人中较为常见，尤以单纯收缩期高血压为多。

（一）临床表现

1. **症状** 大多数起病缓慢，缺乏特殊临床表现，常见症状有头晕、头痛、颈项板紧、疲劳、心悸等，也可出现视力模糊、鼻出血等较重症状。典型的高血压头痛在血压下降后即可消失，可同时合并与血压水平无关的头痛，如精神焦虑性头痛、偏头痛、青光眼等。其他症状有胸闷、气短、心绞痛、多尿等。

2. **体征** 高血压体征一般较少。重点检查项目有周围血管搏动、血管杂音、心脏杂音等。心脏听诊可有主动脉瓣区第二心音亢进、收缩期杂音或收缩早期喀喇音。有些体征常提示可能为继发性高血压，例如腰部肿块提示多囊肾或嗜铬细胞瘤；股动脉搏动延迟出现或阙如，下肢血压明显低于上肢，提示主动脉缩窄；向心性肥胖、紫纹与多毛，提示皮质醇增多症。

3. **靶器官损害症状**

（1）心脏：高血压可加重左心室后负荷，导致心肌肥厚，继之引起心腔扩大和反复心力衰竭发作。

（2）肾脏：高血压肾损害主要与肾小球动脉硬化有关，早期无泌尿系症状，随病情进展可出现夜尿增多伴尿电解质排泄增加，继之可出现蛋白尿、管型尿、血尿等。高血压有严重肾损害时可出现慢性肾衰竭症状。

（3）脑：高血压可导致脑小动脉痉挛，产生头痛、眩晕、头胀、眼花等症状，当血压突然显著升高时可产生高血压脑病，出现剧烈头痛、呕吐、视力减退、抽搐、昏迷等脑水肿和颅内高压症状。

（4）视网膜：视网膜小动脉早期发生痉挛，随着病程发展出现硬化，血压急骤上升，可引起视网膜渗出和出血。

（二）检查指标

（1）24h 动态血压监测（ABPM），正常参考范围为：24h 平均血压<130/80mmHg，白天血压均值<135/85mmHg，夜间血压均值<120/70mmHg。

（2）对怀疑继发性高血压患者，根据需要可以分别选择以下检查项目：血浆肾素活性、血和尿醛固酮、血和尿皮质醇、血游离甲氧肾上腺素（MN）及甲氧去甲肾上腺素（NMN）、血和尿儿茶酚胺、动脉造影、肾和肾上腺超声、CT 或磁共振成像（MRI）、睡眠呼吸监测等。

（3）对有合并症的高血压患者，进行相应的脑功能、心功能和肾功能检查。

（三）诊断依据

主要根据诊室测量的血压值诊断，在未使用降压药物的情况下，非同日 3 次测量血压，收缩压 ≥ 140mmHg 和（或）舒张压 ≥ 90mmHg。收缩压 ≥ 140mmHg 和舒张压 < 90mmHg 为单纯性收缩期高血压。患者既往有高血压史，目前正在使用降压药物，血压虽然低于 140/90mmHg，也诊断为高血压。或 24h 动态血压监测（ABPM）24h 平均血压 > 130/80mmHg，白天血压均值 > 135/85mmHg 为高血压。

二、治疗方案

治疗方案包括非药物和药物两种方法，大多数患者需长期甚至终身坚持治疗。降压目标：在患者能耐受的情况下，逐步降压达标。一般高血压患者，应将血压降至 140/90mmHg 以下；65 岁及以上的老年人的收缩压应控制 150mmHg 以下，如能耐受还可进一步降低；伴有肾脏疾病、糖尿病或病情稳定的冠心病的高血压患者治疗更宜个体化，一般可以将血压降至 130/80mmHg 以下，脑卒中后的高血压患者一般血压目标为<140/90mmHg。处于急性期的冠心病或脑卒中患者，应按照相关指南进行血压管理。

1. 非药物治疗 主要指生活方式干预，包括：减少钠盐摄入，增加钾盐摄入；控制体重；不吸烟；不过量饮酒；体育运动；减轻精神压力，保持心理平衡。

2. 药物治疗 高危、很高危或 3 级高血压患者，应立即开始降压药物治疗。确诊的 2 级高血压患者，应考虑开始药物治疗；1 级高血压患者，在生活方式干预数周后，血压仍≥140/90mmHg 时，再开始降压药物治疗。常用降压药物包括 5 类：利尿药、β受体阻断药、钙通道阻滞药、血管紧张素转化酶抑制药和血管紧张素受体拮抗药。此外，α受体阻断药等其他种类降压药有时亦可应用于某些高血压人群。药物治疗应遵循以下 4 项原则，即小剂量开始、优先选择长效制剂、联合用药及个体化。

三、药学监护

（一）对 β 受体阻断药的药学监护

β受体阻断药可通过竞争抑制 β 受体，拮抗交感神经兴奋和儿茶酚胺作用，抑制心收缩力及减慢心率。常用药物普萘洛尔（propranolol）、美托洛尔（metoprolol）、比索洛尔（bisoprolol）、卡维地洛（carvedilol）等。此类药物起效迅速，作用持续时间不同，药代动力学参数相差较大（表3-4-1）。

β受体阻断药临床应用上存在显著个体差异，主要在肝脏经多条途径代谢，大约70％的代谢由CYP2D6介导。CYP2D6的基因多态性对β受体拮抗药代谢有较大影响，中国人中常见的基因突变型 *CYP2D6 * 10*，与野生型相比，形成活性低且不稳定的代谢酶，在用药过程中可结合基因型检测结果来指导临床用药。

表3-4-1　常用口服β受体阻断药的药代动力学参数

药物名称	选择性	达峰时间（h）	半衰期（h）
普萘洛尔	非选择性	1~1.5	3.5~6
美托洛尔	β_1受体	1.5~2	3~7
比索洛尔	β_1受体	1~3	10~12
卡维地洛	α_1、β受体	1~2	7~10

1. 治疗前评估

（1）禁忌证评估：对本类药物过敏、支气管哮喘、慢性阻塞性支气管疾病、急性或重度心力衰竭、心源性休克、病态窦房结综合征、房室传导阻滞患者禁用。

（2）应用风险评估：妊娠期和哺乳期妇女及糖尿病、心功能不全、肝功能不全、严重肾功能损害、重症肌无力、严重周围血管疾病患者等慎用。

2. 治疗过程的监护

（1）疗效评估：单用或合用其他降压药使血压达正常范围。

（2）特殊人群用药监护：妊娠期和哺乳期妇女及老年患者慎用。

（3）药物相互作用的监护：与洋地黄合用可发生房室传导阻滞而使心率减慢，需严密观察；与胺碘酮合用可能会导致严重的心动过缓、低血压和心脏停搏；与钙通道阻滞药合用，特别是静脉注射维拉帕米，要警惕对心肌和传导系统的抑制；与肾上腺素、苯福林或拟交感胺类合用，可引起显著高血压、心率过慢；与降糖药同用时，需调整后者的剂量。

（4）药物不良反应的监护：主要不良反应是心动过缓、乏力、四肢发冷，较高剂量治疗时突然停药可导致撤药综合征。服药前应询问患者是否有COPD、缓慢性心律失常、血糖或血脂异常等病史。有血糖、血脂异常的患者，应加强血糖、血脂监测。

（二）对钙通道阻滞药的药学监护

钙通道阻滞药（CCB）主要通过阻滞电压依赖性L型钙通道减少细胞外钙离子进入血管平滑肌细胞内，减弱兴奋收缩耦联，降低阻力血管的收缩反应而起降压作用。根据药物核心分子结构和作用于L型钙通道不同的亚单位，分为二氢吡啶类和非二氢吡啶类，前者以硝苯地平为代表，后者以维拉帕米和地尔硫䓬为代表。按药物作用持续时间分为短效和长效类。钙通道阻滞药降压起效迅速，降压疗效和降压幅度相对较强，疗效的个体差异性较小，与其他类型降压药物联合治疗能明显增强降压作用，对血脂、血糖等无明显影响。常用口服钙通道阻滞药的药动学参数见表3-4-2。

表 3-4-2　常用口服钙通道阻滞药的药动学参数

药物名称	起效时间（min）	达峰时间（h）	药效维持时间（h）	半衰期（h）
硝苯地平				
口服	15	1~2	4~8	5
舌下	2~3	20#	—	—
控释片	—	6	24	—
缓释片	—	1.6~4	12	—
尼群地平	30	1~2	6~8	2
氨氯地平	24~96 △	6~12	24~48	35~50
拉西地平	2 △	0.5~2.5	12~24	13~19
维拉帕米				
普通片剂	—	1~2	6~8	2.8~7.4
注射剂	1~5	2~5#	2	2~5
地尔硫䓬				
普通片剂	30~60	2~3		3.5
缓释片	2~3 △	6~11		5~7

注：△代表 h；*代表 d；#代表 min。

1. 治疗前评估

（1）禁忌证评估：妊娠期妇女、快速型心律失常、充血性心力衰竭、Ⅱ~Ⅲ度房室传导阻滞、病态窦房结综合征患者禁用。

（2）应用风险评估：肝功能不全、心肌病患者应慎用。

2. 治疗过程的监护

（1）特殊人群用药监护：哺乳期妇女慎用。

（2）药物相互作用监护：与胺碘酮合用可进一步抑制窦性心律或加重房室传导阻滞，病窦综合征及不完全性房室传导阻滞患者应避免两药合用；与非甾体抗炎药、口服抗凝药合用有增加胃肠道出血的风险。

（3）药物不良反应监护：主要不良反应是开始治疗阶段有反射性交感活性增强，引起心率增快、面部潮红、头痛、下肢水肿等，尤其在使用短效制剂时。

（三）对血管紧张素转化酶抑制药的药学监护

血管紧张素转化酶抑制药（ACEI）的降压作用主要通过抑制循环和组织的血管紧张素转化酶（ACE），使血管紧张素Ⅱ生成减少，同时抑制激肽酶，使缓激肽降解减少。降压起效缓慢，在 3~4 周时达最大作用，限制钠盐摄入或联合使用利尿药可使起效迅速、作用增强。ACEI 具有改善胰岛素抵抗和减少尿蛋白作用，对肥胖、糖尿病和心脏、肾脏靶器官受损的高血压患者具有相对较好的疗效，特别适用于伴有心力衰竭、心肌梗死、房颤、蛋白尿、糖耐量减退或糖尿病肾病的高血压患者。许多 ACEI 为前药，如依那普利、福辛普利等。ACEI 的活性部位有两个结合位点，其中含 Zn^{2+} 的结合位点是 ACEI 有效基团的必需结合位点，现有的 ACEI 与 Zn^{2+} 结合的基团有 3 类，如卡托普利含巯基（—SH），依那普利含羧基（—COOH），福辛普利含磷酸基（POO—）。常用血管紧张素转化酶抑制药的药动学参数见表 3-4-3。

表 3-4-3　常用 ACEI 的药动学参数

药物名称	起效时间（h）	达峰时间（h）	药效维持时间（h）	半衰期（h）
卡托普利				
普通片剂	15 [#]	1~1.5	24	<3
注射剂	15 [#]	1~2	4~6	
依那普利	1	4~6	24	11（代谢产物）
贝那普利	1	0.5~1	24	0.6（母药）
				10~11（代谢产物）
福辛普利	1	2~4	24	12
培哚普利	1	3~4	24	9（代谢产物）

注：[#] 代表 min。

1. 治疗前评估

（1）禁忌证评估：高钾血症、妊娠期妇女和双侧肾动脉狭窄患者禁用。

（2）应用风险评估：血肌酐超过 3mg/dL 患者使用时需谨慎，应定期监测血肌酐及血钾水平。

2. 治疗过程的监护

（1）特殊人群用药监护：妊娠期和哺乳期妇女慎用。

（2）药物相互作用监护：使用补钾制剂、保钾利尿药或含钾代用食盐（特别是肾功能不全的患者）可引起血清钾显著升高；和排钾利尿药合用，可以减轻利尿药引起的低血钾。

（3）药物不良反应监护：主要不良反应有：首剂低血压（如卡托普利）；刺激性干咳，干咳发生率为 10%~20%；血管神经性水肿，可发生于唇、舌、口腔、鼻部与面部其他部位，偶可发生于喉头，可威胁生命，发生机制与体内缓激肽增多有关，多发生于用药的第一个月，一旦发生应停药；高血钾，在肾功能不全和同时服用保钾利尿药患者中多见；含有巯基的卡托普利等可产生味觉障碍、皮疹与白细胞缺乏等反应，皮疹多为瘙痒性丘疹，常发生于用药几周内。常用 ACEI 的结构特点及不良反应及监护见表3-4-4。

（四）对血管紧张素Ⅱ受体拮抗药的药学监护

降压作用主要通过阻滞组织的血管紧张素Ⅱ受体亚型 AT_1，拮抗血管紧张素Ⅱ的水钠潴留、血管收缩与组织重构作用。降压作用起效缓慢，但持久而平稳，低盐饮食或与利尿药联合使用能明显增强疗效。多数 ARB 随剂量增大降压作用增强，治疗剂量窗较宽。ARB 类药物一般不引起刺激性干咳，持续治疗的依从性高，治疗对象和禁忌证方面与 ACEI 相同。常用血管紧张素 II 受体拮抗药的药动学参数见表 3-4-4。

表 3-4-4　常用血管紧张素 II 受体拮抗药的药动学参数

药物名称	起效时间（h）	达峰时间（h）	药效维持时间（h）	半衰期（h）
氯沙坦	—	1（母药） 3~4（代谢产物）	24	2（母药） 6~9（代谢产物）
缬沙坦	2	4~6	>24	9
厄贝沙坦	—	1.5~2		11~15
替米沙坦	3	—	24	>20
奥美沙坦	—	1~2	—	13
坎地沙坦	2~4	2~4	6~8	5.1~10.5

1. 治疗前评估　同 ACEI 类药物。

2. 治疗过程的监护

（1）药物相互作用监护：与保钾利尿药（如螺内酯、氨苯蝶啶）、补钾剂或含钾盐的代用品合用可导致血钾升高；非甾体抗炎药吲哚美辛可降低氯沙坦的抗高血压作用。

（2）药物不良反应监护：少数患者用药后出现眩晕，干咳发生率比服用 ACEI 明显少，对血脂及血糖无明显影响，不引起直立性低血压。

（五）患者教育

1. 一般教育　健康的生活方式是治疗高血压的基础，包括合理膳食、戒烟限酒、适当运动、控制体重、心理平衡；建议高血压患者定期进行家庭血压测量，了解自己的血压水平；还可以鉴别"白大衣性高血压"和发现"隐蔽性高血压"，高血压患者应长期治疗和定期随访。

2. 用药教育　高血压治疗药物应从小剂量开始，平稳降压；用药前后测量坐立位血压，防止体位性低血压。

第二节　高血压急症的药学监护

一、高血压急症概述

高血压急症是指原发性或继发性高血压患者在某些诱因作用下，血压突然和显著升高（一般超过 180/120mmHg），同时伴有进行性心、脑、肾等重要靶器官功能急性损害的一种严重危及生命的临床综合征。高血压急症包括高血压脑病、颅内出血（脑出血和蛛网膜下腔出血）、脑梗死、急性心力衰竭、肺水肿、急性冠脉综合征、主动脉夹层、子痫等。血压水平的高低与急性靶器官损害的程度并非成正比，通常需要使用静脉降压药物，迅速将血压降至安全范围，使衰竭的脏器功能得到改善或恢复。

（一）临床表现

本病患者多突然起病，病情凶险，通常表现为剧烈头痛，伴有恶心、呕吐、视力障碍及精神和神经方面的异常改变。主要特征为血压显著增高，收缩压升高可达200mmHg以上，严重时舒张压也显著增高。有时出现发热感、多汗、口干、寒战、手足震颤、心悸等。靶器官急性损害的表现：视力模糊或丧失，视网膜出血、渗出，视乳头水肿；胸闷，心绞痛，心悸，气急，咳嗽，甚至咯泡沫痰；尿频，尿少，血浆肌酐和尿素氮增高；一过性感觉障碍，偏瘫，失语，严重者烦躁不安或嗜睡；恶心，呕吐；心脏增大，可出现急性左心衰竭。

（二）检查指标

本病一旦发病病情严重，且危害的系统较多，因此检查时应对各个可能发生损害的靶系统进行检查，包括以下几个方面：①血常规；②尿常规；③肾功能；④头颅CT。

（三）诊断依据

（1）高血压病史。

（2）血压突然急剧升高，短时间内（数小时至数日）血压急剧升高，一般收缩压>180mmHg和（或）舒张压>120mmHg

（3）伴或不伴有心功能不全，高血压脑病，肾功能不全，视乳头水肿、渗出、出血等靶器官损害。

二、治疗方案

起始的降压目标是渐进地将血压降至安全水平，最大限度地防止或减轻心、脑、肾等靶器官损害。一般情况下，初始阶段即数分钟到1h内血压控制的目标为平均动脉压的降低幅度不超过治疗前水平的25%。在随后的2~6h将血压降至较安全水平，一般为160/100mmHg左右，如果可耐受这样的血压水平，临床情况稳定，在以后24~48h逐步降低血压达到正常水平。一般需要联合使用降压药，并要重视足量β受体阻断药的使用。降压的目标还要考虑靶器官特殊治疗的要求，如溶栓治疗等。一旦达到初始靶目标血压，可以开始口服药物，静脉用药逐渐减量至停用。常用静脉降压药物有①硝普钠：初始剂量0.5~10μg/（kg·min），静脉滴注，每隔15min监测血压情况。②硝酸甘油：5~100μg/min，静脉滴注，依据血压进行调整。③尼卡地平（nicardipine）：0.5~6μg/（kg·min），静脉滴注。④拉贝洛尔（labetalol）：100~200mg，静脉滴注。

三、药学监护

高血压急症时必须迅速使血压下降，以静脉给药最为适宜，以便随时调整药物剂量，并可根据血压调节滴速，常用药物有硝普钠、硝酸甘油、尼卡地平、拉贝洛尔等。

（一）对尼卡地平的药学监护

尼卡地平为强效、水溶性血管扩张药，属第二代新型二氢吡啶类钙通道阻滞药，结构与硝苯地平相似，可抑制正常心肌与血管平滑肌细胞的跨膜钙离子内流，引起冠状动脉及周围血管扩张，还可扩张脑血管，增加脑血流量。口服吸收完全，血药峰浓度出现于服药后0.5~2h，平均约1h，血浆蛋白结合率大于95%，在肝内代谢，60%随尿液排出，35%随粪便排出，$t_{1/2}$为50~63min，肝肾功能不全者的半衰期延长。

1. 治疗前评估

（1）禁忌证评估：对本药过敏、重度主动脉瓣狭窄、颅内出血尚未完全止血、脑卒中急性期颅内压增高患者禁用。

（2）应用风险评估：肝肾功能不全、低血压、青光眼、充血性心力衰竭、急性脑出血、脑梗死、有脑卒中史患者慎用。

2. 治疗过程的监护

（1）药物相互作用监护：与地高辛合用可使地高辛的血药浓度升高，增强地高辛的毒性，必要时减少地高辛的剂量；与β受体阻断药合用时应密切观察心脏功能，必要时应减少其中一种药物的剂量或终止给药。

（2）药物不良反应监护：常见足踝部水肿、呼吸困难、咳嗽、头痛、头晕、颜面潮红等。

（二）对拉贝洛尔的药学监护

拉贝洛尔为非选择性β受体阻断药，具有部分内源性拟交感作用和膜稳定性，通过抑制心肌及血管平滑肌的收缩反应发挥降压作用，在降压同时伴有心率减慢、冠脉流量增加、外周血管阻力下降。本药口服吸收完全，生物利用度约为70%，服药后1~2h达血药峰浓度，静脉注射后5min内出现最大作用，作用维持约6h，吸收后可广泛分布于各组织中，血浆蛋白结合率为50%，约有95%在肝脏代谢，55%~60%的原形和代谢产物随尿排出，$t_{1/2}$为6~8h。

1. 治疗前评估

（1）禁忌证评估：对本药过敏、支气管哮喘、心源性休克、Ⅱ~Ⅲ度房室传导阻滞、重度或急性心力衰竭、重度窦性心动过缓患者禁用。

（2）应用风险评估：哺乳期妇女、充血性心力衰竭、糖尿病、肺气肿或非过敏性支气管炎、肝肾功能不全、甲状腺功能减退、雷诺综合征或其他周围血管疾病患者慎用。

2. 治疗过程的监护

（1）特殊人群用药监护：老年患者用本药时应关注有无心动过缓症状。

（2）药物相互作用监护：本药可减弱硝酸甘油的反射性心动过速，两药合用有协同降压作用。

（3）药物不良反应监护：可出现直立性低血压、室性心律失常、反弹性或停药性心绞痛或高血压。

（三）对其他药物的药学监护

对硝普钠及硝酸甘油的药学监护见本篇第一章第二节。

（四）患者教育

1. 一般教育　同"原发性高血压的药学监护"。

2. 用药教育　老年高血压降压治疗从小剂量开始，平稳降压，避免血压降得过急过快，用药前后测量坐立位血压，防止体位性低血压。

（李　凌　汤　姝　孟　哲）

参考文献

［1］葛均波，徐永健．内科学［M］．8 版．北京：人民卫生出版社，2013.

［2］杨宝峰．药理学［M］．8 版．北京：人民卫生出版社，2013.

［3］JANUARY C T, WANN L S, ALPERT J S, et al. AHA ACC/HRS guideline for the management of patients with atrial fibrillation：a report of the American College of Cardiology/American Heart Association Task Force on Practice Guidelines and the Heart Rhythm Society［M］. Circulation. 2014 Dec 2；130（23）：e272-4.

［4］彭娟，谭胜蓝，周宏灏，等．华法林药物基因组学和个体化用药［J］．中国药理学通报，2013，29（2）：169-272.

［5］李小鹰．阿司匹林在动脉粥样硬化性心血管疾病中的临床用-2005 中国专家共识［J］．中华心血管杂志，2006，34（3）：281-284.

［6］吴兆苏，霍勇，王文，等．中国高血压患者教育指南［J］．中华高血压杂志，2013，21（12）：1123-1148.

第四篇
常见消化系统疾病的药学监护

第一章　消化性溃疡的药学监护

一、消化性溃疡概述

消化性溃疡（peptic ulcer）主要指发生在胃和十二指肠的慢性溃疡，即胃溃疡（gastric ulcer，GU）和十二指肠溃疡（duodenal ulcer，DU），因溃疡形成与胃酸/胃蛋白酶的消化作用有关而得名。溃疡的黏膜缺损超过黏膜肌层，不同于糜烂。消化性溃疡是全球性常见病，可发生于任何年龄，以中年最为常见，其中 DU 多见于青壮年，而 GU 多见于中老年，后者发病高峰比前者约迟 10 年。男性患病率较女性高。临床上 DU 比 GU 发病较为多见，两者之比为（2~3）：1，但有地区差异，在胃癌高发区 GU 所占的比例有增加。消化性溃疡是一种多因素疾病，其中幽门螺杆菌（helicobacter pylori，Hp）感染和服用非甾体抗炎药（non-steroidal anti-inflammatory drugs，NSAIDs）是已知的主要病因，溃疡发生是黏膜侵袭因素和防御因素失去平衡的结果。

（一）临床表现

上腹痛是消化性溃疡的主要症状，但约 15% 的消化性溃疡患者可无症状或症状较轻以至不为患者所注意，而以出血、穿孔等并发症为首发症状。这种无症状性溃疡可见于任何年龄，以老年人较多见，其中 NSAIDs 引起的溃疡近半数无症状。

典型的消化性溃疡有如下临床特点。

1. 慢性过程　消化性溃疡病史可达数年至数十年。

2. 周期性发作　消化性溃疡发作与自发缓解相交替，发作期可为数周或数月，缓解期亦长短不一，短者数周、长者数年；发作常有季节性，多在秋冬或冬春之交发病，可因精神情绪不良或过劳而诱发。

3. 发作时上腹痛呈节律性　表现为空腹痛即餐后 2~4h 或（及）午夜痛，腹痛多为进食或服用抗酸药所缓解。其中 DU 的疼痛常发生在两餐之间，持续不减直至下餐进食或服用抗酸药后缓解，即"饥饿痛"。GU 的疼痛多在餐后 1h 内出现，经 1~2h 后逐渐缓解，即"餐后痛"。DU 可发生夜间疼痛，GU 夜间疼痛较少见。

（二）检查指标

1. 胃镜检查　确诊消化性溃疡首选的检查方法。胃镜检查不仅可对胃和十二指肠黏膜直接观察、摄像，还可在直视下取活组织做病理学检查及 Hp 检测，因此胃镜检查对消化性溃疡的诊断及胃良、恶性溃疡鉴别诊断的准确性高于 X 线钡餐检查。胃镜下消化性溃疡多呈圆形或椭圆形，也有呈线形，边缘光整，底部覆有灰黄色或灰白色渗出物，周围黏膜可有充血、水肿，可见皱襞向溃疡集中。

2. **X线钡餐检查**　适用于对胃镜检查有禁忌或不愿接受胃镜检查者。溃疡的 X 线征象有直接和间接两种：龛影是直接征象，对溃疡有确诊价值；局部压痛、十二指肠球部激惹和球部畸形、胃大弯侧痉挛性切迹均为间接征象，仅提示可能有溃疡。

3. **Hp 检测**　应列为消化性溃疡诊断的常规检查项目，因为有 Hp 感染决定治疗方案的选择。检测方法分为侵入性和非侵入性两大类。前者需通过胃镜检查取胃黏膜活组织进行检测，主要包括快速尿素酶试验、组织学检查和 Hp 培养；后者主要有^{13}C 或^{14}C 呼气试验、粪便 Hp 抗原检测及血清学检查。

4. **胃液分析和血清胃泌素测定**　一般仅在疑有胃泌素瘤时作鉴别诊断之用。

（三）诊断依据

慢性病程，周期性发作的节律性上腹疼痛，且上腹痛可为进食或抗酸药所缓解的临床表现是诊断消化性溃疡的重要临床线索。但应注意，一方面有典型溃疡样上腹痛症状者不一定是消化性溃疡，另一方面部分消化性溃疡患者症状可不典型甚至无症状，因此单纯依靠病史难以做出可靠诊断。确诊应参考胃镜检查，X 线钡餐检查发现龛影亦有确诊价值。

二、治疗方案

1. **伴随 Hp 感染的消化性溃疡**　应进行根除 Hp 的治疗。根据世界胃肠组织《发展中国家幽门螺杆菌感染》（2010 年），根除 Hp 感染的一线治疗方法包括三联疗法和四联疗法，其中三联疗法是指 PPI+2 种抗生素，即阿莫西林和克拉霉素，或甲硝唑和克拉霉素；四联疗法是指 PPI+铋剂+2 种抗生素。在根除 Hp 疗程结束后，继续给予一个常规疗程的抗溃疡治疗是最理想的。在一线治疗方案失败后，可以选择二线或三线治疗方案。

2. **无 Hp 感染的消化性溃疡**　DU 患者予以 PPIs 常规剂量，每日 1 次，如兰索拉唑30mg，每日 1 次，疗程 4~6 周；GU 患者予以 PPIs 常规剂量，每日 1 次，如埃索美拉唑 40mg，每日 1 次，疗程 6~8 周。也可使用 H_2 受体拮抗剂抗溃疡治疗，如雷尼替丁、法莫替丁等。雷尼替丁治疗剂量为 150mg，每日 2 次，维持剂量为 150mg，每日 1 次。除以上两种抗酸药物外，还可以辅助使用胃黏膜保护剂如硫糖铝、枸橼酸铋钾及米索前列醇等药物，促进溃疡愈合。

三、药学监护

（一）对抗酸药的药学监护

临床用于治疗消化性溃疡的抗酸药主要分为 2 类：吸收性抗酸药和非吸收性抗酸药。其中，吸收性抗酸药如碳酸氢钠，因可引起碱中毒、产生 CO_2 并造成继发性胃酸过多反跳等不良反应，临床一般已较少应用。目前临床主要应用非吸收性抗酸药，如氢氧化铝（aluminium hydroxide）、复方氢氧化铝片（compound aluminium hydroxide）、铝碳酸镁（hydrotalcite）、碳酸钙（calcium carbonate）等（表 4-1-1）。在非吸收性抗酸药中以铝碳酸镁临床较为常用，其可与胃酸充分反应，酸反应率可达 98%~100%。此外，一些胶体制剂如氢氧化铝凝胶（aluminium hydroxide gel）和三硅酸镁（magnesium trisilicate），除能中和胃酸外，还能在溃疡面上形成一层保护性薄膜，减少胃酸和胃蛋白酶对溃疡面的腐蚀与消化作用。

表 4-1-1　临床常用抗酸药的种类与作用特点

药物名称	作用特点
氢氧化铝	具有抗酸、吸着、局部止血和保护溃疡的作用。口服后大部分与胃液混合覆盖于溃疡表面，有保护溃疡面的作用；少部分中和胃酸后产生的氯化铝有收敛作用，可止血，但也可引起便秘
铝碳酸镁	具有抗酸、抗胆汁和胃黏膜保护作用。能够迅速中和胃酸且作用持久，能够可逆性选择性地结合胆酸，并且能够持续阻止胃蛋白酶对胃的损伤及增强胃黏膜保护因子的作用
三硅酸镁	在胃内与盐酸作用产生氧化镁和二氧化硅，发挥中和胃酸的作用，后者为胶状，可覆盖、保护胃溃疡面。二氧化硅部分被吸收，随尿排出，长期大剂量服用可形成肾结石
碳酸钙	在胃酸作用下产生二氧化碳和氯化钙，抗酸作用缓和而持久。由于二氧化碳的产生，可引起嗳气；氯化钙在碱性肠液中又形成碳酸钙、磷酸钙，可引起便秘

1. **治疗前评估**　适应证评估：抗酸药为碱性物质，对消化性溃疡的止痛效果较好，但对胃酸抑制作用由于可增加胃泌素的分泌而减弱，从而不利于溃疡的愈合。现在已很少单独应用抗酸剂治疗溃疡，仅作为溃疡止痛的辅助用药。

2. **治疗过程的监护**

（1）疗效评估：抗酸药治疗消化性溃疡的疗效评估，主要集中在对上腹部疼痛这一典型症状的缓解情况。临床药师应结合不同消化性溃疡的疼痛特点，评估抗酸药的疗效并及时调整用药方案。

（2）药物相互作用监护：①由于一些非吸收性抗酸药含有难吸收的阳离子，因此不宜与四环素类药物合用。②氢氧化铝服药后 1h 内应避免服用其他药物，因为氢氧化铝可以与其他药物结合而减少吸收，影响疗效：如与肠溶片同服，可加快肠溶片溶解；与抑酸药同时服用时，可减少后者吸收。

（3）药物不良反应监护：①一些碳酸盐类的抗酸药，由于和胃内的盐酸作用释放二氧化碳，可引起嗳气、腹胀。②含有铝离子的抗酸药，肾功能不全患者长期应用可能会有铝蓄积中毒，出现精神症状，故应慎用。③由于抗酸药中一些含镁制剂具有轻泻作用，对于长期服用氢氧化铝或碳酸钙引起的便秘，可以采用与三硅酸镁、氧化镁等合用或交替应用的方法避免便秘的发生。

（二）对抑酸药的药学监护

消化性溃疡的最主要的治疗药物是抑酸药，临床应用的抑酸药包括 H_2 受体拮抗剂（H_2-receptor antagonists，H_2RA）和 PPIs。

1. 对 H_2 受体拮抗剂的药学监护

H_2RA 是较早问世的抑酸药，抑酸机制是竞争性结合胃壁细胞表面的 H_2 受体，从而减少胃酸分泌。临床常用的 H_2RA 主要包括：第一代西咪替丁（cimetidine），第二代雷尼替丁（ranitidine），第三代法莫替丁（famotidine）、尼扎替丁（nizatidine）和罗沙替丁（roxatidine）等。

西咪替丁口服易吸收，生物利用度约为 75%，血浆蛋白结合率为 15%~20%，可以透过血-脑脊液屏障及胎盘，并可分泌入乳汁中。西咪替丁 $t_{1/2}$ 约为 2h，药物可以经过肠肝循环再吸收，15% 的药物经过肝脏代谢，大部分药物以原形自肾排泄。

雷尼替丁口服后存在明显的首过效应，生物利用度约为 50%，其吸收不受食物和抗酸药物的影响，可以透过血-脑脊液屏障及胎盘，在乳汁内浓度高于血药浓度。雷尼替丁与西咪替丁比较，有以下几个优点：① 服药后不出现男性乳房发育和老年人的精神错乱；② 对 CYP2D6 抑制作用较弱，因此与其他药物合用很少影响代谢和作用；③ 长期维持疗法，每晚服用 150mg，一年的复发率明显低于西咪替丁（每晚服用 400mg）（二者分别是 16% 和 43%）。

法莫替丁具有对 H_2 受体亲和力高的特点，其抑制 H_2 受体的强度比西咪替丁强 20 倍，比雷尼替丁强 7.5 倍。法莫替丁口服吸收迅速但不完全，生物利用度约 50%，口服后约 1h 起效，2~3h 血药浓度达峰值，作用持续时间可达 12h 以上。法莫替丁不透过血脑屏障，可以经乳汁排泄，仅少量在肝脏代谢，大部分以原形自肾脏排泄。

尼扎替丁是强效的 H_2RA，口服吸收迅速且完全，生物利用度高达 90%，抗酸作用强，持续时间长。给药量约 0.1% 可以分泌入乳汁，乳汁中药物浓度与血药浓度成正比，其口服剂量的 90% 以上在 12h 内随尿液排出。

罗沙替丁口服吸收迅速、完全，生物利用度约 93%，食物和抗酸药物对其药动学无影响。罗沙替丁在脑脊液中分布有限，在动物实验中观察到罗沙替丁能够分泌入乳汁，约 95% 以代谢物形式经肾脏排泄。

（1）治疗前评估：H_2RA 主要适用于良性胃和十二指肠溃疡、应激性溃疡。

（2）治疗过程的监护：

1）疗效评估：H_2RA 治疗消化性溃疡 2 周后，存在疗效降低的现象，疗效降低至 50%，产生耐受性。出现这一现象的原因可能是：① 受体上调；② H_2RA 刺激 G 细胞释放胃泌素。可以通过与其他抑酸药交替使用，或者联合用药（如使用哌仑西平）来抑制胃泌素的释放。

2）特殊人群用药监护：西咪替丁、雷尼替丁、法莫替丁、罗沙替丁禁用于妊娠期和哺乳期妇女；尼扎替丁慎用于妊娠期和哺乳期妇女。本类药物在肝肾功能不全患者中应慎用。慢性萎缩性胃炎和急性胰腺炎患者不宜应用此类药物。

3）药物相互作用监护：H_2RA 与胆碱受体阻断药哌仑西平合用，通过不同作用机制协调抑制胃酸分泌，两者合用时各自减量使用为最佳配伍用药，能够增强疗效、减少不良反应。碱性抗酸药可降低本类药物口服生物利用度，应在给予碱性抗酸药后至少 1h 再服用 H_2RA。西咪替丁对多种 CYP450 酶有抑制作用，包括 CYP1A2、CYP2C19、CYP2D6、CYP3A4、CYP3A5 和 CYP3A7，影响多种药物代谢，可导致合用药物血药浓度升高，从而产生相应的不良反应。西咪替丁有与氨基糖苷类药物相似的肌神经阻断作用，两者合用可导致呼吸抑制或停止，且此种作用不被新斯的明所拮抗，只能用氯化钙解救。其他的 H_2RA 类药物，由于对肝药酶抑制作用较小，药物相互作用不明显。

4）药物不良反应的监护：由于 H_2 受体在体内分布广泛、作用复杂，因此 H_2RA 可出现多种类型的不良反应，但发生率较低，且停药后不良反应大多迅速消失。H_2RA 中以西咪替丁的不良反应较多见，雷尼替丁、法莫替丁和尼扎替丁的不良反应相对较少。

其中西咪替丁的不良反应可有口干、轻泻、腹胀、潮红、肌痛、头晕、溢乳、一过性转氨酶增高及间质性肾炎等；老年患者可出现可逆性精神错乱。长期大量服用西咪替丁的男性青年可出现轻度乳房发育、阳痿、精子数量减少等不良反应。

2. 对质子泵抑制剂的药学监护　PPIs 可特异性阻断壁细胞膜上 H^+，K^+-ATP 酶，发挥抑酸作用。与临床较早应用的 H_2RA 相比，PPIs 有起效快、作用强、作用时间长、服用方便等优点，作为一线的抑酸药得到广泛应用。临床常用的 PPIs 有 5 种制剂：奥美拉唑（omeprazole）、兰索拉唑（lansoprazole）、泮托拉唑（pantoprazole）、雷贝拉唑（rabeprazole）和埃索美拉唑（esomeprazole）（表 4-1-2）。

PPIs 的代谢不同程度地受到 CYP2C19 的基因多态性的影响。CYP2C19 等位基因的突变和（或）缺失能够使该酶活性降低，导致经 CYP2C19 代谢的药物血药浓度具有个体差异。携带不同 CYP2C19 基因型的人群可以分为：强代谢者（extensive metabolizers, EMs）、中间代谢者（intermediate metabolizers, IMs）和弱代谢者（poor metabolizers, PMs）。携带 *PM* 基因的人群比例在亚洲人群中约 15%，其中在中国人群高达 30%，而在高加索人（白人）中仅 3%。同时，不同的 PPIs 经 CYP2C19 代谢的比例存在较大差异：奥美拉唑、兰索拉唑和泮托拉唑，均为 *R* 型及 *S* 型光学异构体混旋体，其中 *R* 型异构体在体内约 98%经 CYP2C19 代谢，故受基因多态性影响较显著，*S* 型异构体在体内代谢对 CYP2C19 的依赖较小，药效的个体差异也相应减弱。埃索美拉唑是首个上市的奥美拉唑 *S* 型异构体，因此有更稳定的血药浓度和疗效。雷贝拉唑在肝脏中代谢时，只有少量经 CYP2C19 和 CYP3A4 代谢，故基因多态性对该药疗效影响最小。因此，CYP2C19 的基因多态性对 PPIs 代谢的影响程度为：奥美拉唑>泮托拉唑>兰索拉唑>埃索美拉唑>雷贝拉唑。对于在常规剂量和疗程下没有取得理想治疗效果的患者，临床医师可以根据基因分型检测结果合理选用 PPIs 药物及调整给药剂量。

表 4-1-2　临床常用 PPIs 的种类与特点

药物名称	药动学	作用特点
奥美拉唑	单次给药生物利用度为 35%，多次给药的生物利用度可达 60%；不易透过血脑屏障，但易透过胎盘；在体内完全被 CYP2C19 和 CYP3A4 代谢，大部分经肾排泄	选择性地聚集在胃壁细胞的酸性环境中，作用持久，即使血药浓度低到不能被检测出，仍可发挥作用
兰索拉唑	生物利用度约为 85%；在体内经 CYP2C19 和 CYP3A4 代谢后，大多经胆汁与粪中排泄，原形药及代谢物在体内无蓄积	亲脂性较强，生物利用度比奥美拉唑提高，抑酸作用是奥美拉唑的 2~10 倍

续表

药物名称	药动学	作用特点
泮托拉唑	单次或多次给药后的生物利用度均为77%左右，且不受食物或抗酸药影响；在肝内除经CYP2C19和CYP3A4代谢外，另有Ⅱ期代谢途径，大部分经肾脏排泄	在酸性较弱的条件下，比奥美拉唑或兰索拉唑稳定；早上口服抑酸效果优于晚间服用
雷贝拉唑	生物利用度约为52%；在肝脏内仅少部分通过CYP2C19和CYP3A4代谢，大部分通过非酶代谢途径代谢为二硫醚代谢物，经肾排泄	能够对H^+，K^+-ATP酶产生可逆性的抑制作用，抑酸速度快于其他PPIs，临床上服用1~2d后即能迅速缓解症状
埃索美拉唑	单次给药生物利用度约为64%，多次给药的生物利用度可达90%；在肝内大部分由CYP2C19代谢，重复给药后，AUC呈剂量依赖性增大	从奥美拉唑中分离出的纯化S型异构体，抑酸作用比奥美拉唑更快、更强，抑酸持续时间延长

（1）治疗前评估：

1）适应证评估：PPIs用于治疗消化性溃疡，应首先评估患者是否同时合并幽门螺杆菌感染。如果未合并幽门螺杆菌感染，通常采用标准剂量的PPIs，每日1次，早餐前半小时口服；如果合并幽门螺杆菌感染，则需要应用以PPIs为主的抗幽门螺杆菌的三联或四联治疗方案，以及对持续幽门螺杆菌感染的补救治疗方案。其次，应对消化性溃疡的不同类型进行评估。对于NSAIDs相关性消化性溃疡，应根据《降低抗血小板治疗及应用NSAIDs胃肠道风险的专家共识》及《非甾体类药物相关胃肠道不良反应预防指南》中有关PPIs用药原则进行治疗；对于急性消化性溃疡伴出血的患者，应尽早并且大剂量应用PPIs，可以采用静脉注射后持续滴注或增加给药频次等；而对于复发性溃疡的治疗，应首先分析原因，做出相应处理，对于反复发作或抑酸治疗无效的消化性溃疡，建议PPIs联合应用胃黏膜保护药。

2）禁忌证评估：PPIs可掩盖胃癌症状，用药前应排除胃癌。

（2）治疗过程的监护：

1）疗效评估：对于未合并幽门螺杆菌感染的患者，PPIs治疗消化性溃疡的疗效评估可以在患者治疗的4~8周，针对不同部位的溃疡进行患者随访，追踪治疗效果和用药过程的不良事件。服用PPIs后3~7d可迅速缓解反酸、疼痛的典型症状。有部分患者经标准剂量PPIs治疗后，症状不能缓解，可能存在的原因有以下几点：①患者依从性差，未正确服药；②个体差异；③存在夜间酸突破；④胃泌素瘤或胃肠道恶性肿瘤患者。当明确疗效不佳的原因后，临床药师应与医师一起对患者的治疗方案进行针对性的调整或换药治疗。对奥美拉唑无效的患者可以应用其他PPIs规律治疗。

对于合并幽门螺杆菌感染的患者，由于根治幽门螺杆菌的用药方案较为复杂，需要每日服用3~4种药物，每日2~4次。因此临床药师不仅需要评估疗效，还需要监测患者用药依从性。疗程结束4周后，复查幽门螺杆菌清除情况，若根除失败，则需要采取补救疗法或根据患者个体化选择药物种类及剂量。

2）特殊人群用药监护：①奥美拉唑、泮托拉唑、雷贝拉唑，妊娠期及哺乳期妇女禁用；兰索拉唑，妊娠期及哺乳期妇女慎用；埃索美拉唑，缺乏妊娠期妇女用药的临床经验，妊娠期妇女用药应慎重，哺乳期妇女使用该药时应停止哺乳。②本类药物禁用于婴幼儿。③轻、中度肝功能损伤患者慎用 PPIs；重度肝功能损伤患者禁用或限制使用 PPIs，密切监测肝功能变化情况，必要时需联合应用保肝药物；严重肝功能损伤患者，如果必须使用 PPIs，用药剂量应至少减少至隔日 1 片。

3）药物相互作用监护：①奥美拉唑是 CYP3A4 和 CYP2C6 抑制剂，也是 CYP1A1 和 CYP1A2 的诱导剂，可以降低华法林、苯妥英钠、美芬妥英、地西泮等的清除，增加咖啡因的代谢。②兰索拉唑是 CYP1A2 诱导剂，可以增加氨茶碱和咖啡因的清除。③泮托拉唑与奥美拉唑相比，对 CYP2C19 和 CYP3A4 的抑制作用较小，未观察到经该酶系代谢的其他药物与泮托拉唑有明显临床意义的相互作用。④雷贝拉唑对通过 CYP450 酶途径代谢的药物没有影响；可以升高胃内 pH 值，增加地高辛的 AUC 和 C_{max}，故合用时应监测地高辛浓度。⑤埃索美拉唑可升高 CYP2C19 底物如地西泮、丙米嗪、苯妥英钠等的血药浓度，合用时可能需要减少这些药物的剂量；与 CYP3A4 抑制药克拉霉素合用，可使埃索美拉唑 AUC 加倍，但剂量无须调整。

PPIs 治疗消化性溃疡常用联合用药主要有胃黏膜保护药和促胃肠动力药。一般用药时间应是清晨空腹服用抑酸药，间隔 1h 后再服用促胃肠动力药；如需同时服用铋剂，应先服用铋剂 1h 后，再服用抑酸药。

PPIs 与喹诺酮类药物合用时，因抑制胃酸分泌，减少喹诺酮类药物的吸收，应避免同时服用。

4）药物不良反应的监护：①对消化系统的影响。在应用 PPIs 治疗的第 1 个月，消化系统不良反应发生率较高，其中以腹泻发生率最高。临床药师一般可建议不用停药，随访观察病情，如果症状持续进展，可停药。②对肾脏的影响。临床药师应密切关注 PPIs 导致药源性急性间质性肾炎的可能性，其导致肾炎的潜伏期一般为 13 周。临床药师可建议患者避免同时服用肾毒性高的药物。对于首次服用 PPIs 的患者，应定期监测肌酐、C 反应蛋白（CRP）和血沉等指标。③对血液系统的影响。长期和大量应用 PPIs 的患者，遇到不明原因的白细胞减少应考虑可能为该药引起，应及时停药并对症治疗，以免造成严重粒细胞缺乏症。④造成骨质疏松的风险。长期、大量应用 PPIs 有造成骨质疏松的风险，特别是大于 50 岁的患者，临床药师可以建议同时服用维生素 D 及钙剂。

此外，应用 PPIs 可引起多发性肌炎及横纹肌溶解症。临床药师应关注患者是否存在应用 PPIs 的同时服用其他影响骨骼肌代谢的药物，如他汀类药物。如果出现这类不良反应，临床药师应建议立即停药。疾病早期可以通过大量补液，通过迅速将肌红蛋白清除出肾脏来预防病情恶化。

（三）对胃肠黏膜保护药的药学监护

胃肠黏膜保护药通过保护胃黏膜、促进组织修复和溃疡愈合，达到预防和治疗胃黏膜损伤的作用。该类药物通过不同抑制发挥作用，主要包括：胶体铋剂，如枸橼酸铋钾

（bismuth potassium citrate）；前列腺素及其衍生物，如米索前列醇（misoprostol）；其他药物，如硫糖铝（sucralfate）、麦滋林（marzulene）等，详见表4-1-3。

表4-1-3 临床常用胃肠黏膜保护药

药物名称	作用机制	临床应用
枸橼酸铋钾	具有胶体特性，能够在胃黏膜表面形成牢固的保护膜，并通过铋离子对Hp的杀灭作用而发挥抗溃疡作用	主要应用于Hp阳性的十二指肠和胃溃疡
米索前列醇	有强大的细胞保护作用，并能通过降低细胞的cAMP水平而减少胃酸分泌，发挥抗溃疡作用	主要用于治疗和预防NSAIDs引起的溃疡和胃黏膜损伤与出血；可以与NSAIDs合用，减少溃疡和黏膜出血的发生率
硫糖铝	与蛋白质形成大分子复合物，覆盖于溃疡表面，形成一层保护屏障，阻止胃酸、胃蛋白酶和胆汁酸对溃疡的渗透，并能吸附胃蛋白酶和胆汁酸，抑制其活性	用于各种类型的消化性溃疡，急性胃黏膜损伤或出血

1. 治疗前评估

（1）适应证评估：胃肠黏膜保护药临床主要用于胃溃疡、十二指肠溃疡、慢性溃疡，以及用于缓解胃酸分泌过多引起的烧灼感等不适。

（2）禁忌证评估：枸橼酸铋钾禁用于严重肾功能不全，胃酸缺乏患者；米索前列醇禁用于青光眼、哮喘、前列腺素过敏者。

2. 治疗过程的监护

（1）疗效评估：胃肠黏膜保护药用于治疗消化性溃疡时多与其他抑酸药物联合应用，疗效的评估仍是针对消化性溃疡症状及溃疡愈合情况的评价。

（2）特殊人群用药监护：老年人或肾功能不全患者慎用铋剂；妊娠期妇女禁用铋剂。米索前列醇可引起子宫收缩，不宜用于妊娠期妇女。

（3）药物相互作用监护：铋剂与抑酸药合用，可降低铋剂疗效，应先用铋剂1h后用抑酸药，或睡前顿服抑酸药；铋剂与碱性药合用可降低铋剂疗效，应分开口服。硫糖铝与抑酸药或抗酸药合用，降低硫糖铝疗效，应间隔2h以上分开服用；硫糖铝不宜和多酶片合用；硫糖铝能干扰苯妥英钠、四环素、地高辛、茶碱、脂溶性维生素吸收，与这些药物合用，应该间隔2h以上。

（4）药物不良反应的监护：铋剂服药期间舌苔以及大便呈黑色，有时患者会出现恶心、呕吐、便秘或腹泻等，偶有过敏反应。米索前列醇的常见不良反应是腹泻，另外还有腹痛、腹胀、消化不良、恶心、痛经、子宫收缩增强等。

（四）患者教育

1. 一般教育 教育患者改变生活方式是消化性溃疡的基础治疗，即使这种改变可能对多数患者并不足以缓解症状，但是多种因素可以影响消化性溃疡发病，包括：

① 宜选择高营养、高热量、低脂、易消化饮食，进餐时间应规律；② 戒烟、戒酒；③ 减少食用辛辣刺激性食物，如洋葱、大蒜、辣椒等；④ 避免碳酸饮料；⑤ 精神放松，避免焦虑、紧张或情绪波动；⑥ 避免过度劳累，特别是在消化性溃疡活动期，要注意休息，减少不必要的活动。

2. 抗酸药用药教育　复方氢氧化铝等抗酸药应于餐后 1h 服用，以利于中和餐后的高胃酸，晚上临睡前加服 1 次，效果更好。

3. H_2 受体拮抗剂用药教育

（1）H_2RA 治疗消化性溃疡，餐后口服较餐前服用效果更佳，因为餐后胃排空延迟，有更多的缓冲作用。建议每日下午或临睡前 1 次服用。

（2）H_2RA 能够引起幻觉、定向力障碍等，因此司机、高空作业者、精密仪器操作者应慎用，或服用 6h 后再工作。

（3）吸烟可延迟溃疡愈合，并降低西咪替丁和其他抗溃疡药效果。

4. 质子泵抑制剂用药教育

（1）消化性溃疡常规治疗应以口服药物为主。每日早、晚餐前服用 PPIs；必须整片吞服，不得将药品嚼碎或压碎；至少用 50mL 液体送服，可以用水或微酸性液体；如果将奥美拉唑等的肠溶片分散在液体中引用，分散液必须在 30min 内服用。

（2）如果错过用药时间，请立即补服；但如果已接近下次用药时间则不宜补服，不得一次服用双倍剂量。

（3）频繁胃烧灼患者应用 PPIs，如果用药 1 个疗程（14d）症状未改善，应咨询医师，且 1 年内累积使用时间应少于 3 个疗程。

5. 胃肠黏膜保护药用药教育

（1）长期使用金属铋制剂，会引起铋中毒，铋剂连续服用不能超过 8 周，如果需要继续治疗则宜停用 2 个月后再用药。

（2）习惯性便秘患者禁用含铝黏膜保护药。其中硫糖铝含糖量高，糖尿病患者不宜应用。

（3）米索前列醇有增加黏膜血流供应、增加胃和十二指肠黏液及碳酸氢盐分泌作用，在 NSAIDs 溃疡预防用药中可以作为重要选择，但由于该药会引起腹泻和子宫收缩，妊娠期妇女忌用。

第二章　胃食管反流病的药学监护

一、胃食管反流病概述

胃食管反流病（gastroesophageal reflux disease，GERD）是指胃十二指肠内容物反流入食管引起胃灼热（俗称烧心）等症状，可引起反流性食管炎（reflux esophagitis，RE），以及咽喉、气道等食管邻近组织的损害。GERD 在西方国家十分常见，人群中7%~15%有胃食管反流症状，发病率随年龄增加而增加，40~60 岁为高峰发病年龄，男女发病无差异，但 RE 中男性多于女性。GERD 在北京、上海两地的患病率低于西方国家，病情亦较轻。有相当部分 GERD 患者内镜下可无食管炎表现，这类 GERD 又称为内镜阴性的 GERD 或称非糜烂性反流病（nonerosive reflux disease，NERD）。

（一）临床表现

GERD 的临床表现多样，轻重不一，主要表现如下。

1. 食管症状　包括典型症状和不典型症状。烧心和反流是本病最常见的典型症状。烧心和反流常在餐后 1h 出现，卧位、弯腰或腹压增高时可加重，部分患者烧心和反流症状可在夜间入睡时发生。不典型症状指除烧心和反流之外的食管症状，包括胸痛、吞咽困难等。由 GERD 引起的胸痛是非心源性胸痛的常见病因。胸痛由反流物刺激食管引起，发生在胸骨后。严重时可为剧烈刺痛，可放射到后背、胸部、肩部、颈部、耳后，有时酷似心绞痛，可伴有或不伴有烧心和反流。吞咽困难见于部分患者，可能是由于食管痉挛或功能紊乱，症状呈间歇性，进食固体或液体食物均可发生。少部分患者吞咽困难是由食管狭窄引起，此时吞咽困难可呈持续性或进行性加重。有严重食管炎或并发食管溃疡者，可伴吞咽疼痛。

2. 食管外症状　由反流物刺激或损伤食管以外的组织或器官引起，如咽喉炎、慢性咳嗽和哮喘。对一些病因不明、久治不愈的上述疾病患者，要注意是否存在 GERD。严重者可发生吸入性肺炎，甚至出现肺间质纤维化。一些患者诉咽部不适，有异物感、棉团感或堵塞感，但无真正吞咽困难，称为癔球症，近年研究发现部分患者也与 GERD 相关。

3. 并发症　包括上消化道出血、食管狭窄和 Barrett 食管。

（二）检查指标

1. 内镜检查　是诊断 RE 最准确的方法，并能判断 RE 的严重程度和有无并发症，结合活检可与其他原因引起的食管炎和其他食管病变（如食管癌等）做鉴别。内镜下无 RE 不能排除 GERD。根据内镜下所见食管黏膜的损害程度进行 RE 分级，有利于病情判断及指导治疗。目前多采用洛杉矶分级法：正常，食管黏膜没有破损；A 级，一个或一个以上食管黏膜破损，长径小于 5mm；B 级，一个或一个以上黏膜破损，长径大于5mm，但没有融合性病变；C 级，黏膜破损有融合，但小于 75% 的食管周径；D 级，黏膜破损融合，至少达到 75% 的食管周径。

2. 24h 食管 pH 监测　是诊断 GERD 的重要检查方法。常用的观察指标：24h 内 pH<4 的总百分时间、pH<4 的次数、持续 5min 以上的反流次数以及最长反流时间等指标。

3. 食管吞钡 X 线检查　该检查对诊断 RE 敏感性不高，对不愿接受或不能耐受内镜检查者行该检查，其目的主要是排除食管癌等其他食管疾病。严重 RE 可发现阳性 X线征。

4. 食管滴酸试验　在滴酸过程中，出现胸骨后疼痛或烧心的患者为阳性，且多在滴酸的最初 15min 内出现。

5. 食管测压　可测定食管下括约肌（low esophageal sphincter，LES）的长度和部位、LES 压、LES 松弛压、食管体部压力及食管上括约肌压力等。LES 静息压为 10～30mmHg，如 LES 压<6mmHg 易导致反流。当 GERD 内科治疗效果不好时可作为辅助性诊断方法。

（三）诊断依据

GERD 的诊断是基于：①有反流症状；②内镜下可能有 RE 的表现；③食管过度酸反流的客观证据。如患者有典型的烧心和反酸症状，可做出 GERD 的初步临床诊断。内镜检查如发现有 RE 并能排除其他原因引起的食管病变，本病诊断可成立。对有典型症状而内镜检查阴性者，行 24h 食管 pH 监测，如证实有食管过度酸反流，诊断成立。

由于 24h 食管 pH 监测需要一定仪器设备且为侵入性检查，常难以在临床常规应用。因此，临床上对疑诊为本病而内镜检查阴性患者常用 PPI 做试验性治疗（如奥美拉唑每次 20mg，每日 2 次，连用 7～14 d），如有明显效果，本病诊断一般可成立。对症状不典型患者，常需结合内镜检查、24h 食管 pH 监测和试验性治疗进行综合分析来做出诊断。

二、治疗方案

治疗 GERD 多采用抑酸药和促胃肠动力药联合应用。由于 GERD 具有慢性复发倾向，往往需要上述药物长疗程维持治疗，因此有必要规范合理用药。抑酸药物的主要作用是抑制胃酸分泌。抑酸治疗是 GERD 患者缓解症状和治愈食管炎最有效的措施。临床常用于治疗 GERD 的抑酸药主要分为 H_2RA 和 PPIs。

1. 常规治疗　对初次接受治疗的患者或有食管炎的患者宜应用 PPIs 治疗，如兰索拉唑 30mg，每日 2 次；泮托拉唑 40mg，每日 2 次；埃索美拉唑 40mg，每日 2 次；奥美拉唑 20mg，每日 2 次，疗程 4～8 周。H_2RA 对 C 级以上 RE 愈合率差，对餐后酸分泌抑制作用弱，且有快速抗药反应，故仅适用于 A/B 级 RE 患者，如雷尼替丁 150mg，每日 2次。促胃肠动力药可辅助治疗 GERD，一般不单独使用，如莫沙必利片 5mg，每日 3 次。

2. 维持治疗　适用于停药后很快复发且症状持续者，有食管炎并发症如食管溃疡、食管狭窄、Barrett 食管者。维持治疗的剂量为患者无症状之最低剂量，如兰索拉唑 30mg，每日1次。维持治疗也可采取按需治疗的方式，即有症状时用药，症状消失时停药。

三、药学监护

（一）对抑酸药的药学监护

1. 对 H_2RA 的药学监护

（1）治疗前评估：由于 H_2RA 能减少 24h 胃酸分泌 50%~70%，但不能有效抑制进食刺激引起的胃酸分泌，因此适用于轻、中症 GERD 患者。

（2）治疗过程的监护：症状控制情况和黏膜愈合情况是应用 H_2RA 治疗 GERD 的重要评估要点。由于 GERD 具有慢性复发倾向，复发率可高达 70%~80%，为减少复发，往往需要长疗程药物治疗，但是 H_2RA 应用4周以上时，可能出现耐药，长期疗效不佳。

2. 对 PPIs 的药学监护

（1）治疗前评估：因为 PPIs 对 GERD 的疗效优于 H_2RA，特别适用于症状重、有严重食管炎的患者。

（2）治疗过程的监护：

1）疗效评估：需要根据不同的治疗对象进行针对症状控制情况和黏膜愈合情况的评价。对于初治的患者，应在2周时监护其症状及有无不良反应。对于维持治疗的患者，有3种用药方案可供选择，即维持原剂量或减量、间歇用药、按需治疗，应该根据患者症状及食管炎分级来选择药物与剂量。

2）特殊人群用药监护：老年人治疗 GERD 基于安全性和减少药物相互作用考虑，应首先使用泮托拉唑，次选雷贝拉唑或埃索美拉唑；如果老年患者使用氯吡格雷等与 PPIs 有明确 CYP2C19 竞争抑制的药物时，首先考虑使用不经肝药酶代谢的雷贝拉唑，次选埃索美拉唑。

儿童因 GERD 和糜烂性食管炎使用 PPIs 治疗，主要使用的是奥美拉唑和兰索拉唑，泮托拉唑、雷贝拉唑及埃索美拉唑在儿童中尚缺乏更多的临床试验数据证明其安全性和有效性。儿童应用 PPIs 治疗 GERD 推荐剂量见表 4-2-1。

表 4-2-1　儿童 GERD 治疗 PPIs 剂量

年龄	奥美拉唑	兰索拉唑	泮托拉唑	埃索美拉唑
0~1 岁	0.7mg/（kg·d）	15mg/d 或 2×7.5mg/d	1.2mg/（kg·d）	NA
1~11 岁	<20kg：10mg ≥20kg：20mg	<30kg：15mg ≥20kg：20mg	10mg/d	<20kg：10mg ≥20kg：20mg
12~17 岁	20mg	30mg	20mg	20mg

妊娠早期（妊娠1~3个月）应尽量避免使用 PPIs，妊娠中期或晚期（妊娠4~6个月或7~10个月）的安全性相对较高。哺乳期女性禁用 PPIs。如果必须使用 PPIs，应暂停哺乳。

抗酸药及抑酸药主要药物特点、药物相互作用及不良反应等药学监护内容，详见本篇第一章。

（二）对促胃肠动力药的药学监护

促胃肠动力药能促进胃肠道蠕动，加强转运和排空及协调胃肠功能，有利于减少胃食管反流。临床常用的促胃肠动力药主要包括：① 多巴胺受体拮抗剂，如甲氧氯普胺（metoclopramide），目前不作为治疗 GERD 的常用药物，多作为止吐药使用；② 外周多巴胺受体拮抗剂，如多潘立酮（domperidone），是上消化道动力药，疗效与甲氧氯普胺相似，不良反应少，耐受性好，适用于有腹泻症状的 GERD 患者；③ 节前神经元 5-羟色胺 4 受体（$5-HT_4$）兴奋剂，如莫沙必利（mosapride），能够有效减少 GERD 患者反流次数和时间，而且与西沙比利相比，起效速度快，体内不易蓄积，且不会引起明显的 QT 间期延长；④ 多巴胺 D_2 受体拮抗和抑制乙酰胆碱酯酶活性双重作用的新型促胃肠动力药，如伊托必利（itopride），主要用于缓解功能性消化不良，可明显缩短药物起效时间，并迅速缓解患者症状。

1. 治疗前评估

（1）适应证评估：促胃肠动力药单独用于治疗 GERD 疗效差，可用于不愿长期使用抑酸剂治疗的患者，常与 H_2RA 和 PPI 合用治疗 GERD。

（2）禁忌证评估：多潘立酮禁用于妊娠期或准备妊娠的妇女、青光眼患者；促胃肠动力药禁用于胃肠出血、机械性肠梗阻或穿孔患者。

2. 治疗过程的监护

（1）疗效评估：促胃肠动力药用于治疗 GERD 疗效的评估主要取决于减少 GERD 患者反流次数和时间两方面。

（2）特殊人群用药监护：甲氧氯普胺妊娠期妇女禁用，哺乳期妇女应用时不宜哺乳；莫沙必利在妊娠期及哺乳期妇女应用的安全性未确立，应避免使用；伊托必利不推荐儿童使用，妊娠期及哺乳期妇女慎用。多潘立酮主要在肝脏代谢，因此肝功能损害患者服用时应注意。

（3）药物相互作用监护：抗胆碱药如硫酸阿托品、东莨菪碱等，可减弱对胃肠动力的作用。促胃动力药可减弱抗酸药、抑酸药作用，应避免同时使用。

（4）药物不良反应的监护：

1）甲氧氯普胺易透过血脑屏障进入中枢神经系统，大剂量长时间使用可引起躁动、嗜睡及锥体外体系，发生率约 30%，尤其在老年患者中多见。

2）多潘立酮不通过血脑屏障，但长期应用可出现高泌乳素血症。

3）莫沙必利和伊托必利均可能出现腹泻、腹痛等胃肠道反应；如果心电图提示 QT 间期延长应停药。其中莫沙必利除了常见的不良反应，偶可见嗜酸性粒细胞增多、三酰甘油、ALT、AST 等升高；伊托必利偶可见尿素或肌酐升高、胸背部疼痛、疲劳、睡眠障碍、白细胞减少、手指发麻和手抖等，需要引起关注。

（三）患者教育

1. 一般教育　改变生活方式是治疗 GERD 的第一步，并且应该贯穿整个治疗过程。具体的方法有：抬高床头；低脂、高蛋白饮食；少食多餐；戒烟，不饮浓茶、咖啡、烈酒；避免身体过度肥胖；保持大便通畅，衣着宜宽松；忌用抗乙酰胆碱药、茶碱、钙通道阻滞药、安定药、麻醉剂黄体酮等药物；进餐 3h 后睡眠，睡眠时将床头抬高 15~20cm。

2. **PPIs 用药教育** PPIs 是目前治疗 GERD 一线用药，PPIs 治疗 GERD 4 周和 8 周，内镜下黏膜愈合率为 80% 及 90%。但是仍有一些患者应用 PPIs 后症状缓解不明显，主要应注意以下几点：① 患者需提高依从性，按时服药；② PPIs 药物代谢酶的基因多态性，使得药物敏感性存在个体差异，需要根据基因检测结果调整用药剂量；③ 一些患者存在胆汁等非酸反流，可以应用一些促进胆汁排泄的药物。

抗酸药及抑酸药的其他用药注意事项详见本篇第一章。

3. **促胃肠动力药用药教育** 促胃肠动力药一般在饭前 15~30min 服用，能更好地发挥促动力作用。虽然 GERD 是一种多因素疾病，但是食管动力异常仍是重要发病机制。因此，促胃肠动力药在 GERD 的药物治疗中占有重要地位。虽然促胃肠动力药能够减少抑酸药在胃内停留时间而降低后者疗效，但是临床治疗 GERD 时多采用抑酸药和促胃肠动力药联合应用，可以采用先服用促胃动力药，间隔半小时到 1h 再服用抑酸药的方式，以达到最佳治疗效果。

第三章 慢性胃炎的药学监护

一、慢性胃炎概述

慢性胃炎（chronic gastritis）是由各种病因引起的胃黏膜慢性炎症。慢性胃炎的分类方法很多，我国 2006 年达成的中国慢性胃炎共识意见中采纳了国际上新悉尼系统（Update Sydney system）的分类方法，根据病理组织学改变和病变部位，结合可能病因，将慢性胃炎分成非萎缩性（non-atrophic，又称浅表性）、萎缩性（atrophic）和特殊类型（special forms）三大类；或者根据炎症发生部位，分为胃窦胃炎、胃体胃炎和全胃炎。其中慢性萎缩性胃炎又可分为多灶萎缩性（multifoca latrophic）胃炎和自身免疫性（autoimmune）胃炎两大类。前者病变在胃内呈多灶性分布，以胃窦为主，多由 Hp 感染引起；后者萎缩性改变主要位于胃体部，多由自身免疫引起的胃体胃炎发展而来。

（一）临床表现

由 Hp 引起的慢性胃炎多数患者无症状；有症状者表现为上腹痛或不适、上腹胀、早饱、嗳气、恶心等消化不良症状，这些症状的有无及严重程度与慢性胃炎的内镜所见及组织病理学改变并无肯定的相关性。自身免疫性胃炎患者可伴有贫血，在典型恶性贫血时除贫血外还可伴有维生素 B_{12} 缺乏的其他临床表现。

（二）检查指标

1. **胃镜及活检**　胃镜检查并同时取活组织做病理组织学检查是诊断慢性胃炎的最可靠方法。内镜下非萎缩性胃炎可见红斑（点、片状或条状）、黏膜粗糙不平、出血点或斑、黏膜水肿、渗出等基本表现。内镜下萎缩性胃炎有两种类型，即单纯萎缩性胃炎和萎缩性胃炎伴增生。前者主要表现为黏膜红白相间或以白相为主、血管显露、色泽灰暗、皱襞变平甚至消失；后者主要表现为黏膜呈颗粒状或结节状。内镜下非萎缩性胃炎和萎缩性胃炎皆可见伴有糜烂（平坦或隆起）、出血、胆汁反流。由于内镜所见与活检的病理表现不尽一致，因此诊断时应将两者结合。

2. **Hp 检测**　活组织病理学检查时可同时检测 Hp，并可在内镜检查时再多取 1 块活组织做快速尿素酶检查以增加诊断的可靠性。行根除 Hp 治疗后，可在胃镜复查时重复上述检查，亦可采用非侵入性检查。

3. **自身免疫性胃炎的相关检查**　疑为自身免疫性胃炎者应检测血抗胃壁细胞抗体（PCA）和抗内因子抗体（IFA），若为该病，则 PCA 多呈阳性，伴恶性贫血时 IFA 多呈阳性。血清维生素 B_{12} 浓度测定及维生素 B_{12} 吸收试验有助于诊断恶性贫血。

4. **血清胃泌素 G17、胃蛋白酶原Ⅰ和Ⅱ测定**　属于无创性检查，有助于判断萎缩是否存在及其分布部位和萎缩程度，近年来国内已开始在临床试用。胃体萎缩患者血清胃泌素 G17 水平显著升高、胃蛋白酶原 I 和（或）胃蛋白酶原 I／II 比值下降；胃窦萎缩患者血清胃泌素 G17 水平下降、胃蛋白酶原 I 和胃蛋白酶原 I／II 比值正常；全胃萎缩患者两者均低。

（三）诊断依据

确诊必须依靠胃镜检查及胃黏膜活组织病理学检查。Hp 检测有助于病因诊断。怀疑患自身免疫性胃炎，应检测相关自身抗体及血清胃泌素。

二、治疗方案

1. Hp 感染所致慢性胃炎 根据世界胃肠组织《发展中国家幽门螺杆菌感染临床指南》（2010 年）和《幽门螺杆菌感染的处理——马斯特里赫特IV／佛罗伦萨共识报告》，需根除 Hp 治疗的有如下适应证：①伴有胃黏膜糜烂、萎缩及肠化生、异型增生者；②有消化不良症状者；③有胃癌家族史者。根除 Hp 可采取三联或四联疗法，详见本篇第一章"治疗方案"项下。

2. 无须根除 Hp 的慢性胃炎 主要使用 PPIs 和（或）促动力药物治疗，如兰索拉唑胶囊 30mg，每日 1 次；莫沙必利片 5mg，每日 3 次。若有明显消化不良症状，可加用助消化药物，如复方消化酶胶囊，每次 2 粒，每日 3 次。疗程最好 4 周，根据患者症状可延长疗程或按需服药。

3. 自身免疫性胃炎 目前尚无特异治疗方法，以助消化及补充叶酸制剂为主，如叶酸片 5mg，每日 3 次；复方消化酶胶囊，每次 2 粒，每日 3 次。

三、药学监护

治疗慢性胃炎的主要药物有抑制胃酸分泌药、黏膜保护药、促胃肠动力药及根除 Hp 的药物。其中前三种药物主要用于慢性胃炎的对症治疗：有上腹痛、反酸症状，胃镜下有黏膜糜烂表现的患者，以应用抑制胃酸药（主要有 PPIs 及 H_2RA）为主，辅以黏膜保护药；以上腹饱胀、恶心或呕吐为主要症状者，可用促胃肠动力药（如多潘立酮、甲氧氯普胺、莫沙必利）；伴胆汁反流者，可选用有结合胆酸作用的胃肠黏膜保护剂（如铝碳酸镁）；有与进食相关的腹胀、食欲减退等消化不良症状者，可应用消化酶制剂。抑制胃酸分泌药、黏膜保护药以及促胃肠动力药的药学监护内容，详见本篇第一章；抗菌药物药学监护内容详见第二篇。

（一）对助消化药的药学监护

助消化药是促进胃肠消化过程的药物，大部分助消化药本身就是消化液的主要成分，在消化液功能不足时，可以起到替代疗法的作用。此外，有些药物能促进消化液的分泌，或制止肠道过度发酵。临床常用的助消化药有胰酶（pancreatin）、乳酸菌素（lactein）、乳酶生（lactasin）、复方消化酶（compound digestive enzyme）、胃蛋白酶（pepsin）等（表 4-3-1）。

表 4-3-1　助消化药主要药物特点

药物	药理作用	临床应用
胰酶	胰酶是胰蛋白酶、胰淀粉酶和胰脂肪酶，在中性或弱碱性条件下活性较强	用于消化不良、食欲减退等，包括胰腺疾病引起的消化障碍；也用于各种原因所致的胰腺外分泌功能不足的替代治疗
乳酸菌素	是以鲜牛奶为原料经生物发酵后制成的，能够增高肠内酸度、提高胃蛋白酶活性、减少肠内产气以及调节肠内微生态平衡	用于肠内异常发酵、消化不良、肠炎和小儿腹泻
乳酶生	是肠球菌活菌的干燥制剂	用于消化不良、腹胀；小儿饮食不当所致的腹泻、绿粪等；也用于肠道菌群失调或肠内异常发酵引起的腹胀、腹泻
复方消化酶	是复方制剂，包含胃蛋白酶、木瓜酶、淀粉酶、熊去氧胆酸、纤维素酶、胰蛋白酶、胰淀粉酶和胰脂肪酶	用于胃肠道、胰脏疾病引起的消化功能不全；食欲减退、腹胀、脂肪便、肠异常消化不良；胆囊除去患者消化不良；病后恢复期过量进食引起的消化不良
胃蛋白酶	是一种蛋白水解酶，能在胃酸参与下使凝固的蛋白质分解成胨及少量多肽	用于胃蛋白酶缺乏或消化功能减退引起的消化不良

1. 治疗前评估

（1）适应证评估：慢性胃炎伴有与进食相关的腹胀、食欲减退等消化不良症状时，可以应用助消化药。

（2）禁忌证评估：胰酶禁用于对猪肉蛋白过敏者、急性胰腺炎早期患者及有胆道梗阻的患者；复方消化酶禁用于急性肝炎患者及胆道完全闭锁患者；胃蛋白酶禁用于胃及十二指肠深部溃疡伴有出血的患者。

2. 治疗过程的监护

（1）疗效评估：该类药物的疗效评估主要根据患者进食后腹胀、食欲减退等不良症状的改善情况。

（2）特殊人群用药监护：儿童及老年患者应用本类药物无特殊禁忌，在妊娠期及哺乳期妇女中的用药禁忌尚不明确。

（3）药物相互作用监护：① 胰酶不宜与酸性药物同服；与等量碳酸氢钠同服，可增加疗效。② 铋剂、鞣酸、药用炭、酊剂等能吸附乳酸菌素，不宜合用。③ 铝制剂可能影响复方消化酶的疗效。④ 胃蛋白酶在碱性环境中活性降低；不宜与抗酸药同服；与铝制剂相拮抗，不宜合用。

（4）药物不良反应的监护：① 胰酶可引起肛周疼痛、消化道出血，偶见腹泻、便秘、胃不适感及恶心；囊性纤维化患者服用胰酶后，可见尿中尿酸增多，与剂量有关；

还可引起颊部疼痛、皮疹等。② 复方消化酶可引起呕吐、泄泻、软便；可能发生口内不适感。

（二）患者教育

1. 一般教育　合理饮食及改变不良生活方式，例如进食易消化饮食，避免辛辣刺激食物，忌烟酒、浓茶、咖啡；避免应用胃黏膜损伤药物，如非甾体抗炎药；防止胆汁及肠液反流。

2. 根除 Hp 药物治疗用药教育　根除 Hp 治疗过程中，患者依从性差及产生抗菌药物耐药是根除 Hp 失败的两个重要因素。此外，不良的生活习惯和药物不良反应也会对治疗产生负面影响。因此，在患者接受根除 Hp 药物治疗过程中，需要注意以下几个方面。

（1）在治疗前应向患者强调根除 Hp 的必要性，并详细询问在 1 个月内是否使用过抗菌药物、铋制剂、PPIs 等，因为这些药物的使用可能干扰 Hp 检测结果。

（2）治疗过程中向患者解释根除 Hp 方案联合用药的必要性，经常询问和指导患者的用药过程，例如告知患者每日早、晚餐前服用 PPIs，必须整片吞服，不得将药品咬碎或压碎，至少用 50mL 液体送服，对于不能整片吞服的患者如儿童或经胃管注入的患者，可将药物分散于水或果汁中（注意分散后应在 30min 内服用），铋剂应和抗生素服用间隔至少 30min，铋剂宜在三餐前和晚上给药。

（3）首次抗 Hp 治疗后，指导患者至少间隔 1 个月复查一次，以确定是否根除成功。

3. 助消化药用药教育　助消化药主要包括一些酶制剂和医用微生态制剂，在应用过程中需要注意以下几点：胰酶片在过敏体质患者中慎用；牛奶过敏患者慎用乳酸菌素片；乳酶生等活菌制剂不可用开水冲服，也不宜与抗菌药物或吸附性药物（如药用炭等）同服；复方消化酶服用时可将胶囊打开，但片剂不可嚼碎服用。

第四章　溃疡性结肠炎的药学监护

一、溃疡性结肠炎概述

溃疡性结肠炎（ulcerative colitis，UC）是一种病因尚不清楚的直肠和结肠慢性非特异性炎症性疾病。病变主要限于大肠黏膜与黏膜下层。临床表现为腹泻、黏液脓血便、腹痛。病情轻重不等，多呈反复发作的慢性病程。本病可发生在任何年龄，多见于20~40岁，亦可见于儿童或老年人。男女发病率无明显差别。本病在我国较欧美少见，且病情一般较轻，但近年患病率有明显增加，重症也常有报道。

（一）临床表现

起病多数缓慢，少数急性起病，偶见急性暴发起病。病程呈慢性经过，多表现为发作期与缓解期交替，少数症状持续并逐渐加重。部分患者在发作间歇期可因饮食失调、劳累、精神刺激、感染等诱因诱发或加重症状。临床表现与病变范围、病型及病期等有关。

1. 消化系统表现　腹泻和黏液脓血便，见于绝大多数患者。轻型患者可无腹痛或仅有腹部不适。一般诉有轻度至中度腹痛，多为左下腹或下腹的阵痛，亦可涉及全腹。有疼痛、便意、便后缓解的规律，常有里急后重。若并发中毒性巨结肠或炎症波及腹膜，有持续性剧烈腹痛。其他症状可有腹胀，严重病例有食欲减退、恶心、呕吐。

轻、中型患者仅有左下腹轻压痛，有时可触及痉挛的降结肠或乙状结肠。重型和暴发型患者常有明显压痛和鼓肠。若有腹肌紧张、反跳痛、肠鸣音减弱，应注意中毒性巨结肠、肠穿孔等并发症。

2. 全身表现　一般出现在中、重型患者。活动期常有低度至中度发热，高热多提示合并症或见于急性暴发型。重症或病情持续发展，可出现衰弱、消瘦、贫血、低蛋白血症、水与电解质平衡紊乱等表现。

3. 肠外表现　本病可伴有多种肠外表现，包括外周关节炎、结节性红斑、坏疽性脓皮病、巩膜外层炎、虹膜睫状体炎、口腔复发性溃疡等，这些肠外表现在结肠炎控制或结肠切除后可以缓解或恢复；骶髂关节炎、强直性脊柱炎、原发性硬化性胆管炎及少见的淀粉样变性、急性发热性嗜中性皮肤病（sweet syndrome）等，可与溃疡性结肠炎共存，但与溃疡性结肠炎本身的病情变化无关。国内报道肠外表现的发生率低于国外。

4. 临床分型　按本病的病程、程度、范围及病期进行综合分型。按临床类型分为：①初发型，指无既往史的首次发作；②慢性复发型，临床上最多见，发作期与缓解期交替；③慢性持续型，症状持续，间以症状加重的急性发作；④急性暴发型，少见，急性起病，病情严重，全身毒血症状明显，可伴中毒性巨结肠、肠穿孔、败血症等并发症。上述各型可相互转化。按临床严重程度分为：① 轻度，腹泻每日 4 次以下，便血轻或无，无发热、脉速，贫血无或轻，血沉正常；② 重度，腹泻每日 6 次以上，并有明显黏液脓血便，体温 > 37.5℃、脉搏 > 90 次/min，血红蛋白 < 100g/L，血沉 > 30mm/h；③ 中度，介于轻度与重度之间。按病变范围可分为直肠炎、直肠乙状结肠炎、左半结肠炎（结肠脾曲以远）、广泛性或全结肠炎（病变扩展至结肠脾曲以近或全结肠）。按病情分期分为活动期和缓解期。

（二）检查指标

1. **血液检查** 血红蛋白在轻型病例多正常或轻度下降，中、重型病例有轻或中度下降，甚至重度下降。白细胞计数在活动期可有增高。血沉加快和 C 反应蛋白增高是活动期的标志。严重病例血清白蛋白含量下降。

2. **粪便检查** 粪便常规检查肉眼观察常有黏液脓血，显微镜检见红细胞和脓细胞，急性发作期可见巨噬细胞。粪便病原学检查目的是排除感染性结肠炎，是本病诊断的一个重要步骤，需反复多次进行。

3. **自身抗体检测** 近年研究发现，血中外周型抗中性粒细胞胞浆抗体（anti-neu-trophil cytoplasmic antibodies，p－ANCA）和抗酿酒酵母抗体（anti－saccharomyces cerevisiae antibodies，ASCA）分别为 UC 和克罗恩病（crohn disease，CD）的相对特异性抗体，同时检测这两种抗体有助于 UC 和 CD 的诊断与鉴别诊断，但其诊断的敏感性和特异性尚有待进一步评估。

4. **结肠镜检查** 该检查是本病诊断与鉴别诊断的最重要手段之一。应做全结肠及回肠末段检查，直接观察肠黏膜变化，取活组织检查，并确定病变范围。本病病变呈连续性、弥漫性分布，从肛端直肠开始逆行向上扩展。内镜下所见重要改变有：①黏膜血管纹理模糊、紊乱或消失、充血、水肿、易脆、出血及脓性分泌物附着，并常见黏膜粗糙，呈细颗粒状；②病变明显处见弥漫性糜烂和多发性浅溃疡；③慢性病变见假息肉及桥状黏膜，结肠袋往往变浅、变钝或消失。结肠镜下黏膜活检组织学见弥漫性慢性炎症细胞浸润，活动期表现为表面糜烂、溃疡、隐窝炎、隐窝脓肿；慢性期表现为隐窝结构紊乱、杯状细胞减少和帕内特细胞化生。

5. **X 线钡剂灌肠检查** 所见 X 线征主要有：①黏膜粗乱和（或）颗粒样改变；②多发性浅溃疡，表现为管壁边缘毛糙呈毛刺状或锯齿状，并见小龛影，亦可有炎症性息肉而表现为多个小的圆形或卵圆形充盈缺损；③肠管缩短，结肠袋消失，肠壁变硬，可呈铅管状。结肠镜检查比 X 线钡剂灌肠检查准确，有条件宜做结肠镜全结肠检查，检查有困难时辅以钡剂灌肠检查。重型或暴发型病例不宜做钡剂灌肠检查，以免加重病情或诱发中毒性巨结肠。

（三）诊断依据

具有持续或反复发作腹泻和黏液脓血便、腹痛、里急后重，伴有（或不伴）不同程度全身症状者，在排除急性自限性结肠炎、阿米巴痢疾、慢性血吸虫病、肠结核等感染性结肠炎及 CD、缺血性肠炎、放射性肠炎等基础上，具有上述结肠镜检查重要改变中至少 1 项及黏膜活检组织学所见可以诊断本病（没条件进行结肠镜检查，而 X 线钡剂灌肠检查具有上述 X 线征象中至少 1 项，也可以拟诊本病）。初发病例、临床表现、结肠镜改变不典型者，暂不做出诊断，须随访 3~6 个月，观察发作情况。

二、治疗方案

UC 药物治疗的基本目标是消除症状和维持无症状的状态。目前，临床常用的治疗 UC 的药物分为以下三类：水杨酸类药物，如柳氮磺吡啶，对轻至中度的 UC 有效，同时也可以预防该疾病的再发；糖皮质激素类药物，如口服制剂泼尼松，重症患者也可短期使用静脉制剂，不推荐用作长疗程或维持治疗；免疫调节剂，如硫唑嘌呤，适用于对水杨酸类药物和糖皮质激素使用无效或部分有效患者。

1. **轻度和中度溃疡性结肠炎**　主要采用美沙拉秦（5-氨基水杨酸，5-ASA）来治疗，用药方法为 4g/d，分 4 次口服。病情完全缓解后仍要继续用药长期维持治疗。长期维持治疗剂量为能够控制症状的最低剂量，如 2~3g/d。维持治疗的疗程未统一，但一般认为至少要维持 3 年。5-ASA 的灌肠剂适用于病变局限在直肠乙状结肠者，栓剂适用于病变局限在直肠者。

2. **重度溃疡性结肠炎**　可采用糖皮质激素治疗。一般给予口服泼尼松 40~60mg/d；重症患者先给予较大剂量静脉滴注，如氢化可的松 300mg/d、甲泼尼龙 48mg/d 或地塞米松 10mg/d，7~10d 后改为口服泼尼松 60mg/d。病情缓解后以每 1~2 周减少 5~10mg 用量至停药。减量期间加用 5-ASA 逐渐接替激素治疗。病变局限在直肠乙状结肠者，可用琥珀酸钠氢化可的松 100mg 或地塞米松 5mg 加生理盐水 100mL 做保留灌肠，每晚 1 次。病变局限于直肠者如有条件也可用布地奈德泡沫灌肠剂 2mg 保留灌肠，每晚 1 次。糖皮质激素同样适用于对氨基水杨酸制剂疗效不佳的轻、中度患者。

硫唑嘌呤或巯嘌呤可试用于对激素治疗效果不佳或对激素依赖的慢性持续型病例，加用这类药物后可逐渐减少激素用量甚至停用，如硫唑嘌呤 1~3mg/（kg·d）。

三、药学监护

（一）对水杨酸类药物的药学监护

常用于 UC 治疗的水杨酸类药物包括柳氮磺吡啶（sulfasalazine，SASP）、美沙拉秦（mesalazine）、奥沙拉秦（olsalazine）和巴柳氮（balsalazide）（表 4-4-1）。

表 4-4-1　临床常用治疗 UC 的水杨酸类药物特点

药物名称	药理特性	临床应用
柳氮磺吡啶	口服后小部分在胃肠道吸收，存在肠肝循环，未被吸收药物被回肠末端和结肠细菌分解为 5-ASA 及磺胺吡啶（SP）而发挥作用	是治疗 UC 的常用药物，用于轻度和中度 UC；重度 UC 的辅助治疗；急性发作期后的维持治疗等

药物名称	药理特性	临床应用
美沙拉秦	在肠道黏膜通过缓慢持续释放 5-ASA，达到抗炎作用，药物为乙基纤维素半透膜包被，在经过末端盲肠和结肠释放	用于 UC，特别是用于对柳氮磺吡啶（SASP）不能耐受患者的缓解维持
奥沙拉秦	2 分子 5-ASA 通过偶氮键连接而成，口服后约 99% 到达结肠后分解而起作用	用于急、慢性 UC 与节段性回肠炎及缓解期的维持治疗
巴柳氮	由 5-ASA 通过偶氮键与一个非活性载体相连组成的化合物，主要在大肠代谢为活性产物而发挥作用	用于轻度至中度 UC 急性发作的治疗以及缓解期 UC 的长期维持治疗；此外，巴柳氮用于控制溃疡性结肠炎的夜间症状也较好

1. 治疗前评估

（1）适应证评估：适用于轻度和中度的溃疡性结肠炎、重度溃疡性结肠炎的辅助治疗以及急性发作期后的维持治疗。

（2）禁忌证评估：柳氮磺吡啶禁用于对磺胺及水杨酸盐过敏者、胃及十二指肠溃疡患者、肠梗阻或泌尿系统梗阻患者以及急性间歇性卟啉病患者；美沙拉秦、奥沙拉秦禁用于严重肾衰竭患者；巴柳氮禁用于水杨酸类药物过敏者和支气管哮喘史患者及严重心、肝、肾功能损害者。

2. 治疗过程的监护

（1）疗效评估：水杨酸类药物用于轻、中度溃疡性结肠炎的治疗，疗效评估主要集中在症状的缓解，包括：①临床表现，如腹泻次数、血便的多少及伴随腹痛的轻重；②结肠镜检查，如黏膜形态及病征；③肠外表现，如关节、皮肤、眼、口及肝胆等的缓解情况。

（2）特殊人群用药监护：磺胺药可穿过胎盘屏障，动物实验发现有致畸作用；磺胺药在乳汁中浓度可达血药浓度 50%~100%，并且磺胺药在葡萄糖-6-磷酸脱氢酶缺乏的新生儿中应用可能导致溶血性贫血发生，用药可能对乳儿产生影响，因此妊娠期及哺乳期妇女禁用柳氮磺吡啶。妊娠期及哺乳期妇女禁用美沙拉秦和奥沙拉秦，慎用巴柳氮。

新生儿及 2 岁以下小儿禁用柳氮磺吡啶。由于磺胺药与胆红素竞争血浆蛋白结合位点，游离磺胺血药浓度增高，而新生儿乙酰转移酶系统未发育完善，增加了核黄疸发生的危险性。2 岁以下小儿不宜使用美沙拉秦，2 岁以上儿童建议应用 20~30mg/kg。

老年患者应用磺胺药发生严重不良反应的可能性增加，常见严重皮疹、骨髓抑制和血小板减少，如确有用药指征，需权衡利弊后决定。老年患者应用美沙拉秦应酌减剂量。

（3）药物相互作用监护：治疗溃疡性结肠炎时，水杨酸类药物和其他药物发生的相互作用主要体现在含有的磺胺药物成分与其他药物的相互作用上，有关磺胺药物相互作用内容详见第二篇第一章第四节。

（4）药物不良反应监护：

1）柳氮磺吡啶血清代谢产物浓度（$20\sim40\mu g/mL$）与毒性相关，浓度超过 $50\mu g/mL$ 时产生毒性反应，应减少剂量，避免毒性反应。在柳氮磺吡啶的不良反应中过敏反应较为常见，表现为药疹，严重时可发生渗出性多形红斑、剥脱性皮炎，也可表现为光敏反应、药物热、关节及肌肉疼痛等反应。柳氮磺吡啶还可引起与缺乏葡萄糖-6-磷酸脱氢酶相关的溶血性贫血及血红蛋白尿、高胆红素血症和新生儿核黄疸、肝肾损害及中枢神经系统毒性反应等。

2）美沙拉秦和奥沙拉秦的不良反应相对较少。其中美沙拉秦能引起轻度的胃部不适，剂量依赖性的过敏反应，如变态性皮疹、药物热、支气管痉挛及红斑狼疮综合征等，个别患者可出现转氨酶升高，也有引起胰腺炎的报道。奥沙拉秦常见不良反应是腹泻，通常发生在治疗开始或增加剂量时，但一般持续时间不长，减少本药用量或与食物同服，腹泻会得到控制。此外，奥沙拉秦还可能发生皮疹、恶心和头痛、关节痛等不良反应。

3）巴柳氮不良反应较少，包括头痛、腹痛、腹泻、食欲减退、口干等。尚有咳嗽、咽炎及鼻炎等。

（二）对其他药物的药学监护

对糖皮质激素的药学监护，详见第五篇第一章第二节。

对免疫抑制剂的药学监护：环孢素、他克莫司、霉酚酸酯，详见第五篇第二章；甲氨蝶呤、硫唑嘌呤详见第八篇第一章和第五篇第四章第一节。

（三）患者教育

1. 一般教育　溃疡性结肠炎患者活动期应充分休息，调节好情绪，避免心理压力过大；急性活动期可给予流质或半流质饮食，病情好转后改为富营养、易消化的少渣饮食，不宜食用辛辣食物。注意饮食卫生，避免肠道感染性疾病。不宜长期饮酒。

2. 用药教育　溃疡性结肠炎患者应按医嘱服药，临床药师应定期随访，监督患者不得擅自停药。反复病情活动者，应有终生服药的心理准备。溃疡性结肠炎患者服用水杨酸类药物时需要注意以下几点：① 柳氮磺吡啶用药期间应定期检查血、尿常规，磺胺结晶，定期进行直肠镜检查；② 服用柳氮磺吡啶期间，应多饮水，保持高尿量，防止磺胺结晶发生，必要时可服用碱化尿液的药物；③ 柳氮磺吡啶栓剂直肠给药可减轻不良反应；④ 柳氮磺吡啶可抑制小肠对叶酸的吸收，长期用药者应口服补充叶酸；⑤ 使用美沙拉秦治疗前，应监测肾功能，在治疗过程中也应定期复查。

第五章　肝硬化的药学监护

一、肝硬化概述

肝硬化（hepatic cirrhosis）是各种慢性肝病发展的晚期阶段。病理上以肝脏弥漫性纤维化、再生结节和假小叶形成为特征。起病隐匿，病程发展缓慢，晚期以肝功能减退和门静脉高压为主要表现，常出现多种并发症。肝硬化是常见病，发病高峰年龄在35~50岁，男性多见，出现并发症时死亡率高。

（一）临床表现

1. 代偿期肝硬化症状　轻且无特异性。可有乏力、食欲减退、腹胀不适等。患者营养状况一般，可触及肿大的肝脏，质偏硬，脾可肿大。肝功能检查正常或仅有轻度酶学异常。常在体检或手术中被偶然发现。

2. 失代偿期肝硬化症状　临床表现明显，可发生多种并发症，包括：① 全身症状。乏力为早期症状，体重下降往往随病情进展而逐渐明显。少数患者有不规则低热，与肝细胞坏死有关。② 消化道症状。如食欲减退、腹胀、腹水，腹水量大时，腹胀成为患者最难忍受的症状。腹泻往往表现为对脂肪和蛋白质耐受差，稍进油腻肉食即易发生腹泻。部分患者有腹痛，多为肝区隐痛。③ 出血倾向及与内分泌紊乱有关的症状。肝硬化患者糖尿病发病率增加，严重肝功能减退者易出现低血糖。④ 门静脉高压症状。如食管胃底静脉曲张破裂而致上消化道出血，表现为呕血及黑粪。⑤ 脾功能亢进。可致血细胞三系减少，因贫血而出现皮肤黏膜苍白等。

（二）检查指标

诊断肝硬化的检查指标除了一般的血常规、尿常规和粪常规，以及确定有无食管胃底静脉曲张的影像学与内镜检查外，还包括以下几种主要的检查指标。

1. 肝功能试验　主要包括：① 血清酶学。转氨酶升高与肝脏炎症、坏死相关。一般为轻至中度升高，以 ALT 升高较明显，肝细胞严重坏死时则 AST 升高更明显。谷氨酰转肽酶（GGT）及碱性磷酸酶（ALP）也可有轻至中度升高。② 蛋白代谢。血清白蛋白下降、球蛋白升高，A/G 倒置，血清蛋白电泳显示以 γ 球蛋白增加为主。③ 凝血酶原时间不同程度延长，且不能为注射维生素 K 纠正。④ 胆红素代谢及肝储备功能明显下降时出现总胆红素升高，结合胆红素及非结合胆红素均升高，仍以结合胆红素升高为主。

2. 血清免疫学检查　主要包括：① 乙、丙、丁病毒性肝炎血清标记物及血清自身抗体测定，有助于分析肝硬化病因。② 甲胎蛋白（AFP）明显升高提示合并原发性肝细胞癌，但应注意肝细胞严重坏死时 AFP 亦可升高，但往往伴有转氨酶明显升高，且随转氨酶下降而下降。

3. 肝穿刺活检 有确诊价值，尤适用于代偿期肝硬化的早期诊断、肝硬化结节与小肝癌鉴别及鉴别诊断有困难的其他情况者。

4. 腹水检查 新近出现腹水者、原有腹水迅速增加原因未明者及疑似合并自发性细菌性腹膜炎（SBP）者应做腹腔穿刺，抽腹水做常规检查、腺苷脱氨酶（ADA）测定、细菌培养及细胞学检查。为提高培养阳性率，腹水培养应在床边进行，使用血培养瓶，分别做需氧和厌氧菌培养。无合并 SBP 的肝硬化腹水为漏出液性质，血清腹水白蛋白梯度>11g/L；合并 SBP 时则为渗出液或中间型，腹水白细胞及多形核白细胞（PMN）增高，细菌培养阳性。腹水呈血性应高度怀疑癌变，细胞学检查有助诊断。

5. 门静脉压力测定 经颈静脉插管测定肝静脉楔压与游离压，二者之差为肝静脉压力梯度，反映门静脉压力。正常多小于5mmHg，大于10mmHg 则为门静脉高压。

（三）诊断依据

诊断失代偿期肝硬化诊断并不困难，依据下列各点可做出临床诊断：①有病毒性肝炎、长期大量饮酒等导致肝硬化的有关病史；②有肝功能减退和门静脉高压的临床表现；③肝功能试验有血清白蛋白下降、血清胆红素升高及凝血酶原时间延长等指标提示肝功能失代偿；④B超或 CT 提示肝硬化以及内镜发现食管胃底静脉曲张。肝活检见假小叶形成是诊断本病的金标准。代偿期肝硬化的临床诊断常有困难，对慢性病毒性肝炎、长期大量饮酒者应长期密切随访，注意肝脾情况及肝功能试验的变化，如发现肝硬度增加，或有脾大，或肝功能异常变化，B超检查显示肝实质回声不均等变化，应注意早期肝硬化，必要时行肝穿刺活检可获确诊。

二、治疗方案

本病目前无特效治疗，关键在于早期诊断，针对病因给予相应处理，阻止肝硬化进一步发展，后期积极防治并发症，及至终末期则只能有赖于肝移植。

1. 抗纤维化治疗

（1）肝功能失代偿的乙型肝炎肝硬化患者，当乙型肝炎病毒（HBV）DNA 阳性时，不论 ALT 水平如何，均应抗病毒治疗。常用药物有阿德福韦酯、恩替卡韦及拉米夫定等口服核苷类似物，如恩替卡韦 100mg，每日 1 次，无固定疗程，需长期服用。

（2）肝功能代偿的丙型肝炎肝硬化患者，可在严密观察下，采用聚乙二醇干扰素α联合利巴韦林治疗方案。对不能耐受利巴韦林不良反应者，可单用聚乙二醇干扰素α或普通干扰素α。肝功能失代偿丙型肝炎肝硬化患者不宜使用干扰素。

保护肝细胞药物虽有一定药理学基础，但普遍缺乏循证医学证据，过多使用可加重肝脏负担。

2. 腹水的治疗 限制钠和水的摄入。钠摄入量限制在 60~90mmol/d（相当于食盐1.5~2g/d）。对上述基础治疗无效或腹水较大量者应使用利尿药，如螺内酯和呋塞米。先用螺内酯 40~80mg/d，4~5d 后视利尿效果加用呋塞米 20~40mg/d，以后再视利尿效果分别逐步加大两药剂量（最大剂量螺内酯 400mg/d，呋塞米 160mg/d）。对低蛋白血症患者，每周定期输注白蛋白或血浆，可通过提高胶体渗透压促进腹水消退。

3. 并发症的治疗

（1）食管胃底静脉曲张破裂出血患者，除内镜下套扎术和硬化剂注射术外，为预防再次出血，可使用 β 受体阻断药普萘洛尔，由 10mg/d 开始，逐日加 10mg，逐渐加量至静息心率降为基础心率 75% 左右，或心率不低于 55 次/min。普萘洛尔同样适用于对中重度静脉曲张伴有红色征的患者预防首次出血的治疗。

（2）自发性细菌性腹膜炎患者，首选头孢噻肟等第三代头孢菌素，也可联合半合成广谱青霉素与 β-内酰胺酶抑制药的混合物和喹诺酮类药物，静脉给药，如美洛西林他唑巴坦 5.0g，每日 2 次，以及左氧氟沙星 0.6g，每日 1 次，至腹水白细胞恢复正常数日后停药。

三、药学监护

（一）对抗病毒药物的药学监护

临床使用的抗肝炎病毒药物主要有两大类：一类是核苷类似物，如拉米夫定（lamivudine）、恩替卡韦（entecavir）、阿德福韦酯（adefovir dipivoxil）、替比夫定（tel-bivudine）等，详见表 4-5-1；另一类是干扰素，如重组人干扰素 α-2a（recombinated interferon α-2a）、重组人干扰素 α-1b（recombinated interferon α-1b）等。重组人干扰素 α-2a 是基因重组技术所产生，能抑制多种病毒复制和肿瘤细胞繁殖，并调节机体免疫功能。该药主要清除途径为肾脏排泄，次要途径为经胆汁分泌及肝脏代谢清除。健康人使用该药 3 600 万 IU，肌内注射后平均达峰时间为 3.8h，皮下注射后平均达峰时间为 7.3h。重组人干扰素 α-1b 具有广谱抗病毒、抗肿瘤及免疫调节功能。健康志愿者单次皮下注射该药 60μg，注射后 3.99h 血药浓度达最高峰；吸收半衰期为 1.86h，消除半衰期为 4.53h，在体内降解。尿、粪、胆汁中排泄较少。

表 4-5-1　临床常用抗肝炎药物中核苷类药物的特点

药物名称	药理特性	临床应用
拉米夫定	对 HBV 和 HIV 有较强的抑制作用。口服后吸收迅速，生物利用度稳定在 80%～85%。药物在体内分布广泛，可透过血脑屏障，约 90% 以原形随尿液排泄	主要用于治疗乙型肝炎病毒复制的慢性乙型肝炎
恩替卡韦	对 HBVDNA 多聚酶有抑制作用。该药宜空腹服用，即餐前或餐后至少 2h 应用，主要以原形从肾脏排泄，清除率为给药量的 62%～73%，且不依赖于给药剂量	主要用于病毒复制活跃，ALT 持续升高或肝脏组织学显示有活动性病变的成年人慢性乙型肝炎的治疗

药物名称	药理特性	临床应用
阿德福韦酯	能够抑制 HIV 及 HBV 的逆转录酶、单纯疱疹病毒和巨细胞病毒的 DNA 聚合酶。该药口服生物利用度约为 12%，皮下注射生物利用度为 100%，主要以原形经肾排泄，其活性成分代谢物在细胞内的消除半衰期为 16~18h	适用于治疗有 HBV 活动复制，并伴有 ALT 或 AST 持续升高或肝脏组织学活动性病变的肝功能代偿的成年慢性乙型肝炎患者
替比夫定	是抗 HBV DNA 多聚酶药物。替比夫定饭前或饭后口服均可。该药主要通过肾小球滤过和肾小管被动扩散的方式以原形从肾脏排出	适用于治疗有 HBV 活动复制，并伴有 ALT 或 AST 持续升高或肝脏组织学活动性病变的肝功能代偿的成年慢性乙型肝炎患者

1. 治疗前评估

（1）适应证评估：抗病毒药物适用于病毒性肝炎所致的肝硬化。

（2）禁忌证评估：肌酐清除率 < 30mL/min 患者不宜使用拉米夫定；肌酐清除率< 10mL/min 患者不推荐使用阿德福韦酯。对大肠埃希菌产物过敏者、自身免疫性肝炎患者、严重肝功能不全和严重心脏病患者禁用干扰素 α。

2. 治疗过程的监护

（1）疗效评估：主要包括药物治疗后转氨酶是否在正常范围、血清病毒检测是否阴性以及是否有较低的半年或一年病毒感染复发率等。

（2）特殊人群用药监护：

1）核苷类药物在特殊人群用药注意事项包括：① 妊娠期妇女禁用拉米夫定，慎用阿德福韦酯和替比夫定；哺乳期妇女慎用此类药物；② 老年患者应根据肌酐清除率调整该类药物用药剂量；③ 尚无 16 岁以下患者应用拉米夫定、恩替卡韦和替比夫定的相关数据，阿德福韦酯在儿童使用的安全性尚未确定。

2）干扰素在特殊人群用药注意事项包括：① 妊娠期和哺乳期妇女慎用该类药物；② 儿童用药经验有限，应小心权衡利弊后用药；③ 对患有心脏病、癌症晚期的老年患者，接受本药治疗前及治疗中都应进行心电图检查，遵医嘱做剂量调整或停止使用该药。

（3）药物相互作用监护：

1）核苷类药物相互作用包括：① 布洛芬可使阿德福韦酯的口服生物利用度增加；② 阿德福韦酯与其他可能影响肾功能的药物如环孢素、他克莫司、氨基糖苷类、万古霉素、非甾体抗炎药等合用，可能引起肾损害；③ 替比夫定与可能改变肾功能的药物合用，可能影响替比夫定的血药浓度；④ 替比夫定与聚乙二醇干扰素 α-2a 合用会增加发生周围神经病变的风险；⑤ 替比夫定与拉米夫定合用可能出现中性粒细胞减少。

2）干扰素药物相互作用包括：干扰素 α 可以降低 CYP450 酶的活性，因此华法林、西咪替丁、茶碱、地西泮、普萘洛尔等药物代谢会受到影响。

（4）药物不良反应监护：

1）核苷类药物的不良反应：① 拉米夫定常见不良反应有上呼吸道感染样症状、头痛、恶心、身体不适、腹痛、腹泻，症状一般较轻，并可自行缓解；② 阿德福韦酯最常见的不良反应是疲乏，严重的不良反应是自发性流产；③ 替比夫定常见不良反应是虚弱、头痛、腹痛、恶心、腹泻和消化不良。④ 恩替卡韦常见不良反应有头痛、疲劳、眩晕和恶心。

2）干扰素 α 的不良反应：① 最常见不良反应有发热、寒战、乏力、头痛、肌痛、厌食等类似于流行性感冒的症状。加服解热镇痛药可以减轻或消除这些症状，这些症状也可以随着继续用药或调整剂量而减缓；② 常见的血液系统不良反应是白细胞、血小板减少；③ 罕见的不良反应有直立性低血压、皮肤红斑、甲状腺功能障碍、紫癜、消化不良、呼吸困难、高血糖和溃疡性口炎等。

（二）对保肝药物的药学监护

保肝药物种类繁多，作用各有特点，一般分为：① 降酶药物，如联苯双酯（bifendate）、双环醇（bicyclol），其中联苯双酯不宜用于肝硬化患者；② 甘草酸制剂，主要包括复方甘草酸苷（compound glycyrrhizin）、甘草酸二铵（diammonium glycyrrhizinate）、异甘草酸镁（megnesium isoglycyrrhizinate）等；③ 促肝细胞生长、抗氧化、解毒、保护肝细胞膜药物，包括促肝细胞生长素（hepatocyte growth promoting factors）、水飞蓟宾（silibinin）、二氯醋酸二异丙胺（diisopropylammonium dichloroacetate）、硫普罗宁（tiopronin）、谷胱甘肽（glutathione）、葡醛内酯（glucurolactone）和多烯磷脂酰胆碱（polyene phosphatidyl choline）等；④ 治疗胆汁淤积的保肝药物，主要是腺苷蛋氨酸（ademetionine）。

1. 治疗前评估

（1）适应证评估：保肝药物适用于肝硬化的对症治疗，对于早期肝硬化能够积极阻止肝硬化进一步发展，对于后期肝硬化主要发挥改善肝功能的辅助治疗作用。

（2）禁忌证评估：① 联苯双酯一般不宜用于肝硬化患者。② 甘草酸类药物禁用于严重低钾血症、高钠血症患者，禁用于高血压、心力衰竭、肾衰竭患者，其中复方甘草酸苷不宜用于有血氨升高倾向的末期肝硬化患者。③ 硫普罗宁禁用于重症肝炎并有严重黄疸、顽固性腹水、消化道出血等并发症的患者，禁用于肾功能不全合并糖尿病患者，禁用于急性重症铅、汞中毒患者。

2. 治疗过程的监护

（1）疗效评估：主要包括评价肝脏合成功能，如血清白蛋白、凝血因子、胆固醇含量；评价反映肝细胞损伤程度，如血清转氨酶水平；以及评价胆红素的代谢能力，如血清胆红素水平等指标。

（2）特殊人群用药监护：

1）甘草酸制剂：① 复方甘草酸苷，妊娠期及哺乳期妇女慎重使用，高龄患者有易发低血钾倾向，需在密切观察基础上慎用；② 甘草酸二铵，妊娠期和哺乳期妇女不宜使用，高龄患者有易发低血钾倾向应慎重使用，新生儿和婴幼儿用药剂量和不良反应均未确定，暂不使用；③ 异甘草酸镁，妊娠期和哺乳期妇女、新生儿及婴幼儿不推荐使用，老年患者慎用。

2）促肝细胞生长、抗氧化、解毒、保护肝细胞膜药物：① 多烯磷脂酰胆碱注射液中含有苯甲醇，新生儿和早产儿禁用；② 硫普罗宁，儿童、妊娠期和哺乳期妇女禁用，老年患者慎用。

（3）药物相互作用监护：

1）甘草酸制剂保肝药物：依他尼酸、呋塞米等噻嗪类及三氯甲噻嗪、氯噻酮等降压利尿药的利尿作用可以增强甘草酸二铵、异甘草酸镁与排钾作用，易导致血清钾下降，应注意血清钾值测定。

2）促肝细胞生长、抗氧化、解毒、保护肝细胞膜药物：① 硫普罗宁不宜与具有氧化作用的药物合用；② 谷胱甘肽不宜与磺胺类、四环素类药物合用，谷胱甘肽可减轻丝裂霉素的毒副作用，该药与维生素 B_{12}、甲萘醌、泛酸钙、乳清酸及抗组胺制剂呈配伍禁忌。

（4）药物不良反应监护：

1）降酶保肝药物：双环醇可引起个别患者口干、轻度恶心，偶有皮疹，一般加用抗过敏药症状即可消失。

2）甘草酸制剂保肝药物：甘草酸制剂可以引起假性醛固酮增多症，表现为低钾血症、高钠血症和高血压，其中复方甘草酸苷还可引起横纹肌溶解症的症状，表现为肌力低下、肌肉痛、四肢痉挛、麻痹等。发现血清肌酸激酶（CK）升高，血、尿中肌红蛋白升高时应停药并给予适当处理。

3）促肝细胞生长、抗氧化、解毒、保护肝细胞膜药物：① 促肝细胞生长素可引起个别患者出现低热和皮疹，停药后即消失；② 多烯磷脂酰胆碱注射液中含有苯甲醇，极少数患者对所含苯甲醇发生过敏反应，大剂量口服应用时，偶尔会出现腹泻；③ 硫普罗宁长期大剂量应用会发生手足麻木、胰岛性自体免疫综合征、蛋白尿或肾病综合征，但这些不良反应发生较为罕见；④ 谷胱甘肽用药后少见恶心、呕吐和头痛，罕见皮疹发生，停药后皮疹会消失；⑤ 葡醛内酯用药后偶有面红、轻度胃肠不适，减量或停药后消失；⑥ 多烯磷脂酰胆碱口服大剂量应用时偶尔会出现胃肠道紊乱，极少数患者对注射剂中含有的苯甲醇发生过敏反应。

4）治疗胆汁淤积的保肝药物：腺苷蛋氨酸不良反应较轻微且短暂，如浅表性静脉炎、头痛、出汗、腹泻、恶心等，一般无须停药，偶可引起昼夜节律紊乱，睡前服用镇静催眠药可减轻症状。

临床常用保肝药物的种类和特点见表4-5-2。

表4-5-2　临床常用保肝药物的种类和特点

种类	名称	特点
降酶药物	联苯双酯	是国内创制的降酶药物，具有良好的降低 ALT 的作用。该药对 CYP450 酶活性有明显的诱导作用，从而加强了对四氯化碳及某些致癌物的解毒能力
	双环醇	与联苯双酯类似，除具有保肝作用外，尚有抗肝炎病毒效果，还能减轻肝纤维化

种类	名称	特点
甘草酸制剂	复方甘草酸苷	具有抗炎作用、免疫调节作用以及抗病毒作用
	甘草酸二铵	具有较强的抗炎、保护肝细胞膜及改善肝功能的作用。该药存在肠肝循环，主要经胆汁随粪便排出，部分经呼吸道以 CO_2 形式排出，少量经肾脏排泄
	异甘草酸镁	具有抗炎、保护肝细胞膜及改善肝功能作用。该药吸收后主要分布在肝，在肝组织中较高的浓度，主要经胆汁排泄
促肝细胞生长、抗氧化、解毒、保护肝细胞膜药物	促肝细胞生长素	从乳猪或未哺乳新生小牛的肝脏中提取的小分子量多肽类活性物质，能够促进肝细胞再生。该药口服后吸收迅速，分布于全身多种组织器官，以肝和胃含量最高，在体内排泄迅速，不易蓄积
	水飞蓟宾	从植物水飞蓟果实中提取分离的一种黄酮类化合物，具有显著保护和稳定肝细胞膜作用
	二氯醋酸二异丙胺	是维生素 B_{15} 的活性成分，其结构中含有的甲基能够供机体合成胆碱，具有抗脂肪肝、改善肝功能、增强组织细胞呼吸及提高氧呼吸率等作用
	硫普罗宁	是新型含巯基药物，可对抗多种类型的肝损伤、对重金属及药物有解毒作用。该药也可随乳汁排泄
	谷胱甘肽	广泛分布于机体各器官内，对维持细胞生物功能有重要作用，能够在体内活化氧化还原系统，能激活各种酶尤其是巯基酶等，具有广泛解毒作用
	葡醛内酯	在酶的催化下内酯环被打开，转化为葡糖醛酸而发挥解毒作用，能与肝内或肠内代谢产物、毒物或药物结合，形成无毒的葡糖醛酸结合物，随尿液排出体外
	多烯磷脂酰胆碱	通过补充人体外源性磷脂成分，并结合到肝细胞膜结构中，对肝细胞的再生和重构起重要作用。此外，该药尚可分泌入胆汁，降低胆结石形成指数
治疗胆汁淤积药物	腺苷蛋氨酸	是存在于人体所有组织和体液中的一种生理活性物质，它作为甲基供体和生理性巯基化合物的前体参与体内重要生化反应。给肝硬化患者补充腺苷蛋氨酸可以使在肝病时生物利用度降低的必需化合物恢复其内源性水平

（三）对治疗腹水药物的药学监护

肝硬化腹水治疗主要应用的药物是利尿药，利尿药效果不显著而腹水难以消退患者，可口服 25% 山梨醇或 20% 甘露醇导泻治疗；利尿药疗效差的大量腹水患者，采用放腹水或行腹水浓缩回输术。本节主要介绍利尿药在治疗肝硬化腹水中的应用。

用于治疗肝硬化腹水的利尿药主要有四种：① 噻嗪类利尿药，如氢氯噻嗪有较强的利尿排钾作用；② 保钾利尿药，如螺内酯，利尿效应起效较慢，有保钾作用；③ 髓袢利尿药，如呋塞米，利尿作用强；④ 渗透性利尿药，如甘露醇，有利尿、扩充血容量及防治肾衰竭的作用。

噻嗪类利尿药、保钾利尿药和髓袢利尿药的主要药物特点、特殊人群用药、药物相互作用及药物不良反应监护内容，详见第三篇第一章第一节。

1. 治疗前评估

（1）适应证评估：甘露醇主要作为辅助性利尿措施用于肝硬化腹水，特别是当伴有低蛋白血症时。

（2）禁忌证评估：甘露醇禁用于已确诊为急性肾小管坏死的无尿患者；严重失水者；颅内活动性出血者以及急性肺水肿或严重肺淤血患者。

2. 治疗过程的监护

（1）疗效评估：甘露醇用于治疗肝硬化腹水时的疗效评估，主要指尿量的监测。

（2）特殊人群用药监护：甘露醇能透过胎盘屏障，妊娠期妇女使用该药应充分权衡其对胎儿的利弊，该药能否经乳汁分泌尚不清楚；老年人应用本药较易出现肾损害，且随年龄增长，发生肾损害机会增多，应适当控制用量。

（3）药物相互作用监护：① 可增加洋地黄毒性；② 增加利尿药及碳酸酐酶抑制剂的利尿和降眼内压作用，与这些药物合用应调整剂量。

（4）药物不良反应监护：① 水和电解质紊乱是甘露醇最常见的不良反应；② 可引起寒战、发热、排尿困难及血栓性静脉炎；③ 甘露醇静脉用药外渗可致组织水肿、皮肤坏死，高渗甘露醇可引起口渴；④ 甘露醇大剂量快速静脉滴注时，可能会引起渗透性肾病，临床上会出现尿量减少，甚至急性肾衰竭，渗透性肾病常见于老年肾血流量减少及低钠、脱水患者。

（四）患者教育

1. 一般教育

（1）肝硬化患者不宜进行重体力活动及高强度体育锻炼。饮食应以易消化、产气少的食物为主，低盐饮食，常吃蔬菜水果，保持大便通畅，不要用力排大便。对已有食管胃底静脉曲张患者，进食不宜过快、过多，应注意避免吞下刺或骨。

（2）肝硬化患者严格禁酒。不宜服用不必要且疗效不确切的药物，不宜服用各种解热镇痛的复方感冒药。

2. 用药教育

（1）抗病毒药物：① 有肌病倾向患者慎用替比夫定。② 干扰素 α 应用期间，当中性粒细胞低于 $0.75 \times 10^9/L$ 时，应调整剂量；低于 $0.5 \times 10^9/L$ 时，应暂停给药，恢复至 $1 \times 10^9/L$ 以上时，可重新给药。血小板计数低于 $50 \times 10^9/L$ 时，应减量应用，当低于 $25 \times 10^9/L$ 时，应考虑停药。

（2）保肝药物：① 甘草酸类制剂，对高龄患者应慎重给药，因为高龄患者易发生低血钾不良倾向，用药过程中应定期检测血压及血清钾、钠浓度。② 硫普罗宁，在既往使用青霉胺时发生过严重不良反应的患者，以及有哮喘病史的患者慎用；用药期间应定期检查血常规、肝功能、24h 蛋白尿，每 3 个月或 6 个月检查 1 次尿常规；要确定该药的最适剂量，应在开始用药后 1 个月、以后每 3 个月检测尿液半胱氨酸水平，尿液中半胱氨酸浓度应在 250mg/L 以下。③ 腺苷蛋氨酸肠溶片必须整片吞服，不得嚼碎，为使药物更好地吸收，建议在两餐之间服用。

第六章 原发性胆汁性肝硬化的药学监护

一、原发性胆汁性肝硬化概述

原发性胆汁性肝硬化（primary biliary cirrhosis，PBC）是一种病因未明的慢性进行性胆汁淤积性肝脏疾病。其病理改变主要以肝内细小胆管的慢性非化脓性破坏、汇管区炎症、慢性胆汁淤积、肝纤维化为特征，最终发展为肝硬化和肝衰竭。多见于中年女性，男女比例约为 1∶9。

（一）临床表现

本病绝大多数见于中年女性，40~60 岁患者占 85%~90%。起病隐匿、缓慢。无症状的患者占首次诊断的 20%~60%，其诊断主要是通过生化指标的筛选，随着病情的进展最终将出现症状，多为 2~4 年。

1. 早期症状　较轻，乏力和皮肤瘙痒为本病最常见的首发症状，乏力的严重程度与肝脏的病变程度不相关。瘙痒常在黄疸发现前数月至 2 年出现，可以是局部性，也可以是全身性，可在夜间加剧。少数患者瘙痒和黄疸同时出现，先有黄疸后出现瘙痒者少见。黄疸出现后尿色深黄，粪色变浅，皮肤渐有色素沉着。

2. 影响脂肪的消化吸收　因长期肝内胆汁淤积导致分泌和排泄至肠腔的胆汁减少，影响脂肪的消化吸收，可有脂肪泻和脂溶性维生素吸收障碍，出现皮肤粗糙和夜盲症（维生素 A 缺乏）、骨软化和骨质疏松（维生素 D 缺乏）、出血倾向（维生素 K 缺乏）等。由于胆小管阻塞，血中脂类总量和胆固醇持续增高，可形成黄瘤，为组织细胞吞噬多量胆固醇所致；黄瘤为黄色扁平斑块，常见于眼睑内眦附近和后发际。当肝衰竭时，血清脂类下降。黄瘤亦逐渐消散。

3. 肝脏病变　肝中度或显著肿大。常在肋下 4~10cm，质硬，表面平滑，压痛不明显，脾也中度以上肿大，晚期出现腹水、门静脉高压症与肝衰竭，病变长期发展可并发肝癌。

此外，还可伴有干燥综合征、甲状腺炎、类风湿关节炎等自身免疫性疾病的临床表现。

（二）检查指标

1. 尿、粪检查　尿胆红素阳性，尿胆原正常或减少，粪色变浅。

2. 肝功能试验　主要为胆汁淤积性黄疸的改变。血清胆红素一般中度增高，以结合胆红素增高为主；血清胆固醇可有增高，在肝衰竭时降低；碱性磷酸酶（ALP）与

γ-谷氨酰转移酶在黄疸及其他症状出现前多已增高，比正常高出2~6倍，ALP、IgM和抗线粒体抗体的检测有助于发现早期病例；血清白蛋白含量在早期无变化，晚期减少，球蛋白增加，白球比例下降，甚至倒置。肝转氨酶可以轻度增高；凝血酶原时间延长，早期患者注射维生素K后可恢复正常，晚期由于肝细胞不能利用维生素K，注射维生素K仍不能纠正。

3. 免疫学检查 血清免疫球蛋白增加，特别是IgM；90%~95%以上患者血清抗线粒体抗体（AMA）阳性，滴度>1：40有诊断意义，AMA的特异性可达98%，其中以M_2型的特异性最好；约50%的患者抗核抗体阳性，主要是抗GP210S和抗SP100阳性，具有一定特异性。

4. 影像学检查 B超常用于排除肝胆系统的肿瘤和结石，CT和MRI可排除肝外胆道阻塞、肝内淋巴瘤和转移性腺癌。影像学检查还可提供其他信息，PBC进展到肝硬化时，可观测到门脉高压的表现，在此阶段每6个月复查超声可早期发现肝恶性肿瘤。内镜逆行胰胆管造影（endoscopic retrograde cholangiopancreatography，ERCP）检查在PBC患者常提示肝内外胆管正常。

5. 组织学检查 肝活检有助于明确诊断和分期，也有助于与其他疾病相鉴别。

（三）诊断依据

中年以上女性，慢性病程，有显著皮肤瘙痒、黄疸、肝大，伴有胆汁淤积性黄疸的生化改变而无肝外胆管阻塞证据时要考虑本病，可做进一步检查确诊。美国肝病研究协会建议诊断标准如下：① 胆汁淤积的生化指标如ALP等升高大于6个月；② B超或胆管造影检查示胆管正常；③ AMA或AMA-M_2亚型阳性；④ 如血清AMA/AMA-M_2阴性，行肝穿刺组织学检查符合PBC。

二、治疗方案

本病无特效治疗方法，主要是对症和支持治疗。主要治疗药物是针对胆汁淤积的熊去氧胆酸（ursodeoxycholic acid，UDCA）。UDCA是治疗本病的主要药物，推荐剂量为13~15mg/（kg·d），若治疗有效则可长期服药。对熊去氧胆酸单独治疗反应不完全者[不能使肝酶降至正常和（或）发展为肝硬化]可考虑联合运用免疫抑制性药物，如糖皮质激素、甲氨蝶呤、硫唑嘌呤及抗纤维化药物如秋水仙碱，但联合用药的有效性尚未被证实。针对胆汁淤积的对症治疗药物还包括缓解皮肤瘙痒药物，如考来烯胺（cholestyramine，消胆胺）；治疗骨质疏松的钙剂和钙调节剂，以及脂质维生素。进展到肝硬化阶段，则对症治疗（同肝硬化）。

三、药学监护

（一）对熊去氧胆酸的药学监护

UDCA是目前唯一被认定对PBC具有肯定疗效的药物。UDCA能够促进胆汁分泌，长期服用能使胆汁中UDCA含量增高，并升高磷脂含量，从而促使胆固醇在胆汁中溶解度增加，防止胆固醇结石形成。该药呈弱酸性，口服后经被动扩散而迅速吸收，在1h、3h分别出现两个血药浓度峰值，由于仅有少量药物进入体循环，因此血药浓度很低。该药最有效的吸收部位是具有中等碱性环境的回肠，吸收后在肝脏与甘氨酸或牛磺酸结合，随胆汁排入小肠，参与肠肝循环。进入小肠内的结合型 UDCA，一部分水解为游离型，另一部分在细菌作用下形成石胆酸，后者进一步被硫酸化，从而降低了其潜在的肝毒性。UDCA 主要经粪便排出，少量经肾排泄。尚不清楚是否经人乳分泌，但由于口服后仅少量 UDCA 存在于血清中，因此，即使 UDCA 可以分泌入乳汁，量也非常小。

1. 治疗前评估

（1）适应证评估：UDCA 是治疗 PBC 的唯一选择，可用于任何阶段肝脏生化指标异常者。

（2）禁忌证评估：PBC 患者合并胆道完全阻塞和严重肝功能减退者禁用 UDCA。

2. 治疗过程的监护

（1）疗效评估：UDCA 能够改善 PBC 患者的生化、免疫指标，包括降低血清转氨酶、碱性磷酸酶、胆红素及血清免疫球蛋白 IgM，但对于能否延缓组织学进展、降低死亡率及肝移植率尚存争议。近年来研究表明，UDCA 治疗早期 PBC 患者（1 年）的生化应答情况对于远期疗效的预测及生存率评估有重要意义。目前评价生化应答良好的标准有"巴黎标准"和"巴塞罗那标准"，前者指 UDCA 治疗一年后血清总胆红素 ≤17.1μmol/L（1mg/dL）、AST≤2ULN、ALP≤3ULN；后者指血清 ALP 下降 40% 或降至正常。两种标准的早期应答良好者远期预后更佳。

（2）特殊人群用药监护：儿童应用 UDCA 的安全性及有效性尚不明确，国外尚未批准用于儿童患者。老年患者慎用。妊娠期和哺乳期妇女慎用。

（3）药物相互作用监护：① UDCA 能够增加环孢素的吸收，必要时调整剂量；② 口服避孕药能够增加熊去氧胆酸的胆汁饱和度；③ 活性炭、考来烯胺、蒙脱石及氢氧化铝等含铝抗酸药能与胆汁酸结合，阻碍 UDCA 吸收，影响疗效，联合用药时建议间隔 2h 以上。

（4）药物不良反应监护：①偶见心动过缓或过速、头痛、头晕等。②对血药系统的影响：长期使用本药可使外周血小板数量增加。③对消化系统的影响：主要表现为腹泻，发生率约 2%，偶见胃痛、胰腺炎、便秘等，对肝脏毒性不明显。④呼吸系统不良反应：可见支气管炎、咳嗽、咽喉炎等。⑤UDCA 还可引起关节痛、关节炎、背痛和肌痛，以及瘙痒和脱发等。

（二）对考来烯胺的药学监护

考来烯胺是治疗皮肤瘙痒的一线药物。该药为阴离子交换树脂，主要通过结合肠道内胆汁酸并抑制胆汁酸的肠肝循环及重吸收，增加粪便排泄而使血中胆汁酸减少。由于本药降低血清胆汁酸，故可缓解因胆汁酸过多而沉积于皮肤所致的瘙痒。本药口服不经胃肠道吸收，在肠道内与胆汁酸结合成不溶性复合物，以复合物形式随粪便排出体外。

1. 治疗前评估

（1）适应证评估：考来烯胺主要针对胆汁淤积引起的瘙痒发挥作用。

（2）禁忌证评估：PBC 合并完全性胆道梗阻者禁用；Ⅲ、Ⅳ、Ⅴ型高脂血症患者禁用。

2. 治疗过程的监护

（1）疗效评估：对考来烯胺疗效的评价主要是指瘙痒的控制程度及维持时间。

（2）特殊人群用药监护：由于考来烯胺是阴离子交换树脂的氯化物，长期使用可造成高氯性酸中毒，尤其是儿童。有研究报道，患高氯血症的儿童服用本药可导致血叶酸浓度下降，建议治疗期间补充叶酸。

尚缺乏本药对妊娠和哺乳影响的人体研究。虽然本药口服后几乎完全不被吸收，但可能影响妊娠期和哺乳期妇女对维生素及其他营养物质的吸收，而对胎儿产生不良影响，美国 FDA 对本药的安全性分级为 C 级。

（3）药物相互作用监护：考来烯胺可延缓或降低其他与之同服的药物吸收，包括噻嗪类利尿药、普萘洛尔、地高辛和其他生物碱类药物、保泰松、巴比妥酸盐类、雌激素、孕激素、甲状腺激素、华法林及某些抗生素等，特别是酸性药物。为避免药物相互作用发生，可在考来烯胺服用前 1h 或服用后 4~6h 再服用其他药物。

（4）药物不良反应监护：考来烯胺长期服用可使肠道内结合胆盐减少，引起脂肪吸收不良，应适当补充维生素 A、D、E、K 等脂溶性维生素及钙盐。考来烯胺能同时减少铁的吸收，部分患者有恶心、呕吐或便秘。

（三）患者教育

1. 一般教育　PBC 患者应注意休息，给予高热量、高蛋白质和纤维素丰富而低脂肪食物，戒酒，忌用损伤肝脏的药物。

2. 用药教育

（1）PBC 患者服用 UDCA 注意事项：① 在治疗开始前、治疗 1 个月及 3 个月后检查肝脏酶学指标，包括 ALT 和 AST，以后每 6 个月复查一次；② 治疗的第 1 年中应每 6 个月做 1 次 B 超检查；③ 用药期间注意监测总胆红素、ALP 和免疫球蛋白 IgM。

（2）PBC 患者服用考来烯胺注意事项：① 本药味道欠佳，可用调味剂如饮料伴服，并宜于饭前服用；② 如果用药后出现便秘，特别是合并心脏病患者，应考虑常规使用大便软化剂。如果便秘症状加重，为防止肠梗阻，减少本药剂量或停药。

第七章 肝性脑病的药学监护

一、肝性脑病概述

肝性脑病（hepatic encephalopathy，HE）过去称为肝性昏迷，是由严重肝病引起的、以代谢紊乱为基础、中枢神经系统功能失调的综合征，其主要临床表现是意识障碍、行为失常和昏迷。对于有严重肝病尚无明显的肝性脑病临床表现，而用精细的智力测验或电生理检测可发现异常情况者，称之为轻微肝性脑病，是肝性脑病发病过程中的一个阶段。

（一）临床表现

肝性脑病发生在严重肝病和（或）广泛门体分流的基础上，临床上主要表现为高级神经中枢的功能紊乱（如性格改变、智力下降、行为失常、意识障碍等）以及运动和反射异常（如扑翼样震颤、肌阵挛、反射亢进和病理反射等）。根据意识障碍程度、神经系统体征和脑电图改变，可将肝性脑病的临床过程分为四期。

Ⅰ期（前驱期）：焦虑、欣快、激动、淡漠、睡眠倒错、健忘等轻度精神异常，可有扑翼样震颤。此期临床表现不明显，易被忽略。

Ⅱ期（昏迷前期）：嗜睡、行为异常、言语不清、书写障碍及定向力障碍。有腱反射亢进、肌张力增高、踝阵挛及巴宾斯基（Babinski）征阳性等神经体征，有扑翼样震颤。

Ⅲ期（昏睡期）：昏睡，但可唤醒，各种神经体征持续或加重，有扑翼样震颤，肌张力高，腱反射亢进，锥体束征常阳性。

Ⅳ期（昏迷期）：昏迷，不能唤醒。由于患者不能合作，扑翼样震颤无法引出。浅昏迷时，腱反射和肌张力仍亢进；深昏迷时，各种反射消失，肌张力降低。

（二）检查指标

1. 血氨 慢性肝性脑病尤其是门体分流性肝性脑病患者多有血氨升高，急性肝性脑病患者血氨可以正常。

2. 脑电图 肝性脑病患者的脑电图表现为节律变慢。Ⅱ～Ⅲ期患者表现为 θ 波或三相波，每秒 4~7 次；昏迷时表现为高波幅的 δ 波，每秒少于 4 次。脑电图的改变特异性不强，尿毒症、呼吸衰竭、低血糖亦可有类似改变。此外，脑电图对亚临床肝性脑病和Ⅰ期肝性脑病的诊断价值较小。

3. 诱发电位 大脑皮质或皮质下层接收到由各种感觉器官受刺激的信息后所产生的电位，其有别于脑电图所记录的大脑自发性电活动。可用于轻微肝性脑病的诊断和研究。

4. 心理智能测验 适合于肝性脑病的诊断和轻微肝性脑病的筛选。这些方法简便，无须特殊器材，但受年龄和文化程度的影响。老年人和文化层次比较低者在进行测试时较为迟钝，影响结果。

5. 影像学检查 急性肝性脑病患者进行头部 CT 或 MRI 检查时可发现脑水肿。慢性肝性脑病患者则可发现有不同程度的脑萎缩。

（三）诊断依据

Ⅰ~Ⅳ期 HE 的诊断依据：①有严重肝病和（或）广泛门体侧支循环形成的基础；②出现精神紊乱、昏睡或昏迷，可引出扑翼样震颤；③有肝性脑病的诱因；④反映肝功能的血生化指标明显异常及（或）血氨增高；⑤脑电图异常。

轻微 HE 的诊断依据：①有严重肝病和（或）广泛门体侧支循环形成的基础；②心理智能测验、诱发电位、头部 CT 或 MRI 检查及临界视觉闪烁频率异常。

二、治疗方案

去除 HE 发作的诱因、保护肝脏功能免受进一步损伤、治疗氨中毒及调节神经递质是治疗 HE 的主要措施。

1. 减少肠内氮源性毒物的生成与吸收 乳果糖可用于各期肝性脑病及轻微肝性脑病的治疗，每日 30~60g，分 3 次口服，调整至患者每日排 2~3 次软便。乳梨醇的疗效与乳果糖相似，每日 30~40g，分 3 次口服。

2. 促进体内氨的代谢 门冬氨酸鸟氨酸是一种鸟氨酸和门冬氨酸的混合制剂，能促进体内的尿素循环而降低血氨，通常给予门冬氨酸鸟氨酸 5~20g 静脉用药。也可使用精氨酸 15~20g 静脉用药，每日 1 次，至血氨水平恢复正常或肝性脑病症状缓解。

3. 减少或拮抗假神经递质 支链氨基酸制剂是一种以亮氨酸、异亮氨酸、缬氨酸等为主的复合氨基酸，通常剂量为 250mL 静脉用药，每日 1 次。

三、药学监护

（一）对减少氨产生的降血氨药物的药学监护

减少氨产生的药物包括非吸收缓泻剂、肠道不吸收抗生素和益生菌制剂等。非吸收缓泻剂的代表药物乳果糖（lactulose）长期以来被认为是治疗肝性脑病的一线药物。一些肠道不吸收抗菌药物如新霉素、替硝唑和利福昔明等能抑制肠道菌群，减少细菌对蛋白质的分解，从而减少氨和内毒素的产生，但可能造成菌群失调，目前多作为对口服不吸收、双糖不能耐受或有抵抗患者的替代治疗，不作为首选，更不主张长期应用。乳酸杆菌、双歧杆菌等肠道益生菌制剂，可以抑制肠道有害菌群繁殖，减少氨的产生。此外，有研究报道，Hp 感染与肝硬化血氨升高有关，根治 Hp 也有助于降血氨。本节主要介绍非吸收缓泻剂乳果糖。

乳果糖是在胃和小肠中不被消化分解，在小肠中几乎不吸收，在结肠内被厌氧菌分解为乳酸和醋酸，通过降低肠腔内 pH 值，增加游离氢离子与氨结合成铵，排出肠道，从而减少氨的吸收。乳果糖还可以通过促进肠道乳酸杆菌生长而使氨进入细胞蛋白质内，同时抑制能够分解蛋白产生尿素的细菌（大肠杆菌、厌氧菌等），从而减少氨的产生。此外，还可以通过缓泻作用促进氨的排出。

（1）治疗前评估：

1）适应证评估：乳果糖适用于高血氨引起的肝性脑病及肝硬化伴便秘患者。该药可口服，亦可灌肠使用。

2）禁忌证评估：乳果糖禁用于阑尾炎、肠梗阻、不明原因腹痛者及与需服用导泻药者；禁用于对半乳糖不耐受者、尿毒症及糖尿病酸中毒患者。

（2）治疗过程监护：

1）疗效评估：主要是对血生化指标的评价，包括肝功能、血氨及血浆氨基酸监测等。另外，临床观察取得治疗便秘及维持软便的疗效通常需要 1~2d。

2）特殊人群用药监护：乳果糖儿童用量酌减；可用于妊娠期和哺乳期妇女。

3）药物相互作用监护：乳果糖与新霉素合用，可提高对肝性脑病的疗效。但需注意，新霉素与抗酸药合用，可使肠道内 pH 值升高，降低疗效，两者不宜合用。

4）药物不良反应监护：乳果糖主要不良反应为腹泻、腹部胀气，少数患者可出现腹痛和呕吐，减量或停止给药即可消失。对于少数出现严重腹泻的患者，可出现脱水和低钾血症。

（二）对促进氨代谢的降血氨药物的药学监护

临床常用的有谷氨酸钠（sodium glutamate）、谷氨酸钾（potassium glutamate）、盐酸精氨酸（arginine）、鸟氨酰门冬氨酸（L-ornithine-L-aspartate）等，但尚无确切的循证医学证据。其中，谷氨酸钠、谷氨酸钾只能暂时性降低血氨，不改变脑组织内氨浓度，而且易导致脑水肿及代谢性碱中毒发生，临床上已不再推荐使用。精氨酸和鸟氨酰门冬氨酸是治疗肝性脑病患者碱中毒较好的药物。本节主要介绍精氨酸和鸟氨酰门冬氨酸。

1. 对精氨酸的药学监护　该药是鸟氨酸循环的中间代谢产物，可以催化鸟氨酸循环，促进尿素生成，从而使血氨降低。精氨酸口服吸收较好，生物利用度约为 70%，约 90min 达血药浓度峰值，单次静脉给药作用可持续约 1h。精氨酸组织分布广；在肝脏代谢，经肾小球滤过后，几乎被肾小管完全重吸收，$t_{1/2}$ 为 1.2~2h。

（1）治疗前评估：

1）适应证评估：精氨酸适用于血 pH 值偏高的肝性脑病碱中毒患者。

2）禁忌证评估：精氨酸禁用于肾功能不全及无尿患者、酸中毒及高氯性酸中毒患者、暴发型肝衰竭患者。

（2）治疗过程的监护：

1）疗效评估：结合血生化指标如肝功能、血氨及血浆氨基酸监测等评价治疗肝性脑病的疗效。此外还需要严密观察患者的酸碱平衡状态，并测定血液中二氧化碳结合力及氯化物含量。

2）特殊人群用药监护：精氨酸是婴幼儿生长必需的氨基酸；尚未进行妊娠期妇女对照研究，但在动物繁殖性研究中，未见对胎儿影响；在哺乳期妇女中安全性尚未确定。

3）药物相互作用监护：精氨酸与螺内酯合用，可引起高钾血症，因为该药可使细胞内钾转移至细胞外，而螺内酯可减少肾脏钾排泄。此相互作用也可能见于该药与其他保钾利尿药联用时发生。

4）药物不良反应监护：精氨酸的不良反应表现为该药盐酸盐的氯离子含量较高，可引起高氯性酸血症，肾功能减退患者或大剂量使用时更易发生酸中毒。该药可引起尿液中尿素、肌酸、肌酐浓度升高；静脉滴注过快可引起呕吐、流涎、面部潮红等。

2. 对鸟氨酰门冬氨酸的药学监护　鸟氨酰门冬氨酸是由门冬氨酸和鸟氨酸组成的复合物，能直接参与肝细胞代谢，提供体内所需的氨基酸。鸟氨酸能增加鸟氨酸氨基甲酰转移酶和氨基甲酰磷酸合成酶的活性，从而增强肝脏解毒、排氨能力，有效降低血氨的浓度，治疗肝性脑病效果良好。门冬氨酸间接参与三羧酸循环及核酸的合成，能够增加肝脏供能，通过促进肝细胞新陈代谢及自我修复，迅速降低转氨酶及体内升高的血氨浓度；通过促进胆红素代谢，减少肝细胞损伤，降低肝脏门静脉血氨水平，改善精神症状。该药主要经尿排泄，$t_{1/2}$ 为 0.3~0.4h。

（1）治疗前评估：

1）适应证评估：适用于急、慢性肝脏疾病所致的高血氨及肝性脑病，尤其适用于肝性脑病昏迷前期及昏迷期的意识模糊状态。

2）禁忌证评估：禁用于对氨基酸类药物过敏者、严重肾衰竭患者（血清肌酸酐 > 30mg/L）、乳酸或甲醇中毒者、果糖和山梨醇不耐受者及果糖-1，6-二磷酸酶缺乏者。

（2）治疗过程的监护：

1）疗效评估：同精氨酸。

2）特殊人群用药监护：鸟氨酰门冬氨酸儿童用量酌减；尚未进行妊娠期妇女对照研究，但在动物繁殖性研究中，未见对胎儿影响；在哺乳期妇女中安全性尚未确定。

3）药物不良反应监护：鸟氨酰门冬氨酸的不良反应发生率低。少数患者可出现恶心、呕吐、腹胀等胃肠症状，减量、减慢滴速或停药后可消失。

（三）患者教育

1. 一般教育　同肝硬化患者一般教育。尚需注意有轻微肝性脑病患者反应力低，不宜驾车及高空作业。

2. 用药教育

（1）乳果糖：每日剂量需要个体化，推荐以下剂量供参考。① 66.7% 的口服液，起始剂量每日 15~45mL，宜早餐时顿服，维持剂量每日 10~25mL。治疗几日后，应根据情况酌减剂量，如果用药 2d 后未见明显效果，也可考虑加量。② 50% 的口服液，1 次 10mL，每日 3 次。

（2）精氨酸：糖尿病患者慎用；肾功能减退患者或同时应用保钾利尿药患者，应监测血清钾水平。使用雌激素补充治疗或口服雌激素的避孕患者，应用精氨酸进行垂体功能测定时，可出现生长激素水平假性升高，干扰对垂体功能的判定。

（3）鸟氨酰门冬氨酸：大剂量应用时，应监测血及尿中的尿素含量。该药颗粒剂须先溶解于水、茶或果汁等溶液中，宜于餐后服用。

第八章　急性胰腺炎的药学监护

一、急性胰腺炎概述

急性胰腺炎（acute pancreatitis）是多种病因导致胰酶在胰腺内被激活后引起胰腺组织自身消化、水肿、出血甚至坏死的炎症反应。临床以急性上腹痛及血胰酶增高等为特点。多数以胰腺水肿为主，病情常呈自限性，预后良好，称为轻症急性胰腺炎（mild acute pancreatitis，MAP）。少数重者的胰腺出血坏死，常继发感染、腹膜炎和休克等多种并发症，病死率高，称为重症急性胰腺炎（severe acute pancreatitis，SAP）。

（一）临床表现

1. 急性胰腺炎临床表现　临床表现和病情轻重取决于病因、病理类型和诊治是否及时。

（1）症状：腹痛为本病的主要表现和首发症状，突然起病，常较剧烈。疼痛部位多在中上腹，可向腰背部呈带状放射，取弯腰抱膝位可减轻疼痛。水肿型腹痛3~5d即缓解。坏死型病情发展较快，可引起全腹痛。极少数年老体弱患者可无腹痛或轻微腹痛。多数患者有中度以上发热，持续3~5d。持续发热1周以上不退、白细胞升高者应怀疑有继发感染，如胰腺脓肿或胆道感染等。

（2）体征：轻症急性胰腺炎患者腹部体征较轻，往往与主诉腹痛程度不十分相符，可有腹胀和肠鸣音减少，无肌紧张和反跳痛。

2. 重症急性胰腺炎临床表现

（1）症状：患者上腹或全腹压痛明显，并有腹肌紧张、反跳痛。肠鸣音减弱或消失，可出现移动性浊音，并发脓肿时可扪及有明显压痛的腹块。伴麻痹性肠梗阻，且有明显腹胀，腹水多呈血性，其中淀粉酶明显升高。少数患者出现 Grey-Turner 征或 Cullen 征。在胆总管或壶腹部，结石、胰头炎性水肿压迫胆总管时，可出现黄疸。患者因低血钙引起手足搐搦者，为预后不佳表现。

（2）并发症：包括局部并发症和全身并发症。

1）局部并发症：包括①胰腺脓肿。重症胰腺炎起病2~3周后，因胰腺及胰周坏死继发感染而形成脓肿。②假性囊肿。常在病后3~4周形成，系由胰液和液化的坏死组织在胰腺内或其周围包裹所致。

2）全身并发症：可出现急性呼吸衰竭、急性肾衰竭、消化道出血等，少数演变为慢性胰腺炎。

（二）检查指标

1. **白细胞计数** 多有白细胞增多及中性粒细胞核左移。

2. **血、尿淀粉酶** 血清淀粉酶在起病后 6～12h 开始升高，48h 开始下降，持续 3～5d。血清淀粉酶超过正常值 3 倍可确诊为本病，但与病情轻重无相关性。出血坏死型胰腺炎淀粉酶值可正常或低于正常。尿淀粉酶升高较晚，在发病后 12～14h 开始升高，下降缓慢，胰源性腹水和胸水中的淀粉酶值亦明显增高。

3. **血清脂肪酶** 血清脂肪酶常在起病后 24～72h 开始上升，持续 7～10d，对病后就诊较晚的急性胰腺炎患者有诊断价值，且特异性也较高。

4. **C 反应蛋白（CRP）** CRP 是组织损伤和炎症的非特异性标志物，有助于评估和监测急性胰腺炎的严重性，在胰腺坏死时 CRP 明显升高。

5. **生化检查** 常见暂时性血糖升高，持久的空腹血糖高于 10mmol/L 反映胰腺坏死，提示预后不良。高胆红素血症可见于少数患者，多于发病后 4～7d 恢复正常。血清 AST、乳酸脱氢酶（LDH）可增加。暂时性低钙血症（<2mmol/L）常见于重症急性胰腺炎，低血钙程度与临床严重程度平行，若血钙低于 1.5mmol/L，则提示预后不良。急性胰腺炎时可出现高三酰甘油血症，这种情况可能是病因或是后果，后者在急性期过后三酰甘油水平可恢复正常。

6. **影像学检查** 腹部平片可排除其他急腹症，如内脏穿孔等。"哨兵祥"和"结肠切割征"为胰腺炎的间接指征。

腹部 B 超应作为常规初筛检查。急性胰腺炎 B 超可见胰腺肿大，胰内及胰周围回声异常；亦可了解胆囊和胆道情况；后期对脓肿及假性囊肿有诊断意义。但因患者腹胀，常影响观察。

CT 评分有助于对急性胰腺炎进行诊断和鉴别诊断、评估严重程度。增强 CT 是诊断胰腺坏死的最佳方法，疑有坏死合并感染者可行 CT 引导下穿刺。

（三）诊断依据

根据典型的临床表现和实验室检查，常可做出诊断，关键是在发病 48h 或 72h 内密切监测病情和实验室检查的变化，综合评判。

区别轻症与重症胰腺炎十分重要，因两者的临床预后截然不同。有以下表现应当按重症胰腺炎处置。①临床症状：烦躁不安、四肢厥冷、皮肤呈斑点状等休克症状。②体征：腹肌强直、腹膜刺激征、Grey-Turner 征或 Cullen 征。③实验室检查：血钙显著下降（2mmol/L 以下），血糖>11.2mmol/L（无糖尿病史），血尿淀粉酶突然下降。④腹腔诊断性穿刺：有高淀粉酶活性的腹水。

二、治疗方案

1. **轻症急性胰腺炎** 经 3～5d 的积极治疗多可治愈。治疗措施如下：

（1）禁食。

（2）胃肠减压。必要时置鼻胃管持续吸引胃肠减压，适用于腹痛、腹胀、呕吐严重的患者。

（3）静脉输液，积极补足血容量，维持水电解质和酸碱平衡，注意维持热能供应。

（4）止痛。腹痛剧烈者肌内注射曲马多 100mg。

（5）抗感染。合并感染时多采用第三代头孢菌素联合抗厌氧菌抗生素，如头孢哌酮舒巴坦联合奥硝唑。

（6）抑酸。可给予 H_2 受体拮抗剂或质子泵抑制剂静脉给药，如兰索拉唑 30mg，每日 2 次。

2. 重症胰腺炎　除轻症胰腺炎治疗措施外，还需包括以下几个方面。

（1）营养支持。早期一般采用全胃肠外营养；如无肠梗阻，应尽早进行空肠插管，过渡到肠内营养。可加用肠道黏膜保护剂谷氨酰胺制剂，如丙氨酰谷氨酰胺，剂量为 1.5~2.0mL/kg。

（2）抗感染治疗。重症胰腺炎常规使用抗生素，通常选用喹诺酮类、第三代头孢菌素及青霉素类为佳，并联合应用对厌氧菌有效的药物如甲硝唑，如头孢哌酮舒巴坦联合奥硝唑。病程后期应密切注意真菌感染，必要时行经验性抗真菌治疗，并进行血液及体液标本真菌培养。

（3）减少胰液分泌。常用抑制胰腺分泌的药物包括：生长抑素（somatostatin）及其类似物奥曲肽（octreotide）。生长抑素剂量为 250~500μg/h，奥曲肽为 25~50μg/h，持续静脉滴注，疗程 3~7d。

三、药学监护

（一）对抑制胰腺分泌药物的药学监护

生长抑素可以减少胰腺的内、外分泌，抑制胃、小肠和胆囊的分泌，降低酶的活性，对胰腺细胞有保护作用。此外，还能够抑制胰高血糖素的分泌。生长抑素半衰期短，正常人 1.1~3min，肝病患者 1.2~4.8min，慢性肾衰竭患者 2.6~4.9min。

奥曲肽是人工合成的天然生长抑素的八肽衍生物，可以抑制生长激素、促甲状腺素、胃肠道和胰腺内分泌激素的病理性分泌过多；能够直接保护胰腺细胞膜，有利于恢复胰腺病变。奥曲肽大部分经粪排泄，约 32% 在尿中以原形排出。该药半衰期较生长抑素长，皮下注射半衰期约 100min；静脉注射时，$t_{1/2\alpha}$ 约为 10min；$t_{1/2\beta}$ 约为 90min。

1. 治疗前评估　适用于重症急性胰腺炎、预防胰腺手术后并发症。

2. 治疗过程的监护

（1）疗效评估：一般根据患者临床症状、临床体征改善情况，结合实验室检查如血淀粉酶、血脂肪酶、尿淀粉酶等，以及影像学检查如超声、腹部 CT 等指标进行评价。

（2）特殊人群用药监护：生长抑素禁用于儿童、妊娠期及哺乳期妇女；老年患者用药安全性尚不明确。奥曲肽禁用于儿童、妊娠期及哺乳期妇女，老年患者应慎用该药。

（3）药物相互作用监护：生长抑素对阿片类镇痛药有拮抗作用，可使吗啡的镇痛作用下降，可延长环己巴比妥的催眠作用时间，故不宜与这类药物合用。奥曲肽会增加溴隐亭的生物利用度，或减少环孢素的吸收，延缓西咪替丁的吸收；该药与酮康唑合用产生协同作用，可降低泌尿系统皮质醇的分泌。

（4）药物不良反应监护：生长抑素可使少数患者出现眩晕、血糖轻微变化、腹痛、腹泻及面部潮红；当注射速度超过 50μg/min 时，可引起恶心和呕吐。奥曲肽可致血糖调节紊乱，偶见心动过缓、高血糖、糖耐量异常和低血糖等。

（二）对用于治疗急性胰腺炎的抗生素的药学监护

急性胰腺炎应用的抗生素应遵循抗菌谱以覆盖革兰氏阴性菌和厌氧菌为主、脂溶性强、有效通过血胰屏障三大原则，包括喹诺酮类、第三代头孢菌素、抗厌氧菌药物和亚胺培南或美罗培南（表 4-8-1、表 4-8-2）。

喹诺酮类中的氧氟沙星、环丙沙星和第三代头孢菌素中的头孢曲松、头孢哌酮等，均可在胆汁和胰腺组织中形成较高浓度，能很好发挥杀菌作用，故被推荐为急性胰腺炎的首选抗菌药物。在重症急性胰腺炎早期一般选用喹诺酮类抗生素联合甲硝唑或替硝唑，如果体温仍在 39℃ 以上，血白细胞在 $15×10^9/L$ 以上，则在以上用药的基础上联合第三代头孢菌素，也可单独使用亚胺培南或美罗培南。

表 4-8-1　临床用于治疗急性胰腺炎的抗厌氧菌药物特点

药物名称	药动学	作用特点
甲硝唑	口服给药后吸收迅速而完全，广泛分布于各组织和体液中，能通过血脑屏障；部分在肝脏代谢，代谢产物也有抗菌作用，60%~80%随尿液排出，其中有 20%以原形排出	硝基咪唑衍生物，可抑制细菌 DNA 合成，干扰细菌生长、繁殖，最终导致细菌死亡。对缺氧环境下生长的细胞和厌氧微生物有杀灭作用。有抗阿米巴原虫、滴虫等作用
替硝唑	口服吸收完全，体内分布广泛，乳汁中浓度较高，对血脑屏障的穿透性较甲硝唑高，也可透过胎盘屏障；在肝脏代谢，经肾脏排泄，排泄缓慢，消除半衰期为11.6~13.3h	硝基咪唑衍生物，作用机制与甲硝唑相似，对微需氧菌、幽门螺杆菌也有一定抗菌作用

表 4-8-2　临床用于治疗急性胰腺炎的碳青霉烯类药物特点

药物名称	药动学	作用特点
亚胺培南	口服不吸收，肌内注射吸收良好；体内广泛分布，能透过胎盘屏障，但难以透过血脑屏障，药物大部分经肾脏排泄，肾功能不全时，应根据肌酐清除率调整给药剂量	对大多数革兰氏阳性、革兰氏阴性的需氧菌和厌氧菌有抗菌作用。临床用于治疗敏感革兰氏阳性、革兰氏阴性杆菌所致的严重感染（如败血症、腹腔感染）以及多种细菌引起的混合感染

续表

药物名称	药动学	作用特点
美罗培南	静脉给药后易渗入各种组织及体液（包括脑脊液），达有效浓度，在痰、肺组织、胆汁、胆囊、腹腔渗出液中分布良好；药物主要经肾脏排泄，肾功能不全时，应根据肌酐清除率调整给药剂量	是人工合成的广谱碳青霉烯类抗生素，其抗菌谱和抗菌活性与亚胺培南相似，但对肾小管二肽酶的稳定性比亚胺培南高4倍，可单独使用。临床用于治疗腹腔内感染、败血症等

1. 治疗前评估　适应证评估：对 SAP 早期预防性应用抗生素的适应证达成一定的共识：① 入院 72h 内有多器官功能障碍综合征（multiple organ disfunction syndrome，MODS）和休克表现，发展为全身性炎症反应综合征（systemic inflammatory response syndrome，SIRS）。② 有脓毒血症的临床表现或胰腺坏死>50%。③ 合并肺炎、菌血症和泌尿系统感染。④ 胆源性胰腺炎合并急性胆囊炎或急性胆管炎。对于轻症非胆源性急性胰腺炎不推荐常规使用抗生素，对于胆源性轻症急性胰腺炎或重症急性胰腺炎应常规使用抗生素。

2. 治疗过程的监护

（1）疗效评估：急性胰腺炎抗生素治疗的疗效评估应根据药敏试验结果，疗程一般 7~14d，特殊情况下可延长应用。需要注意胰腺外器官继发细菌感染的情况。对于临床无法用细菌感染解释的发热等表现，应考虑真菌感染的可能，可经验性应用抗真菌药物，同时进行血液或体液真菌培养。

（2）特殊人群用药监护：① 甲硝唑和替硝唑，妊娠早期及哺乳期妇女禁用，12 岁以下儿童禁止全身用药；肝功能不全者慎用。②哺乳期妇女使用亚胺培南应暂停哺乳，婴儿及肾功能不全的儿童应用该药须权衡利弊；美罗培南在 3 个月以下婴幼儿使用的有效性和安全性尚未确定；老年患者给药期间易出现因维生素 K 缺乏导致的出血倾向，应慎用。

（3）药物相互作用监护：① 甲硝唑和替硝唑能抑制华法林和其他口服抗凝药的代谢，增强其作用，引起凝血酶原时间延长；甲硝唑和替硝唑可干扰乙醇氧化过程，引起体内乙醛蓄积，出现双硫仑样反应，用药期间不宜饮用含酒精的饮品。②丙磺舒可增加亚胺培南和美罗培南的 AUC，延长其半衰期，因此不推荐两药与丙磺舒合用。③ 亚胺培南与环孢素合用可增加神经毒性作用，与茶碱同用可发生茶碱中毒，与更昔洛韦合用可引起癫痫发作。④ 美罗培南可降低丙戊酸等抗癫痫药的血药浓度，从而导致癫痫再发作。

（4）药物不良反应监护：①胃肠道症状为甲硝唑和替硝唑最常见不良反应，包括恶心、呕吐、腹泻、口腔金属味等；高剂量时可引起癫痫发作及周围神经病变；偶可引起双硫仑样反应和中性粒细胞一过性减少。② 亚胺培南和美罗培南常见不良反应为胃肠道反应及皮疹；大剂量使用时（如亚胺培南每日用量超过 2g）可能出现中枢神经系统不良反应；长期用药可能致二重感染。

喹诺酮类抗生素和第三代头孢菌素的主要药物特点、特殊人群用药、药物相互作用及药物不良反应监护，分别详见第二篇第一章第二节和第二篇第一章第一节。

（三）患者教育

1. 一般教育

（1）在急性胰腺炎早期，应与患者沟通可能存在的 SAP 高危因素，告知该病可能的不良预后。

（2）对有局部并发症者，请患者定期随访。

（3）积极治疗胆、胰疾病。

（4）适度饮酒及进食。

（5）部分患者需要严格禁酒。

2. 用药教育

（1）急性胰腺炎患者应用抑制胰腺分泌药物注意事项：① 生长抑素可导致血糖水平波动，因此胰岛素依赖性糖尿病患者使用本药后应每隔 3~4h 检测血糖；② 少数患者应用奥曲肽治疗有形成胆石的报道，可在用药后 6~12 个月进行 1 次胆囊超声检查。

（2）急性胰腺炎患者应用抗生素注意事项：① 对硝基咪唑类药物有过敏史者、活动性中枢神经疾病患者、血液病患者禁用。② 亚胺培南和美罗培南与青霉素类或头孢菌素类药物存在交叉过敏反应。③美罗培南用药前后及用药时应检查和监测血常规，长期用药须定期检查肝肾功能。

第九章 上消化道出血的药学监护

一、上消化道出血概述

上消化道出血（upper gastrointestinal hemorrhage）常表现为急性大量出血，是临床常见急症，虽然近年诊断及治疗水平已有很大提高，但在高龄、有严重伴随病患者中病死率仍相当高，临床应予以高度重视。上消化道疾病及全身性疾病均可引起上消化道出血，临床上最常见的病因是消化性溃疡、食管胃底静脉曲张破裂、急性糜烂出血性胃炎和胃癌。其他如贲门黏膜撕裂伤、食管炎等亦较为常见。

（一）临床表现

上消化道出血的临床表现主要取决于出血量及出血速度。

1. 呕血与黑粪 出血部位在幽门以上者常伴有呕血。幽门以下如出血量大、速度快，可因血反流入胃腔引起恶心、呕吐而表现为呕血。呕血多棕褐色呈咖啡渣样，如出血量大，未经胃酸充分混合即呕出，则为鲜红或伴有血块。

上消化道大量出血之后，均有黑粪。黑粪呈柏油样，黏稠而发亮，当出血量大，血液在肠内推进快，粪便可呈暗红甚至鲜红色。

2. 失血性周围循环衰竭 急性大量失血可导致周围循环衰竭，一般表现为头昏、心慌、乏力、突然起立发生晕厥、肢体冷感、心率加快、血压偏低等。严重者呈休克状态。

3. 贫血和血常规变化 急性大量出血后均有失血性贫血。在出血早期，血红蛋白浓度、红细胞计数与血细胞比容可无明显变化。在出血后，组织液渗入血管内，使血液稀释，一般须经 3~4h 才出现贫血，出血后 24~72h 血液稀释到最大限度。

上消化道大量出血 2~5h，白细胞计数轻至中度升高，血止后 2~3d 恢复正常。但在肝硬化患者，如同时有脾功能亢进，则白细胞计数可不增高。

4. 氮质血症 在上消化道大量出血后，由于血红蛋白分解产物在肠道被吸收，血尿素氮水平可暂时升高，称为肠源性氮质血症。一般于一次出血后数小时血尿素氮开始上升，24~48h 可达高峰，大多不超出 14.0mmol/L（40mg/dL），3~4d 后降至正常。

（二）检查指标及诊断依据

1. 上消化道出血诊断的确立 根据呕血、黑粪和失血性周围循环衰竭的临床表现，结合血常规改变等实验室证据，可做出上消化道出血的诊断。

2. 出血严重程度的估计和周围循环状态的判断 一次出血量不超过 400mL 时，因轻度血容量减少可由组织液及脾脏贮血所补充，一般不引起全身症状。出血量超过

400~500mL，可出现全身症状，如头昏、心慌、乏力等。短时间内出血量超过1000mL，可出现周围循环衰竭表现。

血压和心率是关键指标，需进行动态观察，综合其他相关指标加以判断。如果患者由平卧位改为坐位时出现血压下降（下降幅度大于15mmHg）、心率加快（上升幅度大于10次/min），已提示血容量明显不足，是紧急输血的指征。如收缩压低于90mmHg、心率大于120次/min，伴有面色苍白、四肢湿冷、烦躁不安或神志不清，则已进入休克状态，属严重大量出血，需积极抢救。

3. 出血是否停止的判断　临床上出现下列情况应考虑继续出血或再出血：①反复呕血，或黑粪次数增多、粪质稀薄，伴有肠鸣音亢进；②周围循环衰竭的表现经充分补液输血而未见明显改善，或虽暂时好转而又恶化；③血红蛋白浓度、红细胞计数与血细胞比容继续下降，网织红细胞计数持续增高；④补液与尿量足够的情况下，血尿素氮持续或再次增高。

4. 出血的病因　胃镜检查是目前诊断上消化道出血病因的首选，可在直视下按顺序观察食管、胃、十二指肠球部直至降段，从而判断出血病变的部位、病因及出血情况。

在出血后24~48h进行的检查称为急诊胃镜检查（emergency endoscopy）。一般认为其可大大提高出血病因诊断的准确性，因为有些病变如急性糜烂出血性胃炎可在短短几日内愈合而不留痕迹，另外如血管异常在活动性出血期间才易于发现。急诊胃镜检查还可根据病变的特征判断是否继续出血或估计再出血的危险性，并同时进行内镜止血治疗。

X线钡餐检查目前已多为胃镜检查所代替，故主要适用于有胃镜检查禁忌证或不愿进行胃镜检查者，或经胃镜检查出血原因不明者。

其他检查如腹腔动脉造影、放射性同位素扫描、胶囊内镜及小肠镜检查等主要适用于不明原因的消化道出血。

5. 预后估计　提示预后不良危险性增高的主要因素有：①高龄患者（>60岁）；②有严重伴随病（心、肺、肝、肾功能不全，脑血管意外等）；③本次出血量大或短期内反复出血；④特殊病因和部位的出血（如食管胃底静脉曲张破裂出血）；⑤消化性溃疡伴有内镜下活动性出血，或近期出血征象如暴露血管或溃疡面上有血痂。

二、治疗方案

1. 一般急救　卧位休息，保持呼吸道通畅，必要时吸氧。活动性出血期间禁食。严密监测患者的生命体征，如心率、血压、呼吸、尿量及神志变化；观察呕血与黑粪情况；定期复查血红蛋白浓度、红细胞计数、血细胞比容与血尿素氮；必要时行中心静脉压测定；对老年患者可行心电监护。

2. 积极补充血容量　立即查血型和配血，尽快建立有效的静脉输液通道，尽快补充血容量。在配血过程中，可先输平衡液或糖盐水。输血是改善急性失血性周围循环衰竭的关键，一般输浓缩红细胞，严重活动性大出血考虑输全血。下列情况为紧急输血指征：①改变体位出现晕厥、血压下降和心率加快；②失血性休克；③血红蛋白低于

70g/L或血细胞比容低于25%。输血量视患者周围循环动力学及贫血改善而定，可根据中心静脉压调节，注意避免因输液、输血过快、过多而引起肺水肿等。

3. 止血　对于食管静脉曲张破裂出血，可采用以下两类药物。①血管加压素，推荐0.2U/min静脉持续滴注，根据治疗效果，可逐渐增加剂量至0.4U/min。②生长抑素及其类似物，首剂250μg静脉缓注，继以250μg/h持续静脉滴注。生长抑素类似物奥曲肽，常用量为首剂100μg静脉缓注，继以25~50μg/h持续静脉滴注。病情稳定3~4d后可考虑停药。

由门静脉高压导致的食管胃底静脉曲张，临床常应用非选择性β受体阻断药如普萘洛尔（propranolol）或静脉扩张药如单硝酸异山梨酯（isosorbide mononitrate）降低门静脉高压。对于其他原因如胃酸侵蚀等所致的上消化道出血，应用抑制胃酸分泌的药物，常规给予H$_2$受体拮抗剂或质子泵抑制剂，急性出血期应经静脉途径给药，如兰索拉唑30mg，每日2次，出血停止后可继续用药，恢复饮食后可由静脉用药改为口服用药。

三、药学监护

上消化道出血的治疗药物主要分为针对非静脉曲张性上消化道出血和静脉曲张性消化道出血的治疗，其中针对非静脉曲张性消化道出血的治疗药物主要包括抑制胃酸分泌的药物和止血药。本节主要介绍针对静脉曲张性消化道出血的降低门静脉高压的药物，包括加压素类药物和生长抑素及其类似物，以及非选择性β受体阻断药、静脉扩张药。

（一）对加压素类药物的药学监护

临床常用的降低门静脉高压的药物主要有加压素类药物，包括血管加压素（vasopressin）、特利加压素（terlipressin）。血管加压素能显著控制静脉曲张出血，一般采用肌内注射给药，注射液吸收缓慢，由于不良反应多，在临床上应用较少，主要作为食管、胃肠道疾病等消化道疾病引起的急性大出血的辅助治疗。特利加压素为血管加压素类似物，静脉给药后25~40min起效，1~2h达峰，持续时间2~10h，主要在肝脏和肾脏代谢，$t_{1/2}$为51~66min。与加压素相比，其止血效果更好，副作用更小，但价格较为昂贵。

1. 治疗前评估

（1）适应证评估：血管加压素适用于食管、胃肠道疾病等消化道疾病引起的急性大出血的辅助治疗；特利加压素主要用于胃肠道出血，如食管静脉曲张破裂、胃和十二指肠溃疡。

（2）禁忌证评估：血管加压素禁用于对本药过敏、动脉硬化、心力衰竭、冠状动脉疾病、高血压及慢性肾炎氮质潴留期患者。特利加压素禁用于癫痫患者。

2. 治疗过程的监护

（1）疗效评估：针对静脉曲张性上消化道出血的治疗药物中，特利加压素止血效果优于血管加压素，且不良反应更少。

（2）特殊人群用药监护：血管加压素可引起子宫痉挛，禁用于妊娠期妇女；对哺乳的影响尚不明确。特利加压素禁用于儿童、妊娠期及哺乳期妇女，老年患者慎用。

（3）药物相互作用监护：① 血管加压素的药物相互作用尚不明确。② 特利加压素联合应用降低心率的药物如丙泊酚、舒芬太尼，可导致严重心动过缓；特利加压素可增强非选择性肾上腺素受体抑制剂对门静脉的降压作用；特利加压素与催产素或甲基麦角新碱合用，会增强血管和子宫收缩作用。

（4）药物不良反应监护：① 血管加压素经静脉或动脉给药后，可出现室性心律失常，末梢血管注射后可致皮肤坏疽。注射部位易出现血栓和局部刺激，故应注意更换注射部位。大剂量可引起明显不良反应，如恶心、皮疹、痉挛、盗汗、腹泻等；对于妇女可引起子宫痉挛。此外，还可以引起高钠血症、水潴留、过敏反应如荨麻疹、发热、支气管痉挛、神经性皮炎及休克。② 特利加压素最常见的不良反应包括皮肤苍白、血压升高、腹痛、恶心、腹泻和头痛；该药的抗利尿作用可引起低钠血症、低钙血症；可以引起子宫肌肉痉挛、子宫肌肉和子宫内膜的血液循环障碍。

（二）对生长抑素类药物的药学监护

临床常用的降低门静脉高压的生长抑素及类似物主要包括 14 肽生长抑素（somatostatin）、人工合成的 8 肽生长抑素类似物奥曲肽（octreotide）。14 肽生长抑素与天然生长抑素一样具有广泛的生理和药理作用，能明显减少门静脉及其侧支循环血流量，改善出血控制率，但该药半衰期极短，应用过程不能中断，如果中断超过 5min，应重新注射首剂量。奥曲肽作为天然生长抑素的同系物，保留了生长抑素的大多数作用，且半衰期更长，不良反应较少。

1. 治疗前评估　适应证评估：14 肽生长抑素适用于严重急性食管静脉曲张出血；奥曲肽主要适用于肝硬化所致食管胃底静脉曲张出血的紧急治疗，与特殊治疗（如内镜硬化剂治疗）合用；也用于应激性及消化性溃疡所致的出血。

2. 治疗过程的监护　疗效评估：生长抑素类药物的主要药物特点、特殊人群用药、药物相互作用、药物不良反应监护内容详见本篇第八章。

（三）对非选择性 β 受体阻断药、静脉扩张药的药物监护

普萘洛尔通过降低心输出量及使内脏血管收缩而减少门静脉血流量，从而降低门静脉压力。该药剂量的个体差异较大，宜从小到大试用。单硝酸异山梨酯通过扩张静脉，降低门静脉高压。上述药物主要药物特点、特殊人群用药、药物相互作用、药物不良反应监护，详见第三篇第四章第一节。

（四）患者教育

1. 一般教育　患者出现上消化道出血症状时，需采取卧位，保持呼吸道通畅，避免呕血时吸入引起窒息，必要时吸氧，活动性出血期间禁食。

2. 用药教育

（1）生长抑素：首剂负荷用量为 250μg 静脉注射，持续的静脉滴注过程不能中断，若中断超过 5min，应重新注射首剂量。

（2）奥曲肽：首次控制出血率一般为 85%～90%，在无明显不良反应情况下，可以使用 5d 或更长时间。

（3）普萘洛尔：用于治疗上消化道出血，在服用该药过程中，不宜骤然停药，否则有诱发出血的倾向。该药可空腹服用，也可与食物同时服用。用药需要强调个体化，

一般从小剂量开始，逐渐增加剂量，应密切观察反应，以免发生意外。

（张连峰　李朵璐　荀　津）

参考文献

［1］中华医学会消化病学分会. 2014 年中国胃食管反流病专家共识意见［J］. 中华消化杂志，2014，34（10）：649-661.

［2］中华消化杂志编委. 消化性溃疡病诊断与治疗规范（2013 年，深圳）［J］. 中华消化杂志，2013，34（2）：73-76.

［3］中华医学会消化病学分会. 中国慢性胃炎共识意见（2012 年，上海）［J］. 中华消化杂志，2012，33（1）：5-16.

［4］中华医学会消化病学分会幽门螺杆菌学组，等. 第四次全国幽门螺杆菌感染处理共识报告［J］. 中华内科杂志，2012，51（10）：832-837.

［5］中华医学会消化病学分会（胰腺疾病学组），等. 中国急性胰腺炎诊治指南（2013 年，上海）［J］. 中华消化杂志，2013，33（4）：217-222.

［6］中华内科杂志编委会，等. 急性非静脉曲张性上消化道出血诊治指南（2009 年，杭州）［J］. 中华消化杂志，2009，29（10）：682-686.

［7］李军，沈承武. 消化系统临床药理学［M］. 北京：化学工业出版社，2010.

［8］李家泰. 临床药理学［M］. 3 版. 北京：人民卫生出版社，2007.

［9］李俊. 临床药理学［M］. 4 版. 北京：人民卫生出版社，2013.

［10］李荣宽，陈骏，王迎春. 消化内科处方分析与合理用药［M］. 北京：军事医学科学出版社，2014.

［11］林连捷. 消化内科用药常规与禁忌［M］. 北京：人民军医出版社，2011.

［12］中华人民共和国卫生部医政司，卫生部合理用药专家委员会. 国家抗微生物治疗指南［M］. 北京：人民卫生出版社，2012.

第五篇
常见泌尿系统疾病的药学监护

第一章　肾小球肾炎的药学监护

第一节　急性肾小球肾炎的药学监护

一、急性肾小球肾炎概述

急性肾小球肾炎（acute glomerulonephritis，AGN）简称急性肾炎，是一组以血尿、蛋白尿、水肿、高血压及一过性肾损伤等急性肾炎综合征表现为主要特征的疾病。急性肾炎多见于链球菌感染后，但其他细菌、病毒、寄生虫、真菌及支原体感染也可引起，本节主要介绍链球菌感染后急性肾小球肾炎。本病多发生于儿童，儿童约占总患病人数的90%，发病高峰在2~6岁，男性多于女性。

（一）临床表现

本病起病较急，病情轻重不一，80%呈亚临床型（仅有尿常规及血清C3异常）；典型者呈急性肾炎综合征表现，重症者可发生急性肾衰竭。

本病典型的临床表现如下。

1. **血尿**　几乎均有血尿，约40%患者为肉眼血尿，尿色呈洗肉水样或浓茶色，持续数日至2周消失。

2. **蛋白尿**　蛋白尿程度不一，多为轻度并于数日或数周内转阴，不足20%患者表现为肾病综合征范围的蛋白尿。

3. **水肿**　水肿常见，为起病早期症状。轻者表现为眼睑水肿，严重时可波及全身，指压凹陷不明显，大部分患者于2~4周自行利尿消肿。

4. **高血压**　约80%患者出现高血压，多为轻、中度血压升高，其原因主要与水钠潴留及血容量过多有关。高血压与水肿的程度有关，并随着利尿而恢复正常。

5. **尿量减少**　起病早期可因肾小球滤过率下降及水钠潴留引起尿量减少，少数患者甚至出现少尿（尿量<400mL/d）。1~2周后尿量逐渐增加。

6. **急性肾损伤**　多为肾功能一过性受损，表现为血肌酐及尿素氮轻度升高，随尿量渐增而逐渐恢复正常。

7. **充血性心力衰竭**　病情严重时发生，尤其是老年患者，严重的水钠潴留引起高血容量及高血压为主要诱发因素。体格检查可有颈静脉怒张、奔马律和肺水肿症状，需紧急处理。

（二）检查指标

1. 尿液检查 尿沉渣镜检可见变形红细胞，并常可见到红细胞管型；常伴程度不一的蛋白尿，少数可达肾病范围的蛋白尿，成人较儿童更为常见；尿常规尚可见白细胞，偶可见白细胞管型、肾小管上皮细胞管型等。

2. 血液检查

（1）血常规：可有轻度贫血，主要与血容量增加、血液稀释有关。

（2）肾功能：一过性血尿素氮、血肌酐升高。

（3）免疫学检查：多数患者有低补体血症；血清抗链球菌溶血素"O"滴度（ASO）升高，提示近期内曾有过链球菌感染。

（三）诊断依据

1. 急性肾炎综合征表现 血尿、蛋白尿、水肿、高血压，甚至少尿及急性肾损伤。

2. 前驱感染 发病前 1~3 周有呼吸道感染或皮肤感染史。

3. 血清免疫学检查异常 血清补体动态变化，早期 C3 下降，发病 8 周内逐渐恢复正常。

4. 肾组织穿刺活检 肾小球滤过率（GFR）进行性下降或病程超过 2 个月尚未见好转者，应及时行肾活检以明确诊断。

二、治疗方案

1. 利尿 限制水、盐摄入量后，仍有明显水肿、高血压者，应给予利尿药。常用噻嗪类利尿药；急需迅速利尿或肾小球滤过率<25mL/min 时，应用袢利尿药呋塞米20~40mg 口服或静脉注射。

2. 控制血压 利尿后血压仍高者应给予降压药物，如钙通道阻滞药氨氯地平（amLodipine）或 α 受体阻断药特拉唑嗪（terazosin）等。

3. 控制心力衰竭 应给予利尿、降压，必要时可应用酚妥拉明（phentolamine）及硝普钠，以减轻心脏前后负荷。

4. 抗感染 有感染灶时，积极应用抗生素治疗，清除感染灶。首选青霉素类，对青霉素过敏者可使用大环内酯类如红霉素，治疗 7~10d。

三、药学监护

（一）对氨氯地平的药学监护

氨氯地平为长效二氢吡啶类钙通道阻滞药，其结构和药理学效应与硝苯地平相似，但对外周血管的选择性较强。本药可通过扩张外周血管降低外周阻力而降低血压；亦可舒张冠状动脉，增加冠脉血流量而缓解心绞痛。本药口服吸收缓慢，吸收率为 64%~90%，在钙通道阻滞药中最高，口服后 6~12h 达峰浓度，连续给药 7~8d 后达稳态血药浓度，多次服药后作用可持续 24~48h。血浆蛋白结合率约为 97.5%，表观分布容积约为 21L/kg。经肝脏代谢，代谢产物为嘧啶衍生物，无明显药理活性。约 60% 经肾脏排泄，其中原药小于 10%；20%~25% 随粪便排出。$t_{1/2}$ 在不同群体中具有一定差异，健康志愿者约为 35h，老年患者约为 65h，肝功能不全者约为 60h，肾功能不全者无明显改变。本药不能经血液透析清除。

1. 治疗前评估

（1）禁忌证评估：对本药或其他二氢吡啶类钙通道阻滞药过敏者、严重低血压患者及重度主动脉瓣狭窄者均禁用。

（2）应用风险评估：对于充血性心力衰竭患者，尤其是与 β 受体阻断药合用时，应特别谨慎。肝功能不全者和梗阻性肥厚型心肌病患者应慎用。

2. 治疗过程的监护

（1）疗效评估：血压应低于 130/80mmHg。

（2）特殊人群用药监护：儿童的安全性和有效性尚未确定。妊娠期妇女用药安全性尚缺乏可靠数据，应权衡利弊使用。哺乳期妇女慎用，如需使用应暂停哺乳。老年人应用时无须改变推荐剂量，但较易引起低血压、便秘等症状，应加强监护。

（3）药物相互作用监护：有临床意义的相互作用主要如下。①与胺碘酮合用，可进一步抑制窦性心律或加重房室传导阻滞。②与硝酸甘油、长效硝酸酯类药合用，可增强抗心绞痛作用。③氟康唑、伊曲康唑、酮康唑、沙奎那韦及地拉韦啶可升高本药血药浓度。④可增强丁咯地尔的降血压效应。⑤与非甾体抗炎药、口服抗凝药合用，有增加胃肠道出血的可能。此外，非甾体抗炎药（尤其是吲哚美辛）可减弱本药的降压作用。⑥与 β 受体阻断药合用，可能导致严重低血压或心动过缓，尤其是在左心室功能下降、心律失常或主动脉狭窄的患者中更明显，这主要是因为本药对 β 受体阻断药骤然停药引起的撤药反跳现象无保护作用。

（4）药物不良反应监护：常见有皮肤潮红、外周水肿、心悸、心肌梗死、心绞痛、头晕、嗜睡、头痛、腹痛、恶心、疲劳乏力、多汗等。有引起 Stevens-Johnson 综合征、剥脱性皮炎的报道。

（二）对特拉唑嗪的药学监护

特拉唑嗪为选择性 α_1 受体阻断药，通过阻断周围 α_1 受体使血管扩张、周围血管阻力下降而降低血压。其降压作用与哌唑嗪相似，但持续时间较长。本药对心排血量影响极小，不引起反射性心跳加快，也不减少肾血流量或降低肾小球滤过率，对肾功能不全患者尤为适用；亦能松弛膀胱颈、前列腺平滑肌，用于治疗良性前列腺增生；还可降低血浆总胆固醇（TC）、低密度脂蛋白（LDL）、极低密度脂蛋白（VLDL），并升高高密度脂蛋白（HLDL），从而降低冠心病的发生率。本药口服吸收迅速且完全，约 1h 后达血药峰浓度，吸收率约 90%，血浆蛋白结合率 90%~94%。本药在肝内代谢，4 种代谢产物中仅 1 种有活性。约 20% 以原形随粪便排出，40%（主要是代谢物）随胆汁排出，40%（10% 为原形）经肾排泄。$t_{1/2}$ 约为 12h，单次口服作用可维持 24h。

1. 治疗前评估

（1）禁忌证评估：妊娠期妇女、对本药或其他 α 受体阻断药过敏者、严重肝肾功能不全者、肠梗阻患者、胃肠道出血患者及阻塞性尿道疾病患者均禁用。

（2）应用风险评估：肾功能损伤患者无须改变推荐剂量。

2. 治疗过程的监护

（1）特殊人群用药监护：儿童的安全性和有效性尚未确定。哺乳期妇女慎用，如须应用应暂停哺乳。老年人应用时无须改变推荐剂量，但较易引起低血压，应加强监护。

（2）药物相互作用监护：与其他降压药合用，增强降压作用的同时发生低血压的风险亦增加，应减少剂量。

（3）药物不良反应监护：常见不良反应有直立性低血压，尤其是初始用药和用药后突然停药易发生晕厥。亦可见心悸、恶心、头痛、眩晕、嗜睡、颜面潮红、眼睑水肿、鼻塞、鼻炎、外周水肿等。

（三）对酚妥拉明的药学监护

酚妥拉明为短效、非选择性 α 受体阻断药，对 α_1、α_2 受体具有相似的亲和力，具有阻断血管平滑肌 α_1 受体和直接扩张血管的作用，扩张静脉作用明显；亦可兴奋心脏。本药口服吸收率低，肌内注射约 20min 后达峰浓度，作用持续 30~45min，主要经肝脏代谢，多以无活性代谢物随尿排出体外。血液透析不能加速其清除。

1. 治疗前评估

（1）禁忌证评估：对本药过敏者、严重动脉粥样硬化患者、严重肝肾功能不全者、胃炎或胃十二指肠溃疡患者、低血压、心绞痛、心肌梗死患者以及其他心脏器质性损害患者均禁用。

（2）应用风险评估：冠状动脉供血不足、精神病患者及糖尿病患者不宜应用。

2. 治疗过程的监护

（1）特殊人群用药监护：妊娠期及哺乳期妇女用药安全性和有效性尚不明确。老年人对本药敏感，降压效果明显，应慎用。

（2）药物相互作用监护：①抗高血压药（利血平、降压灵等）、镇静催眠药（苯巴比妥、格鲁米特、甲喹酮等）可增强本药的降压作用。酚妥拉明试验前 2 周应停用利血平等抗高血压药，试验前 24h 停用镇静催眠药，以免出现假阳性。②与东莨菪碱、抗组胺药合用有协同作用。③与胍乙啶合用，可增加直立性低血压或心动过缓的发生率。④可使强心苷毒性反应增强。⑤可减弱二氮嗪抑制胰岛素释放的作用。⑥可抵消或减弱拟交感胺类药对周围血管的收缩作用。

（3）药物不良反应监护：常见有直立性低血压（静脉给药时较常见）、皮肤潮红、腹痛、腹泻、呕吐、反射性心动过速、心律失常、头痛、鼻塞、胸闷等。

（4）其他：①本药静脉应用时须缓慢给药且密切监测血压。②忌与硝酸甘油类药物、铁剂合用。③与呋塞米直接混合可出现沉淀反应，若预先稀释则无配伍禁忌。④发生低血压时，可静脉滴注去甲肾上腺素，但不宜用肾上腺素。

（四）对其他药物的药学监护

对利尿药和硝普钠的药学监护分别详见第三篇第一章第一节和第一章第二节。

（五）患者教育

1. 一般教育　发病期应卧床休息，避免受寒。低钠（<3g/d）限水饮食，若血压较高、水肿明显，应无盐饮食。肾功能不全者应低蛋白（30~40g/d）饮食，主要摄入优质动物蛋白。

2. 用药教育

（1）氨氯地平宜晨起服用。食物不影响其吸收。

（2）建议服用特拉唑嗪初始剂量 12h 内或剂量增加时避免从事驾驶或危险工作，宜睡前服用。

（3）应用酚妥拉明期间不得驾驶车、船或操作危险的机械。

第二节　急进性肾小球肾炎的药学监护

一、急进性肾小球肾炎概述

急进性肾小球肾炎（rapidly progressive glomerulonephritis，RPGN）简称急进性肾炎，是以急性肾炎综合征伴肾功能急剧恶化为临床特征，病理类型为新月体性肾小球肾炎的一组疾病。根据肾脏免疫病理将本病分为 3 型，Ⅰ型为抗肾小球基底膜（GBM）抗体型；Ⅱ型为免疫复合物型；Ⅲ型为寡免疫复合物型，此型多数与抗中性粒细胞胞浆抗体（ANCA）相关性小血管炎相关。急进性肾炎可由多种病因所致，原发性肾小球疾病如 IgA 肾病、膜增生性肾小球肾炎等均可引起 RPGN，紫癜性肾炎、狼疮性肾炎、系统性血管炎等继发性肾脏疾病也可引起 RPGN。本节主要介绍原发性急进性肾小球肾炎。

（一）临床表现

1. 肾脏损害表现　起病急，进展快。可以肉眼血尿、水肿起病，迅速出现少尿、高血压，进行性肾功能恶化并发展成尿毒症。

2. 肾外损害表现　90%以上患者有贫血，且进行性加重；22%伴有上呼吸道感染，13%伴有咯血，Ⅲ型较常见。Ⅲ型患者还常伴有明显的全身症状，如发热、乏力、皮疹、关节痛及黏膜溃疡等。

（二）检查指标

1. 尿液检查　尿常规检查可见大量红细胞或呈肉眼血尿，常伴有红细胞管型及不同程度的蛋白尿。

2. 血液检查　常出现明显贫血，血尿素氮和血肌酐均呈进行性增高，Ⅰ型 RPGN 患者血抗 GBM 抗体阳性，Ⅲ型 RPGN 中 2/3 患者血清可检测到 ANCA。

3. 影像学检查　B 超及 CT 检查可发现双肾体积增大或正常大小。

（三）诊断依据

在急性肾炎综合征基础上出现的肾功能迅速恶化，无论是否达到少尿性急性肾衰竭，均应考虑本病并尽早进行肾活检，若病理证实为新月体性肾小球肾炎，且临床和实验室检查能排除系统性疾病，即可诊断。

二、治疗方案

1. 甲泼尼龙冲击治疗　甲泼尼龙 0.5~1.0g，溶于 5%葡萄糖溶液 250~500mL 中静脉滴注，每日或隔日 1 次，3 次为 1 个疗程。必要时间隔 3~5d 可进行下一疗程，根据病情可应用 1~3 个疗程。应注意继发感染、消化道出血、血糖升高及水钠潴留等不良反应。

2. 维持治疗 口服糖皮质激素类药物联合细胞毒药物治疗。口服泼尼松起始剂量为 1mg/（kg·d），4~6 周后逐渐减量。口服环磷酰胺（cyclophosphamide，CTX）起始剂量为 2mg/（kg·d），连续应用 2~3 个月；或环磷酰胺 0.6~1.0g，溶于 5% 葡萄糖溶液中静脉滴注，每月 1 次，连续应用 6 个月或直至病情缓解。环磷酰胺的总量一般为 6~8g。其他药物还有硫唑嘌呤 2mg/（kg·d）或吗替麦考酚酯（mycophenolate mofetil，MMF）0.5~1.0g/d，分 2 次口服。

3. 血浆置换 主要适用于 I 型和 III 型。每日或隔日 1 次，每次置换血浆 2~4L，一般需要 10 次左右。对于伴有威胁生命的肺出血患者，血浆置换疗效较为肯定、迅速，应首选。

三、药学监护

（一）对糖皮质激素类药物的药学监护

糖皮质激素类药物（以下简称激素）作用广泛，具有影响物质代谢、抗炎、抑制免疫、抗过敏、抗休克等生理和药理作用。其抗炎作用强大，对多种原因引起的炎症及炎症的各个阶段均有作用。炎症早期，激素能改善红、肿、热、痛等症状；炎症后期，可防止粘连及瘢痕形成，减轻后遗症。激素抗炎作用的主要机制是基因组效应，通过与胞浆内的糖皮质激素受体结合，影响基因转录，改变介质相关蛋白水平，进而发挥作用。近年也提出激素可介导一些快速效应，在几秒至数分钟内发生，称为"非基因组效应"，主要特点是起效迅速、对转录和蛋白质合成抑制剂不敏感。激素亦对免疫过程的多个环节有抑制作用，对组织器官的移植排异反应和自身免疫性疾病等均有较好疗效。

按照激素作用时间可将其分为短效、中效和长效三类，具体作用特点见表 5-1-1。对于需要长期服用激素治疗的患者，一般选择中效激素，因其生物半衰期较短，对下丘脑-垂体-肾上腺皮质（HPA）轴抑制作用较弱且水钠潴留作用小。该类药物的药理作用与其基本结构密切相关（图 5-1-1）：①在 C_1 和 C_2 间引入双键，糖代谢和抗炎作用增强，水盐代谢作用稍减弱，如可的松变为泼尼松和氢化可的松变为泼尼松龙；②C_6 位引入甲基，抗炎作用增强，水盐代谢作用减弱，如泼尼松龙变为甲泼尼松龙；③若泼尼松龙 C_9 位引入 F 原子，C_{16} 位引入 $\alpha\text{-}CH_3$ 或 $\beta\text{-}CH_3$，则分别变为地塞米松和倍他米松，抗炎作用显著增强，几乎无水盐代谢作用，疗效更持久。

表 5-1-1　常用糖皮质激素类药物的作用特点比较

药物	血浆蛋白结合力	对激素受体亲和力	水盐代谢（比值）*	水盐代谢（比值）*	抗炎作用（比值）*	等效剂量（mg）	血浆半衰期（min）	作用持续时间（h）	HPA轴抑制时间（d）
短效									
氢化可的松	100	1.00	1.0	1.0	1.0	20.00	90	8~12	1.25~1.50
可的松	128	0.01	0.8	0.8	0.8	25.00	30	8~12	1.25~1.50
中效									
泼尼松	68	0.05	0.8	4.0	3.5	5.00	60	12~36	1.25~1.50
泼尼松龙	61	2.20	0.8	4.0	4.0	5.00	200	12~36	1.25~1.50
甲泼尼龙	74	11.90	0.5	5.0	5.0	4.00	180	12~36	1.25~1.50
长效									
地塞米松	>100	7.10	0	20.0~30.0	30.0	0.75	100~300	36~54	2.75
倍他米松	>100	5.40	0	20.0~30.0	25.0~35.0	0.60	100~300	36~54	3.25

注：* 以氢化可的松为 1 计算；等效剂量以氢化可的松为标准计。

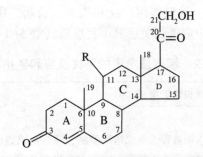

图 5-2-1　肾上腺皮质激素的基本结构

1. 治疗前评估

（1）禁忌证评估：妊娠初期及产褥期的患者、对该类药物过敏者禁用。以下患者禁用：严重精神病史、癫痫、活动性消化性溃疡、新近胃肠吻合术后、骨折、创伤修复期、单纯疱疹性角膜炎和结膜炎、溃疡性角膜炎、角膜溃疡、严重高血压、严重糖尿病、未能控制的感染（如水痘、真菌感染）、活动性肺结核、严重的骨质疏松、寻常型银屑病患者等。如果合并上述情况，但又必须用糖皮质激素才能控制疾病、挽救患者生命时，可在积极治疗原发病、严密监测上述病情变化的同时，慎用该类药物。

（2）应用风险评估：儿童、妊娠期及哺乳期妇女等应慎用。以下患者也应慎用：库欣综合征、动脉粥样硬化、肠道疾病或慢性营养不良、急性心力衰竭、糖尿病、有精神病倾向、青光眼、高脂蛋白血症、高血压、重症肌无力、骨质疏松、消化性溃疡病史等疾病患者。感染性疾病必须与有效的抗菌药物合用，病毒感染患者慎用。

2. 治疗过程的监护

（1）疗效评估：尿量增加，无血尿和蛋白尿，血肌酐未再进行性升高，血沉减慢，C反应蛋白减少。

（2）特殊人群用药监护：①儿童患者，应严格根据适应证选择治疗方法；密切观察不良反应，警惕生长发育抑制及股骨头坏死的发生。②妊娠期妇女首选泼尼松龙治疗；哺乳期妇女接受中等剂量激素 [0.5~1.0 mg/（kg·d）]、中程治疗（3个月以内）方案时需暂停哺乳。③老年患者及绝经后女性，应密切关注激素所致骨质疏松的发生，服药期间需应用治疗骨质疏松症的药物。④肝功能不全者，不宜选用氢化可的松注射液，可选择氢化可的松琥珀酸钠酯。此外，还应避免使用需要经过肝脏转化才可发挥作用的可的松和泼尼松。⑤肾功能不全者或大剂量使用者，药物半衰期延长，可适当减少剂量。⑥甲亢患者，肝灭活激素加速，半衰期缩短。

（3）药物相互作用监护：①与非甾体抗炎药合用，可增加抗炎作用，但可能诱发或加剧溃疡；其中，与对乙酰氨基酚合用可增加肝毒性。②激素可使糖尿病患者血糖升高，与降糖药物合用时，应适当调整降糖药剂量。③三环类抗抑郁药可加重该类药物引起的精神症状。④与强心苷合用可提高强心效应，但也增加洋地黄毒性及心律失常的发生，两者合用宜适当补钾。⑤与免疫抑制药合用，可增加感染的风险。⑥CYP450酶诱导药如苯巴比妥、苯妥英钠、利福平等可加快激素代谢，CYP450酶抑制药可升高激素的血药浓度。⑦与排钾利尿药（如噻嗪类或呋塞米）合用，可以造成过度失钾。

（4）药物不良反应监护：激素作用广泛和强大，长期应用后会对全身多系统产生不良反应，因此在用药过程中应密切关注其不良反应（表5-1-2）。

表5-1-2 糖皮质激素的不良反应和监护事项

类别	临床表现和监护事项
长期服用的不良反应	
消化系统并发症	可诱发或加重胃、十二指肠溃疡，甚至造成消化道出血或穿孔。少数患者可诱发胰腺炎或脂肪肝。应监测血电解质和大便隐血。若患者胃部不适，需加用预防消化道溃疡药物如质子泵抑制剂
诱发或加重感染	可诱发感染或使体内潜在病灶扩散，尤其是长期应用免疫抑制药患者更易发生。如有感染，应同时合用抗菌药物
医源性肾上腺皮质功能亢进	可引起脂质代谢和水盐代谢紊乱，表现为满月脸、水牛背、皮肤变薄、多毛、水肿、低血钾、高血压、高血糖等，停药后症状可自行消失。用药期间应低钠、低脂、优质蛋白饮食，定期监测血压、血脂、血糖
心血管系统并发症	因水钠潴留和血脂升高，易导致高血压和动脉粥样硬化。应定期监测血压、血脂
骨质疏松、股骨头坏死等	易引起骨质疏松症；中性脂肪的栓子可阻塞软骨下的骨终末动脉，使血管栓塞造成股骨头坏死。应注意补充钙剂和维生素D预防骨质疏松，并定期进行骨密度检查

续表

类别	临床表现和监护事项
其他停药反应	注意白内障、青光眼或眼部感染。定期行眼科检查
医源性肾上腺皮质功能不全	长期应用激素的患者，减量过快或突然停药，可引起肾上腺皮质功能不全或危象，表现为恶心、呕吐、乏力、低血压和休克等，特别是合并感染、创伤、手术等严重应激情况时
反跳现象	突然停药或减量过快可致原发病复发或加重

（二）对其他药物的药学监护

对吗替麦考酚酯的药学监护详见第五篇第二章。对环磷酰胺、硫唑嘌呤的药学监护详见第五篇第四章。

（三）患者教育

1. 一般教育 应卧床休息，避免受寒；低钠（<3g/d）低蛋白饮食，主要摄入优质动物蛋白。

2. 用药教育

（1）口服激素治疗的患者应注意：①按医嘱要求服用激素，不宜自行增减用量或停药，亦不可随意更改用药疗程，以免引起原发病复发或加重。②若同时服用有预防不良反应的药物，如质子泵抑制剂和钙剂，应每日早晨餐前半小时服用质子泵抑制剂，睡前服用钙剂。

（2）如果错过用药时间，应立即补服，但若接近下次用药时间则不宜补服。不得一次服用双倍剂量。

第二章 肾病综合征的药学监护

一、肾病综合征概述

肾病综合征（nephrotic syndrome，NS）并不是一个独立的肾脏疾病，而是由一组有类似的临床表现、不同的病因及病理表现的肾脏疾病构成的临床综合征。它既可以是原发的肾小球疾病，也可以是全身性疾病的肾脏表现。肾病综合征通常被描述为大量蛋白尿、低白蛋白血症、水肿、伴或不伴高脂血症。

（一）临床表现

大量蛋白尿是肾病综合征的基本表现，引起原发性肾病综合征的主要病理类型及其临床表现如下。

1. 微小病变型肾病　儿童肾病综合征最常见的病因，常表现为突然发生的蛋白尿，并进展为典型的肾病综合征。一般无肉眼血尿，13%的患者出现镜下血尿。水肿是最常见的症状，开始以晨起颜面及晚间踝周凹陷性水肿为特点，随着水肿加重，出现胸腔积液和腹水。

2. 局灶节段性肾小球硬化　好发于青少年男性，以肾病综合征为主要表现。血尿常见，部分可出现肉眼血尿。约1/3的患者起病时伴高血压和肾功能损害。

3. 膜性肾病　起病隐匿，水肿逐渐加重，大多数患者以肾病综合征起病，约20%的患者表现为无症状、非肾病范围的蛋白尿。

4. 系膜增生性肾小球肾炎　临床表现缺乏特异性，既可隐匿起病，也可呈急性起病，部分患者有前驱感染史，血尿为主要临床表现，多为镜下血尿，少数可出现肉眼血尿、蛋白尿及肾病综合征。

5. 系膜毛细血管性肾小球肾炎　好发于青壮年男性，半数以上患者出现肾病综合征，高血压是较为常见的临床表现，几乎所有患者均存在血尿，少数为肉眼血尿。部分患者可出现贫血及肾功能损害。

（二）检查指标

1. 大量蛋白尿　尿蛋白≥3.5g/d。

2. 低白蛋白血症　血浆白蛋白≤30g/L。

3. 高脂血症　血浆胆固醇或（和）三酰甘油升高。

其中1、2项为诊断的必备条件。

（三）诊断依据

（1）实验室检查符合诊断的两项必备条件。

（2）排除继发性肾病综合征。

（3）肾活检明确肾病综合征的病理类型。

二、治疗方案

1. 降低尿蛋白的治疗药物　糖皮质激素应用足量，如泼尼松 1mg/（kg·d）或甲泼尼龙 0.8mg/（kg·d），服用 8 周后每 2~3 周减原用量的 10%，减至 20mg/d 时，较前更缓慢减量至 10mg/d，维持半年左右。对于反复复发、激素依赖、激素抵抗者，可选择激素联合其他免疫抑制药治疗。如环磷酰胺，每日 100mg，分 2 次口服；或 200mg，隔日静脉注射，累积量达 6~8g 后停药。吗替麦考酚酯，起始剂量 1.5~2g/d，分 2 次空腹口服，3~6 个月后渐减量，维持半年至 1 年。环孢素（cyclosporin A，CsA），常用量为 3~5mg/（kg·d），分 2 次空腹口服，服药 2~3 个月后缓慢减量，疗程至少 1 年。他克莫司（tacrolimus，FK506），起始剂量为 0.05mg/（kg·d），分 2 次空腹服用，疗程为半年至 1 年。

2. 对症治疗及防治并发症药物　轻、中度水肿可用氢氯噻嗪 25mg，每日 3 次；或螺内酯 20mg，每日 3 次。重度水肿可选用呋塞米 20~120mg/d，或布美他尼（丁尿胺）1~5mg/d，分次口服或静脉注射。当血浆白蛋白低于 20g/L 时，应预防性抗凝治疗，可选用低分子量肝素 4 000~5 000IU，每日 1~2 次，皮下注射；或口服华法林，监测凝血酶原时间，INR 控制在 1.5~2.5。血浆胆固醇增高为主者，选择洛伐他汀、辛伐他汀等他汀类药物，三酰甘油升高为主者，可选用贝特类降脂药。

三、药学监护

（一）对吗替麦考酚酯的药学监护

MMF 在酯酶作用下快速水解为游离的活性代谢物霉酚酸（MPA），MPA 通过抑制鸟嘌呤核苷酸从头合成的关键酶次黄嘌呤单核苷酸脱氢酶（inosine monophosphate dehydrogenase，IMPDH），阻断鸟嘌呤的合成，进而高度选择性地抑制淋巴细胞增生。MMF 口服吸收完全，约 1h 达峰浓度，血浆蛋白结合率为 97%~99%，肾功能不全患者总蛋白结合率降低。MPA 在体内经尿苷二磷酸葡糖醛酸（基）转移酶（uridine-5′-diphosphate glucuronosyltransferases，UGTs）分解为主要的衍生物 7-O-葡醛酸苷（mycophenolic acid glucuronide，MPAG）而失去药理活性。本药约 93% 经肾排泄，其中大部分以 MPAG 形式、少量以 MPA 形式随尿排出，约 6% 随粪便排泄，MPA 存在肠肝循环。血浆 $t_{1/2}$ 为 16~18h。MMF 的疗效和不良反应与 MPA 的 AUC 密切相关，监测 MPA 的血药浓度，控制 AUC_{0-12h} 值在 30~45mg/（h·L），能有效减少 MMF 所致不良反应的发生率。近年研究显示，IMPDH 和 UGTs 的活性可影响 MPA 在体内的血药浓度，因此建议同时检测 IMPDH2 和 UGT1A 的基因型。

1. 治疗前评估

（1）禁忌证评估：对 MMF 和 MPA 过敏者禁用。

（2）应用风险评估：严重活动性消化性疾病、骨髓抑制、伴 IMPDH 遗传缺陷、严重肝肾功能不全及严重心功能不全患者等均慎用。

2. 治疗过程的监护

（1）特殊人群用药监护：妊娠期及哺乳期妇女应权衡利弊用药。老年人因肾功能下降，需慎用。

（2）药物相互作用监护：①MMF 与丙磺舒、阿昔洛韦、更昔洛韦合用时，MPAG 和上述药物的血药浓度升高。②考来烯胺会影响 MPA 的肠肝循环，减弱其疗效。③诺氟沙星、甲硝唑可使 MPA 的 AUC 减小约 30%。④含镁或铝的抗酸药、铁剂、质子泵抑制剂、司维拉姆会减少 MMF 的吸收。

（3）药物不良反应监护：MMF 治疗过程中最常见不良反应是合并各种细菌病毒感染（约 20%）和腹泻、腹胀、腹痛等胃肠道不适。长期用药后会发生骨髓抑制，出现白细胞减少、血小板减少、凝血酶原时间延长等，甚至出现严重中性粒细胞减少、严重贫血。

（二）对环孢素的药学监护

CsA 是一种强效免疫抑制药，特异性地抑制辅助性 T 细胞的活性及 B 淋巴细胞的活性，亦可抑制白介素-2、白介素-1 及 γ-干扰素等淋巴因子的生成。CsA 口服吸收不规则、个体差异大，服药后约 3.5h 达峰浓度。血浆蛋白结合率约 90%，吸收后分布于全身各组织，亦可透过胎盘，分布至乳汁中。CsA 经肝脏代谢，部分代谢物有免疫抑制作用。约 94%（主要是代谢产物）随胆汁排入肠道，经粪便排出，仅 6%经肾脏排泄。健康志愿者 $t_{1/2}$ 为 6.3h，肾移植患者为 7~16h，严重肝病患者约为 20.4h。CsA 主要经 CYP3A4、CYP3A5 代谢，其中 CYP3A5 * 3（6986A>G）位点的突变可引起酶活性严重降低或缺失，对 CsA 的血药浓度影响较大。因此建议临床应用 CsA 时检测 CYP3A5 * 3 基因型，同时监测其谷浓度（应在 100~200ng/mL）。

1. 治疗前评估

（1）禁忌证评估：1 岁以下儿童、妊娠期及哺乳期妇女、对环孢素过敏者、病毒感染者、免疫缺陷者、严重肾功能不全者均禁用。

（2）应用风险评估：肝功能不全、高尿酸血症、高钾血症、感染、肠道吸收不良患者等均慎用。

2. 治疗过程的监护

（1）特殊人群用药监护：1 岁以上儿童用量可稍大于成人剂量。65 岁以上老年患者因易引起肾功能不全，故应慎用。

（2）药物相互作用监护：①大环内酯类药物、口服避孕药、雌激素、雄激素、伊曲康唑、氟康唑、酮康唑、地尔硫䓬、尼卡地平、维拉帕米等可增加 CsA 的血药浓度，用药期间应监测血药浓度，及时调整剂量。②避免与易引起肾毒性的药物合用。③与保钾药或含钾的药物合用，可导致血钾升高。④可显著增加甲氨蝶呤的 AUC。⑤可增加他汀类药物的肌毒性，应减少他汀类药物用量。⑥避免与硝苯地平合用，以防牙龈增生的发生率增加。

（3）药物不良反应监护：较常见的有血肌酐升高、尿素氮增高、肾小球滤过率降低等肾功能损害，高血压，高脂血症，食欲减退、恶心、呕吐等胃肠道不适，以及震颤、头痛、牙龈增生、肝功能异常等。也可引起高血糖、多毛症、微血管病性溶血性贫血、下肢痛性痉挛等。

（三）对他克莫司的药学监护

他克莫司为大环内酯类药，作用机制与环孢素类似，但作用较环孢素强 10～100 倍。本药口服吸收少，个体差异大，单剂口服 0.15mg/kg 后 0.5～0.8h 达峰浓度。与红细胞结合能力强，全血/血浆浓度的分布比为 20∶1，血浆蛋白结合率约 99%。他克莫司主要经 CYP3A 代谢，大部分随粪便排出，可透过胎盘。血浆 $t_{1/2}$ 为 3.5～40.5h，且不恒定。CYP3A4 和 CYP3A5 的基因多态性是造成他克莫司代谢差异的主要原因之一。临床应用中可根据 *CYP3A5 * 3* 基因型、血药浓度（谷浓度通常为 5～8ng/mL）、血肌酐值升高>基础值的 25% 或血肌酐值>132μmol/L 调整剂量，以提高他克莫司疗效，减少其不良反应。

1. 治疗前评估

（1）禁忌证评估：妊娠期及哺乳期妇女、对他克莫司或其他大环内酯类药物过敏者均禁用。

（2）应用风险评估：肝肾功能不全、糖尿病、高钾血症、心室肥大、有神经中毒症状患者均慎用。

2. 治疗过程的监护

（1）特殊人群用药监护：2 岁以下儿童禁用他克莫司软膏。

（2）药物相互作用监护：①CYP3A4 抑制药可增加他克莫司的血药浓度，包括炔雌醇、炔诺酮、甲地孕酮、红霉素、醋酸竹桃霉素、交沙霉素、咪康唑、咪唑唑仑、尼卡地平、地尔硫䓬、维拉帕米、奎尼丁、他莫昔芬、溴隐亭、可的松、氨苯砜、环孢素等。②CYP3A4 诱导药如苯巴比妥、苯妥英钠、利福平、卡马西平、安乃近及异烟肼，会降低他克莫司的血药浓度。③避免联合应用引起肾毒性和中枢毒性的药物。④避免大量摄取钾离子或使用保钾利尿药。

（3）药物不良反应监护：口服给药较静脉给药不良反应发生率低。常见有高血压、肾功能异常（如血肌酐升高、尿素氮增加）、高血糖、腹泻、恶心、震颤、头痛、贫血、白细胞增多或减少、血小板减少、感染、耳鸣等。

（四）对其他药物的药学监护

对低分子量肝素、他汀类药物的药学监护详见第三篇第三章第二节和第七篇第十一章。

（五）疗效评估

尿蛋白定量明显减小，全身水肿消失，血压低于 130/80 mmHg，白蛋白未再进行性下降，检测指标好转。

（六）患者教育

1. 一般教育　严重水肿和低蛋白血症患者应卧床休息，避免受寒，限制钠盐（< 3g/d）限水，蛋白质摄入量为 1.2～1.5g/（kg·d），少油、低脂饮食。

2. 用药教育

（1）若胃部不适明显，可餐中服用 MMF。服用 MMF 初始阶段应每 2 周监测血常规、肝功能。用药过程中若无不良反应出现，可每月定期检查血常规和肝功能。若半年内无不良反应，可每 3 个月检查 1 次。

（2）服用 CsA 时不可同时饮用葡萄柚汁及含钾高的食物。应每日监测血压，定期监测血常规、肝肾功能，治疗 1 个月后检测血脂。避免接种减毒活疫苗。

（3）他克莫司宜空腹、进食前至少 1h 或进食后 2~3h 服用，以达到最大吸收量。定期监测血压、血糖、电解质、血常规和肾功能。接种疫苗应在治疗前或治疗间歇期进行，需间隔 14d；若接种减毒活疫苗，间隔时间应延长至 28d。

第三章　IgA 肾病的药学监护

一、IgA 肾病概述

IgA 肾病（IgA nephropathy，IgAN）是指肾小球系膜区以 IgA 沉积为主的原发性肾小球病，是一个免疫病理的诊断概念。1968 年 Berger 首先对此病加以描述，故又称 Berger 病。IgA 肾病可发生在任何年龄，青壮年多见，以男性为主，是我国最常见的肾小球疾病，约占肾活检病例中原发性肾小球疾病的 40%，是导致终末期肾病（ESRD）的常见病因之一。

（一）临床表现

1. 反复发作性肉眼血尿　30%~50% 的 IgA 肾病患者可出现肉眼血尿。肉眼血尿常发生在上呼吸道感染（少数伴肠道或泌尿道感染等）后数小时或 1~2d。

2. 无症状尿检异常　包括单纯无症状性镜下血尿和持续性镜下血尿伴轻至中度蛋白尿。疾病呈隐匿过程，患者多为体检时发现，起病时间难以确定。部分患者临床预后良好，部分患者病情进展，出现高血压和肾功能损害。

3. 大量蛋白尿　10%~20% 的患者出现大量蛋白尿，甚至肾病综合征，尤其在亚洲人中多见。

4. 高血压　高血压是 IgA 肾病的常见表现之一。少数患者可表现为恶性高血压，儿童 IgA 肾病高血压发生率低。

5. 急性肾损伤　可能有三种情况，一种是表现为急进性肾炎综合征，持续性血尿，大量蛋白尿，肾功能进行性恶化，肾脏病理表现为大量新月体形成；另一种是由于肉眼血尿期间大量红细胞管型堵塞肾小管和血红蛋白对肾小管的直接毒性造成；还有一种情况是治疗过程中药物相关的急性肾小管间质性肾病。

6. 慢性肾衰竭　大多数 IgA 肾病患者在确诊 10~20 年后逐渐进入慢性肾衰竭期。部分患者首次就诊时已达到终末期肾病阶段，同时伴有高血压、贫血等。

（二）检查指标

尿沉渣检查常显示尿红细胞增多，以变形红细胞为主，提示肾小球源性血尿，有时可见到混合性血尿。尿蛋白可阴性至大量（≥3.5g/24h）。肾功能可正常，部分出现肾功能不全。30%~50% 的患者血清 IgA 升高。

（三）诊断依据

本病诊断依靠肾活检免疫病理学检查，同时须排除继发性 IgA 肾病。

二、治疗方案

1. **反复发作性肉眼血尿的治疗**　积极控制感染，建议行扁桃体摘除。

2. **无症状尿检异常的治疗**　单纯镜下血尿患者，无特殊治疗，定期复查。对于血尿伴尿蛋白 0.5~1.0g/d 的患者，给予血管紧张素转化酶抑制药（ACEI）/血管紧张素Ⅱ受体拮抗药（ARB）及抗血小板聚集药（双嘧达莫，dipyridamole）等治疗。对于尿蛋白>1g/d 的患者，无论血压是否增高，首选 ACEI/ARB；若尿蛋白持续>1g/d，建议加用糖皮质激素。如激素反应欠佳或有禁忌证，可应用免疫抑制药治疗。

3. **大量蛋白尿的治疗**　糖皮质激素和其他免疫抑制药、ACEI/ARB 及抗血小板聚集、抗凝等综合治疗。对于呈肾病综合征且病理表现轻微的 IgA 肾病治疗上同微小病变型肾病。

4. **高血压的治疗**　首选 ACEI/ARB，若降压效果差，可以加用长效的钙通道阻滞药、利尿药和 α、β 受体阻断药。

5. **急性肾损伤的治疗**　病理表现为新月体性肾炎的 IgA 肾病，可应用糖皮质激素及免疫抑制药（如环磷酰胺、吗替麦考酚酯等）治疗，必要时给予透析治疗。

6. **慢性肾衰竭的治疗**　对于已进入终末期肾脏病阶段的患者，给予慢性肾衰竭一体化治疗。

三、药学监护

（一）对贝那普利的药学监护

ACEI 和 ARB 类药物在降低全身高血压的同时可降低肾小球内高血压，尤其对肾素水平增高出现的肾血管性高血压效佳，可改善或延缓多种病因引起的轻中度肾功能不全的进程。此外，还有独立于降压作用之外的肾脏保护作用，能减少蛋白尿，保护肾功能，但对肾动脉阻塞或肾动脉硬化造成的双侧肾血管病，ACEI 能加重肾功能损伤。

贝那普利（benazepril）为 ACEI，在肝内水解成有活性的代谢产物贝那普利拉，发挥降血压和保护心肌的作用。贝那普利降血压的效果与依那普利相似或稍强，且能增加肾血流、改善肾功能，降低轻中度肾衰竭发展到末期的危险性。本药口服吸收快，0.5~1h 达峰浓度，血浆蛋白结合率约为 96.7%；贝那普利拉的达峰时间约为 11.5h，血浆蛋白结合率约为 95.3%。本药主要经肾脏排泄，约 12%随胆汁排泄。贝那普利和贝那普利拉的 $t_{1/2}$ 分别为 0.6h 和 10~11h。贝那普利拉少量可经血液透析清除。口服后作用可维持约 24h。

1. **治疗前评估**

（1）禁忌证评估：对本药或其他 ACEI 过敏者，有血管神经性水肿史者，孤立肾、移植肾、双侧或单侧肾动脉狭窄而肾功能减退者均禁用。

（2）应用风险评估：自身免疫性疾病（如严重系统性红斑狼疮）患者，骨髓抑制者，脑或冠状动脉供血不足者，肝功能障碍者，肾功能受损者，外科手术或麻醉患者，高钾血症、主动脉瓣狭窄、左房室瓣狭窄患者等均慎用。

2. 治疗过程的监护

（1）疗效评估：应尽量控制血压＜130/80mmHg，维持透析患者血压应＜140/90mmHg。尿蛋白转阴。

（2）特殊人群用药监护：新生儿和婴儿用药后可出现少尿和神经异常，可能与血压降低后肾和脑缺血有关，不宜使用。妊娠期妇女使用ACEI可导致胎儿损伤甚至死亡，因此不宜使用；哺乳期妇女不推荐使用。老年人慎用。轻至中度肾功能减退或肝硬化对本药的血药浓度影响不大，无须调整剂量。

（3）药物相互作用监护：①与引起肾素释放或影响交感活性的药合用呈协同作用，与β受体阻断药合用呈拮抗作用。②与钾盐、保钾利尿药（如螺内酯）合用，可引起高血钾。③与硫唑嘌呤合用，可加重骨髓抑制。④与环孢素合用，可引起肾功能减退。⑤非甾体抗炎药（尤其是吲哚美辛）可减弱贝那普利的降压作用。

（4）药物不良反应监护：常见有心悸、直立性低血压、无痰干咳、高钾血症、尿频、尿路感染、急性肾衰竭、头痛、眩晕、焦虑、恶心、腹泻、面部潮红、皮疹、瘙痒、粒细胞缺乏等。

（二）对替米沙坦的药学监护

替米沙坦（telmisartan）为强效、长效的血管紧张素Ⅱ受体（AngⅡ）拮抗药，AngⅡ受体分为1型（AT_1）和2型（AT_2）两种，AT_1受体被激活后可产生心脏正性肌力作用，血管收缩、血压升高，AT_2受体功能尚未完全阐明。本药特异性、不可逆转地拮抗AT_1受体，可使收缩压及舒张压均降低而不影响心率，在AT_1受体位点无部分激动药效应，也无抑制血浆肾素及阻断离子通道的作用。本药口服后吸收迅速，30min至1h达血药峰浓度，绝对生物利用度约为50%，血浆蛋白结合率高于99.5%，在肝脏与葡萄糖苷酸结合形成无药理学活性的代谢产物，几乎完全随粪便排出，经尿排出不足2%。$t_{1/2}$大于20h，在肝肾功能不全患者体内半衰期不受影响。单次给药作用可持续24h以上。不能经血液透析清除。

1. 治疗前评估

（1）禁忌证评估：妊娠中晚期妇女、哺乳期妇女、对本药过敏者、严重肝功能不全者、严重肾功能不全（肌酐清除率＜30mL/min）者均禁用。

（2）应用风险评估：轻至中度肝功能不全者、主动脉瓣或左房室瓣狭窄患者、梗阻性肥厚型心肌病患者、双侧肾动脉狭窄或单侧功能肾动脉狭窄患者均慎用。

2. 治疗过程的监护

（1）特殊人群用药监护：儿童、老年人慎用。

（2）药物相互作用监护：①与噻嗪类利尿药合用，有协同降压作用。②镇静催眠药、抗抑郁药可增强本药的直立性低血压效应。③与地高辛合用，可使后者的血药谷浓度升高约20%，应监测地高辛血药浓度。④可引起辛伐他汀代谢物（辛伐他汀酸）的血药峰浓度轻度升高且消除加速。⑤与保钾利尿药、补钾药、钾盐、环孢素A或其他可升高血钾的药物合用，可引起高血钾。

（3）药物不良反应监护：不良反应发生率较低。与ACEI相比，其干咳的发生率较低。常见有上呼吸道感染、背痛、鼻窦炎、腹泻、头痛、头晕、嗜睡、咳嗽、流感样症状、高血压、血肌酐升高、肝酶升高、外周水肿等。

（三）对双嘧达莫的药学监护

双嘧达莫为抗血小板聚集药及冠状动脉扩张药，常用于预防性抗凝治疗。其作用机制如下：①通过可逆性地抑制磷酸二酯酶活性，增加血小板内的环腺苷酸（cAMP）；②增加前列环素（PGI_2）的活性；③激活血小板腺苷酸环化酶的活性；④轻度抑制血小板的环氧酶，使血栓烷 A_2 的合成减少。本药口服后吸收不完全，约 75min 达到峰浓度，血浆蛋白结合率约为 99%。在肝内与葡糖醛酸结合，经胆汁排泄，因肠肝循环使排泄减慢，故作用较持久，少量经尿液和乳汁排出。$t_{1/2}$为 2~3h。本药的血药浓度波动较大，因此选用缓释制剂较普通制剂更易保持稳定的有效血药浓度。

1. 治疗前评估

（1）禁忌证评估：对本药过敏者禁用。

（2）应用风险评估：低血压患者、有出血倾向者、冠心病患者均应慎用。

2. 治疗过程的监护

（1）疗效评估：合并血栓栓塞并发症的风险降低。

（2）特殊人群用药监护：12 岁以下儿童用药的安全性和有效性尚未确立。妊娠期妇女用药应权衡利弊；本药可分布至乳汁中，哺乳期妇女慎用。老年患者服用本药更易出现直立性低血压，不宜使用。

（3）药物相互作用监护：与其他抗血小板药合用，有协同作用，可考虑减量。抗酸药可减少双嘧达莫的吸收。

（4）药物不良反应监护：本药的不良反应与剂量有关，停药后可消失。常见有头晕、头痛、呕吐、腹泻、面部潮红、皮疹、瘙痒、荨麻疹等。用于治疗冠心病时，可能发生"冠状动脉窃血"，诱发病情恶化。

（四）患者教育

1. 一般教育
急性期应卧床休息，避免受寒、劳累；低钠（<3g/d）限水饮食，肾功能不全者应低蛋白饮食，主要摄入优质动物蛋白。

2. 用药教育

（1）替米沙坦可与食物同服。

（2）饭前服用双嘧达莫。

第四章 狼疮肾炎的药学监护

一、狼疮肾炎概述

系统性红斑狼疮（systemic lupus erythematosus，SLE）是一种复杂的自身免疫性疾病，其特征是血清中产生多种自身抗体及全身多脏器受累。好发于育龄女性，男女比例为1:9，狼疮肾炎（lupus nephritis，LN）是SLE最常见且严重的并发症，也是我国最常见的继发性肾小球疾病。SLE患者肾活检显示肾受累几乎为100%，至少50%以上的SLE患者有肾损害的临床表现。

（一）临床表现

肾外表现详见第八篇第二章。狼疮肾炎临床表现多样化、程度轻重不一，包括无症状尿检异常、肾病综合征、急性肾炎综合征、慢性肾炎、急进性肾炎和慢性肾衰竭。活动期血尿、蛋白尿和白细胞尿常见，部分患者出现肾小管功能障碍。

1. 蛋白尿 蛋白尿是狼疮肾炎最常见的临床表现，约25%患者出现肾病综合征。

2. 血尿 镜下血尿多见，肉眼血尿发生率低。血尿的多少一定程度上反映肾脏病变的活动性。

3. 管型尿 1/3患者尿液中出现管型，主要为颗粒管型。大量血尿时可出现红细胞管型。

4. 高血压 15%~50%的狼疮肾炎患者存在高血压，且与肾脏损害的严重程度有关。肾内血管病变的患者高血压发生率明显升高，甚至出现恶性高血压。

5. 肾衰竭 肾脏出现肾小球弥漫性新月体形成、毛细血管袢内广泛血栓、血栓性微血管病、急性间质性肾炎等病理改变者，可并发急性肾衰竭。活动性病变未得到有效控制者可进入慢性肾衰竭。

（二）检查指标

详见第八篇第二章。

（三）诊断依据

在确诊为SLE的基础上，有肾脏损害表现，如尿检异常，可诊断狼疮肾炎，经肾活检明确LN病理分型。国际肾脏病学会（ISN）和肾脏病理学会工作组（RPS）2003年对狼疮肾炎进行了病理分型（表5-4-1）。

表 5-4-1 狼疮肾炎病理分型

病理分型	病理表现
Ⅰ 型	系膜轻微病变性狼疮肾炎，光学显微镜下正常，免疫荧光可见系膜区免疫复合物沉积
Ⅱ 型	系膜增生性狼疮肾炎，系膜细胞增生伴系膜区免疫复合物沉积
Ⅲ 型	局灶性狼疮肾炎（累及<50%肾小球）
Ⅲ（A）型	活动性病变：局灶增生性
Ⅲ（A/C）型	活动性伴慢性病变：局灶增生硬化性
Ⅲ（C）型	局灶硬化性
Ⅳ型	弥漫性狼疮肾炎（累及≥50%肾小球）。S（A），节段增生性；G（A），球性增生性；S（A/C），节段增生和硬化性；G（A/C），球性增生和硬化性；S（C），节段硬化性；G（C），球性硬化性
Ⅴ 型	膜性狼疮肾炎，可以合并发生Ⅲ型或Ⅳ型，也可伴有终末期硬化性狼疮肾炎
Ⅵ型	终末期硬化性狼疮肾炎，≥90%肾小球呈球性硬化

二、治疗方案

根据临床表现、肾脏病理分型及疾病活动程度制订个体化治疗方案。

1. 病理表现为Ⅰ型或Ⅱ型者 若 24h 尿蛋白定量<1g，血压及肾功能均正常，无须特殊处理，但要控制狼疮的肾外病变。蛋白尿明显的Ⅱ型患者，可给予中等量糖皮质激素（如泼尼松 30~40mg/d）治疗。

2. 局灶增生性狼疮肾炎（Ⅲ型） 可应用中等剂量的糖皮质激素，亦可用小剂量糖皮质激素联合细胞毒药物如环磷酰胺（cyclophosphamide，CTX）或硫唑嘌呤（aza-thioprine，AZA）。

3. 弥漫增殖性（Ⅳ型）和重症Ⅲ型狼疮肾炎 先诱导治疗，甲泼尼龙 0.5~1.0g/d 静脉滴注冲击治疗，3d 为一个疗程，必要时可重复一个疗程。冲击治疗后改为口服泼尼松 1mg/（kg·d），服用 4~8 周后逐渐减量，直至 5~10mg/d 维持。环磷酰胺冲击治疗为每月 0.6~1.0g，静脉滴注，共 6 个月。经过 3~6 个月的诱导治疗，随着疾病活动的缓解，维持阶段糖皮质激素逐渐减量，可联合应用吗替麦考酚酯（0.5~1.0g/d，分 2 次口服）或硫唑嘌呤［1~3mg/（kg·d）］，或他克莫司［0.05~0.075mg/（kg·d）］。

4. 膜性狼疮肾炎（Ⅴ型） 当增生性和膜性狼疮肾炎共同发生时，可参照增生性病变的情况进行治疗。单纯Ⅴ型，若为无症状蛋白尿者可予以对症处理，肾病综合征者则可应用糖皮质激素联合环磷酰胺或环孢素、他克莫司治疗。

三、药学监护

（一）对环磷酰胺的药学监护

CTX 为抗瘤谱广的烷化剂，通过与 DNA 发生交叉联结，从而抑制 DNA 的合成，属细胞周期非特异性药物。此外，CTX 对体液免疫和细胞免疫均有抑制作用，可用于治疗多种自身免疫性疾病。CTX 体外无活性，在体内有两种代谢途径，一是经 CYP3A4、CYP3A5 催化生成氯乙醛，另一种是由 CYP2A6、CYP2B6、CYP2C8、CYP2C9、CYP2C19、CYP3A4 及 CYP3A5 等代谢酶氧化生成 4-羟基环磷酰胺，后者可直接转化成异构体醛磷酰胺，醛磷酰胺进入肿瘤细胞后分解出磷酰胺氮芥及丙烯醛，磷酰胺氮芥起到抗肿瘤和免疫抑制作用。口服 CTX 易吸收，吸收率为 74%~97%，约 1h 达血浆浓度峰值。吸收后迅速分布到全身，肿瘤组织中浓度较正常组织高。CTX 本身不与白蛋白结合，其代谢产物磷酰胺氮芥约 50% 与血浆蛋白结合。4-羟基环磷酰胺和磷酰胺氮芥经谷胱甘肽巯基转移酶（GSTs）催化与谷胱甘肽相结合生成无毒性的产物，48h 内经肾脏排出 50%~70%（主要是代谢产物，约 10% 为原形）。少量药物可透过血脑屏障，脑脊液中的浓度约为血浆的 20%。静脉注射后血浆 $t_{1/2}$ 为 4~6h。CTX 及其代谢产物可经透析清除。

1. 治疗前评估

（1）禁忌证评估：妊娠期及哺乳期妇女、对本药过敏者、存在明显骨髓抑制、感染患者均禁用。

（2）应用风险评估：当肝肾功能损害、骨髓转移或既往曾接受多程化放疗时，环磷酰胺的剂量应减少至治疗量的 1/3~1/2。

2. 治疗过程的监护

（1）特殊人群用药监护：老年人和儿童用药尚无可靠参考文献。

（2）药物相互作用监护：①CTX 可使血清中假胆碱酯酶减少，增高血清尿酸水平，与抗痛风药如别嘌醇、秋水仙碱、丙磺舒等合用时，应调整抗痛风药物的剂量。②CTX 可抑制胆碱酯酶活性，因而会延长可卡因的作用并增加毒性。③大剂量巴比妥类、皮质激素类药物可影响 CTX 的代谢，增加 CTX 的急性毒性。④可加强琥珀胆碱的神经肌肉阻滞作用，使呼吸暂停延长。

（3）药物不良反应监护：最常见的是骨髓抑制，尤其是白细胞减少，最低值多在用药后 1~2 周出现，2~3 周后恢复。还可引起食欲减退、恶心、呕吐等胃肠道反应，一般停药 1~3d 后可消失，亦可引起脱发、月经紊乱、无精子或精子减少、口腔炎、中毒性肝炎、肺纤维化等。大剂量环磷酰胺静脉滴注时，可致出血性膀胱炎，但常规剂量下发生率较低。

（4）其他：大剂量应用 CTX 时应水化、利尿，同时给予美司钠保护尿路。环磷酰胺水溶液仅可稳定 2~3h，应现用现配。

（二）对硫唑嘌呤的药学监护

AZA 为免疫抑制药，主要作用于 S 期干扰 DNA 合成，抑制淋巴细胞增殖。AZA 口服易吸收，口服 1h 后达峰浓度，吸收率为 41%~47%，慢性肾衰竭患者的吸收率仅约

18%，血浆蛋白结合率为 30%。AZA 为前体药物，进入体内后生成中间代谢物 6-巯基嘌呤（6-MP），进而生成活性代谢物 6-鸟嘌呤核苷酸（6-TGNs）。AZA 代谢产物大部分以硫尿酸形式经肾排泄，约 10% 以原形排出。少量 AZA 及其代谢产物可分布至乳汁中。血浆 $t_{1/2}$ 约 3h。本药可被血液透析清除。

硫嘌呤甲基转移酶（TPMT）是巯基嘌呤类药物代谢途径中的关键酶之一，TPMT 的活性与 6-MP 和 6-TGNs 的浓度呈负相关。FDA 建议初次使用 AZA 的患者，应检测 *TPMT * 3*（*T>C*）基因型。若患者为正常代谢型（*1/ * 1*），建议给予常规剂量，同时根据疾病相关指南进行剂量调整；若患者为中间代谢型（*1/ * 3*），且根据疾病评估后，考虑给予治疗剂量的 30%~70%；若患者为慢代谢型（*3/ * 3*），则应考虑改变治疗方案，如果治疗方案不变，应将剂量大幅度降低（剂量减少 10 倍，且每周 3 次），并根据骨髓移植程度和疾病相关指南调整 AZA 用药剂量。

1. 治疗前评估

（1）禁忌证评估：妊娠期及哺乳期妇女、对本药过敏者患者均禁用。

（2）应用风险评估：肝肾功能不全者、白细胞减少患者、服用 ACEI 类药物导致严重低血压患者、感染患者均慎用。

2. 治疗过程的监护

（1）特殊人群用药监护：老年人、肾功能不全患者建议使用推荐剂量的下限值。

（2）药物相互作用监护：①与多柔比星合用可加重肝毒性，亦可导致多柔比星的排泄延迟，造成严重骨髓抑制。②与氯霉素、氯喹合用可加重骨髓抑制。③与复方磺胺甲噁唑合用，可增加 AZA 的骨髓抑制作用。④与卡托普利合用，白细胞减少更明显，可选用依那普利或赖诺普利。⑤与别嘌醇、硫嘌呤合用，阻碍代谢 AZA 的酶氧化，AZA 的用量应减少 3/4。⑥可降低华法林的抗凝作用。

（3）药物不良反应监护：小剂量 AZA 最常见的不良反应是可逆性血液系统损害，主要是白细胞减少，减量或停药后大部分患者的造血功能可恢复正常。胃肠道反应症状较轻，停药或对症处理可缓解。服用 AZA 期间继发感染的概率增加，还可引起胰腺炎及肝功能异常等。

（三）对其他药物的药学监护

对糖皮质激素类药物的药学监护详见第五篇第一章第二节，对吗替麦考酚酯、他克莫司的药学监护详见第五篇第二章。

（四）疗效评估

LN 经诱导治疗缓解后可进入维持治疗。完全缓解是指尿蛋白定量 <0.3g/24h，尿沉渣检查正常，血清白蛋白 ≥35g/L，血肌酐正常或上升不超过正常范围的 15%，无肾外狼疮活动。部分缓解是指尿蛋白定量 ≥0.3g/24h，尿蛋白下降 ≥50%，同时血清白蛋白 ≥30g/L，肾功能稳定，无肾外狼疮活动。

（五）患者教育

1. 一般教育 急性活动期应卧床休息，病情稳定后可适当活动，避免受寒，避免紫外强光照射，低钠（<3g/d）低蛋白饮食，主要摄入优质动物蛋白。

2. 用药教育

（1）应用 CTX 期间，嘱患者多饮水、勤排尿，并观察是否有血尿。

（2）避免合用引起肾功能急剧下降的药物，如青霉胺、肼屈嗪、别嘌醇、利福平、关木通、龙胆泻肝丸等。

（3）应用 AZA 初始 2 个月内至少每周检测 1 次血常规。用药期间避免接种活疫苗，如需接种，应间隔 3 个月。

第五章 尿路感染的药学监护

一、尿路感染概述

尿路感染（urinary tract infection，UTI）简称尿感，是指细菌、真菌等微生物在尿路异常繁殖所致的炎症性疾病。根据感染发生部位可分为上尿路感染和下尿路感染，前者指肾盂肾炎（pyelonephritis），后者主要指膀胱炎（cystitis）。尿路感染好发于育龄女性，男女比约为 1∶8。本章主要介绍尿路细菌感染。

（一）临床表现

1. 膀胱炎 主要表现为尿频、尿急、尿痛、排尿不畅、下腹部不适等尿路刺激症状，偶有肉眼血尿。一般无明显的全身感染症状，少数患者可有腰痛、发热，体温一般不超过 38.0℃。约 30%以上的膀胱炎为自限性，可在 7~10d 自愈。

2. 急性肾盂肾炎 起病较急，主要表现为：①泌尿系统症状，如尿频、尿急、尿痛、排尿困难、下腹部疼痛、腰痛等；②全身症状，如寒战、高热、恶心、呕吐等，体温多在 38.0℃以上，甚至高达 40℃，多呈弛张热。

3. 慢性肾盂肾炎 全身及泌尿系统局部表现可不典型，临床表现多样化，多数有急性肾盂肾炎发作病史，病情持续可发展为慢性肾衰竭，急性发作时类似急性肾盂肾炎。

4. 无症状菌尿 患者无任何尿路感染症状，排除尿液污染后，连续 2 次清洁中段尿培养均为真性菌尿。老年人、糖尿病患者及妊娠期妇女发病率高。

5. 导管相关性尿路感染 导尿后 3%~10%的患者会出现菌尿，留置导尿管 1d 感染发生率达 50%；留置 3~4d 感染可达 90%以上。

（二）检查指标

1. 尿常规 尿沉渣镜检白细胞>5 个/HP，称为白细胞尿；部分尿路感染患者出现镜下血尿，尿沉渣红细胞数 3~10 个/HP。

2. 细菌学检查 可采用直接涂片镜检或清洁中段尿培养明确是否为真性菌尿，大肠埃希菌为最常见的致病菌。

3. 尿酶和尿抗体包裹细菌（antibody-coated bacteria，ACB） 肾盂肾炎患者尿 N-乙酰-β-D-氨基葡萄糖苷酶（NAG）升高，ACB 检查阳性。

4. 影像学检查 B 超、X 线腹平片、CT、静脉肾盂造影（IVP）、逆行肾盂造影等，以了解有无泌尿系畸形和（或）梗阻。

（三）诊断依据

1. 尿路感染的诊断

（1）典型临床表现：尿路刺激征、全身感染症状、腰部不适等。

（2）实验室检查：尿白细胞增加、尿细菌培养阳性。

2. 尿路感染的定位诊断

（1）上尿路感染：全身感染症状明显，体格检查有肋脊角或输尿管点压痛和（或）肾区叩击痛，膀胱冲洗后尿细菌培养阳性，尿沉渣可有白细胞管型，尿 NAG 升高、尿 ACB 检查阳性。

（2）下尿路感染：膀胱刺激征明显，少有发热、腰痛等。

二、治疗方案

1. 急性膀胱炎

（1）单剂量疗法：磺胺甲噁唑 2.0g、甲氧苄啶 0.4g、碳酸氢钠 1.0g，顿服；氧氟沙星 0.4g，顿服。

（2）三日疗法：磺胺甲噁唑 0.8g、甲氧苄啶 0.16g，每日 2 次；或左氧氟沙星 0.25g，每日 1 次；或环丙沙星 0.5g，每日 1 次，连服 3d。

停服抗生素 7d 后进行尿细菌培养，若阴性，提示急性膀胱炎已治愈；若仍有真性菌尿，应继续给予抗菌药物治疗 2 周。

2. 急性肾盂肾炎

（1）病情较轻者：可口服药物治疗。喹诺酮类，如环丙沙星 0.5g，每日 1 次；半合成青霉素类，如阿莫西林 0.5g，每 8h 1 次；头孢菌素类，如头孢呋辛 0.25g，每 12h 1 次。治疗 14d 后，若尿菌仍阳性，需根据药敏试验选用有效抗菌药物继续治疗 4 ~ 6 周。

（2）病情较重者：应静脉给药。如左氧氟沙星 0.4g，每日 1 次；头孢曲松 1.0 ~ 2.0g，每 12h 1 次；氨苄西林 1.0 ~ 2.0g，每 4h 1 次；头孢噻肟钠 2.0g，每 8h 1 次。必要时可联合用药。若病情好转，可于热退后继续用药 3d 再改为口服抗菌药物，疗程共 2 周。治疗 72h 无好转，应按药敏结果更换抗菌药物，疗程不少于 2 周。

3. 无症状菌尿　有以下情况时应予治疗：①妊娠期；②学龄前儿童；③曾出现有症状感染者；④肾移植及泌尿系解剖结构有异常者；⑤糖尿病患者。应根据药敏选择有效抗菌药物短程用药。

4. 妊娠期尿路感染　妊娠早期可选用磺胺类药物、阿莫西林、呋喃妥因或头孢菌素类等。临产期应避免使用磺胺类药物。喹诺酮类药物与四环素可影响胎儿软骨发育，不宜选用。

5. 再发性尿路感染

（1）重新感染：尿感症状消失、尿菌阴性，停药 6 周后再次出现真性菌尿，且菌株与上次不同，称为重新感染。有尿路感染症状者，治疗方法与首次发作相同。对半年内发生 2 次以上者，可用长程低剂量抑菌疗法，如磺胺甲噁唑 400mg、甲氧苄啶 80mg 或呋喃妥因 50mg 或氧氟沙星 200mg，睡前服用。每 7 ~ 10d 更换药物一次，连用半年。

（2）复发：尿感症状消失、尿菌阴性后 6 周内再次出现同一菌种的感染，称为复发。若为敏感菌株感染，抗菌治疗应持续 6 周。若为耐药菌株感染，依据药敏试验选择敏感抗菌药物治疗 2 周，后改为长程低剂量抑菌治疗。

三、药学监护

（一）对复方磺胺甲噁唑的药学监护

磺胺类药物是广谱抑菌药，但目前细菌对该类药物的耐药现象普遍存在。该类药物通过与对氨苯甲酸竞争二氢叶酸合成酶，妨碍二氢叶酸的合成，进而抑制细菌的繁殖。体内吸收、分布、代谢及排泄等过程对磺胺类药物的药理作用影响较大。根据药代动力学特点和临床用途，本类药物可分：为口服易吸收、可全身应用者，如复方磺胺甲噁唑（磺胺甲噁唑与甲氧苄啶，SMZ/TMP）、复方磺胺嘧啶（磺胺嘧啶与甲氧苄啶，SD/TMP）等；口服不易吸收者，如柳氮磺吡啶；局部应用者，如磺胺嘧啶银。全身作用药物主要在肠道吸收，血浆蛋白结合率为 25%~95%，主要经肝脏代谢，以原形、乙酰化物、葡糖醛酸结合物三种形式经肾脏排泄。磺胺药及其乙酰化物在碱性尿液中溶解度高，在酸性尿液中易析出结晶。

临床中常选用复方磺胺甲噁唑（复方新诺明）治疗大肠埃希菌等敏感肠杆菌科细菌引起的急性单纯性尿路感染。本药是磺胺甲噁唑与甲氧苄啶按 5∶1 比例制成的复方合剂，二者通过双重阻断细菌四氢叶酸的合成而发挥抗菌活性，复方制剂的抗菌活性是两药单独等量应用时的数倍或数十倍。本药胃肠道吸收完全，服药后 1~4h 达到血药峰浓度。吸收后二者均可广泛分布至痰液、中耳液、阴道分泌物等全身组织和体液中，亦可透过血脑屏障和胎盘屏障，并分布至乳汁。SMZ 和 TMP 均主要自肾小球滤过和肾小管分泌，尿药浓度明显高于血浆浓度，且 SMZ 与 TMP 的排泄过程互不影响。SMZ 和 TMP 的 $t_{1/2}$ 分别为 10h 和 8~10h。

1. 治疗前评估

（1）禁忌证评估：新生儿及 2 月龄以下婴儿禁用，对任何一种磺胺类药物过敏以及对呋塞米、砜类、噻嗪类利尿药、磺酰脲类、碳酸酐酶抑制剂过敏者禁用，巨幼细胞贫血、叶酸缺乏患者、重度肝肾功能损害者均禁用。

（2）应用风险评估：缺乏葡萄糖-6-磷酸脱氢酶患者易发生溶血性贫血及血红蛋白尿，尤其是儿童，应避免使用。

2. 治疗过程的监护

（1）特殊人群用药监护：处于生长发育期的儿童，因肝肾功能发育不完善，用药量应酌减。妊娠期及哺乳期妇女应避免应用。老年患者应用本药时发生严重不良反应的机会增加，宜避免使用。

（2）药物相互作用监护：①有可能干扰青霉素类药物的杀菌作用，应避免合用。②SMZ 可置换出与血浆蛋白结合高的药物如口服抗凝药、口服降血糖药、甲氨蝶呤、苯妥英钠和硫喷妥钠，使上述药物游离浓度升高，作用时间延长甚至发生毒性反应。③与避孕药长时间合用可减少避孕的可靠性，并增加经期外出血的概率。④与肝毒性药物合用时，可增加肝毒性的发生率。既往有肝病史者应监测肝功能。⑤长期应用 SMZ 治疗者对维生素 K 的需要量增加。⑥TMP 可增强华法林的抗凝作用。⑦TMP 可增加环孢素的肾毒性。⑧利福平可明显增加 TMP 的清除率。⑨不宜与抗肿瘤药、2，4-二氨基嘧啶类药物、其他叶酸拮抗药合用，发生骨髓再生障碍或巨幼细胞贫血的可能性增加。

（3）药物不良反应监护：①常见有过敏反应，可表现为药疹，严重者可发生渗出性多形红斑、剥脱性皮炎和大疱表皮松解萎缩性皮炎等，也可表现为光敏反应、药物热、关节及肌肉疼痛、发热等血清病样反应。偶见过敏性休克。②易出现胃肠道不适，一般症状轻微。③可能出现中性粒细胞减少或缺乏症、血小板减少症及再生障碍性贫血。如果患者有药物引发血小板减少的既往病史，更应警惕此不良反应。④肝肾损害。⑤中枢神经系统毒性反应偶可发生。

（二）对呋喃妥因的药学监护

硝基呋喃类药物通过干扰细菌体内氧化还原酶系统，从而阻断细菌代谢过程。临床中常用呋喃妥因治疗大肠埃希菌、腐生葡萄球菌、肠球菌属及克雷伯菌属等细菌敏感菌株所致的急性单纯性膀胱炎，亦可用于预防尿路感染。呋喃妥因在小肠内吸收迅速而完全，与食物同服可增加生物利用度，血浆蛋白结合率约为 60%，可透过血脑屏障和胎盘屏障，血清中药物浓度很低，尿中的浓度较高。本药 30%～40% 以原形随尿排出，大结晶型的排泄较慢，也可经胆汁排泄。$t_{1/2}$ 为 0.3～1h。可经透析清除。

1. 治疗前评估

（1）禁忌证评估：新生儿、妊娠后期（38～42 周）及分娩的患者、对呋喃类药物过敏、肾功能减退者（肌酐清除率<60mL/min）均禁用。英国药品和健康产品管理局已经警示呋喃妥因禁用于大多数肾小球滤过率估测值< 45mL/（min·1.73m²）的患者。

（2）应用风险评估：缺乏葡萄糖-6-磷酸脱氢酶患者应用该类药物可发生溶血性贫血，应避免应用。

2. 治疗过程的监护

（1）特殊人群用药监护：呋喃妥因可透过胎盘屏障，妊娠后期不宜应用，以避免胎儿发生溶血性贫血的可能。哺乳期妇女服药期间应停止哺乳。老年患者宜根据肾功能调整给药剂量。

（2）药物相互作用监护：①与易发生溶血性贫血药物合用时，有增加溶血反应的可能。②避免与肝毒性药物和神经毒性药物合用。③丙磺舒和磺吡酮可使呋喃妥因的血药浓度增高和（或）半衰期延长，应调整丙磺舒等的用量。

（3）药物不良反应监护：大剂量、长疗程应用及肾功能损害患者可能发生头痛、肌痛、眼球震颤、周围神经炎等不良反应。服用 6 个月以上的长程治疗者偶可发生弥漫性间质性肺炎或肺纤维化，应严密观察以便及早发现，及时停药。

（三）对其他药物的药学监护

对青霉素类、头孢菌素类、喹诺酮类药物的药学监护详见第二篇第一章第一节和第二节。

（四）疗效评估

疗效评定标准如下。①有效：症状缓解，复查尿菌阴性。②治愈：疗程结束后症状消失，尿菌阴性，并在第 2、6 周复检仍阴性；或虽尿菌阳性，但为新致病菌。③失败：

疗程结束后尿菌定量检查阳性；或是尿菌转阴，但第 2、6 周复检又阳性，且为同一菌株。

（五）患者教育

1. 一般教育　急性期应卧床休息，多饮水，勤排尿。应戒烟酒，保持良好心情。

2. 用药教育

（1）做尿菌检查时，应留取清洁中段尿。

（2）服用 SMZ/TMP 期间应多饮水，保持充分尿量，以防结晶尿的发生；必要时可服用碳酸氢钠碱化尿液。

（3）服用呋喃妥因时宜与食物同服，以减少胃肠道刺激。

第六章　慢性肾衰竭的药学监护

一、慢性肾衰竭概述

各种原因引起的肾脏结构和功能障碍≥3个月，包括肾小球滤过率（glomerular fil-tration rate，GFR）正常和不正常的病理损伤、血液或尿液成分异常及影像学检查异常；或不明原因的GFR下降（<60mL/min）超过3个月，称为慢性肾脏病（chronic kidney disease，CKD）。

慢性肾衰竭（chronic renal failure，CRF）是指慢性肾脏病引起的肾小球滤过率下降和肾脏其他功能损害，及由此产生的代谢紊乱和临床症状组成的综合征。我国慢性肾衰竭发病率约为万分之一，高发年龄为40~50岁。

（一）临床表现

在CRF的不同阶段，其临床表现也各不相同。在CRF早期，患者可无任何症状，或仅有乏力、夜尿增多等表现。CRF中期，患者可有明显的贫血、乏力、食欲减退和代谢性酸中毒等症状。CRF晚期，出现典型的尿毒症症状，如恶心、呕吐、皮肤瘙痒、肌肉震颤、手足搐搦、末梢神经症状、心悸、呼吸困难、呼吸有尿素味及反应迟钝等。当进入终末期肾病（end stage renal disease，ESRD），上述症状持续存在并可加重，有的还出现急性左心衰竭、严重高钾血症、消化道出血、中枢神经系统障碍等，甚至有生命危险。

（二）检查指标

根据GFR的水平可将CKD分为5期，CRF主要是指CKD的4~5期。

1. CKD 1期　GFR正常或升高，即GFR≥90mL/（min·1.73m^2）。

2. CKD 2期　GFR轻度降低，即GFR 60~89mL/（min·1.73m^2）。

3. CKD 3期

CKD 3a期　GFR轻到中度降低，即GFR 45~59mL/（min·1.73m^2）。

CKD 3b期　GFR中到重度降低，即GFR 30~44mL/（min·1.73m^2）。

4. CKD 4期　GFR重度降低，即GFR 15~29mL/（min·1.73m^2）。

5. CKD 5期　ESRD，即GFR<15mL/（min·1.73m^2）。

（三）诊断依据

（1）肾脏损害和（或）肾小球滤过率下降（<60mL/min）持续3个月。

（2）血、尿成分异常和影像学异常。

（3）根据GFR进行CKD的分期诊断。

二、治疗方案

1. 营养治疗　在热量供应充分的前提下，推荐低蛋白饮食，同时补充必需氨基酸和（或）复方 α-酮酸 $0.1\sim0.2g/$（$kg\cdot d$）。

2. 纠正代谢性酸中毒　口服碳酸氢钠，轻者 $1.5\sim3.0g/d$；中、重度者 $3\sim15g/d$，必要时可静脉输入，可分 $2\sim4$ 次给予。

3. 高钾血症的处理　最有效的方法为透析疗法，但在准备透析前应给予急症处理：10%葡萄糖酸钙 $10\sim20mL$ 稀释后静脉注射，以拮抗钾离子对心肌的毒性作用；葡萄糖-胰岛素溶液输入（葡萄糖 $4\sim6g$，加胰岛素 $1IU$），促使葡萄糖和钾离子等转移至细胞内合成糖原；5%碳酸氢钠 $100\sim200mL$ 静脉滴注，纠正酸中毒，促进钾离子向细胞内流动；口服离子交换降钾树脂 $15\sim30g$，每日 3 次。

4. 高血压的治疗　CCB、ACEI、ARB、袢利尿药、β 受体阻断药、血管扩张药等均可应用。以 ACEI、ARB 和 CCB 应用较为广泛。

5. 肾性贫血的治疗　促红细胞生成素（EPO）用量为每次 $3\,000\sim6\,000IU$，每周 $2\sim3$ 次，皮下注射。对于透析前 CKD 患者，目前趋向于小剂量疗法，即每次 $2\,000\sim3\,000IU$，每周 2 次。在应用 EPO 时，应同时重视补充铁剂。

6. 矿物质及骨代谢紊乱的治疗　含钙的磷结合剂有碳酸钙和醋酸钙。碳酸钙每次 $0.5\sim2g$，每日 3 次，餐中服用。不含钙的磷结合剂有司维拉姆、碳酸镧。我国使用的是碳酸司维拉姆，每次 $800\sim1\,600mg$，每日 3 次，餐中服用。碳酸镧，每次 $250\sim500mg$，每日 3 次，餐中服用。根据血磷水平调整药物剂量。在控制血磷、维持血钙达标后，CKD $3\sim5$ 期非透析患者血全段甲状旁腺激素（iPTH）仍进行性升高或超过 $110pg/mL$，可给予 1,25-$(OH)_2D_3$（骨化三醇）$0.25\mu g/d$；CKD 5 期透析患者，若 iPTH 在 $300\sim500pg/mL$，可给予骨化三醇 $1\sim2\mu g/d$，每周 2 次；若 iPTH 在 $500\sim1\,000pg/mL$，可给予骨化三醇 $2\sim4\mu g/d$，每周 2 次；若 iPTH>$1\,000pg/mL$，可给予骨化三醇 $4\sim6\mu g/d$，每周 2 次。

7. 肾脏替代治疗　是 GFR<$10mL/min$ 的 CKD 5 期患者除药物治疗以外的主要治疗方法，包括血液透析、腹膜透析和肾脏移植。

三、药学监护

（一）对非洛地平的药学监护

非洛地平（felodipine）为第二代二氢吡啶类钙通道阻滞药。其对血管有较高的选择性，具有良好的扩张动脉、降低血压作用，也具有轻度利钠、利尿作用，在降血压的同时能明显增加肾血流量，但对肾小球滤过率无影响，短期和长期治疗亦不影响电解质。与其他二氢吡啶类钙通道阻滞药相比，非洛地平对心肌收缩力的负性作用较弱。口服本药缓释剂型起效时间为 $2\sim5h$，多次给药药效持续 24h，吸收率为 13%～20%，进食高脂肪高碳水化合物可增加其吸收，血浆蛋白结合率大于 99%，可分布至乳汁中。主要经肝 CYP3A4 代谢，代谢产物无明显扩血管活性。口服后约 70%经肾排泄，约 10%随粪便排出。$t_{1/2}$ 为 $11\sim16h$，肾功能不全者约为 21h。不能经血液透析清除。

1. 治疗前评估

（1）禁忌证评估：妊娠期及哺乳期妇女、对本药过敏者、不稳定型心绞痛患者、急性心肌梗死患者、非代偿性心力衰竭患者均禁用。

（2）应用风险评估：主动脉狭窄患者、急性心肌梗死后心力衰竭的患者、肝功能损害者、严重肾功能损害者（肾小球滤过率<30mL/min）、低血压患者均应慎用。

2. 治疗过程的监护

（1）疗效评估：应尽量控制血压<130/80mmHg，维持透析患者血压应<140/90mmHg。

（2）特殊人群用药监护：儿童用药的安全性和有效性尚未明确。老年人可能出现更强的低血压反应，宜选用较低起始剂量。

（3）药物相互作用监护：①与β受体阻断药合用，对治疗心绞痛与高血压有利。但对于左心室功能不全、心律失常或主动脉瓣狭窄的患者，易引起明显的低血压和心脏抑制。②CYP3A4抑制药如奎奴普汀、达福普汀、沙奎那韦、地拉韦啶、红霉素、伊曲康唑、氟康唑、酮康唑，可增加本药的血药浓度，增加不良反应。③CYP3A4诱导药如卡马西平、苯妥英钠、苯巴比妥、利福平等，可诱导本药的代谢，降低疗效。④环孢素可使本药的血药浓度增加150%，AUC增加60%，但本药对环孢素的药代动力学的影响小。应监测环孢素的血药浓度。⑤本药可增加他克莫司的血药浓度，用药期间应监测他克莫司的血药浓度。⑥非洛地平可增加非甾体抗炎药及口服抗凝药引起胃肠道出血的危险性。⑦葡萄柚汁中的黄酮类化合物可抑制本药的代谢，使其血药浓度升高。

（4）药物不良反应监护：常见有潮红伴热感、外周血管扩张所致的轻至中度踝部水肿、咳嗽、头痛、头晕、贫血、皮疹、瘙痒、视力障碍等。

（二）对美托洛尔的药学监护

美托洛尔（metoprolol）为选择性β_1受体阻断药，无内在拟交感活性，对β_2受体作用很弱，具有良好的抗高血压、抗心律失常、抗心肌缺血及保护心脏的作用。本药口服吸收迅速且完全，吸收率大于95%，约1.5h达峰浓度，生物利用度约50%。血浆蛋白结合率约12%，能透过血脑屏障及胎盘屏障，可分布至乳汁中。口服剂量的70%~80%经肝CYP2D6代谢，主要以代谢物形式随尿排出。$t_{1/2}$为3~7h，肾功能不全时无明显改变。不能经透析清除。口服美托洛尔存在巨大的个体差异，研究发现*CYP2D6*（*2、*10、*14）基因多态性与美托洛尔的药动药效学呈现基因剂量效应，因此目前推荐口服美托洛尔前检测*CYP2D6*基因型，根据基因型调整药物剂量，尤其是慢代谢型者需要减少75%的剂量。

1. 治疗前评估

（1）禁忌证评估：以下情况禁用：①对β受体阻断药过敏者；②心源性休克者；③不稳定的、失代偿性心力衰竭及急性或难治性心力衰竭患者；④显著心动过缓、病态窦房结综合征、Ⅱ~Ⅲ度房室传导阻滞患者；⑤有症状的低血压患者；⑥末梢循环灌注不良患者；⑦严重周围血管疾病患者（如存在坏疽风险）；⑧心率<45次/min、PR间期≥0.24s、收缩压<100mmHg的怀疑急性心肌梗死患者。

（2）应用风险评估：以下患者慎用：心功能不全者、肝功能不全者、慢性阻塞性肺疾病、支气管哮喘患者、1型糖尿病患者、间歇性跛行患者、严重肾功能损害者、伴代谢性酸中毒的严重急性病变患者。国外资料显示，重症肌无力患者、有精神病史者亦应慎用。

2. 治疗过程的监护

（1）特殊人群用药监护：6岁以下儿童用药的安全性和有效性尚未明确。本药可引起胎儿或新生儿心动过缓，还可能引起胎儿发育迟缓，故妊娠期妇女不宜选用。哺乳期妇女应慎用。老年患者应适当调整剂量。

（2）药物相互作用监护：①普罗帕酮可增加美托洛尔的浓度，使卧位血压明显降低，必要时调整本药的用量。②肼屈嗪可增加美托洛尔的生物利用度，如需合用建议选用美托洛尔缓释制剂。③西咪替丁、环丙沙星、氟西汀、利托那韦可增加本药的血药浓度，应调整美托洛尔的剂量，并密切监测血压和心功能。④苯海拉明、帕罗西汀、羟氯喹可增强本药的药效，不良反应发生的风险增加。⑤当归提取物可抑制美托洛尔经CYP2D6的代谢。⑥与胺碘酮合用，可出现明显的心动过缓和窦性停搏。⑦与地高辛合用，可导致房室传导时间延长，且本药可使地高辛血药浓度升高。⑧巴比妥类药物、利福平、利福喷汀可降低本药的疗效，可换用其他不依赖肝脏代谢的β受体阻断药，如阿替洛尔、噻吗洛尔。⑨与非甾体抗炎药合用，可使血压升高。

（3）药物不良反应监护：由于美托洛尔对 β_1 受体的阻断作用，可见气促、心动过缓、雷诺现象、传导阻滞、血压降低、心力衰竭加重等症状。因本药较易透过血脑屏障，常会出现疲劳、头晕、头痛等中枢神经系统不适。服药期间也可出现恶心、呕吐、腹痛、轻度腹泻等胃肠道反应。也可见皮疹。

（4）其他：长期应用美托洛尔的患者切勿突然停药，否则会出现心力衰竭恶化，并增加心肌梗死和猝死的危险，尤其是高危患者。如需停药，应提前至少2周时间逐渐减量。

（三）对司维拉姆的药学监护

司维拉姆又名交联多聚烯丙基胺盐酸盐，是一种阳离子聚合物，其所携带的多个氨基可在小肠内质子化而带正电荷，通过离子交换和氢键与小肠中的磷酸根结合，从而减少磷酸盐在肠道的吸收，降低血清磷浓度。当 pH7.0 时，本药与磷酸根的结合作用最强，每克司维拉姆可结合 2.6mmol 磷酸根（体外试验）；当小肠内 pH>7.0 时，质子化的本药转化成不带电荷的原形，与磷酸盐的结合能力明显下降。司维拉姆最突出的特点是不含钙和铝，可有效地使正在透析的慢性肾衰竭患者血清磷酸水平降低，又不会引起高钙血症或铝中毒，是 CKD 5 期患者首选的磷结合剂。司维拉姆也可利用其与骨化三醇结合的特点，控制患者体内的甲状旁腺素水平和代谢性骨病。此外，本药通过与胆汁酸结合使总胆固醇和低密度脂蛋白胆固醇浓度显著降低。本药在肠道不被吸收，随粪便排泄。

1. 治疗前评估

（1）禁忌证评估：对本药过敏者、低磷血症患者及肠梗阻患者均应禁用。

（2）应用风险评估：出现严重呕吐、腹泻等胃肠道功能紊乱时慎用。应根据血清磷的浓度调整临床用量。

2. 治疗过程的监护

（1）疗效评估：血清磷降低，血清钙不高。当患者正在服用钙剂、骨化三醇或其他活性维生素 D 时，应观察血清钙、血清氯和碳酸氢根水平。

（2）特殊人群用药监护：本药几乎没有全身吸收，妊娠期及哺乳期妇女用药相对安全。老人用药尚无明确的研究资料，但在剂量选择上应谨慎，建议从低剂量开始用药。

（3）药物相互作用监护：司维拉姆可减少左甲状腺素的吸收，降低吗替麦考酚酯、抗心律失常药物和抗癫痫药物的血药浓度，如需合用，应在服用其他药物之前 3h 或之后 1~2h 再使用本药。司维拉姆亦可使环丙沙星的生物利用度降低约 50%。

（4）药物不良反应监护：不良反应主要有恶心、呕吐、便秘、腹泻、肠胀气、消化不良、感染、皮疹、瘙痒等。

（四）对复方 α-酮酸的药学监护

复方 α-酮酸（compound α-ketoacid）用于预防和治疗因慢性肾功能不全而造成蛋白质代谢失调所引起的损害。本药每片含消旋酮异亮氨酸钙 67mg、酮亮氨酸钙 101mg、酮苯丙氨酸钙 68mg、酮缬氨酸钙 86mg、消旋羟甲硫氨酸钙 59mg、赖氨酸醋酸盐 105mg、苏氨酸 53mg、色氨酸 23mg、组氨酸 38mg、酪氨酸 30mg，总氨量为 36mg，总钙量为 1.25mmol（约 50mg）。本药含有 5 种必需氨基酸，另外以 4 种氨基酸相应的酮酸及羟基甲硫氨酸的钙盐形式存在，在酶的转氨基作用下，可合成相应的左旋氨基酸以分解尿素，并可重复利用含氮的代谢产物，促进蛋白质合成，同时降低血尿素氮，从而改善氮平衡和血氨基酸的不平衡状态；也可降低血中钾离子和磷酸根离子浓度，进而改善尿毒症的症状。口服本药 10min 后，酮氨基酸或羟氨基酸血药浓度可升至初始水平的 5 倍，20~60min 后达峰浓度，约 90min 后又降至正常水平。

1. 治疗前评估

（1）禁忌证评估：高钙血症患者、氨基酸代谢紊乱者均应禁用。

（2）应用风险评估：遗传性苯丙酮尿症患者慎用。肾小球滤过率<25mL/min 的患者，配合低蛋白饮食，可长期使用本药。

2. 治疗过程的监护

（1）疗效评估：白蛋白未再进行性下降，肾性营养不良症状改善。

（2）药物相互作用监护：应避免与其他含钙的药物合用，如需合用应监测血钙水平，并调整用药剂量。此外，可与钙结合成难溶性复合物的药物如四环素类、环丙沙星、铁剂、氟化物、含雌莫司汀的药物等能影响本药的吸收，因此服药间隔时间至少为 2h。

（3）药物不良反应监护：可见有高钙血症等，偶有患者服药后出现中上腹饱满感。

（五）对其他药物的药学监护

对铁剂的药学监护详见第六篇第一章，对促红细胞生成素的药学监护详见第六篇第三章，对碳酸钙、维生素 D 的药学监护详见第八篇第六章。

（六）患者教育

1. 一般教育　慢性肾脏病（CKD）的患者除了药物治疗外，正确的饮食可降低肾脏的负担，维持肾脏的功能。CKD 患者的饮食原则如下。

（1）适当的摄入优质蛋白质。CKD 时肾脏排泄代谢废物能力减退，导致蛋白质分解代谢物积蓄在血中，成为尿毒症毒素，加重病情。低蛋白饮食可减少这些代谢物的生成和蓄积，减轻残余肾单位高负荷状态，延缓肾小球硬化和肾功能不全进展。无明显营养不良表现的 CKD 1~3 期患者蛋白质摄入量为 0.6~0.8g/（kg·d），CKD 4、5 期患者蛋白质摄入量为 0.4~0.6g/（kg·d），其中高生物价蛋白质的比例应在 50% 以上，可同时补充适量的复方 α-酮酸制剂 0.2g/（kg·d）。建议摄入优质动物性蛋白，如鲜奶、蛋类、瘦肉等。因植物性蛋白在人体内利用率较低，代谢后产生较多含氮废物，所以不推荐食用，如豆类及豆制品、核果类等。

（2）摄入足够的热量。在限制蛋白质的同时必须保证摄入足够热量，有利于最大限度地利用饮食中的蛋白质，避免营养不良的发生。一般摄入 125.5kJ/（kg·d），推荐食物有低蛋白淀粉（藕粉）及糖类等。

（3）严格限制水分和盐（钠）的摄入量。每日饮水量为前一日总尿量加上 500mL，其中包括开水、稀饭、牛奶、汤及饮料等。CKD 患者一般 NaCl 摄入量不超过 6~8g/d，有明显水肿、高血压者，NaCl 摄入量不超过 2~3g/d，同时应限制高钠食品，如罐头、烟熏制品、咸菜等。通常情况下，全天日常食物含钠量在 1g 左右（相当于 2.54g NaCl）。

（4）避免含高钾高磷的食物。CKD 5 期患者因肾脏功能严重受损无法排出钾离子而引发高钾血症，血钾升高易发生心律失常、四肢及口周感觉麻木等不适症状。应避免长期食用含钾较高的果蔬，如绿叶蔬菜、菇类、紫菜、马铃薯、香蕉等；含钾较低的水果有菠萝、木瓜、西瓜等，但不宜过量食用。高磷易引发甲状旁腺亢进症，导致血钙上升。含磷较高的食物有全麦谷类及其制品、动物内脏、核果类及酱制品、巧克力等。

2. 用药教育

（1）非洛地平缓释剂型应整粒或整片吞服，不能掰开或咀嚼后服用。

（2）美托洛尔口服个体差异大，建议用药前检测基因型。长期用药患者切勿突然停药。

（3）进餐时服用司维拉姆。

（4）餐中吞服复方 α-酮酸片。用药期间需低蛋白饮食。定期监测血钙水平，如果升高建议减少维生素 D 的摄入量。

（唐　琳　杨　晶）

参考文献

［1］ LEE GOLDMAN，ANDREW I. SCHAFER. Cecil Medicine ［M］. Philadelphia：Elsevier Inc，2011.

［2］ 黎磊石，刘志红. 中国肾脏病学 ［M］. 北京：人民军医出版社，2008.

［3］王海燕．肾脏病学［M］．3 版．北京：人民卫生出版社，2008.

［4］梅长林．肾病综合征［M］．北京：科学出版社，2012.

［5］Kidney Disease Improving Global Outcomes（KDIGO）．KDIGO clinical practice guideline for glomerulonephritis. Kidney Int Suppl［J］．2012，2：139-274.

［6］Kidney Disease Outcomes Quality Initiative（KDOQI）．KDOQI clinical practice guideline for Diabetes and CKD：2012 Update. Am J Kidney Dis［J］．2012，60：850-886.

［7］葛均波，徐永健．内科学［M］．8 版．北京：人民卫生出版社，2013.

［8］杨宝峰．药理学［M］．8 版．北京：人民卫生出版社，2013.

［9］中华医学会．临床诊疗指南（肾脏病学分册）［M］．北京：人民卫生出版社，2011.

［10］MARY ANNE KODA-KIMBLE, LLOYD YEE YOUNG, WAYNE A. KRADJAN, et al. 临床药物治疗学（肾脏疾病）［M］．王秀兰，刘文虎，张淑文，译．北京：人民卫生出版社，2007.

［11］陈新谦，金有豫，汤光．新编药物学［M］．17 版．北京：人民卫生出版社，2011.

［12］https：//www. pharmgkb. org/

第六篇

常见血液系统疾病的药学监护

第一章　缺铁性贫血的药学监护

一、缺铁性贫血概述

缺铁性贫血（iron deficiency anemia，IDA）是指由于机体铁需求或丢失增加，摄入、吸收或利用铁减少，导致体内严重铁缺乏，不能满足正常红细胞生成的需要时发生的贫血。其特点为骨髓及其他组织中缺乏储存铁，血清铁蛋白及转铁蛋白饱和度均降低，呈现小细胞低色素性贫血。其发病率在发展中国家、经济不发达地区、婴幼儿、育龄妇女明显增高。

（一）临床表现

1. 贫血的症状　常见头晕、头痛、乏力、易倦、心悸、活动后气短、眼花、耳鸣等。

2. 缺铁的症状　儿童生长发育迟缓或行为异常，异食癖；严重缺铁可致口角炎、舌乳头萎缩、舌炎、萎缩性胃炎、食欲减退以及吞咽困难等。

3. 体征　皮肤黏膜苍白，毛发干枯、无光泽，口唇角化，指甲扁平、易碎裂或匙状指甲（反甲）。

（二）检查指标

1. 血常规　呈现典型的小细胞低色素性贫血（MCV<80fl、MCH<27pg、MCHC<30%）。血片中可见红细胞染色浅淡、中心淡染区扩大、大小不一。网织红细胞大多正常或轻度增多。

2. 骨髓象　增生活跃，早幼红细胞及中幼红细胞比例增高，染色质颗粒致密，胞质少。铁粒幼细胞<15%，骨髓小粒可染铁消失。

3. 生化指标　血清铁 < 8.95μmol/L（50μg/dL），总铁结合力 > 64.44μmol/L（360μg/dL），转铁蛋白饱和度 < 15%，血清铁蛋白 < 14μg/L，血清游离原卟啉 > 0.9μmol/L。

（三）诊断依据

（1）有明确的缺铁病因和临床表现。

（2）小细胞低色素性贫血。

（3）有铁缺乏的实验室检查证据。

（4）铁剂治疗有效。

二、治疗方案

(一) 去除病因

尽可能地去除导致缺铁的病因，如增加含铁食物的摄入、基础疾病（如子宫肌瘤及胃肠道肿瘤）的治疗。

(二) 药物治疗

以口服为宜，常用的为亚铁制剂，每日补充元素铁 150~200mg 即可，一般需要6~12 个月彻底纠正贫血，补足储存铁。对口服铁剂不能耐受、不能吸收或失血速度快须及时补充者，可改用胃肠外给药，常用的是右旋糖酐铁或山梨醇铁肌内注射。

1. 口服铁剂 常用的有硫酸亚铁（ferrous sulfate）0.3g，每日 3 次；葡萄糖酸亚铁（ferrous gluconate）0.3~0.6g，每日 3 次；琥珀酸亚铁（ferrous succinate）0.1~0.2g，每日 3 次；富马酸亚铁（ferrous fumarate）0.2~0.4g，每日 3 次；枸橼酸铁铵（ferric ammonium citrate）0.5~2g，每日 3 次；多糖铁复合物（polysaccharide-iron complex）0.15~0.3g，每日 1 次；右旋糖酐铁（iron dextran）0.05~0.1g，每日 1~3 次。近年来市场上推出的还有硫酸亚铁缓释剂型（ferrous sulfate sustained-release）0.25g，每日 1次。治疗疗程一般应在血红蛋白恢复正常后至少持续 4~6 个月，待铁蛋白正常后停药。

2. 注射铁剂 应用最广泛的是右旋糖酐铁，首次注射量为 50mg，如无不良反应，第 2 次可增加至 100mg，以后每周注射 2~3 次，直到总剂量用完。所需注射铁的总剂量按公式计算：（150-患者的血红蛋白浓度）×体重（kg）×0.33。

三、药学监护

(一) 对铁剂的药学监护

铁是构成血红蛋白、肌红蛋白和细胞色素等的重要原料，铁剂主要分为口服铁剂和注射铁剂，常见铁剂的种类与特点见表 6-1-1。口服铁剂以 Fe^{2+} 形式在十二指肠和空肠上段吸收。Fe^{2+} 入血后，被氧化为 Fe^{3+}，与血浆转铁蛋白结合，转运至造血组织中，大部分在骨髓中参与血红蛋白的合成。剩余的铁以铁蛋白及含铁血黄素的形式贮存在骨髓、肝和脾的单核巨噬细胞中，部分贮存于肠黏膜细胞内。铁主要通过肠黏膜细胞脱落以及胆汁、尿液、汗液而排出体外，排泄量约为 1mg/d。

表 6-1-1 常见铁剂的种类与特点

名称	特点
口服铁剂	
硫酸亚铁	无机铁，疗效肯定，价格便宜，但胃肠道反应率高、见效慢。适用于轻、中度缺铁性贫血。其缓释制剂可避免或减轻不良反应及中毒
葡萄糖酸亚铁	稳定性高、口感好、毒性低、易被人体吸收利用
琥珀酸亚铁	在胃肠道内释放较缓慢，对胃肠道刺激性小，不良反应少而轻，且琥珀酸能增加 Fe^{2+} 吸收率，疗效较硫酸亚铁好

续表

名称	特点
富马酸亚铁	口服后吸收较好，起效快，服后一般不会出现胃肠道反应。适用于各种缺铁性贫血
枸橼酸铁铵	为三价铁，吸收率低，但刺激小，适合儿童和不愿吞服药片的成人；含铁量低，不适于重症贫血患者，其不良反应比硫酸亚铁轻，但久服易染黑牙齿，服后应漱口
多糖铁复合物	吸收好，不含游离的 Fe^{2+} 和 Fe^{3+}，耐受性好，安全性高，无便秘、腹泻和恶心等消化道不良反应
注射铁剂	
右旋糖酐铁	为有机三价铁复合物，稳定性高，起效快，一般治疗剂量无不良反应，适用于重症患者或口服不能耐受或无效者
山梨醇铁	为三价铁，仅供深部肌内注射，不可静脉注射。肌内注射后吸收迅速，2h 后血药浓度达到最高峰。不可与口服铁剂同时应用

1. 治疗前评估

（1）禁忌证评估：血色病患者、含铁血黄素沉着症患者、不伴缺铁的其他贫血患者、肝肾功能严重损害者，尤其是伴有未经治疗的尿路感染者以及对铁剂过敏者禁用。

（2）应用风险评估：过敏体质、酒精中毒、肝炎、急性感染、肠道炎症、胰腺炎、胃与十二指肠溃疡患者慎用。

2. 治疗过程的监护

（1）疗效评估：应监测网织红细胞的变化，若治疗有效，在铁剂治疗后第 4~5 日网织红细胞数开始上升，7~10d 达到高峰；之后血红蛋白开始上升，1~2 个月后达正常，继续服用铁剂 4~6 个月，以补足贮存铁，避免复发。

（2）特殊人群用药监护：婴儿尽量避免肌内注射铁剂；婴儿补铁过量时，多数新生儿易发生大肠杆菌感染。妊娠中、晚期妇女铁摄入量减少而需要量增加，此时补充铁剂最为恰当。老年患者因胃液分泌减少，胃酸缺乏，铁自肠黏膜吸收减少，必要时可适当增加口服铁剂的剂量。

（3）药物相互作用监护：注射铁剂不宜与口服铁剂同时应用，应在停用 5d 后再口服铁剂。与铁剂合用的常见药物相互作用见表 6-1-2。

表 6-1-2　与铁剂合用的常见药物相互作用

合用药物	相互作用
H_2 受体拮抗药和抗胆碱药	降低胃内酸度，不利于铁的吸收
抗酸药和含鞣酸的药物	可妨碍铁剂的吸收
四环素类抗生素	可发生络合反应，形成难溶性络合物，影响两者吸收，并增加对胃肠道的刺激

合用药物	相互作用
氯霉素类药物	其分子中的硝基团能直接抑制红细胞对铁剂的摄取与吸收，可使铁剂的药效减弱或消失
新霉素	口服新霉素 4g/d 以上，可损伤肠绒毛，使铁剂吸收减少
青霉胺、考来烯胺、考来替泊、胆葡胺	可与铁络合，减少铁在肠道的吸收
二巯基丙醇	与铁结合产生有毒性的络合物
胰酶制剂	可抑制铁在肠道的吸收
维生素 E	可与无机铁结合，降低疗效
芦丁	可与硫酸亚铁中的铁离子生成络合物，使两药的吸收降低而影响疗效
别嘌醇	可阻断铁代谢酶，增加肝铁浓度，与铁并用可引起含铁血黄素沉着症
羟基脲	可延缓血浆中铁的清除，并降低红细胞对铁的利用率
稀盐酸、维生素 C	有助于铁的吸收

（4）药物不良反应监护：口服铁剂对胃肠道黏膜有刺激性，可引起恶心、呕吐、腹痛、腹泻等，Fe^{3+} 引起的胃肠道反应较 Fe^{2+} 多见，餐后服用可减少胃肠道反应。也可引起黑粪、便秘，这可能是因 Fe^{2+} 与肠蠕动生理刺激物硫化氢结合后，减弱了肠蠕动所致。注射用铁剂可引起局部刺激以及皮肤潮红、发热、荨麻疹等过敏反应，严重者可发生心悸、血压降低等表现。可引起关节痛、淋巴结肿大等，偶见注射部位疼痛和感染。小儿 1 次服用铁剂 1g 以上可发生急性中毒，表现为急性循环衰竭、休克、胃黏膜凝固性坏死，可立即应用喷替酸钙钠或去铁胺救治。

（5）其他：用药期间需定期检查血红蛋白、网织红细胞计数、血清铁蛋白及血清铁。

（二）患者教育

1. 一般教育　患者应保持心情舒畅，避免剧烈活动、劳累。多吃含铁量高的食物，如蛋黄、牛肉、肝等。多吃富含维生素 C 的水果、蔬菜或服用维生素 C 片剂，适当补充酸性食物，以促进铁的吸收。多吃富含纤维素的食物，以保持大便通畅。忌食浓茶、咖啡、牛奶、豆腐等。

2. 用药教育

（1）口服铁剂宜饭后服用。食物能延长铁剂在肠道内的停留时间，使铁质充分被人体吸收，还可减轻对胃肠道的刺激。

（2）口服铁剂时，未经医生或药师允许，不可擅自加用或停用任何一种药物。

第二章 再生障碍性贫血的药学监护

一、再生障碍性贫血概述

再生障碍性贫血（aplastic anemia，AA）简称再障，是指由化学、物理、生物因素或不明原因引起的骨髓造血功能衰竭，以骨髓造血细胞增生减低和外周血全血细胞减少为特征。根据患者的病情、血常规、骨髓象及预后，分为重型（SAA）和非重型（NSAA）。我国再障发病率为 0.74/10 万，可发生于各年龄段，有两个发病年龄高峰，即 15~25 岁和 60 岁以上。

（一）临床表现

1. **贫血** 常见苍白、乏力、头晕、活动后气短、心悸等。

2. **出血** 可有不同程度的皮肤、黏膜及内脏出血。育龄期女性可表现为月经过多、经期延长和阴道不规则出血。

3. **感染** 常见部位为口腔、呼吸系统、皮肤软组织和会阴肛门周围。致病菌以细菌最常见，其中革兰氏阴性细菌占大多数。

（二）检查指标

1. **血常规** 全血细胞减少，少数早期可仅有 1 系或 2 系细胞减少。多为正细胞正色素性贫血，亦可呈大细胞性贫血，但 MCV 大多<110fl。网织红细胞绝对值减少，红细胞形态无明显异常。分类示粒细胞明显减少，淋巴细胞相对增多，血小板数减少。

2. **骨髓象** 涂片肉眼可见油滴增多。镜检增生减低或重度减低，骨髓小粒空虚，粒细胞系（简称粒系）、红细胞系（简称红系）细胞及巨核细胞明显减少，非造血细胞（如淋巴细胞、浆细胞、网状细胞等）常超过 50%，易见网状纤维团。骨髓可染铁阳性，无环状铁幼粒细胞。骨髓活检示造血细胞均匀减少，无骨髓纤维化。骨髓细胞核型分析正常。

（三）诊断依据

（1）全血细胞减少，网织红细胞百分数<0.01，淋巴细胞比例增高。至少符合以下三项中的两项：血红蛋白<100g/L，血小板计数<$50×10^9$/L，中性粒细胞绝对值<$1.5×10^9$/L。

（2）一般无肝、脾大。

（3）骨髓多部位增生减低（<正常 50%）或重度减低（<正常 25%），红系、粒系细胞均明显减少，巨核细胞明显减少或阙如，非造血细胞比例增高，骨髓小粒空虚。骨

髓活检示造血组织减少，脂肪组织增多，网硬蛋白不增加。

（4）排除其他引起全血细胞减少的疾病，如巨幼细胞贫血、阵发性睡眠性血红蛋白尿症、骨髓增生异常综合征、急性白血病、恶性组织细胞病、噬血细胞综合征、急性造血功能停滞、骨髓转移癌、骨髓纤维化等。

（5）重型 AA 诊断标准：①骨髓细胞增生程度<正常的 25%，如≥正常的 25%但<50%，则残存的造血细胞应<30%。②血常规需具备下列三项中的两项：中性粒细胞绝对值<0.5×10^9/L，校正的网织红细胞<1%或绝对值<20×10^9/L，血小板计数<20×10^9/L。③若中性粒细胞绝对值<0.2×10^9/L 为极重型 AA。未达到重型标准的为非重型 AA。

二、治疗方案

（一）支持治疗

去除可能引起再障的病因，控制感染和出血，护肝治疗，调节免疫等。

（二）重型再障的治疗

1. 异基因造血干细胞移植（allo-HSCT）　年龄<40 岁，有同胞供者。

2. 免疫抑制治疗　抗淋巴细胞球蛋白/抗胸腺细胞球蛋白（antilymphocyte globulin/antithymocyte globulin，ALG/ATG）+环孢素（cyclosporin A，CsA）的联合方案被认为是目前再障免疫抑制治疗的标准疗法。具体用法为：马 ALG（或 ATG）[15~20 mg/（kg·d）×5d，静脉滴注] 或兔 ALG（或 ATG）[3~5mg/（kg·d）×5d，静脉滴注] 联合 CsA [3~5mg/（kg·d），分 2~3 次口服]，疗程不短于 3 个月。

（三）非重型再障的治疗

若为输血依赖型，及时给予 ALG/ATG 联合 CsA 的强化免疫抑制治疗。若为非输血依赖型，选择雄激素联合 CsA，并辅以中成药如再造生血片 1.9g，每日 3 次治疗。可选择的雄激素有十一酸睾酮（testosterone undecanoate）40~80mg，每日 3 次；达那唑（danazol）200mg，每日 3 次；司坦唑醇（stanozolol tablets）2mg，每日 3 次。

（四）新药治疗

美国 FDA 批准了一份补充新药申请，艾曲波帕（eltrombopag）可用于治疗患有重型再生障碍性贫血而经免疫抑制疗法未获痊愈的患者。初始两周剂量为 50mg，每日 1 次，以后两周内增加至 150mg，每日 1 次。

三、药学监护

（一）对 ALG 和 ATG 的药学监护

ALG 是采用人淋巴细胞或胸腺细胞、胸导管淋巴细胞或培养的淋巴母细胞免疫动物（马、羊、兔等）获得的抗淋巴细胞血清，后经提纯得到的抗淋巴细胞球蛋白，其中用人的胸腺细胞免疫动物得到的制品，又称 ATG。ALG 和 ATG 主要可能通过去除抑制性 T 淋巴细胞对骨髓造血的抑制而发挥作用；尚有免疫刺激作用，可通过产生较多造血调节因子促进干细胞增殖，此外对造血干细胞本身有直接刺激作用。目前临床应用的主要为马 ALG（或 ATG）或兔 ALG（或 ATG），后者的不良反应较少和轻。

1. 治疗前评估

（1）禁忌证评估：妊娠期妇女，对本类药过敏者，严重病毒、寄生虫、全身性霉菌感染的患者，免疫功能减退的患者，恶性肿瘤患者禁用。

（2）应用风险评估：血小板计数$<50×10^9$/L的患者和急性感染患者慎用。

2. 治疗过程的监护

（1）特殊人群用药监护：儿童用量建议参考成人剂量按体重计算。哺乳期妇女用药期间须停止哺乳。老年患者应在医护人员的严密监护下用药。

（2）药物相互作用监护：与其他免疫抑制药如皮质类固醇、硫唑嘌呤等合用，有协同作用，可造成免疫过度抑制，导致淋巴细胞增生。

（3）药物不良反应监护：①类过敏反应。输注过程中可出现发热、皮疹、肌肉关节酸痛等，故用前应做过敏试验。减慢输液速度，预防性使用解热镇痛药、皮质激素和抗组胺药，可减少、减轻这些反应的发生率和严重程度。②血清病反应。ATG/ALG治疗后7~14d，患者出现高热、皮疹、关节痛、蛋白尿，可用皮质类固醇激素治疗。③可引起血小板、白细胞减少，通过减少药物剂量，可恢复正常。④与其他多种免疫抑制剂合用时，可引起感染。应密切监测患者，并且采用恰当的预防性抗感染治疗。⑤可以增加淋巴细胞增生症如淋巴瘤发生的风险。⑥此外还可引起腹泻、恶心、呕吐、吞咽困难、注射部位局部疼痛、末梢血栓性静脉炎等，少数患者可出现肝肾功能损害。

（4）其他：用药期间注意监测血常规和肝肾功能。减毒活疫苗在免疫抑制治疗期间禁用。

（二）对司坦唑醇、达那唑的药学监护

雄激素可直接刺激骨髓干细胞和祖细胞增殖分化，并刺激肾脏增加促红细胞生成素（EPO）的产生和释放，加强造血细胞对红细胞生成素的反应性，对粒细胞-巨噬细胞集落刺激因子亦有影响。患者必须残存有一定量的骨髓造血干细胞，雄激素才能发挥作用，对于重型再生障碍性贫血患者无效。非重型再生障碍性贫血者应用雄激素可以部分缓解病情，但用药剂量要大，持续时间要长。

1. 司坦唑醇　司坦唑醇为蛋白同化类固醇类药，蛋白同化作用为甲睾酮的30倍，但雄激素活性仅为甲睾酮的25%。具有促进蛋白质合成、抑制蛋白质分解、降低血胆固醇和三酰甘油、促使钙磷沉积和减轻骨髓抑制等作用，而男性化副作用甚微。本药主要在肝脏代谢，首关代谢率高。

（1）治疗前评估：

1）禁忌证评估：妊娠期妇女，严重心、肝、肾疾病患者，高血压患者，前列腺癌患者，乳腺癌患者禁用。

2）应用风险评估：本药可影响儿童的生长和发育，儿童患者应慎用。老年患者使用本药易引起水钠潴留、高钾血症，应慎用。血卟啉病、前列腺增生、糖尿病、消化性溃疡患者，以及心、肝、肾功能不全患者慎用。

（2）治疗过程的监护：

1）药物相互作用监护：①本药可增加环孢素的毒性，如肾功能障碍、胆汁淤积、感觉异常等；若必须合用，应监测环孢素的血药浓度及毒性，必要时调整剂量。②本药可增加茴茚二酮、双香豆素、苯丙香豆素、华法林等抗凝药导致出血的风险，若必须合用，应密切监测抗凝疗效。

2）药物不良反应监护：①服药初期下肢、颜面可能出现水肿，继续服药症状可自行消失。还可引起恶心、呕吐、腹泻、消化不良、失眠、抑郁等不良反应。②长期用药可见肝功能异常、黄疸、肝坏疽、肝癌、肝细胞瘤和紫癜性肝炎；年轻女性患者用药后可出现月经紊乱或闭经等现象，停药后可自行缓解；男性患者用药后可见精子、精液减少等。如出现痤疮等男性化反应，可考虑停药。

2. 达那唑 达那唑为雄激素 17α-炔孕酮的衍生物，具有弱雄激素活性，兼有蛋白同化作用和抗雌激素作用，但无孕激素和雌激素活性。由于本药具有蛋白同化作用，还可增加体重和提升血小板数量。本药口服后易吸收，餐后服用的血药浓度高于空腹 3~4倍。若一次给药 200mg，每日 2 次，连服 14d，血药浓度可达 0.25~2μg/mL。主要在肝脏代谢为炔孕酮类，经肾脏排泄，$t_{1/2}$ 约为 4.5h。

（1）治疗前评估：

1）禁忌证评估：妊娠期及哺乳期妇女禁用。严重心、肝、肾功能不全者，以及阴道异常出血、卟啉病、血栓性疾病、雄激素依赖性肿瘤患者禁用。

2）应用风险评估：轻至中度心、肝、肾功能不全者，癫痫、偏头痛、糖尿病患者及有卟啉病病史者慎用。

（2）治疗过程的监护：

1）特殊人群用药监护：老年患者生理机能低下，需减少剂量。

2）药物相互作用监护：①本药可升高卡马西平的血药浓度，同时本药的疗效减弱。②本药可增强华法林的抗凝效应，易发生出血。③本药可增加环孢素的不良反应。④与肾上腺皮质激素合用可加重水肿。⑤本药可增加他汀类药物发生肌病和横纹肌溶解的风险。⑥氨苄西林、苯巴比妥、苯妥英钠、扑米酮、利福平可减弱本药的疗效。⑦与胰岛素合用，患者容易对本药产生耐受性。

3）药物不良反应监护：①较常见的不良反应有痤疮、皮肤或毛发的油脂增多、下肢水肿或体重增加。女性则可出现闭经、突破性子宫出血或不规则阴道出血，并可有乳房缩小、声音嘶哑、毛发增多等。②较少见的不良反应有血尿、鼻出血、牙龈出血、白内障、肝功能损害、颅内压增高、白细胞增多症、急性胰腺炎、多发性神经炎等。③本药可致血栓形成、血栓栓塞和血栓性静脉炎，还可导致真菌性阴道炎、皮肤潮红、神经质、多汗、肌痉挛性疼痛等。

4）其他：在治疗期间应注意检查肝功能。男性用药时，须随访精液量及黏度、精子计数与活动力，建议每 3~4 个月查 1 次。服药期间对一些诊断性试验有影响，如糖耐量试验、甲状腺功能试验等。

（三）对艾曲波帕的药学监护

艾曲波帕是一种非肽类的促血小板生成素（TPO）受体激动药，通过与人类 TPO受体跨膜区的相互作用，触发可诱导骨髓祖细胞增殖和分化的级联反应。口服给药 2~6h 后血药浓度达到峰值，血浆蛋白结合率大于 99%。在肝脏代谢，主要代谢途径包括分解、氧化，以及与葡糖醛酸、谷胱甘肽、半胱氨酸结合。体外研究表明，CYP1A2 和

CYP2C8 与氧化代谢有关，UGT1A2 和 UGT1A3 与葡糖醛酸化有关。约 59% 的药物经粪便排泄，其中约 20% 为原形药物。约 31% 经肾脏排泄，$t_{1/2}$ 为 21~32h。艾曲波帕可抑制有机阴离子转运肽（OATP1B1）和乳腺癌耐药蛋白（BCRP）的转运能力，同时也是 BCRP 的底物。

1. 治疗前评估　肝肾功能损害、白内障、有血栓栓塞风险因素如凝血因子 V 突变、抗凝血酶Ⅲ缺陷、抗磷脂综合征、慢性肝病患者慎用。

2. 治疗过程的监护

（1）特殊人群用药监护：不推荐用于 18 岁以下儿童或青少年。妊娠期妇女仅在利大于弊时方可使用本药。哺乳期妇女用药期间应停止哺乳。部分老年患者用药时可能具有更高的敏感性。

（2）药物相互作用监护：①环丙沙星、氟伏沙明、普罗帕酮等 CYP1A2 抑制药或甲氧苄啶、吉非贝齐等 CYP2C8 抑制药可升高艾曲波帕的血药浓度。②艾曲波帕可升高格列本脲、普伐他汀、利福平等 OATP1B1 底物和伊马替尼、甲氨蝶呤、米托蒽醌等 BCRP 底物的 AUC 和 C_{max}，合用时应密切监测患者临床表现，并考虑减少以上药物的剂量。③含铝、钙、镁等多价阳离子的药物如抗酸药和矿物质补充药等可显著减少艾曲波帕的吸收，合用时应间隔 4h 以上。④洛匹那韦/利托那韦可降低艾曲波帕的暴露量，但合用时无须调整用药剂量。

（3）药物不良反应监护：最常见不良反应为恶心、呕吐、食欲减退、月经过多、肝功能损害、肌痛、感觉异常、瘀斑、血小板减少、白内障和结膜出血。

（4）其他：①用药前及剂量调整阶段每 2 周，确定稳定剂量后每月监测 1 次肝功能。若出现肝功能异常，应每周监测 1 次肝功能，直至其恢复正常。②用药期间应监测血常规，每周 1 次，直至血小板计数达到稳定状态，随后每月监测 1 次。停药后应继续监测，每周 1 次，连续 4 周或以上。③用药前应进行外周血涂片检查，稳定后每月检查 1 次。如外周血涂片显示异常，应以纤维染色进行骨髓活检。④用药前和用药期间还应进行眼科检查。⑤若出现新的血细胞生成异常，应停药。若用药前肝功能正常者出现 ALT 大于或等于正常值上限（ULN）的 3 倍，用药前转氨酶升高者出现 ALT 大于或等于用药前水平的 3 倍且伴以下情况之一应停药：ALT 继续升高、持续 4 周或以上、结合胆红素升高、肝功能损害症状、肝失代偿症状。

（四）疗效评估

1. 基本治愈　贫血和出血症状消失，血红蛋白男性达 120g/L、女性达 110g/L 以上，白细胞达 4×10^9/L 以上，血小板达到 100×10^9/L，随访 1 年以上未复发。

2. 缓解　贫血和出血症状消失，血红蛋白男性达 120g/L、女性达 100g/L，白细胞达 3.5×10^9/L 左右，血小板也有一定程度增加，随访 3 个月病情稳定或继续进步。

3. 明显进步　贫血和出血症状明显好转，不输血，血红蛋白较治疗前 1 个月内常见值增长 30g/L 以上，并能维持 3 个月。判定以上 3 项疗效标准者，均应 3 个月内不输血。

4. 无效　经充分治疗后，症状、血常规未见明显进步。

（五）患者教育

1. 一般教育 ①注意生活规律，保持心情舒畅，劳逸结合。注意口腔卫生，餐后睡前漱口，禁止用硬毛牙刷、牙签剔牙和挖鼻孔。注意肛周清洁和小便颜色，女性患者还应注意会阴部清洁、月经量及时间。②忌辛辣、刺激、生冷、油腻性食物和烟酒，给予高蛋白、高维生素和易消化食物。有出血倾向者宜进食无渣半流质饮食，少进食带刺、骨的食物。③对于急性型及重型患者须绝对卧床休息。慢性患者如无自发性出血，可适当活动，活动时防止滑倒或外伤。④若出现头痛、头晕、恶心等，应及时到医院检查治疗。

2. 用药教育

（1）使用 ALG 或 ATG 时应注意：①在使用前或治疗后经过 1 周以上的时间，需要再用药时，均须进行皮试。②在输注本品时，应避免同时输用血液和血液制品。③用药期间避免驾驶车辆或操作机械。

（2）达那唑时应与食物或牛奶同服，以减轻胃肠道不适；应低钠饮食以预防体液潴留；用药期间应严格避孕，不得突然擅自停药。

（3）艾曲波帕应在餐前 1h 或餐后 2h 空腹服用。

第三章　骨髓增生异常综合征的药学监护

一、骨髓增生异常综合征概述

骨髓增生异常综合征（myelodysplastic syndromes，MDS）是一组异质性后天性克隆性疾病，其基本病变是克隆性造血干细胞和祖细胞发育异常，导致无效造血及恶性转化危险性增高。表现为：骨髓中各系造血细胞数量增多或正常，但有明显发育异常的形态改变；外周血中三系血细胞明显减少；转变为急性髓系白血病（AML）的危险性很高。任何年龄的男、女均可发病，主要发生于老年人。原发性 MDS 的病因尚不明确，继发性 MDS 见于与烷化剂、放射线、有机毒物等密切接触者。2008 年 WHO 修订的 MDS 分型标准将 MDS 分为：难治性血细胞减少伴单系发育异常（RCUD）、难治性贫血伴环状铁粒幼红细胞（RARS）、难治性血细胞减少伴多系发育异常（RCMD）、难治性贫血伴原始细胞增多-1（RAEB-1）、难治性贫血伴原始细胞增多-2（RAEB-2）、MDS-未分类（MDS-U）、MDS 伴单纯 $5q^-$。

（一）临床表现

患者的症状和体征主要是各类血细胞减少的反映。早期患者一般以顽固性贫血的相关表现为主，出血与感染并发症较为少见；一般无肝、脾、淋巴结肿大。晚期患者除贫血表现外可有出血和感染的相关表现。

（二）检查指标

1. **血细胞发育异常的形态学改变**　各系血细胞发育异常的定量标准为该系有形态异常的细胞≥10%。

2. **血常规**　持续性（≥6 个月）一系或多系血细胞减少（血红蛋白<110g/L、中性粒细胞<$1.5×10^9$/L、血小板<$100×10^9$/L）；外周血可出现少数原始细胞、不成熟粒细胞或有核红细胞。

3. **骨髓象**　涂片示有核细胞增生程度增高或正常，原始细胞比例正常或增高，红系、粒系、巨核系细胞有明确的发育异常的形态改变，常至少累及两系。活检示造血组织面积增大（>50%）或正常，造血细胞定位紊乱，可见（粒系）不成熟前体细胞异常定位（abnormal localization of immature precursors，ALIP）现象、网状纤维增多等。细胞遗传学分析可见核型异常。

4. **非特异性改变**　如血清铁、铁蛋白、乳酸脱氢酶、尿酸水平增高，血清免疫球蛋白异常，红细胞血红蛋白 F 含量增高等。

（三）诊断依据

MDS 诊断需满足两个必要条件和一个确定标准。

1. **必要条件** ①持续一系或多系血细胞减少：红细胞（血红蛋白<110g/L）、中性粒细胞（中性粒细胞绝对计数<1.5×10⁹/L）、血小板（<100×10⁹/L）。②排除其他可以导致血细胞减少和发育异常的造血及非造血系统疾病。

2. **确定标准** ①发育异常：骨髓涂片中红系、粒系、巨核系中发育异常细胞的比例≥10%。②环状铁粒幼红细胞占有核红细胞比例≥15%。③骨髓涂片中原始细胞达5%～19%。④MDS 常见染色体异常。

3. **辅助标准** ①流式细胞术检查结果显示骨髓细胞表型异常，提示红系和（或）髓细胞系（简称髓系）存在单克隆细胞群。②遗传学分析提示存在明确的单克隆细胞群。③骨髓和（或）外周血中祖细胞的集落形成单位（CFU）（±集簇）形成显著和持久减少。

二、治疗方案

MDS 患者自然病程和预后的差异性很大，治疗宜个体化。应根据 MDS 患者的预后分组，同时结合患者的年龄、体能状况、治疗依从性等进行综合分析，选择治疗方案。MDS 患者可按预后分组系统分为两组：相对低危组（IPSS-低危组、中危-1 组，IPSS-R-极低危组、低危组和中危组，WPSS-极低危组、低危组和中危组）和相对高危组（IPSS-中危-2 组、高危组，IPSS-R-中危组、高危组和极高危组，WPSS-高危组和极高危组）。对于低危 MDS 治疗主要是改善生活质量，采用支持治疗、促造血、去甲基化药物和生物反应调节剂等治疗，而中高危 MDS 主要是改善自然病程，采用去甲基化药物治疗、化疗和造血干细胞移植。

（一）支持治疗

（1）输血治疗。

（2）去铁治疗：如去铁胺（deferoxamine）20～60mg/（kg·d），静脉滴注，根据铁蛋白水平选择用量；地拉罗司（deferasirox）20mg/（kg·d），每日 1 次，口服。

（3）细胞因子治疗：如重组人促红细胞生成素（recombinant human erythropoietin，rhEPO），每周 75～100IU/kg，分 2～3 次皮下注射或静脉注射；重组人粒细胞集落刺激因子（recombinant human granulocyte colony-stimulating factor，rhG-CSF）5μg/（kg·d），皮下注射。

（二）免疫抑制治疗

对于≤60 岁的 IPSS 低危或中危-1、骨髓原始细胞比例<5%或骨髓增生低下、正常核型或单纯+8、存在输血依赖、HLA-DR15 或存在 PNH 克隆的患者，可选用免疫抑制剂抗胸腺细胞球蛋白 40mg/（kg·d）×4d 单药静脉滴注或联合环孢素 3mg/（kg·d）口服治疗。

（三）免疫调节治疗

常用的免疫调节剂包括沙利度胺（thalidomide），起始剂量为 100mg/d，渐增量至400mg/d；来那度胺（lenalidomide）10mg/d，根据血常规调整剂量。来那度胺为 5q⁻伴或不伴额外细胞遗传学异常且依赖输血的低危和中危-1 MDS 患者的首选治疗。

(四) 表观遗传学修饰的治疗

去甲基化药物可应用于相对高危组 MDS 患者，也可应用于出现严重血细胞减少和（或）输血依赖的相对低危组 MDS 患者，常用的有：阿扎胞苷（azacitidine，5-氮杂胞苷）75mg/（m² · d），皮下注射，连用 7d，4 周为 1 个疗程；地西他滨（decitabine）20mg/（m² · d），静脉滴注，连用 5d，4 周为 1 个疗程。

(五) 化疗

适用于相对高危组尤其是原始细胞比例增高的患者，常用的方案见表 6-3-1。

表 6-3-1　MDS 常用联合化疗方案

方案	药物	剂量	用法
IA	伊达比星	9mg/（m² · d）	静脉滴注，d1~3
	阿糖胞苷	100~200mg/（m² · d）	静脉滴注，d1~7
HAG	高三尖杉酯碱	2mg/d	静脉滴注，d1~8
	阿糖胞苷	10mg/（m² · 次）	每 12h 1 次，皮下注射，d1~14
	G-CSF	300μg/（m² · d）	皮下注射，d1~14，根据白细胞水平调整
CAG	阿柔比星	7mg/（m² · d）	静脉滴注，d1~8
	阿糖胞苷	10mg/（m² · 次）	每 12h 1 次，皮下注射，d1~14
	G-CSF	300μg/（m² · d）	皮下注射，d1~14，根据白细胞水平调整
单药	美法仑	2mg/d	持续口服

(六) 造血干细胞移植 (HSCT)

异基因造血干细胞移植是唯一可能治愈 MDS 的方法。适应证：①年龄<65 岁、相对高危组 MDS 患者。②年龄<65 岁、伴有严重血细胞减少、经其他治疗无效的中低危患者。

三、药学监护

(一) 对重组人促红细胞生成素的药学监护

促红细胞生成素（EPO）是由肾脏分泌的一种活性糖蛋白，作用于骨髓中红系造血祖细胞，能促进其增殖、分化，促进红母细胞成熟，增加红细胞数和血红蛋白含量；稳定红细胞膜，提高红细胞膜抗氧化酶功能。此外，还能改善血小板功能。重组人促红细胞生成素（rhEPO）与天然产品相比，生物学作用在体内、外基本一致。皮下注射给药吸收缓慢，2h 后可见血清 EPO 浓度升高，血药浓度达峰时间约为 18h，生物利用度约 20%。EPO 给药后大部分在肝脏代谢，仅少量从肾脏排泄。

1. 治疗前评估

（1）禁忌证评估：对本药及其他哺乳动物细胞衍生物过敏、对人血清白蛋白过敏、未控制的重度高血压、感染患者禁用。

（2）应用风险评估：有药物过敏史或过敏倾向、心肌梗死、肺梗死、脑梗死、高血压、血卟啉病患者慎用。

2. 治疗过程的监护

（1）特殊人群用药监护：老年患者用药时，注意监测血压及血细胞比容，并适当调整用药剂量。

（2）药物不良反应的监护：①一般不良反应。少数患者用药初期可出现头痛、低热、乏力等，个别患者可出现肌痛、关节痛等。②过敏反应。极少数患者用药后可能出现皮疹或荨麻疹等过敏反应，甚至可引起过敏性休克。③心脑血管系统反应。血压升高、原有的高血压恶化和因高血压脑病而有头痛、意识障碍、痉挛发生，甚至可引起脑出血。④血液系统反应。随着血细胞比容增高，血液黏度可明显增高。⑤胃肠道反应。可有恶心、呕吐、腹泻等情况发生。

（3）其他：用药期间应定期检查血细胞比容，用药初期每周 1 次，维持期每两周 1 次，应确认血细胞比容值在 36% 以下。如发现红细胞生长过度，应采取暂时停药等措施处理。治疗期间应定期观察血压变化，必要时减量或停药，并调整降压药的剂量。此外，还应注意防止血栓形成。

（二）对重组人粒细胞集落刺激因子的药学监护

重组人粒细胞集落刺激因子（rhG-CSF）是由 DNA 重组技术制备的人粒细胞集落刺激因子，通过与粒系祖细胞及成熟中性粒细胞表面的特异性受体结合，促进前者的增殖分化并增强后者的趋化性、吞噬和杀伤功能，也可驱使中性粒细胞释放至血液循环，使外周血中性粒细胞数量增多。本药皮下注射吸收良好，5min 内在血清中即可测得，2~8h 达血药峰浓度；静脉滴注后 30min 达血药峰浓度。本药起效迅速，静脉注射 4h 后中性粒细胞开始上升并逐渐超过原有水平，24h 内达高峰。表观分布容积约为 150mL/kg。静脉注射 $t_{1/2}$ 约为 1.4h，皮下注射 $t_{1/2}$ 约为 2.15h，静脉滴注 $t_{1/2}$ 为 1~5h。

1. 治疗前评估

（1）禁忌证评估：对本药或对大肠埃希菌表达的其他制剂过敏者，心、肝、肾、肺功能重度障碍者，骨髓中幼粒细胞未显著减少的粒细胞白血病患者，外周血中检出幼粒细胞的粒细胞白血病患者禁用。

（2）应用风险评估：儿童，有药物过敏史或过敏体质者，髓性细胞恶性肿瘤增殖者，MDS 难治性贫血伴原始细胞增多型（RAEB）和转变中的 RAEB 患者，镰状细胞病患者慎用。

2. 治疗过程的监护

（1）特殊人群用药监护：妊娠期妇女用药应权衡利弊，哺乳期妇女用药时应停止哺乳。老年患者应慎用，并注意用量和给药间隔。

（2）药物相互作用监护：化疗药物可影响本药的疗效，应在化疗药物给药结束后 24~48h 开始使用。

（3）药物不良反应监护：

1）严重不良反应：①休克。需密切观察，发现异常时应停药并及时处理。②间质性肺炎。如有发热、咳嗽、呼吸困难和胸部 X 线检查异常时，应停药并给予肾上腺皮质激素等适当处理。③急性呼吸窘迫综合征。应密切观察，如发现急剧加重的呼吸困难、低氧血症、两肺弥漫性浸润阴影等胸部 X 线异常时，应停药，并进行呼吸道控制等措施适当处置。④幼稚细胞增加。对急性髓性白血病及骨髓增生异常综合征的患者，有可能促进幼稚细胞增多时，应停药。

2）其他不良反应：可见发热、头痛、乏力、心悸、皮疹、肌痛、胸痛、恶心、呕吐、肝肾功能损害等。

（4）其他：用药期间应注意每周监测血常规 2 次，待中性粒细胞计数升至 $5 \times 10^9/L$（白细胞计数升至 $10 \times 10^9/L$）以上时即停药。

（三）对阿扎胞苷的药学监护

阿扎胞苷属于嘧啶类抗代谢药，在体内先转变成氮杂胞苷酸，掺入肿瘤细胞 RNA 和 DNA 中，抑制 DNA 合成，阻碍 RNA 及蛋白质合成。也可抑制乳酸脱羧酶，使嘧啶的新合成受影响。本药为细胞周期特异性药物，主要作用于 S 期细胞。单次皮下注射 $75mg/m^2$ 后，在 0.5h 内出现血药峰浓度，约为 750ng/mL，表观清除率约为 167L/h，$t_{1/2}$ 约为 41min，皮下给药的绝对生物利用度约为 89%。静脉注射 $75mg/m^2$ 后，其表观分布容积约为 76L。主要经尿液排泄，静脉注射和经皮给药后 $t_{1/2}$ 相似，均约为 4h。

1. 治疗前评估

（1）禁忌证评估：妊娠期妇女、对本药过敏者、晚期恶性肝脏肿瘤患者禁用。

（2）应用风险评估：肝肾损害者慎用。

2. 治疗过程的监护

（1）特殊人群用药监护：哺乳期妇女用药期间应停止哺乳。65 岁及以上的老年患者用药不需调整剂量，但可能出现肾功能下降，需监测肾功能。

（2）药物不良反应监护：①所有的患者都会出现严重的骨髓抑制，可见中性粒细胞减少、血小板减少、白细胞减少、贫血等，白细胞于第 12～14 日降至最低，偶见骨髓抑制持续数周。②常见恶心、呕吐、腹泻等胃肠道反应。③还可见心动过速、上呼吸道感染、肌痛、嗜睡、皮疹、水肿、发热、血清肌酐升高和注射部位疼痛等其他不良反应。

（3）其他：用药前和用药期间应监测血常规和肾功能；用药期间禁止接种活疫苗，停止化疗至少 3 个月后才可接种。

（四）对地西他滨的药学监护

地西他滨为嘧啶类似物，通过磷酸化后直接掺入 DNA，抑制 DNA 甲基化转移酶，引起 DNA 低甲基化和细胞分化或凋亡来发挥抗肿瘤作用。本药为细胞周期特异性药物，主要作用于 S 期细胞。本药血浆蛋白结合率低（<1%），在脑脊液中的浓度约为血浆浓度的 20%。主要在肝脏代谢，总体清除率为 125～210L/（h·m²），$t_{1/2}$ 为 0.54～0.62h。

1. 治疗前评估

（1）禁忌证评估：妊娠期妇女、对本药过敏者禁用。

（2）应用风险评估：骨髓抑制、肝肾功能损害者慎用。

2. 治疗过程的监护

（1）药物不良反应的监护：最常见的不良反应为中性粒细胞减少、血小板减少、贫血、虚弱、发热、恶心、咳嗽、腹泻、便秘和高血糖。其他还可见脾大、心肌梗死、上消化道出血、转氨酶升高、颅内出血、血清尿素升高、呼吸困难、肺栓塞、皮疹、脱发、视物模糊、过敏反应及注射部位疼痛等。

（2）其他：用药前和用药期间应监测血常规。接受本药治疗时可考虑给予生长因子和（或）抗生素，以预防或治疗感染；如出现活动性或未控制的感染，应在感染消退后再使用本药。如血清肌酐增加至2mg/dL或以上，ALT或总胆红素增加至正常值上限的2倍或以上，应在恢复基础值后，再重新使用本药。

（五）疗效评估

MDS的疗效标准见表6-3-2。

表6-3-2　MDS的疗效标准

类别	疗效标准（疗效必须维持≥4周）
完全缓解	骨髓：原始细胞≤5%且所有细胞系成熟正常，应注明持续存在的发育异常 外周血：血红蛋白≥110g/L；中性粒细胞≥1.0×10^9/L；血小板≥100×10^9/L；原始细胞0%
部分缓解	其他条件均达到完全缓解标准（凡治疗前有异常者）：骨髓原始细胞较治疗前减少≥50%，但仍>5%，不考虑骨髓细胞增生程度和形态学
骨髓完全缓解	骨髓：原始细胞≤5%且较治疗前减少≥50% 外周血：如果达到血液学改善标准，应同时注明
疾病稳定	未达到部分缓解的最低标准，但至少8周以上无疾病进展证据
血液学改善（疗效必须维持≥8周）	
红系反应（治疗前<110g/L）	血红蛋白升高≥15g/L；红细胞输注减少，与治疗前比较，每8周输注量至少减少4个单位。仅治疗前血红蛋白≤90g/L且需红细胞输注者才纳入红细胞输注疗效评估
血小板反应（治疗前<100×10^9/L）	治疗前血小板计数>20×10^9/L者，净增值≥30×10^9/L；或从<20×10^9/L增高至>20×10^9/L且至少增高100%
中性粒细胞反应（治疗前<1.0×10^9/L）	增高100%以上和绝对值增高>0.5×10^9/L
治疗失败	治疗期间死亡或病情进展，表现为血细胞减少加重、骨髓原始细胞比例增高或发展为较治疗前更高危的亚型
完全缓解或部分缓解后复发	至少有下列1项：骨髓原始细胞回升至治疗前水平；粒细胞或血小板数较高最佳疗效时下降≥50%；血红蛋白下降≥15g/L或依赖输血
血液学改善后进展或复发	有下列至少1项：粒细胞或血小板数较最佳疗效时下降≥50%；血红蛋白下降≥15g/L；依赖输血
细胞遗传学反应	完全缓解：染色体异常消失且无新发异常 部分缓解：染色体异常中期分裂相比例减少≥50%

续表

类别	疗效标准（疗效必须维持≥4周）
疾病进展	原始细胞增加≥50% 出现下列任何一项：粒细胞或血小板数较最佳缓解/疗效时下降≥50%；血红蛋白下降≥20g/L；依赖输血
生存	总体生存：因任何原因死亡 无事件生存：治疗失败或因任何原因死亡 无进展生存：病情进展或死于MDS 无病生存：至复发时为止 特殊原因死亡：MDS相关死亡

（六）患者教育

1. 一般教育　生活起居要规律，保持心情愉悦，适当锻炼，增强体质。有贫血、出血、发热及化疗期间须卧床休息，恢复期可以适当活动。饮食合理，营养均衡，多吃水果和蔬菜。讲究个人卫生，保持口腔、皮肤和肛周清洁，注意预防感染。若有出血、发热、头痛等症状，及时就医。

2. 用药教育

（1）使用rhEPO时会引起血清钾轻度升高，应适当调整饮食，忌食含钾高的食物。定期监测血清铁水平，如果患者血清铁蛋白低于100ng/mL或转铁蛋白饱和度低于20%，应每日补充铁剂。适量补充叶酸或维生素B_{12}，以提高疗效。

（2）使用rhG-CSF时若出现过敏反应，应立即停药并报告医师或药师；用药期间应密切注意尿道和尿量有无变化，是否出现水肿等症状，如有异常，应立即报告医师或药师。

（3）使用地西他滨的男性患者，在用药期间及治疗后2个月内不得授精生子。

第四章 急性白血病的药学监护

一、急性白血病概述

急性白血病 (acute leukemia, AL) 是一类来源于造血干、祖细胞的恶性克隆性血液系统疾病，发病时骨髓中异常的原始细胞及幼稚细胞（白血病细胞）大量增殖，使正常造血受抑制并浸润其他器官和组织。根据主要受累的细胞系列分为急性髓系白血病 (acute myelogenous leukemia, AML) 和急性淋巴细胞白血病 (acute lymphocytic leukemia, ALL)。AL的病因尚不清楚。我国 AML (1.62/10万) 比 ALL (0.69/10万) 多见，男性发病率略高于女性 (1.81∶1)，成人以 AML 多见，儿童以 ALL 多见。

AML 的 FAB 分型包括 M_0、M_1、M_2、M_3、M_4、M_5、M_6、M_7；ALL 的 FAB 分型包括 L_1、L_2、L_3。

（一）临床表现

1. 正常骨髓造血功能受抑制表现 贫血、出血、发热。

2. 白血病细胞增殖浸润的表现 淋巴结和肝脾肿大、骨骼和关节疼痛、绿色瘤、牙龈增生肿胀、紫蓝色皮肤结节、中枢神经系统浸润、睾丸肿大。此外，肺、心、消化道、泌尿生殖系统等均可受累。

（二）检查指标

1. 血常规 大多白细胞计数增多，也有白细胞计数正常或减少。血涂片分类检查可见数量不等的原始和幼稚细胞。不同程度的正常细胞性贫血及血小板计数减少。

2. 骨髓象 WHO 分型将原始细胞≥骨髓有核细胞 (ANC) 的 20% 定义为 AL 的诊断标准（FAB 分型为 30%），若原始细胞比例<20%但伴有 t (15; 17)、t (8; 21) 或 inv (16) /t (16; 16) 者亦应诊断为 AML。

3. 细胞化学 主要用于协助形态鉴别各类白血病，如有髓过氧化物酶 (MPO) 染色、糖原染色 (PAS)、非特异性酯酶染色 (NSE) 等。

4. 免疫学 检测相关抗原，确定白血病细胞来源。造血干、祖细胞表达 CD34，髓系抗原有 cMPO、CD117、CD13、CD33、CD65、CD14、CD15、CD64，T 系抗原有 CD2、CD3、CD5、CD7、CD8、CD1a，B 系抗原有 CD19、CD20、CD79a、CD22、CD24。

5. 染色体和分子生物学 白血病常伴有特异的染色体和基因改变，如 M_3 有 t (15; 17) (q22; q12)，形成 PML-RARα 融合基因。

（三）诊断依据

根据临床表现、血常规、骨髓象、细胞化学染色、免疫表型分析、细胞和分子遗传学检测可明确诊断。

二、治疗方案

（一）支持治疗

1. **高白细胞血症的处理**　白细胞数>100×10^9/L 时，可采用白细胞单采术（M$_3$ 型一般不推荐）；亦可给予短期预处理，如 ALL 用地塞米松 10mg/m^2 静脉注射；AML 用羟基脲（hydroxycarbamide）1.5~2.5g/6h（总量 6~10g/d）约 36h，口服，或小剂量阿糖胞苷（cytarabine，Ara-C）50~100mg/d 静脉滴注；同时用别嘌醇 300~600mg/d、碳酸氢钠 1.5g/d（5%碳酸氢钠 250~500mL/d），分 3 次口服，预防高尿酸血症并碱化尿液。

2. **防治感染**　使用层流病房或消毒隔离病房。G-CSF 应用可缩短粒细胞缺乏期。若出现发热，应做细菌培养和药敏试验，并进行经验性抗生素治疗。

3. **成分输血与营养支持**　输注浓缩红细胞纠正贫血，输注单采血小板混悬液预防出血。应注意补充营养，维持水、电解质平衡，必要时经静脉补充营养等。

（二）ALL 的抗白血病治疗

1. **诱导缓解治疗**　目前常用的方案为 DVLP，主要药物为柔红霉素（daunorubicin，DNR）、长春新碱（vincristine，VCR）、门冬酰胺酶（asparaginase，左旋门冬酰胺酶，L-ASP）、泼尼松（prednisone，Pred），可在此基础上加用环磷酰胺（cyclophosphamide，CTX）或 Ara-C，可提高部分 ALL 的完全缓解率和无病生存，具体用法见表 6-4-1。

表 6-4-1　ALL 常用诱导化疗方案

方案	药物	剂量	用法
VDCLP	长春新碱	1.4mg/（m^2·d）	静脉滴注，d1、d8、d15、d22
	柔红霉素	45mg/（m^2·d）	静脉滴注，d1~3、d15~17
	环磷酰胺	600mg/（m^2·d）	静脉滴注，d1、d15，美司钠解救
	左旋门冬酰胺酶	6 000U/（m^2·d）	静脉滴注，d19~25（28）
	泼尼松	40~60mg/（m^2·d）	口服，d1~28
VP	长春新碱	1.4mg/（m^2·d）	静脉滴注，d1、d8、d15、d22
	泼尼松	40~60mg/（m^2·d）	口服，d1~28

2. **巩固强化治疗**　有化疗和异基因造血干细胞移植两种方式。化疗多采用间歇重复原诱导方案，多种药物组成的新化疗方案或大剂量化疗。强化治疗方案通常包含替尼泊苷（teniposide，VM-26）、巯嘌呤（mercaptopurine，6-巯基嘌呤，6-MP）、米托蒽醌（mitoxantrone，MTZ）、L-ASP、Ara-C 和高剂量甲氨蝶呤（high dose-methotrexate，HD-MTX）等。

3. **维持治疗**　主要药物为 MTX 20mg/m^2，静脉注射，每周 1 次，以及 6-MP 75~

$100mg/m^2$，口服，每日 1 次，同时间断给予 VP（VCR+Pred）方案化疗。

4. 费城染色阳性急性淋巴细胞白血病（Ph⁺ALL）的治疗 在化疗时可联用酪氨酸激酶抑制剂（TKIs）如伊马替尼、尼洛替尼或达沙替尼进行靶向治疗。

5. 中枢神经系统白血病（CNSL）预防 防治措施包括颅脊椎照射、鞘内注射化疗药 MTX 10mg、Ara-C 50mg、地塞米松 5mg 和（或）高剂量的全身化疗药如 MTX、Ara-C。

6. 难治、复发患者的治疗 除以上化疗方案外，可选用新药如克罗拉滨（clofarabine）、奈拉滨（nelarabine）、长春新碱脂质体、聚乙二醇 ASP 和 CD20 单抗等。

（三）AML（非 APL）的抗白血病治疗

1. 诱导缓解治疗 蒽环类药物主要是柔红霉素（DNR）联合阿糖胞苷（Ara-C），即 DA 3+7 方案仍是目前通用方案；其他诱导治疗方案见表 6-4-2。其中 FA［氟达拉滨（fludarabine，Flu）+Ara-C］/FLAG（Flu+Ara-C+G-CSF）可用于继发性 AML 和难治、复发 AML 的治疗。初次诱导治疗失败者可选用 FLAG 或 MAC（MTZ+Ara-C+CTX）。

表 6-4-2 AML（非 APL）常用联合化疗方案

方案	药物	剂量	用法
DA	柔红霉素	45mg/（m²·d）	静脉滴注，d1~3
	阿糖胞苷	100~200mg/（m²·d）	静脉滴注，d1~7
AC	阿柔比星	30~40mg/（m²·d）	静脉滴注，d1~3
	阿糖胞苷	100~200mg/（m²·d）	静脉滴注，d1~7
MA（E）	米托蒽醌	8~12mg/（m²·d）	静脉滴注，d1~3
	阿糖胞苷	100~200mg/（m²·d）	静脉滴注，d1~7
	依托泊苷	75mg/（m²·d）	静脉滴注，d1~5
IA	伊达比星	10~12mg/（m²·d）	静脉滴注，d1~3
	阿糖胞苷	100~200mg/（m²·d）	静脉滴注，d1~7
HA（D）	高三尖杉酯碱	2.5~3mg/（m²·d）	静脉滴注，d1~7
	阿糖胞苷	100~200mg/（m²·d）	静脉滴注，d1~7
	柔红霉素	40mg/（m²·d）	静脉滴注，d1~3
HAM	高三尖杉酯碱	2.5~3mg/（m²·d）	静脉滴注，d1~7
	阿糖胞苷	100~200mg/（m²·d）	静脉滴注，d1~7
	米托蒽醌	8~12mg/（m²·d）	静脉滴注，d1~3

续表

方案	药物	剂量	用法
CAG	阿糖胞苷	20mg/（m^2·d）	静脉滴注，d1~14
	阿柔比星	7mg/（m^2·d）	静脉滴注，d1~8
	G-CSF	200μg/（m^2·d）	皮下注射，d1~14
FLAG	氟达拉滨	30mg/（m^2·d）	静脉滴注，d1~5
	阿糖胞苷	1~2g/（m^2·d）	静脉滴注，d1~5
	G-CSF	300μg/（m^2·d）	皮下注射，d0~5
MAC	米托蒽醌	6~8mg/（m^2·d）	静脉滴注，d1~3
	阿糖胞苷	100mg/（m^2·d）	静脉滴注，d1~7
	环磷酰胺	750mg/（m^2·d）	静脉滴注，d1 或拆分至 d2、d5 用
TA	替尼泊苷	100mg/（m^2·d）	静脉滴注，d1~4
	阿糖胞苷	100mg/（m^2·d）	静脉滴注，d1~7

2. 缓解后巩固治疗　缓解后治疗可选择造血干细胞移植（自体或异基因）或化疗；巩固化疗可选择方案有 HA、DA、IA、MA、HD-Ara-C、TA。

3. 中枢神经系统白血病（CNSL）预防　同 ALL。

4. 新药治疗　正在探索的新治疗方法的药物包括柔红霉素脂质体、托泊替康（to-potecan，Tpo）、曲沙他滨（troxacitabine）、长春瑞滨（vinorelbine）、塞替派（thiotepa）、如 9-顺式维甲酸（9-cis retinoic acid）、组蛋白去乙酰化酶抑制剂苯丁酸钠（sodium phenylbutyrate）、针对 FLT-3 基因的分子靶向药物索拉非尼（sorafenib）等。

（四）急性早幼粒白血病（APL）的抗白血病治疗

1. 诱导缓解治疗

（1）白细胞数<10×10^9/L 的患者：维 A 酸（tretinoin，全反式维 A 酸，ATRA）+高三尖杉酯碱（homoharringtonine，HHT）、ATRA+DNR/伊达比星（idarubicin，IDA）、ATRA+DNR/IDA+HHT。

（2）白细胞数≥10×10^9/L 的患者：ATRA+三氧化二砷（arsenic trioxide，As$_2$O$_3$）+DNR/IDA。

（3）不能耐受蒽环类、HHT 及老年患者：ATRA+As$_2$O$_3$；高危组患者可加吉妥单抗（gemtuzumab ozogamicin，抗 CD33 单克隆抗体，GO）联合化疗。

具体用法为：ATRA 30mg/（m^2·d）口服，连用 4~6 周；HHT 2.5mg/（m^2·d）在 ATRA 治疗后第 3~5 日开始静脉滴注，连用 7d；DNR 45mg/（m^2·d）或 IDA 8mg/（m^2·d）在 ATRA 治疗后第 3~5 日开始静脉滴注，连用 3d；As$_2$O$_3$ 10mg/d 静脉滴注，连用 4 周；GO 抗体的常用剂量为 6~9mg/m^2，静脉滴注，间隔 2 周 1 次。

2. 缓解后巩固治疗　常用的化疗方案有 DA、MA、HAD、HA；不能耐受化疗者给予 ATRA+As$_2$O$_3$。

3. 维持治疗 采用 ATRA 联合 6-MP、MTX 的治疗方案。

具体用法为：第 1、3 个月 ATRA 30mg/m^2，连续口服 2 周；第 2、4 个月 6-MP 100mg/d 连续口服 2 周，第 1、8 日加 MTX 20mg/m^2 口服；第 5 个月复方黄黛片 4.86g/d，分 3 次口服，连续 1 个月，或 As$_2$O$_3$ 10mg/d 静脉滴注，连用 2 周。

4. 中枢神经系统白血病（CNSL）预防 同 ALL。

5. 复发患者的治疗 一般采用 As$_2$O$_3$±ATRA 进行再次诱导治疗。达二次缓解者根据融合基因检测结果选择造血干细胞移植、As$_2$O$_3$ 巩固治疗或进入临床研究；未缓解者进入临床研究或行异基因造血干细胞移植。

三、药学监护

（一）对蒽环类抗肿瘤药物的药学监护

蒽环类抗肿瘤药物是一类来源于波赛链霉菌青灰变种的化疗药物。此类药物作用机制相似，药物分子能嵌入到 DNA 的双链中形成稳定复合物，影响 DNA 的功能，阻止 DNA 复制和 RNA 的转录；具有抑制拓扑异构酶 II 的功能，引起 DNA 断裂；对转录酶也有抑制作用；在细胞内还可形成自由基，损伤细胞膜及其他细胞器，从而产生细胞毒性。此外，尚具有免疫抑制和抗菌作用。本类药物为细胞周期非特异性药物，但对 S 期细胞最敏感。蒽环类抗肿瘤药物品种繁多，包括第一代蒽环类药物柔红霉素，第二代蒽环类药物多柔比星、阿柔比星、米托蒽醌和新一代蒽环类药物伊达比星等。

柔红霉素静脉给药 40~45min 后即在肝脏代谢为活性代谢物柔红霉素醇，并与原形药物迅速分布到全身，不易透过血脑屏障。柔红霉素的 $t_{1/2}$ 约为 18.5h，而其活性代谢物的 $t_{1/2}$ 约为 26.7h，其他代谢物的 $t_{1/2}$ 为 50~55h。约 40% 的药物通过胆汁排泄，小于 25% 的药物通过肾脏排泄。本药的抗瘤谱远较多柔比星窄，对实体瘤疗效也远不如多柔比星。

多柔比星静脉给药后与血浆蛋白结合率很低，迅速分布于心、肾、肝、脾、肺组织中，不易透过血脑屏障。主要在肝脏代谢，经胆汁排泄，约 50% 以原形排出，约 23% 以活性代谢物阿霉醇排出；6h 内仅 5%~10% 随尿液排出。本药的三相 $t_{1/2}$ 分别约为 0.5h、3h 和 40~50h。本药抗瘤谱广，对无氧代谢细胞也有效。

阿柔比星静脉给药后可较快分布于肺、脾、胸腺、小肠、心，其中肺中浓度较高。主要经肝脏代谢，原形药和糖苷类代谢物随胆汁排泄较多，随尿、粪排泄较少；配基类代谢物主要随尿、粪排泄。心脏毒性较多柔比星小。

米托蒽醌静脉给药后迅速分布于各组织，血浆蛋白结合率大于 95%；消除缓慢，$t_{1/2}$ 为 40~120h，有腹水者 $t_{1/2}$ 可进一步延长。主要在肝脏代谢，肝功能不全者药物代谢减慢。代谢物主要随粪便排出，6%~11% 经肾脏排泄，还可随乳汁排泄。其抗肿瘤活性略高于多柔比星。

伊达比星静脉给药后 $t_{1/2}$ 为 11~25h，大部分药物经肝脏代谢生成活性代谢产物伊达比星醇，其清除更慢，血浆 $t_{1/2}$ 为 33~69h。绝大部分药物以伊达比星醇的形式经胆汁和尿液排泄。伊达比星具有高亲脂性，细胞对伊达比星的摄入量较多柔比星和柔红霉素多，其抗癌活性较多柔比星和柔红霉素分别强 4~5 倍和 8 倍，而心脏毒性较多柔比星和柔红霉素都小。

1. 治疗前评估

（1）禁忌证评估：妊娠期及哺乳期妇女、对本药及其他蒽环类抗生素过敏者禁用。以下患者也禁用：严重心脏病患者，感染患者，水痘或带状疱疹患者，严重骨髓抑制者，恶病质患者，失水、电解质或酸碱平衡紊乱患者，胃肠道梗阻者，严重心、肝、肾、肺功能不全者，既往用过足量多柔比星或表柔比星患者。

（2）应用风险评估：儿童、老年人、白细胞计数低于 $3.5×10^9$/L 或血小板计数低于 $50×10^9$/L 者、肝肾疾病患者、心脏病患者慎用。用药期间接受纵隔或心包放疗、使用其他有心脏毒性的药物治疗、先前使用过蒽环类抗生素或蒽二酮均增加发生心脏毒性的风险，使用前应先权衡利弊。急性白血病或胃肠道病患者在接受伊达比星口服治疗时偶尔可出现严重的胃肠道事件如穿孔、出血，应慎用。用药前应了解患者的心脏病史，进行体格检查，测定心功能，并对左心室射血分数进行评估。

2. 治疗过程的监护

（1）药物相互作用监护：①与有心脏毒性的药物合用后，心脏毒性的发生率和严重程度增加，合用时要加强监测并适当调整剂量。②蒽环类药物可引起高尿酸血症和肾脏功能损害，与抗痛风药物合用时要注意监测，必要时调整抗痛风药物的剂量。③与阿糖胞苷合用时疗效增加，但感染和黏膜炎等不良反应的发生率和严重性也增加，要注意调整剂量并加强监测。④与非甾体抗炎药合用时要加强胃黏膜保护。⑤曲妥珠单抗可增加蒽环类药物的毒性，增加心功能不全的发生率和严重程度，合用时注意监测并适当调整剂量。⑥右雷佐生可减少蒽环类药物心脏毒性的发生率和严重程度。⑦维生素 C、维生素 E、辅酶 Q_{10} 可清除氧自由基，降低蒽环类药物的心脏毒性。⑧链佐星可延长多柔比星的半衰期，合用时多柔比星剂量应酌减。⑨伊达比星与环磷酰胺合用会加重泌尿道毒性，合用时要注意保护泌尿道。

（2）药物不良反应监护：①骨髓抑制。此为主要剂量限制性毒性，表现为中性粒细胞减少，用药后 10~14d 下降至最低点，大多在停药 3 周后逐渐恢复至正常水平，贫血和血小板减少一般不严重。②心脏毒性。与累积剂量有关，主要表现为心肌毒性，可见心电图异常、心动过速、心律失常；严重者可见心力衰竭和严重心肌损伤。多出现在停药后 1~6 个月。③消化系统反应。如恶心、呕吐、食欲减退、口腔炎、口腔溃疡和食管炎较常见，还可见肝小叶静脉闭塞、转氨酶和胆红素升高。④泌尿生殖系统反应。有高尿酸血症和肾脏损害，可引起迟发性生殖功能减退或障碍。⑤局部反应。偶见注射局部有红斑和轻度水肿、静脉炎等，注射时如有渗漏可引起严重的组织坏死。⑥其他。脱发较为常见，但多在停药后 5~6 周再生。个别患者还会出现过敏反应、皮疹、发热等。

（3）其他：用药前后和用药期间应注意监测心功能、心电图、超声心动图、血清酶学、血常规和肝肾功能等，应经常查看有无口腔溃疡、腹泻以及黄疸等情况，必要时检查血清尿酸水平。

（二）对阿糖胞苷的药学监护

阿糖胞苷为嘧啶类抗代谢性抗肿瘤药，进入人体后经激酶磷酸化转变为阿糖胞苷三磷酸及阿糖胞苷二磷酸，前者能抑制 DNA 聚合酶的合成，后者能抑制胞苷二磷酸转变为脱氧胞苷二磷酸，从而抑制细胞 DNA 的合成及聚合。属细胞周期特异性药物，对 S 期细胞最为敏感。

本药不宜口服。静脉注射后能迅速而广泛地分布于体液、组织及细胞内。静脉滴注后药物可透过血脑屏障，其在脑脊液浓度约为血浆浓度的 40%。本药在肝、肾等组织内代谢，被胞嘧啶脱氨酶迅速脱氨而形成无活性的阿糖尿苷。静脉给药时 $t_{1/2}$ 为 2 ~ 2.5h；鞘内给药时 $t_{1/2}$ 可延长至 11h。给药后 24h，约 10% 以原形药物、约 90% 以阿糖尿苷形式经肾脏排泄。

1. 治疗前评估

（1）禁忌证评估：妊娠期及哺乳期妇女、对本药过敏者、严重肝肾功能损害者禁用。

（2）应用风险评估：骨髓抑制、白细胞及血小板显著减少、肝肾功能不全、胆道疾病、有痛风或尿酸盐性肾结石病史、近期接受过细胞毒药物或放疗的患者慎用。

2. 治疗过程的监护

（1）特殊人群用药监护：老年患者对化疗耐受性差，用药需减量，并注意根据体征等及时调整用量。

（2）药物相互作用监护：①四氢尿苷、柔红霉素、阿霉素、环磷酰胺及亚硝脲类药物对本药有增效作用。②与氟胞嘧啶合用，可降低后者疗效。③本药不宜与氟尿嘧啶合用。

（3）药物不良反应监护：①主要是骨髓抑制，可见白细胞及血小板减少，严重者可发生再生障碍性贫血或巨幼细胞贫血。②阿糖胞苷综合征多出现于用药后 6 ~ 12h，有骨痛、肌痛、咽痛、发热、全身不适、皮疹、眼睛发红等表现。③部分患者可出现轻度肝功能异常，转氨酶升高。大剂量给药可出现明显肝功能异常及黄疸。④中、大剂量阿糖胞苷治疗时，部分患者可能发生严重的胃肠道及神经系统不良反应，如胃肠道溃疡、坏死性结肠炎、周围神经病变、大脑或小脑功能障碍；其他尚可见出血性结膜炎、皮疹、严重心肌病等。

（4）其他：用药期间应密切监测血常规、骨髓涂片、肝肾功能、血尿酸水平等。

（三）对氟达拉滨的药学监护

氟达拉滨是阿糖腺苷的氟化核苷酸类似物，在体内迅速转化为有活性的三磷酸盐，可抑制 DNA 聚合酶、DNA 引物酶和 DNA 连接酶而抑制 DNA 的合成。用于慢性淋巴细胞白血病患者时，口服给药约 1h 后可达血药峰浓度，生物利用度约为 55%。静脉滴注给药后，$t_{1/2\alpha}$ 约为 5min，$t_{1/2\beta}$ 为 1 ~ 2h，$t_{1/2\gamma}$ 约为 20h。代谢产物为 2-氟阿糖腺苷（有活性）和 2-氟-腺嘌呤-5′-三磷酸盐，约 40% 经肾排泄。

1. 治疗前评估

（1）禁忌证评估：妊娠期及哺乳期妇女、对本药过敏者、严重肾功能不全者、失代偿性溶血性贫血患者禁用。

（2）应用风险评估：老年人及肝肾功能不全、骨髓抑制、免疫缺陷、有机会性感染病史患者慎用。

2. 治疗过程的监护

（1）药物相互作用监护：①与喷司他丁合用可增加发生严重肺毒性的风险。②腺苷吸收抑制药如双嘧达莫可减弱本药的疗效。③与阿糖胞苷合用，可升高阿糖胞苷活性代谢产物的浓度，但对阿糖胞苷的血药浓度和代谢无影响。

（2）药物不良反应监护：①常见不良反应为骨髓抑制、恶心、呕吐、食欲减退、腹泻、周围神经病、肺炎、皮疹，还可见水肿、视觉障碍、过敏反应、肿瘤溶解综合征等。②大剂量使用时可引起进展性脑病、失明，甚至死亡。

（3）其他：用药期间应每周至少监测 1 次血常规。静脉给药时应严密监测溶血。

（四）对高三尖杉酯碱的药学监护

高三尖杉酯碱是从三尖杉属植物中提出的生物酯碱，可使多聚核糖体解聚，从而抑制真核细胞蛋白质的合成，也可抑制 DNA 的合成。为细胞周期非特异性抗肿瘤药，对 G_1、G_2 期细胞杀伤作用最强，对 S 期细胞作用较小。

本药肌内注射或口服给药吸收慢而不完全，主要用于静脉注射。静脉注射后骨髓内浓度最高，肾、肝、肺、脾、心及胃肠次之，肌肉及脑中最低。在肝脏代谢，主要经肾脏及胆道排泄，少量经粪便排泄，约 1/3 以原形排泄。$t_{1/2}$ 为 3～50min。

1. 治疗前评估

（1）禁忌证评估：对本药过敏者、严重或频发的心律失常及器质性心血管疾病患者禁用。

（2）应用风险评估：妊娠期及哺乳期妇女、骨髓抑制者、肝肾功能不全者、有痛风或尿酸盐性肾结石病史者、心律失常及各类器质性心血管疾病患者、已反复使用多柔比星或柔红霉素等蒽环类药物治疗患者慎用。

2. 治疗过程的监护

（1）特殊人群用药监护：老年患者对化疗耐受性较差，可致急性心肌毒性，选用本药时需加强支持疗法，并严密观察各种不良反应。

（2）药物相互作用监护：①与阿糖胞苷、干扰素合用，在体外显示可协同抑制慢性粒细胞白血病慢性期的瘤细胞生长。②与其他可能抑制骨髓功能的抗肿瘤药合用可加重毒性，合用时需要调整本药的剂量和疗程。③与蒽环类抗肿瘤药合用可增加心脏毒性。

（3）药物不良反应监护：①本药对骨髓各系造血细胞均有抑制作用，对粒细胞的抑制较重，红细胞次之，巨核细胞较轻。②较常见的心脏毒性有窦性心动过速、房性或室性期前收缩、心电图出现 ST 段变化及 T 波平坦等心肌缺血表现。③常见恶心、呕吐、食欲减退等胃肠道反应，少数患者可见肝功能损害。④其他尚可见乏力、脱发、皮疹、血尿酸浓度增高，少数有药物热，停药后即消失。

（4）其他：用药期间应每周检查血常规 1～2 次，如血细胞在短期内有急剧下降，则应每日检查。同时须监测肝肾功能，检查心电图。

（五）对甲氨蝶呤的药学监护

甲氨蝶呤通过抑制二氢叶酸还原酶使二氢叶酸不能被还原成具有生理活性的四氢叶酸，从而阻止嘌呤核苷酸和嘧啶核苷酸生物合成中一碳单位的转移，抑制 DNA 的生物合成。此外，对胸苷酸合成酶也有抑制作用。为细胞周期特异性药物，主要作用于 S 期，对 G_1/S 期细胞也有延缓作用，对 G_1 期细胞作用较弱。

大剂量甲氨蝶呤辅以甲酰四氢叶酸救援（HDMTX-CFR 疗法），用于急性白血病尤其是急性淋巴细胞白血病、绒毛膜上皮癌及恶性葡萄胎等效果较好。还可鞘内注射，预防中枢神经系统白血病。大剂量疗法不适用于肾功能受损、有腹水或大量胸腔积液等液体潴留的患者。大剂量使用时，须充分碱化及水化尿液，并及时测定甲氨蝶呤血药浓度。一般认为，MTX 给药后 24h 的血药浓度在 10μmol/L，48h 在 0.1~1μmol/L，72h 在 0.1μmol/L 以下为安全值。

对甲氨蝶呤的药学监护见第八篇第一章。

（六）对巯嘌呤的药学监护

巯嘌呤是一种与腺嘌呤及次黄嘌呤结构相近的嘌呤核苷类似物，在体内经酶促反应转变为有活性的 6-硫代次黄嘌呤核苷酸，不仅可抑制腺酰琥珀酸合成酶，阻止次黄嘌呤核苷酸转变为腺苷酸（AMP），还可抑制肌苷酸脱氢酶，阻止肌苷酸氧化为黄嘌呤核苷酸，从而抑制 DNA 和 RNA 的合成，阻止肿瘤细胞的分裂繁殖，发挥抗肿瘤作用。为细胞周期特异性药物，主要作用于 S 期细胞。

本药口服吸收率约为 50%，食物可减少本药的吸收。在体内广泛分布，仅有少量药物可透过血脑屏障，血浆蛋白结合率约为 20%。主要在肝脏代谢，静脉注射后 $t_{1/2}$ 约为 90min，约 50% 的药物经代谢后在 24h 内经肾脏排泄，其中 7%~39% 以原形药排出。

硫代嘌呤甲基转移酶（thiopurine methyltransferase，TPMT）催化巯基嘌呤及其他硫代嘌呤的 S-甲基化，其编码基因具有多态性，可致 TPMT 的活性增强或减弱。TPMT 活性增强者 6-MP 灭活加速，可致治疗失败；活性减弱者 6-MP 代谢减慢，活性药物较多而出现严重骨髓抑制。药物剂量可根据检测 TPMT 的基因型（主要为 *TPMT*3C*）做调整，以保证治疗效果并减少毒性反应。

1. 治疗前评估

（1）禁忌证评估：妊娠期妇女、对本药过敏者禁用。

（2）应用风险评估：哺乳期妇女、骨髓抑制或严重感染者、肝功能不全者或胆道疾病患者、有痛风或尿酸盐肾结石病史者、4~6 周内已接受过细胞毒药物或放疗者慎用。

2. 治疗过程的监护

（1）特殊人群用药监护：老年患者对化疗药物的耐受性差，用药时应注意观察病情变化，加强支持治疗。

（2）药物相互作用监护：①与巴柳氮、美沙拉秦、奥沙拉秦、柳氮磺吡啶、别嘌醇、甲氨蝶呤合用可增加本药的毒性。②与肝毒性药物合用，可增加本药对肝细胞产生毒害作用的危险。③与香草醛、华法林合用可降低抗凝疗效。

（3）药物不良反应监护：①常见的为骨髓抑制，常在服药后的 5~6d 出现白细胞及血小板减少，停药后还可持续 1 周左右。②可引起恶心、呕吐、腹泻等胃肠道反应，见于服药量过大的患者。③本药有免疫抑制作用，用药后可能导致感染率增加。有导致免疫性溶血性贫血、血清病的个案报道。④还可见高尿酸血症、胆汁淤积性黄疸、肝功能异常、脱发、皮疹、色素沉着、过敏反应等。

（4）其他：用药期间应密切监测肝肾功能，每周检查血常规 1~2 次。对血细胞在短期内急骤下降者，应每日监测血常规，必要时应做骨髓检查。

（七）对门冬酰胺酶的药学监护

门冬酰胺酶是从大肠埃希菌中提取的酶制剂类抗肿瘤药。本药能将血清中的门冬酰胺水解为门冬氨酸和氨，而门冬氨酸是细胞合成蛋白质及生长、增殖所必需的氨基酸。使用本药可使门冬酰胺急剧缺乏，肿瘤细胞的蛋白质合成受阻，从而抑制肿瘤增殖。此外，本药也可干扰细胞 DNA、RNA 的合成，为细胞周期特异性药物，主要抑制 G_1 期细胞。

本药肌内注射达峰时间为 12~24h，血浆蛋白结合率约为 30%，吸收后能在淋巴液中测出，在脑脊液中的浓度很低。肌内注射和静脉注射血浆 $t_{1/2}$ 分别为 39~49h 和 8~30h。仅有微量药物随尿排出。

1. 治疗前评估

（1）禁忌证评估：对本药过敏者，有胰腺炎病史或胰腺炎患者，水痘、带状疱疹等严重感染性疾病患者，曾因使用本药引起严重出血性疾病或严重血栓形成患者禁用。

（2）应用风险评估：儿童、老年人、肝肾功能损害者、骨髓抑制者、感染患者、糖尿病患者、有痛风或尿酸性肾结石史患者、曾用细胞毒药物或曾接受放疗的患者慎用。

2. 治疗过程的监护

（1）特殊人群用药监护：妊娠期妇女不宜使用，哺乳期妇女用药时应停止哺乳。

（2）药物相互作用监护：①与硫唑嘌呤、苯丁酸氮芥、环磷酰胺、环孢素、巯嘌呤、抗 CD3 单克隆抗体合用可增强本药疗效。②与泼尼松、促皮质素、长春新碱合用可增加本药的不良反应。③与甲氨蝶呤合用，可阻断后者的抗肿瘤作用，若必须合用，需在甲氨蝶呤给药前 9~10d 或给药后 24h 使用本药。

（3）药物不良反应的监护：①常见过敏反应，由于本药是一种外源性蛋白质，具有抗原性，用药后 5%~20% 的患者可出现过敏症状，约 3% 的患者发生过敏性休克。用药前须做皮试。②肝脏损害通常在开始治疗的 2 周内发生，可能出现多种肝功能异常，包括转氨酶、胆红素升高，血清白蛋白降低等。③可见恶心、呕吐、腹泻等胃肠道反应，可引起严重急性胰腺炎、涎腺炎、腮腺炎。④可致肾功能损害、出血性膀胱炎、高血糖、感染、脑出血、白细胞减少、发热、脱发等。

（八）对索拉非尼的药学监护

索拉非尼是一种新型多靶点的口服酪氨酸激酶抑制剂，通过抑制丝氨酸/苏氨酸蛋白激酶（Raf 激酶），特异性抑制 C-Raf、野生型和突变型 B-Raf 的活性，从而直接抑制肿瘤生长。通过抑制磷酸化作用而阻断新生血管形成和肿瘤进展中一些受体酪氨酸激酶的活化。此外，本药还可通过抑制参与控制内皮凋亡的 C-Raf 和 B-Raf 的活性而影响血管形成。

本药口服后，达峰时间约为 3h，血浆蛋白结合率约为 99.5%。高脂饮食可使本药生物利用度降低约 29%。药物经肝脏代谢，主要通过 CYP3A4 介导的氧化代谢及 UGT1A9 介导的葡糖醛酸化代谢，$t_{1/2}$ 为 25~48h。约 77% 随粪便排泄，约 19% 以糖苷酸化代谢产物的形式随尿液排泄。

1. 治疗前评估

（1）禁忌证评估：对本药严重过敏者、鳞状细胞肺癌患者（联合卡铂和紫杉醇时）禁用。

（2）应用风险评估：QT 间期延长综合征患者、以蒽环类抗生素高累积剂量治疗患者、使用已知延长 QT 间期的药物患者及电解质紊乱患者慎用。

2. 治疗过程的监护

（1）特殊人群用药监护：育龄期妇女在服药期间应注意避孕，妊娠期妇女不推荐使用，哺乳期妇女服药期间应停止哺乳。

（2）药物相互作用监护：①本药可升高多西他赛、多柔比星的暴露量和血浆浓度。②本药可导致伊立替康及其活性代谢产物（SN-38）的 AUC 分别升高 26%~42% 和 67%~120%。③本药与华法林合用时，可增加出血或 INR 升高的风险，应定期监测。④本药可使阿霉素的 AUC 值增加约 21%。⑤CYP3A4 诱导药如利福平、苯妥英钠等，可降低本药的血药浓度。⑥新霉素可降低本药的暴露量。

（3）药物不良反应监护：①最常见的不良反应是手足皮肤反应、皮疹、腹泻、脱发和乏力。②服药后患者高血压的发病率会增加，高血压多为轻到中度，多在开始服药后的早期阶段就出现，用常规的降压药物即可控制。③服药后可能增加出血的机会，但严重出血不常见。

（4）其他：需要做外科手术的患者用药后可能出现伤口愈合并发症，建议手术后暂停本药治疗，需结合临床决定再次用药时间。应定期监测血压，对应用降压药物后仍有严重高血压或出现高血压危象的患者需考虑永久停用索拉非尼。

（九）对维 A 酸的药学监护

维 A 酸是人工合成的维生素 A 类化合物，为细胞诱导分化剂。本药通过与细胞核内的维 A 酸受体结合，解除融合蛋白与抑制性辅因子结合，诱导融合蛋白所调控的靶基因转录表达，促进细胞分化成熟。

本药口服后吸收良好，约 3h 达峰浓度，广泛与血浆蛋白结合。多次口服给药后血药浓度有较明显下降，可能是由于 CYP450 酶活性被诱导增强，使药物的消除增加所致。本药与维生素 A 在体内的主要代谢产物和活性形式相同，主要在葡糖醛酸转移酶的催化下生成葡糖醛酸酯化物，$t_{1/2}$ 约为 0.7h。约 60% 经肾脏排泄，亦可随胆汁排出。

1. 治疗前评估

（1）禁忌证评估：妊娠期妇女，对本药过敏者，急性和亚急性皮炎、湿疹类皮肤病患者，严重肝肾功能损害患者禁用。

（2）应用风险评估：儿童、老年人、皮肤晒伤患者慎用。

2. 治疗过程的监护

（1）特殊人群用药监护：育龄妇女及其配偶在口服本药期间、服药前 3 个月及服药后 1 年内应严格避孕，育龄妇女服药前、停药后应做妊娠试验，哺乳期妇女用药期间应停止哺乳。

（2）药物相互作用监护：①皮质激素、抗生素可增强本药疗效。②西咪替丁、环孢素、地尔硫䓬、维拉帕米、酮康唑可增加本药的血药浓度，并可能导致维 A 酸中毒。③与异维 A 酸、抗角化药及其他治疗痤疮的药物合用可加剧皮肤刺激或干燥，合用时应与本药间隔使用。④与光敏感药如噻唑类、四环素类、氟喹诺酮类等合用可增加光毒性，如必须合用，需先停用本药。⑤与四环素、维生素 A 合用具有毒性相加作用。⑥与谷维素、维生素 B_1、维生素 B_6 合用可使本药的不良反应如头痛等减轻或消失。⑦与戊巴比妥、苯巴比妥、利福平合用可致本药的血药浓度下降。

（3）药物不良反应监护：①部分患者可出现急性早幼粒细胞白血病综合征（APL 综合征），表现为发热、呼吸困难、水肿、体重增加、肺浸润、胸腔或心包积液、肝肾及多器官功能衰竭；偶伴心肌收缩力受损、低血压和白细胞增多，多出现在用药后第 1 个月。②皮肤损害。常见皮肤干燥、皮疹、水肿，还可见脱发、瘙痒、鳞片样脱皮、甲沟炎、皮肤色素变化等。③胃肠道反应。如恶心、呕吐、腹泻等。④尚可见肝功能损害、高血脂、肺炎、头痛、结膜炎、唇炎、口干等。

（4）其他：用药期间应监测血常规、血脂和肝功能。

（十）对三氧化二砷的药学监护

三氧化二砷（As_2O_3）是一种有毒的抗肿瘤药物，可诱导 NB_4 细胞株和对全反式维 A 酸（ATRA）耐药的 APL 细胞株发生凋亡，对有或无 APL 基因（PML）－维 A 酸受体 α 基因（RARα）异常的多种肿瘤细胞系均有抑制生长及诱导凋亡作用。本药静脉给药后广泛分布于各组织，静脉滴注后约 4h 达峰浓度，分布 $t_{1/2}$ 约为 1h，消除 $t_{1/2}$ 约为 12h，尿液排砷量为每日给药量的 1%～8%，指（趾）甲和毛发砷蓄积明显增加，可达治疗前的 5～7 倍。停药后，尿液和末梢组织中的砷含量逐渐下降，1～2 个月后尿液含砷量可下降 25%～75%。

1. 治疗前评估

（1）禁忌证评估：妊娠期及哺乳期妇女、对本药或其他砷剂过敏者、严重肝肾功能损害者、长期接触砷或有砷中毒者禁用。

（2）应用风险评估：心血管病、糖尿病、现患或曾患周围神经病、肝肾功能不全、低钾血症、低镁血症、同时使用排钾利尿药患者慎用。用本药治疗前，需检查患者心电图、血清电解质和肌酐水平。

2. 治疗过程的监护

（1）药物相互作用监护：不宜与延长 QT 间期的药物如索他洛尔、胺碘酮等抗心律失常药，硫利达嗪、齐拉西酮等抗精神病药，以及利尿药、两性霉素 B 等导致电解质异常的药物合用。

（2）药物不良反应监护：①白细胞过多综合征。在 As_2O_3 缓解 APL 的过程中，部分患者出现外周血白细胞增多，多为异常中幼粒细胞，此时可出现类似维 A 酸综合征的表现，可引起弥散性血管内凝血（DIC）或加重 DIC、纤溶亢进、脑血管栓塞引起脑出血、肺血管栓塞导致呼吸窘迫综合征和浸润症状加重。②可引起恶心、呕吐、腹痛、腹泻等胃肠道反应。部分患者可出现肝功能损害，停药后肝功能可恢复正常。③在用药后10~20d出现多发性神经炎症状。约34%的患者于用药早期可出现程度不等的一过性脑血管痉挛性头痛。④可见心悸、胸闷、体液潴留、皮肤干燥、色素沉着、脱发等。

（3）其他：患者的血电解质、血常规及凝血功能至少每周检查2次，心电图至少每周检查1次。

（十一）疗效评估

1. 完全缓解（CR）

（1）外周血无原始细胞，无髓外白血病表现。

（2）血常规：中性粒细胞绝对值≥$1.5×10^9$/L，血小板≥$100×10^9$/L。

（3）骨髓象：三系细胞造血功能恢复，原粒细胞Ⅰ型+Ⅱ型（原始单核细胞+幼稚单核细胞或原始淋巴细胞+幼稚淋巴细胞）≤5%。

M_{2b}型：原粒细胞Ⅰ型+Ⅱ型≤5%，中性中幼粒细胞比例在正常范围。

M_3型：原粒细胞+早幼粒细胞≤5%。

M_4型：原粒细胞Ⅰ、Ⅱ型+原始单核及幼稚单核细胞≤5%。

M_5型：原始单核细胞Ⅰ型+Ⅱ型及幼稚单核细胞≤5%。

M_6型：原粒细胞Ⅰ型+Ⅱ型≤5%，原始红细胞及幼红细胞比例基本正常。

M_7型：粒细胞、红细胞二系比例正常，原始巨核细胞+幼稚巨核细胞基本消失。

急性淋巴细胞白血病，原始淋巴细胞+幼稚淋巴细胞≤5%。

2. 部分缓解（PR） 骨髓原始细胞降低50%以上或原始细胞比例下降至5%~25%，或虽然原始细胞<5%但存在有Auer小体的原始细胞。

3. CR伴血细胞不完全恢复（CRi） 中性粒细胞绝对值<$1.0×10^9$/L或血小板<$100×10^9$/L，其他应满足CR的标准。

4. 难治性疾病 诱导治疗结束未取得CR。

5. 疾病进展（PD） 外周血或骨髓原始细胞绝对数增加25%，或出现髓外疾病。

6. 白血病复发 CR后在外周血重新出现白血病细胞或骨髓原始细胞>5%，或髓外出现白血病细胞浸润。

（十二）患者教育

1. 一般教育 生活起居要规律，保持心情舒畅。患者在化疗期间或化疗后应减少或避免探视，少去公共场所，防止交叉感染。注意适当休息，防止受凉。用软毛牙刷，餐后睡前漱口，保持口腔清洁。保持大小便通畅，注意肛周清洁。注意饮食卫生，营养均衡，宜进食高蛋白、含维生素丰富、易消化、不带骨和刺的食物，忌烟酒。

2. 用药教育

（1）用药期间，应多饮水，保持足够尿量，并碱化尿液，以加快体内药物、代谢产物及尿酸的排泄，减轻药物对肾脏的损害。

（2）注射部位局部如有红肿、疼痛或药液外漏，应立即停止使用，并采取冷敷等措施。

（3）用药期间禁止接种活疫苗，化疗结束后至少3个月才能接种活疫苗。

（4）使用柔红霉素时，用药过程中如出现口腔溃疡可考虑停药；用药后48h内可出现橘红色的尿液。使用多柔比星、伊达比星后，1~2d 内可出现红色尿，一般在 2d 后消失。使用米托蒽醌后，患者的尿液及巩膜可能呈蓝色。

（5）服用索拉非尼片时应空腹或伴低脂、中脂饮食服用。

（6）服用维 A 酸片时应与食物同服，用药期间应避免服用维生素 A 或含有维生素 A 的制剂如复合维生素等。本药可引起眩晕或意识模糊，驾驶车辆或从事其他需要精力集中的工作时应谨慎。

（7）使用三氧化二砷期间避免使用含硒药品及食用含硒食品。

第五章 慢性髓系白血病的药学监护

一、慢性髓系白血病概述

慢性髓系白血病（chronic myelogenous leukemia，CML）是一种以粒系增生为主，可伴有红系和巨核系增生的获得性造血干细胞恶性疾病，为最常见的骨髓增生性疾病。CML分为慢性期、加速期和急变期。本病在我国年发病率为（0.39~0.99）/10万，各年龄组均可发病，男性多于女性。

（一）临床表现

1. 慢性期 乏力、低热、盗汗、体重减轻、脾大，部分有胸骨中下段疼痛。白细胞过高时可发生头晕、呼吸困难、出血或栓塞等白细胞瘀滞症状。

2. 加速期 发热、虚弱、进行性体重下降、骨骼疼痛、逐渐出现贫血和出血、脾脏持续或进行性肿大。

3. 急变期 发热、骨痛、贫血、出血、髓外浸润等似急性白血病的症状。

（二）检查指标

1. 血常规 白细胞数明显增高，常超过20×10^9/L，可达100×10^9/L以上，分类中可见粒系各阶段不成熟细胞，以中、晚幼粒细胞为主，嗜碱和嗜酸性粒细胞比例增加；血小板数正常或增高，血红蛋白正常或减低。

2. 骨髓象 骨髓增生明显至极度活跃，粒系以中、晚幼粒细胞和杆状粒细胞最为突出，嗜碱和嗜酸性粒细胞易见，碱性磷酸酶活性降低或缺乏。活检示造血组织容量显著增加，多数具有不同程度的骨髓纤维化，网状纤维染色阳性。

3. 细胞遗传学及分子生物学改变 95%以上的CML细胞中出现费城（Ph）染色体，显带核型分析为t（9；22）（q34；q11），BCR-ABL融合基因阳性。疾病进展时可出现其他染色体异常，如双Ph、三体8或17号染色体异常等。

（三）诊断依据

（1）凡有不明原因的持续性白细胞增高，有典型的血常规和骨髓象改变，脾大，Ph染色体阳性或BCR-ABL融合基因阳性，可明确诊断。

（2）有以下一项或以上者可诊断加速期：①外周血或骨髓中原始细胞占10%~19%。②外周血嗜碱性粒细胞≥20%。③与治疗无关的持续性血小板减少（<100×10^9/L）或增多（>$1\,000\times10^9$/L）。④进行性脾大和白细胞增多，治疗无效。⑤出现新的细胞遗传学异常。

（3）若外周血或骨髓中原始细胞≥20%，或有髓外原始细胞浸润，或骨髓活检可见大片灶火簇状分布的原始细胞，可考虑为急变期。

二、治疗方案

（一）分子靶向治疗

第 1 代酪氨酸激酶抑制剂（tyrosine kinase inhibitor，TKI）伊马替尼（imatinib mesylate，IM）能抑制 BCR-ABL 阳性细胞的增殖。慢性期剂量为 400mg/d，进展期剂量为 600~800mg/d。对于伊马替尼治疗不耐受和（或）耐受的患者可考虑换用第二代 TKI，如尼洛替尼（nilotinib）800mg/d；达沙替尼（dasatinib）慢性期剂量为 100mg/d，进展期剂量为 140mg/d。

（二）干扰素治疗

干扰素（interferon，IFN）用于不适合 TKI 和异基因造血干细胞移植的患者，常用剂量为 300 万~500 万 IU/（$m^2 \cdot d$）皮下或肌内注射，每周 3~7 次。推荐和小剂量阿糖胞苷合用，常用剂量为 10~20 mg/（$m^2 \cdot d$），每个月连用 10d。

（三）化疗

常用的药物有羟基脲（hydroxyurea，HU）、阿糖胞苷（cytarabine，Ara-C）、高三尖杉酯碱（homoharringtonine，HHT）等。

（四）异基因造血干细胞移植

异基因造血干细胞移植是唯一可治愈 CML 的方法。儿童、年轻患者、TKI 治疗失败或者不耐受的患者可尽早进行。

三、药学监护

（一）对伊马替尼的药学监护

伊马替尼是一种特异性的高效酪氨酸激酶抑制剂（tyrosine kinases inhibitors，TKI）或称信号转导抑制剂（signal transduction inhibitors，STI）。在体内外均可抑制 ABL 酪氨酸激酶的活性，特异性地抑制 ABL 的表达和 BCR-ABL 细胞的增殖，可用于治疗 CML。此外，还可抑制血小板衍生生长因子（platelet-derived growth factor，PDGF）和干细胞因子（stem cell factor，SCF）受体的酪氨酸激酶，并可抑制 PDGF 和 SCF 介导的生化反应，但不影响其他刺激因子如表皮生长因子等的信号传导。

本药口服易吸收，在 2~4h 内达血药峰浓度，生物利用度约为 98%；血浆蛋白结合率约为 95%，不易透过血脑屏障；主要在肝脏经 N-去甲基代谢成有活性的 N-去甲基哌嗪衍生物，其 $t_{1/2}$ 约为 18h，而活性代谢物的 $t_{1/2}$ 约为 40h。服药后 7d 内约 68% 经粪便排泄，约 13% 经尿液排泄。参与本药代谢的酶主要为 CYP3A4，此外还有 CYP1A2、CYP2D6、CYP2C9 和 CYP2C19。

1. 治疗前评估

（1）禁忌证评估：对本药过敏者禁用。

（2）应用风险评估：①妊娠期及哺乳期妇女、青光眼患者、骨髓抑制者、感染患者、胃肠功能紊乱者慎用。②有心血管疾病危险或有心脏疾病的患者使用本药时应严密监测。③开始治疗前应检查肝功能，肝衰竭患者需在认真进行风险－效益评估后，才能使用伊马替尼。

2. 治疗过程的监护

（1）疗效评估：CML 患者治疗过程中疗效评价包括血液学、骨髓细胞遗传学以及分子生物学检测。以治疗 18 个月内获得完全细胞遗传学反应（CCyR）作为 CML 的治疗目标（表 6-5-1、表 6-5-2）。

表 6-5-1　CML 慢性期（CP）治疗反应的定义（NCCN2011）

完全血液学反应（CHR）	细胞遗传学反应（CyR）	分子生物学反应（MR）
PLT<450×10⁹/L	完全 CyR（CCyR）：Ph 阳性率 0%	完全 MR（CMR）：定量 PCR 检测不到 BCR-ABL 转录本或巢式 PCR 检测阴性
WBC<10×10⁹/L	部分 CyR（PCyR）：Ph 阳性率 1%～35%	
外周血中无髓系不成熟细胞，嗜碱性粒细胞<0.05，骨髓中原始细胞<0.05	微小 CyR（MCyR）：Ph 阳性率 36%～90%	主要 MR（MMR）：BCR-ABL 转录本较本中心治疗前基线值下降≥3log
无疾病症状、体征，可触及的脾大已消失	无反应：Ph 阳性率>90%	

表 6-5-2　CML 治疗反应的检测

反应分类	监测频率	检测方法
血液学反应	每周进行 1 次，直至确认达到稳定 CHR；随后每 3 个月进行 1 次，除非有特殊要求	全血细胞计数和外周血目测分类
细胞遗传学反应	每 3～6 个月进行 1 次，直至确认达到 CCyR；达到 CCyR 后仍应每 3～6 个月监测 1 次，持续 2 年，随后每 12 个月 1 次	骨髓细胞遗传学分析核型分析或荧光原位杂交法（FISH）
分子生物学反应	每 3 个月进行 1 次直到获得稳定 MMR，随后应 6 个月检测 1 次；若发现 BCR-ABL 转录本升高，应当每 1～3 个月检测 1 次	定量聚合酶链反应（Q-PCR）检测 BCR-ABL 转录本水平

1）有效：治疗 3 个月获得完全血液学反应（CHR）；6 个月至少获得微小细胞遗传学反应（MCyR）；12 个月至少获得部分细胞遗传学反应（PCyR）；18 个月至少获得完全细胞遗传学反应（CCyR），继续伊马替尼 400mg 每日 1 次治疗。

2）失败：治疗 3 个月未获得 CHR；6 个月未获得任何 CyR；12 个月未获得 PCyR；18 个月未获得 CCyR；治疗过程中发生任何以下事件：血液学复发，丧失已获得的 CyR，出现 BCR-ABL 激酶突变，出现 Ph 染色体以外的其他克隆染色体异常。

（2）特殊人群用药监护：儿童患者用药剂量建议依据成人剂量调整，用药期间密切监测发育情况。

（3）药物相互作用监护：①酮康唑、伊曲康唑、红霉素等 CYP3A4 抑制药，可减慢伊马替尼代谢。②地塞米松、苯妥英钠、卡马西平等 CYP3A4 诱导药，可加快伊马替尼代谢。③伊马替尼可升高辛伐他汀、环孢素、匹莫齐特等 CYP3A4 底物和 CYP2C9、CYP2D6 底物的血药浓度。④与华法林合用，延长凝血酶原时间，增加出血的风险。⑤与对乙酰氨基酚合用，有可能加重肝脏毒性，避免合用。

（4）药物不良反应监护：最常见的不良反应包括恶心、呕吐、腹泻、水肿、头痛、皮疹、疲劳、发热、腹痛、肌痛及肌痉挛等，还有胃肠道出血、梗阻、穿孔或溃疡，低磷酸盐血症，肿瘤溶解综合征等。

液体潴留多见于接受大剂量药物治疗和年龄>65 岁的患者。1%～5%患者在治疗中可出现严重体液潴留，包括胸腔积液、心包积液、肺水肿、腹水、体重增加及严重的浅表水肿等。

血小板和中性粒细胞减少也较为常见，多发生于接受大剂量药物治疗及急变期和加速期患者，减少用药剂量或间歇治疗方法通常可有效缓解。若发生严重中性粒细胞或血小板减少，应调整剂量。贫血多见于慢性期患者，血红蛋白的降低可在停药后逐渐恢复。

肝毒性的发生率为 1.1%～3.5%，大多数肝功能损害可通过减少药物剂量或间歇治疗方法恢复正常。

（5）其他：治疗第 1 个月血常规宜每周查 1 次，第 2 个月每两周查 1 次，以后则可每 2～3 个月查 1 次；定期监测肝功能，出现异常即应停药或减量；定期监测体重。

（二）对尼洛替尼的药学监护

尼洛替尼是第二代选择性更强、疗效更高的 BCR-ABL 酪氨酸激酶抑制剂，较伊马替尼强 25 倍。本药可与 ABL 的非活化区结合，选择性抑制 BCR-ABL 自磷酸化，降低野生型 BCR-ABL 蛋白细胞和伊马替尼耐药突变细胞的增殖能力。

本药口服后达峰时间约为 3h，第 8 日达到血浆稳态浓度，平均血浆峰浓度和谷浓度分别约为 3.6μmol/L 和 1.7μmol/L，血浆蛋白结合率约为 98%。生物利用度约为 31%，食物可提高本药的生物利用度。主要经肝脏中的 CYP3A4 代谢，$t_{1/2}$ 约为 17h。在 7d 内约 97.9%的药物被清除，其中约 93.5%经粪便排出，约 4.4%经尿排泄。

本药是 CYP3A4、CYP2C8、CYP2C9、CYP2D6 和 UGT1A1 的竞争性抑制剂，可潜在升高经这些酶代谢的药物的血药浓度，同时本药还是 P-糖蛋白（P-gp）的底物。

1. 治疗前评估

（1）禁忌证评估：对本药过敏者，伴有低钾血症、低镁血症或 QT 间期延长综合征的患者禁用。

（2）应用风险评估：有胰腺炎病史、心脏病史的患者慎用；肝损害患者慎用，建议用较小的起始剂量，并严密监测 QT 间期；电解质异常的患者，使用本药前须纠正异常电解质；本药含有乳糖，对于有遗传性半乳糖不耐受、严重的乳糖酶缺陷或葡萄糖-半乳糖吸收障碍的患者，不推荐使用。

2. 治疗过程的监护

（1）特殊人群用药监护：不推荐小于 18 岁的患者使用。育龄妇女用药期间应避孕，妊娠期妇女不推荐使用，哺乳期妇女用药期间应停止哺乳。

（2）药物相互作用监护：①酮康唑、阿扎那韦、克拉霉素等 CYP3A4 强效抑制药，可明显升高本药的血药浓度。②利福平、卡马西平、苯巴比妥等 CYP3A4 强效诱导药，可明显降低本药的血药浓度。③P-gp 抑制药可升高本药的血药浓度。④本药可升高 P-gp 的底物类药的血药浓度。⑤本药可升高由 CYP3A4、CYP2C8、CYP2C9、CYP2D6、UGT1A1 介导代谢的药物如咪达唑仑、华法林等的血药浓度。⑥与能延长 QT 间期的药物如克拉霉素、氟哌啶醇、美沙酮等合用，可增加 QT 间期延长的风险。⑦质子泵抑制药可使本药吸收减少、活性降低。

（3）药物不良反应监护：本药的主要毒性是骨髓抑制，包括血小板减少、中性粒细胞减少和贫血。最常见的非血液学不良反应是轻到中度的皮疹、瘙痒、恶心、头痛、疲劳、便秘和腹泻。骨痛、关节炎、肌肉痉挛和外周水肿的发生率较低。胸膜和心包积液、水潴留及心力衰竭的发生率均 <1%，胃肠道出血的发生率约 1%，脑出血的发生率 <1%，QTc 间期 >500ms 的发生率 <1%。无尖端扭转型室性心动过速的病例报告。

（4）其他：最初两个月，血常规应每两周监测 1 次，之后可每月或有临床指征时监测 1 次。用药前、用药 7d 天后、有临床指征时及剂量调整后应监测心电图；本药可引起胆红素、转氨酶、碱性磷酸酶和血清脂肪酶升高，应定期监测肝功能和血脂肪酶；用药前和用药期间还应定期监测血电解质、血脂、血糖和尿酸。

（三）对达沙替尼的药学监护

达沙替尼为首个获得 FDA 批准的能够与 ABL 激酶多个构象结合的第二代酪氨酸激酶抑制剂，通过对一系列酪氨酸激酶的靶向作用，抑制 CML 或者 Ph⁺ALL 患者骨髓中白血病细胞的过量增殖。其疗效优于高剂量伊马替尼。用于对伊马替尼耐受的白血病患者。

达沙替尼口服后吸收迅速，在 0.5~6h 内达到峰浓度。可以广泛地分布于血管外，表观分布容积约 2505L，血浆蛋白结合率约为 96%。达沙替尼主要经 CYP3A4 代谢，同时也是 CYP3A4 的一种较弱的时间依赖性抑制剂。$t_{1/2}$ 为 1.3~5h，约 4% 经肾脏排泄，约 85% 经粪便排泄。

1. 治疗前评估

（1）禁忌证评估：对本药过敏者禁用。

（2）应用风险评估：肝功能损害患者、低钾血症或低镁血症患者、先天性 QT 间期延长综合征患者、使用延长 QT 间期的药物以及接受累积高剂量蒽环类药物治疗的患者慎用。在给予达沙替尼治疗前应当纠正低钾血症或低镁血症。遗传性半乳糖耐受不良、Lapp 乳糖酶缺乏或葡萄糖-半乳糖吸收不良的患者不推荐使用本药。在开始达沙替尼治疗前，应评估患者是否有潜在心肺疾病的症状和体征。

2. 治疗过程的监护

（1）特殊人群用药监护：不推荐本药用于儿童和妊娠期妇女，哺乳期妇女用药期间应停止哺乳。年龄 ≥65 岁的老年患者更易发生体液潴留和呼吸困难，用药时应密切监测。

（2）药物相互作用监护：①酮康唑、阿扎那韦、克拉霉素等CYP3A4抑制药，可升高本药的血药浓度。②利福平、卡马西平、苯巴比妥等CYP3A4诱导药，可降低本药的血药浓度。③H$_2$受体拮抗药如法莫替丁或质子泵抑制剂如奥美拉唑，可降低本药的血药浓度。④本药可增加阿司咪唑、西沙必利、麦角胺等治疗指数较窄的CYP3A4底物的暴露量。⑤避免与氢氧化铝、氢氧化镁等抗酸药同时服用，如需合用，应至少间隔2h。

（3）药物不良反应监护：最常见的不良反应包括体液潴留、腹泻、头痛、恶心、皮疹、呼吸困难、出血、疲劳、肌肉骨骼疼痛、感染、呕吐、咳嗽、腹痛和发热。

严重不良反应有：①骨髓抑制。可引起贫血、中性粒细胞减少、血小板减少。②引起出血。脑出血的发生率约为2%，胃肠道出血的发生率约为14%。③QT间期延长。达沙替尼有可能会延长心室复极过程。④充血性心力衰竭、左心功能不全、心肌梗死和肺动脉高压等。

（4）其他：用药后最初的两个月内血常规应每周监测1次，随后每月1次或在有临床指征时监测；定期监测肝功能和电解质；对有QT间期延长风险的患者须检查心电图；对出现如咳嗽、呼吸困难等胸膜腔积液症状的患者须检查胸片。

（四）对干扰素的药学监护

干扰素是由病毒等干扰素诱导剂刺激网状内皮系统、淋巴细胞以及体细胞所产生的一种糖蛋白，具有抑制细胞增殖、免疫调节、抗病毒和诱导分化的作用。根据蛋白质的氨基酸结构、抗原性和细胞来源，可将其分为IFN-α、IFN-β、IFN-γ，其中IFN-α疗效最强。干扰素制剂根据制作方法可分为利用基因工程生产的重组人干扰素和天然人干扰素两大类，目前临床应用的多是前一种，包括重组人干扰素α1b、α2a和α2b。

干扰素不能由胃肠道吸收。肌内或皮下注射IFN-α吸收率达80%以上，IFN-β、IFN-γ吸收较差。天然或重组IFN-α肌内注射后一般在4~8h达血药峰浓度。血浆浓度与疗效不相关，但与毒性相关。本药大部分不与血浆蛋白结合，不能透过血脑屏障，可通过胎盘屏障进入乳汁。主要在肾脏降解，部分在肝脏降解，少量原形药物经尿液排泄。$t_{1/2}$为4~12h。

1. 治疗前评估

（1）禁忌证评估：妊娠期妇女和对干扰素制品过敏者禁用。有精神病史的乙肝患者，未能控制的癫痫患者，酗酒或吸毒患者，未经控制的自身免疫性疾病患者，失代偿期肝硬化患者，严重的肝、肾或骨髓功能损害患者，心脏病患者，治疗前中性粒细胞计数<1.0×10^9/L和治疗前血小板计数<50×10^9/L的患者禁用。

（2）应用风险评估：过敏体质特别是对抗生素过敏者应慎用。甲状腺疾病患者、银屑病患者、既往有抑郁症史者、糖尿病患者、高血压患者、总胆红素>51μmol/L特别是以间接胆红素为主者慎用。

2. 治疗过程的监护

（1）疗效评估：

1）治疗 6 个月行疾病评价：①如果达到血液学反应者继续原方案治疗。②如果未达血液学反应或血液学复发，或不能耐受者换用 TKI，也可考虑 allo-HSCT。

2）治疗 12 个月行疾病评价（包括骨髓细胞遗传学核型分析）：①如果达到稳定的 CCyR：继续原方案治疗 3 年后可考虑停药。②如果达到 PCyR：继续原方案治疗，每 6 个月进行疾病评价，直至达到 CCyR，或换用 TKI。③如果未达到 PCyR：换用 TKI，或可考虑行 allo-HSCT。④任何时间细胞遗传学复发：换用 TKI 治疗，或可考虑行 allo-HSCT。

（2）特殊人群用药监护：本药不推荐用于 18 岁以下患者。哺乳期妇女用药期间需停止哺乳。对患有心脏病、癌症晚期的老年患者，在接受本药治疗前及治疗中都应做心电图检查。

（3）药物相互作用监护：①本药可降低茶碱的清除率，导致茶碱蓄积中毒，诱发恶心、呕吐、便秘和癫痫发作。②本药可增加苯巴比妥等镇静催眠药的血药浓度，并增强对中枢神经系统的毒性。③与卡托普利、依那普利、齐多夫定合用，可导致粒细胞或血小板减少，增加血液学毒性。④泼尼松或其他皮质激素有降低干扰素生物活性的作用。

（4）药物不良反应监护：常见的不良反应有感冒样症状，如发热、头痛、寒战、乏力、肌肉酸痛、关节痛等，在应用 2~3 次后逐渐减轻。对感冒样症状可于注射后 2h 给予对乙酰氨基酚等解热镇痛药对症处理，不必停药；或将注射时间安排在晚上或休息日给药。部分患者可出现厌食、恶心、呕吐、腹泻、白细胞减少、血小板减少、转氨酶升高等。

（5）其他：治疗过程中要定期监测血常规，当白细胞计数$<3.0\times10^9/L$ 或中性粒细胞计数$<1.5\times10^9/L$，或血小板计数$<40\times10^9/L$ 时，须停药对症治疗，严密观察有无出血倾向。

（五）对羟基脲的药学监护

羟基脲是核苷二磷酸还原酶抑制剂，通过阻止核苷酸还原为脱氧核苷酸，选择性地阻碍 DNA 合成，但对 RNA 及蛋白质合成无阻断作用。本药为细胞周期特异性药，主要作用于 S 期细胞。口服吸收良好，血浆 t_{max} 为 1~2h，可透过血脑屏障，脑脊液中 t_{max} 约为 3h。主要在肝脏代谢，$t_{1/2}$ 为 3~4h。经尿液排泄，4h 内可排出约 60%，12h 内可排出约 80%。

1. 治疗前评估

（1）禁忌证评估：妊娠期及哺乳期妇女，对本药过敏者，严重骨髓抑制患者，水痘、带状疱疹及各种严重感染患者禁用。

（2）应用风险评估：严重贫血患者、轻中度骨髓抑制者、肾功能不全者、有痛风或尿酸盐结石史者慎用。

2. 治疗过程的监护

（1）特殊人群用药监护：老年患者对本药敏感，使用时应适当减少剂量。

（2）药物相互作用监护：①本药能抑制5-氟尿嘧啶（5-FU）转变为活性代谢物5-氟尿嘧啶脱氧核苷酸（5F-dUMP），二者合用时应注意。②本药对中枢神经系统有抑制作用，故用本药时慎用巴比妥类、安定类、麻醉药等。③本药可提高患者血中尿酸的浓度，故与别嘌醇、秋水仙碱、丙磺舒等合用治疗痛风时，须调整上述药物剂量。

（3）药物不良反应监护：主要不良反应为骨髓抑制，可致白细胞和血小板减少，停药后1~2周可恢复。还可出现食欲减退、恶心、呕吐等胃肠道反应，尚有致睾丸萎缩和致畸胎作用。偶有药物热、血管坏死、脱发，以及头痛、头晕、惊厥等中枢神经系统症状。

（4）其他：服用本药时应适当增加液体的摄入量，以增加尿量及尿酸的排泄。用药期间需定期监测血常规、血尿素、肌酐及尿酸浓度。用药期间避免接种活疫苗，一般至少停药3个月后才允许接种。

（六）患者教育

1. 一般教育　①宜食用低脂肪、高蛋白、富含维生素等营养丰富的食物，不宜食煎炸、坚硬的食物，忌烟酒。②患者口腔有溃疡、出血时，应给以温热的半流质或全流质饮食，可少食多餐，忌烫食。③患者感腹痛时可暂时禁食，以观察腹痛变化情况。恶心、呕吐、便血时也要禁食，便血停止24h后再给予少量较稀的食物。④对输血多的慢性白血病患者，要注意血液检验的结果，血中铁含量高的患者不宜食含铁丰富的食物。⑤保证每日足够睡眠及充足的水分。

2. 用药教育

（1）伊马替尼服药时应在进餐时服用，并饮一大杯水。不能吞咽药片的患者，可以将药片分散于不含气体的水或苹果汁中，充分搅拌，一旦药片崩解完全，应立即服用。尼洛替尼应空腹服用，饭前至少1h或饭后至少2h用温水完整吞服。服用达沙替尼时，片剂不得压碎或切割，必须整片吞服；可与食物同服或空腹服用。

服用上述药物期间，应避免进食葡萄柚汁和其他已知的有抑制CYP3A4作用的食物；用药后可能有头晕或视力模糊的症状，患者应避免驾驶车辆或操纵机械。

（2）使用干扰素的患者，用药期间如出现头晕、意识模糊、嗜睡和疲劳等症状，应避免驾驶车辆或操纵机械。

第六章 淋巴瘤的药学监护

一、淋巴瘤概述

淋巴瘤（lymphoma）起源于血液淋巴系统，是免疫系统的恶性肿瘤。其病因不详，一般认为与感染、免疫、理化及遗传等因素有关。根据组织病理学改变，分为霍奇金淋巴瘤（Hodgkin lymphoma，HL）和非霍奇金淋巴瘤（non-Hodgkin lymphoma，NHL）两大类。根据 WHO 分类，将 HL 分为结节性淋巴细胞为主型和经典型两类；NHL 分类较复杂，主要分为 B 细胞和 T 细胞/自然杀伤细胞（T/NK）两大类。与欧美国家相比，淋巴瘤在我国的发病率和死亡率均较低。我国淋巴瘤的总发病率男性为 1.39/10 万，女性为 0.84/10 万，死亡率为 1.5/10 万。

（一）临床表现及分期

1. HL　多见于青年，常有无痛性淋巴结肿大、发热、盗汗、瘙痒及消瘦等全身症状较多见。少数可有淋巴结外器官受累、带状疱疹或饮酒后淋巴结疼痛。Ann Arbor 分期系统将 HL 分为 I ~ IV 期。

2. NHL　其临床表现可分为淋巴结受累、结外组织和器官受累两大类。全身可表现为发热、盗汗和体重下降（半年内下降 10%）。结外受累最常见的部位是胃肠道，其余包括皮肤、骨髓、鼻咽部、肝脏、甲状腺、肺、中枢神经系统、泌尿生殖器官等部位，受累可有相应的临床表现。

（二）检查指标

1. 血常规和骨髓象　HL 常有轻度或重度贫血，部分可有嗜酸性粒细胞升高，骨髓涂片找到 R-S 细胞提示骨髓浸润，可有全血细胞减少。NHL 白细胞数多正常，伴淋巴细胞增多，部分骨髓涂片中可找到淋巴瘤细胞。

2. 生化检查　可有血沉加快、β_2 微球蛋白增加、血清乳酸脱氢酶升高、血清碱性磷酸酶活力或血钙增加等。

3. 影像学　影像学检查包括 B 超、CT、MRI 及 PET/CT 等。

4. 病理学检查　淋巴结或结外累及病变活检行细胞病理形态学检查，对切片进行免疫组化染色，进一步确定淋巴瘤亚型。

（三）诊断依据

（1）淋巴结或结外累及病变活检发现阳性病理学检查结果。

（2）采用免疫组化检查、流式细胞术、细胞遗传学和分子生物学等技术进一步分型诊断。

（3）根据淋巴瘤的分布范围，按照 Ann Arbor 分期系统进行分期诊断。

二、治疗方案

（一）以化疗为主的化、放疗结合的综合治疗

1. 化疗

（1）HL 最常用的一线化疗方案是 ABVD 方案［多柔比星（doxorubicin，阿霉素，ADM）+博来霉素（bleomycin，BLM）+长春碱（vinblastine，VLB）+达卡巴嗪（dacarbazine，DTIC）］，其缓解率和 5 年无病生存率均优于 MOPP 方案［氮芥（chlormethine，HN_2）+长春新碱（vincristine，VCR）+丙卡巴肼（procarbazine，PCZ）+泼尼松（prednisone，Pred）］（表 6-6-1）。MOPP 方案对长期生存者有生殖毒性，已很少应用。

表 6-6-1　HL 常用联合化疗方案

方案	药物	剂量	用法	说明
ABVD	多柔比星	$25mg/m^2$	静脉注射，d1、d15	疗程间休息 2 周
	博来霉素	$10mg/m^2$	静脉注射，d1、d15	
	长春碱	$6mg/m^2$	静脉注射，d1、d15	
	达卡巴嗪	$375mg/m^2$	静脉注射，d1、d15	
MOPP	氮芥	$6mg/m^2$	静脉注射，d1、d8	如氮芥改为环磷酰胺 $600mg/m^2$，即为 COPP 方案，疗程间休息 2 周
	长春新碱	$1.4mg/m^2$	静脉注射，d1、d8	
	丙卡巴肼	$100mg/m^2$	口服，d1~14	
	泼尼松	$40mg/m^2$	口服，d1~14	

（2）NHL 的最经典和常用的化疗方案为 CHOP 方案，与其他化疗方案比较，疗效高而毒性较小。利妥昔单抗（rituximab，抗 CD20 单抗）联合 CHOP（CHOP+R）方案治疗可以显著提高疾病的无进展生存时间。EPOCH、Hyper-CAVD 方案较 CHOP 方案疗效更为强烈，可提高缓解率，对部分难治或复发患者有效，但毒性较大，对老年人及脏器功能受损者慎用。其他常用化疗方案还有 MINE、FND、FC、苯达莫司汀（bendamustine，B）±R、苯丁酸氮芥（chlorambucil，CLB）±R 等（表 6-6-2）。

表 6-6-2　NHL 常用联合化疗方案

方案	药物	剂量	用法	说明
CHOP±R	环磷酰胺	750mg/m²	静脉滴注，d1	2~3 周为一个疗程
	多柔比星	50mg/m²	静脉滴注，d1	
	长春新碱	1.4mg/m²	静脉滴注，d1	
	泼尼松	100mg/d	口服，d1~5	
	利妥昔单抗	375mg/m²	静脉滴注，d0	
EPOCH	依托泊苷	50mg/（m²·d）	静脉滴注，d1~4	2~3 周为一个疗程
	多柔比星	10mg/（m²·d）	静脉滴注，d1~4	
	长春新碱	0.4mg/（m²·d）	静脉滴注，d1~4	
	泼尼松	60mg/m²	每日 2 次口服，d1~5	
	环磷酰胺	750mg/（m²·d）	静脉滴注，d5	
MINE	异环磷酰胺	2g/d	静脉滴注，d1~3	美司钠解救
	米托蒽醌	8mg/m²	静脉滴注，d1	
	依托泊苷	65mg/（m²·d）	静脉滴注，d1~3	
Hyper-CAVD（Course A）	环磷酰胺	300mg/m²	每 12h 静脉滴注 1 次，d1~3	美司钠解救
	多柔比星	50mg/m²	静脉滴注，d4	
	长春新碱	2mg	静脉滴注，d4、d11	
	地塞米松	40mg/d	静脉滴注，d1~4、d11~14	
Hyper-CAVD（Course B）	甲氨蝶呤	1g/m²	静脉滴注 24h，d1	
	阿糖胞苷	3g/m²	每 12h 静脉滴注，d2、d3	
FND	氟达拉滨	25mg/（m²·d）	静脉滴注，d1~3	
	米托蒽醌	10mg/m²	静脉滴注，d1	
	地塞米松	20mg/d	静脉滴注，d1~5	
FC	氟达拉滨	20mg/（m²·d）	静脉滴注，d1~5	
	环磷酰胺	600mg/m²	静脉滴注，d1	
B±R	苯达莫司汀	90mg/m²	静脉滴注，d1、d2	
	利妥昔单抗	375mg/m²	静脉滴注，d0	
CLB±R	苯丁酸氮芥	0.2mg/（kg·d）	静脉滴注，d1~4	
	利妥昔单抗	375mg/m²	静脉滴注，d0	

2. 放疗　某些类型的淋巴瘤早期可以单纯放疗。放疗还可用于化疗后巩固治疗及骨髓移植时辅助治疗。

（二）生物治疗

1. 单克隆抗体 凡 CD20 阳性的 B 细胞淋巴瘤可用利妥昔单抗治疗。CD52 阳性的患者可选用阿仑单抗（alemtuzumab，抗 CD52 单抗）。

2. 干扰素 对蕈样真菌病和滤泡性淋巴瘤有效。

3. 抗幽门螺杆菌的药物 对胃黏膜相关淋巴组织（mucosal-associated lymphoid tissue，MALT）淋巴瘤有效。

（三）造血干细胞移植

55 岁以下、重要脏器功能正常、缓解期短、难治易复发的侵袭性淋巴瘤，经 CHOP 方案治疗 4 个疗程能使淋巴结缩小超过 3/4 者，可行大剂量联合化疗后进行异基因或自体造血干细胞移植。

对于血管免疫母细胞性 T 细胞淋巴瘤、套细胞淋巴瘤和 Burkitt 淋巴瘤，如化疗不能缓解，可行异基因造血干细胞移植。

（四）新药治疗

近年来，酪氨酸激酶抑制剂依鲁替尼（ibrutinib）、磷脂酰肌醇 3-激酶（PI3K）δ 抑制剂艾代拉里斯（idelalisib）均被 FDA 批准用于套细胞淋巴瘤、复发滤泡性淋巴瘤和小淋巴细胞性淋巴瘤的治疗。

三、药学监护

（一）对烷化剂的药学监护

烷化剂是一类高度活泼的化合物，具有一个或两个烷基，分别称为单功能或双功能烷化剂，所含烷基能与细胞的 DNA、RNA 或蛋白质中亲核基团发生共价结合，产生 DNA 链内和链间的交叉联结，或引起脱嘌呤，使 DNA 断裂，干扰转录和复制。还可使碱基配对发生错误，抑制细胞的分裂增殖或引起细胞死亡。属细胞周期非特异性药物，能杀伤静止期和分裂中的细胞，但大多数药物对增殖细胞的活力更强。烷化剂包括多种药物，本章主要以苯丁酸氮芥、苯达莫司汀、异环磷酰胺、达卡巴嗪、丙卡巴肼为代表药物介绍烷化剂的药学监护。

苯丁酸氮芥起效较慢，骨髓抑制作用出现和恢复也较慢。低剂量时选择性地抑制淋巴细胞，使淋巴组织萎缩，抑制抗体的合成；较大剂量可致各类白细胞减少，造成严重的骨髓抑制。口服后生物利用度大于 70%，血药浓度达峰时间为 40~70min，血浆蛋白结合率约为 99%，不能透过血脑屏障。在体内代谢完全，代谢物仍有一定的抗肿瘤作用。$t_{1/2}$ 约为 1.5h。主要由肾排泄，24h 内经尿液排泄约 50%。

苯达莫司汀体外研究显示，本药比其他烷化剂如卡莫司汀、环磷酰胺和美法仑能导致更多的 DNA 双链断裂，链断裂也能持续更长时间。血浆蛋白结合率为 94%~96%，分布 $t_{1/2}$ 约为 7min，表观分布容积约为 25L。本药在肝脏主要通过水解反应进行代谢，主要代谢物为 β-羟基苯达莫司汀；其次为经 CYP1A2 代谢途径产生的 M_3 和 M_4 两种活性代谢产物，但两者血浆浓度只分别相当于母体化合物的 1/10 和 1/100。静脉给药后的清除率为 32~50L/h，$t_{1/2}$ 约为 40min。

异环磷酰胺为前体药物，需经肝脏活化后才具有抗肿瘤活性。本药治疗指数比环磷酰胺高，对环磷酰胺耐受者大剂量使用本药仍有一定疗效。口服吸收良好，生物利用度接近100%；血浆蛋白结合率小于20%。主要在肝脏代谢，活性代谢物仅少量透过血脑屏障，脑脊液中药物浓度约为血浆浓度的20%。给药3.8~5g/m² 后，血药浓度曲线呈双相，终末 $t_{1/2}$ 约为15h；给药1.6~2.4g/m² 后，血药浓度曲线呈单相，$t_{1/2}$ 约为7h。本药70%~86%通过肾脏清除，单次给予5g/m² 的高剂量后，约61%以原形排出；单次给予1.2~2.4g/m² 后，仅12%~18%以原形排出。连续给药5d可使本药清除加快、毒性降低，但不降低疗效。

达卡巴嗪为嘌呤生物合成的中间体，属三氮烯咪唑类烷化剂。静脉注射后，血药浓度达峰时间约为30min，血浆蛋白结合率为20%~28%，少量药物可透过血脑屏障，主要在肝脏代谢，30%~45%的药物在6h内以原形及代谢物形式经肾脏排泄。$t_{1/2\alpha}$ 和 $t_{1/2\beta}$ 分别约为19min和5h；肝肾功能不全者 $t_{1/2\alpha}$ 和 $t_{1/2\beta}$ 分别延长至约55min和7.2h。

丙卡巴肼为肼的衍生物，本身无抗肿瘤作用，需在体内代谢生成具有烷化作用的叠氮化合物而起作用。本药口服吸收快而完全，吸收后迅速分布至全身各组织，肝肾中浓度最高，易透过血脑屏障，血药浓度达峰时间为30~60min。主要在肝脏代谢，$t_{1/2}$ 为7~10min。约70%从尿中排泄，仅约5%为原形药物，小部分分解为二氧化碳和甲烷后经呼吸道排出。

1. 治疗前评估

（1）禁忌证评估：妊娠期妇女和对本类药物过敏者禁用本类药物。对甘露醇过敏者、中度或重度肝损害患者禁用苯达莫司汀；哺乳期妇女、双侧输尿管阻塞患者、严重骨髓抑制者禁用异环磷酰胺；水痘或带状疱疹患者禁用达卡巴嗪；骨髓储备不足者禁用丙卡巴肼。

（2）应用风险评估：骨髓抑制、痛风或有泌尿道结石史、感染、肝肾功能不全、有癫痫史、头部外伤患者慎用苯丁酸氮芥；肾损害、轻度肝损害患者慎用苯达莫司汀；育龄期妇女及低蛋白血症、肝肾功能不全、出血性膀胱炎、既往使用过顺铂、轻中度骨髓抑制患者慎用异环磷酰胺；肝肾功能不全者、感染患者慎用达卡巴嗪；进行过放疗或化疗、糖尿病、肝肾功能不全、感染患者慎用丙卡巴肼。

2. 治疗过程的监护

（1）特殊人群用药监护：儿童过量使用苯丁酸氮芥、丙卡巴肼时可出现神经毒性，用药时剂量应个体化，并在严格的临床监测下给药。儿童长期使用异环磷酰胺可引起范科尼（Fanconi）综合征。哺乳期妇女使用苯丁酸氮芥、苯达莫司汀、达卡巴嗪、丙卡巴肼期间应停止哺乳。老年患者使用苯丁酸氮芥，可能会增加免疫抑制毒性，并出现以嗜睡和意识模糊为主要表现的感染。

（2）药物相互作用监护：

1）苯丁酸氮芥：保泰松可增强苯丁酸氮芥的毒性，合用时苯丁酸氮芥剂量应酌减。

2）苯达莫司汀：环丙沙星、氟伏沙明等CYP1A2强效抑制药可升高苯达莫司汀的血药浓度，同时降低其次要活性代谢物 M_3 和 M_4 的浓度；奥美拉唑等CYP1A2强效诱导药可降低苯达莫司汀的血药浓度，同时升高其次要活性代谢物 M_3 和 M_4 的浓度。

3）异环磷酰胺：与华法林等抗凝血药物合用时，可能引起凝血机制紊乱而导致出血；与降糖药合用时，可增强降糖药作用。

4）达卡巴嗪：与重组人白介素-2合用时，可增加过敏反应的风险。

5）丙卡巴肼：①与选择性5-羟色胺再摄取抑制药如氟西汀、帕罗西汀等合用时，可导致中枢神经系统毒性或5-羟色胺综合征，表现为高血压、高热、肌阵挛以及心理状态改变。②与拟交感胺类药物如苯丙胺、麻黄碱和阿扎哌隆类抗焦虑药如丁螺环酮合用时，有导致高血压危象的危险。③与三环类抗抑郁药如阿米替林、地昔帕明等，四环类抗抑郁药如马普替林、米氮平合用时，可导致神经毒性加重、癫痫发作。④与其他单胺氧化酶抑制药如异卡波肼、苯乙肼等合用时，可增加高血压危象或癫痫发作的危险性。⑤与赛庚啶合用时，丙卡巴肼可延长和加强赛庚啶的抗胆碱作用。⑥与阿可乐定、溴莫尼定、卡马西平、哌替啶、左甲硫拉嗪合用时可使毒性增加。⑦与降糖药合用，可增强降糖作用。⑧与氟哌利多、左美沙酮合用，可增加发生心脏毒性的危险。⑨与乙氯维诺、氧可酮合用，可增强中枢抑制作用。⑩与甲氨蝶呤合用可引起肾功能不全。⑪与筒箭毒碱合用，可增强肌肉松弛作用，导致呼吸困难。

（3）药物不良反应监护：①常见不良反应为骨髓抑制，主要表现为白细胞及血小板减少。②可见恶心、呕吐、腹泻、食欲减退等胃肠道反应，以苯丁酸氮芥的反应较轻。③神经系统毒性可表现为震颤、肌张力增加、共济失调、眩晕、嗜睡、精神错乱等，也可出现下肢感觉异常、深反射消失、麻痹等外周神经病变。④长期使用苯丁酸氮芥治疗可引起肺间质严重纤维化。⑤使用异环磷酰胺可致出血性膀胱炎，表现为排尿困难、尿频、尿痛，常伴有血尿。可在给药后数小时或数周内出现，停药数日后消失。用药时应鼓励患者多饮水，大剂量应用时应水化、利尿，同时给予尿路保护剂美司钠。⑥使用达卡巴嗪，可出现流感样症状，如鼻塞、颜面潮红、肌肉酸痛、发热等，常出现于给药后7d，可持续1~3周。⑦其他还可见发热、肺炎、皮炎、脱发、静脉炎、过敏反应等。

（4）其他：用药期间须定期检查血常规、尿常规、肝肾功能，并注意监测血尿酸水平。

（二）对长春新碱的药学监护

长春新碱是从夹竹桃科植物长春花中提取的一种生物碱，主要通过抑制微管蛋白的聚合，妨碍纺锤体微管的形成，使肿瘤细胞停止于有丝分裂中期（M期）；也可通过干扰细胞膜对氨基酸的转运，使蛋白质的合成受抑制；还可通过抑制RNA聚合酶而阻碍RNA的合成。属细胞周期特异性抗肿瘤药，作用于M期细胞，大剂量长春新碱亦可杀伤S期细胞。

本药口服吸收差，静脉注射后迅速分布至各组织，神经细胞内浓度较高，很少透过血脑屏障，血浆蛋白结合率约为75%。主要在肝脏经CYP3A4代谢，通过胆汁排泄，存在肠肝循环。静脉注射后$t_{1/2\alpha}$约为4.2min，$t_{1/2\beta}$约为2.27h，$t_{1/2\gamma}$约为85h。给药总量的约70%随粪便排泄，仅5%~16%随尿排泄。

1. 治疗前评估

（1）禁忌证评估：对本药或其他长春花生物碱过敏者、Charcot-Marie-Tooth综合征（进行性神经性腓骨肌萎缩症）引起的脱髓鞘患者禁用。

（2）应用风险评估：2岁以下儿童、妊娠期及哺乳期妇女、老年人慎用。

以下患者慎用：急性尿酸性肾病患者，有痛风或尿酸盐性肾结石病史患者，神经肌肉疾病患者，肺功能不全患者，近期进行过放疗或化疗的患者，肝功能损害者，感染患者，心血管病患者，白细胞计数减少患者。

2. 治疗过程的监护

（1）药物相互作用监护：①CYP3A4强效抑制药如奎奴普丁/达福普丁、伊曲康唑等，可增加本药的血药浓度，导致本药毒性增加。②CYP3A4诱导药如卡马西平、苯妥英钠等，可降低本药疗效。③本药可阻止甲氨蝶呤从细胞内渗出而提高其细胞内浓度，故合用时常先注射本药。④与门冬酰胺酶、异烟肼合用，可加重神经毒性，应先于门冬酰胺酶12~24h内给予本药。⑤与非格司亭、沙莫司亭合用，可能导致严重的周围神经病。⑥与含铂制剂合用，可增强第Ⅷ对脑神经损害。⑦与齐多夫定合用，可增强本药的血液学毒性，须减少本药用量，并随时监测血常规。⑧本药可改变地高辛的吸收而降低其疗效，与地高辛合用时应密切监测地高辛的血药浓度。

（2）药物不良反应监护：①神经毒性是本药剂量限制性毒性，表现为四肢麻木、腱反射迟钝或消失、外周神经炎、麻痹性肠梗阻、脑神经麻痹等。常见于40岁以上者，儿童耐受性强于成人，恶性淋巴瘤患者神经毒性发生率高于其他肿瘤患者。②胃肠道反应较轻，可见腹痛、恶心、呕吐等反应。③长期应用可抑制睾丸或卵巢功能，引起精子缺乏或闭经。④其他可见脱发、静脉炎、血钾升高，偶见血压改变，骨髓抑制较轻。

（3）其他：用药期间应定期检查血常规、肝肾功能及监测血尿酸水平。注意观察心律、肠鸣音及腱反射等。

（三）对依托泊苷的药学监护

依托泊苷为鬼臼脂的半合成衍生物，可作用于DNA拓扑异构酶Ⅱ，形成"药物-酶-DNA"复合物，阻碍拓扑异构酶Ⅱ对DNA的修复，导致DNA复制受阻，从而抑制肿瘤细胞的增殖。属细胞周期特异性抗肿瘤药，主要作用于S期、G_2期细胞。

本药口服后生物利用度约为48%，血浆蛋白结合率约为97%，脑脊液中药物浓度（给药2~20h后）为血浆浓度的1%~10%。给药总量的44%~60%由肾脏排泄，其中约67%为原形药物；约16%由胆道随粪便排泄。$t_{1/2}$约为7h。

1. 治疗前评估

（1）禁忌证评估：妊娠期及哺乳期妇女，对本药过敏者，心、肝、肾功能严重不全者禁用。

（2）应用风险评估：儿童，老年人，白细胞、血小板明显低下者，肝肾功能不全者，低蛋白血症患者慎用。

2. 治疗过程的监护

（1）药物相互作用监护：①与环孢素合用时，当环孢素的血药浓度大于$2\mu g/mL$时，可增加本药的表观分布容积、降低清除率，从而增强本药毒性。②Valspodar（环孢素衍生物）可导致本药清除率明显降低，合用时应减少本药的用量。③与他莫昔芬合用，可增强本药的毒性。④与阿糖胞苷、环磷酰胺、卡莫司汀合用有协同作用。⑤与其他抗肿瘤药物合用可能增强骨髓抑制作用，应谨慎。⑥本药血浆蛋白结合率高，与其他血浆蛋白结合率高的药物合用可影响本药的作用和排泄。

（2）药物不良反应监护：①静脉滴注速度过快，给药时间低于 30min，可出现皮疹、寒战、发热、支气管痉挛、呼吸困难等过敏反应。②本药骨髓抑制反应较明显，可见贫血、白细胞及血小板减少。多发生于用药后 7~14d，停药后 20d 左右可恢复正常。③还可见胃肠道反应、转氨酶升高、血尿素升高、头晕、心悸、间质性肺炎、脱发等不良反应。

（3）其他：本药静脉滴注时间不宜少于 30min；本药含有苯甲醇，禁用于儿童肌内注射；用药期间应定期检查血常规及肝肾功能。

（四）对博来霉素的药学监护

博来霉素是从放线菌培养物中分离到的含多种糖肽的复合抗生素，能与铜离子或铁离子络合，嵌入 DNA，引起 DNA 链断裂，阻止 DNA 的复制，干扰细胞分裂增殖，但不引起 RNA 链断裂。属细胞周期非特异性药物，但对 G_2 期细胞作用较强。本药口服无效。注射给药后，广泛分布到肝、脾、肾等组织中，以皮肤和肺浓度较高，部分药物可透过血脑屏障，血浆蛋白结合率约为 1%。连续静脉滴注 4~5d，每日 30mg，24h 内血药浓度稳定在 146ng/mL，静脉滴注后初期和终末消除 $t_{1/2}$ 分别约为 1.3h 和 8.9h。主要经肾排泄，24h 内排出 50%~80%。

1. 治疗前评估

（1）禁忌证评估：妊娠期妇女、对本药及其同类药物过敏者、严重心肺疾病患者、严重肾功能不全者、水痘患者、白细胞计数低于 $2.5×10^9/L$ 患者、发热患者禁用。

（2）应用风险评估：哺乳期妇女、老年人、慢性呼吸道疾病患者、有肺部放疗史或肺功能不全者、肝肾功能不全者慎用。

2. 治疗过程的监护

（1）药物相互作用监护：①与其他抗肿瘤药合用有诱发间质性肺炎、肺纤维化的可能。②与顺铂合用可降低本药的清除率。③本药可降低地高辛的治疗作用，合用时须密切监测。④本药可降低苯妥英钠在肠内的吸收而降低其作用，合用时应监测苯妥英钠的血药浓度水平，必要时可增加苯妥英钠的剂量。

（2）药物不良反应监护：①10%~23% 的用药患者可出现肺毒性，引起非特异性肺炎和肺纤维化，表现为呼吸困难、咳嗽、胸痛、肺部啰音等。②约 1/3 患者于用药后 3~5h 可出现发热，一般在 38℃ 左右，个别有高热，常在数小时后体温自行下降。③约 1% 的淋巴瘤患者出现严重特异质反应，表现为低血压、精神错乱、发热、寒战和喘鸣等。④本药骨髓抑制作用较轻微。1% 以下的患者出现白细胞减少，还可引起出血。⑤可有心电图改变、心包炎症状，但可自然消失，无长期的心脏后遗症。⑥少数患者有食欲减退、恶心、呕吐等胃肠道反应。⑦其他还可见肝功能异常、尿频、尿痛、头痛、嗜睡、脱发、皮疹、色素沉着等。

（3）其他：用药期间应注意检查胸部 X 线、肺功能、血常规、动脉血气分析、肝肾功能以及血尿酸水平。

（五）对阿仑单抗的药学监护

阿仑单抗是利用基因重组及单克隆抗体技术生产的人源性抗 CD52 单克隆抗体。CD52 蛋白存在于正常 T 淋巴细胞、B 淋巴细胞和恶性淋巴细胞上，本药以 CD52 蛋白为靶向，当抗体与细胞表面相结合之后，可以激活抗体依赖的细胞溶解作用而破坏细胞。用于治疗 B 细胞慢性淋巴细胞白血病（B-CLL）、非霍奇金淋巴瘤（NHL）等疾病。

慢性淋巴细胞白血病（CLL）患者每周静脉输液 3 次，每次 30mg，治疗 6 周后可达稳态血药浓度。C_{max} 和 AUC 与用药剂量有关，$t_{1/2}$ 约为 12d。本药存在较大的个体差异。随着治疗过程中恶性淋巴细胞数的减少，本药血药浓度会升高。

1. 治疗前评估　对本药过敏者、全身活动性感染患者、免疫缺陷症患者禁用。

2. 治疗过程的监护

（1）药物不良反应监护：最常见的不良反应为血细胞减少、输液反应、感染、恶心、呕吐、腹泻、失眠。其他还可见高血压、心律失常、头痛、肌痛、胸痛、咳嗽、支气管炎、肺炎、皮疹等。

（2）其他：①用药前应检测血常规、肝肾功能、血压、心电图、免疫功能。②静脉输液 30min 前给予苯海拉明 50mg 和对乙酰氨基酚 650mg，可预防和减轻输液反应；如果出现严重输液反应，给予氢化可的松 200mg 减轻症状。③用药前可给予抗感染药物以预防感染，直至停药后 2 个月或者 CD4$^+$ 细胞达到 2×10^8/L 以上。④每周需检查血常规，如果出现中性粒细胞减少、血小板减少则需增加检查频次。定期检测 CD4$^+$ 细胞直至达到 2×10^8/L 以上。⑤本药只能静脉滴注，不能静脉注射或者静脉冲击给药。

（六）对依鲁替尼的药学监护

依鲁替尼为布鲁顿酪氨酸激酶（BTK）的小分子抑制药，可与 BTK 活性中心的半胱氨酸残基共价结合，不可逆地抑制 BTK 活性，进而抑制 BCR 信号通路的激活，有效阻止肿瘤从 B 细胞迁移至适宜肿瘤生长的淋巴组织，减少 B 细胞恶性增殖并诱导细胞凋亡。主要用于治疗套细胞淋巴瘤和慢性淋巴细胞白血病。

本药口服后吸收迅速，1~2h 达血药峰浓度。血浆蛋白结合率约为 97.3%，表观分布容积约为 10 000L。本药主要经 CYP3A 代谢，少量经 CYP2D6 代谢。表观清除率约 1 000L/h，$t_{1/2}$ 为 4~6h。主要随粪便排泄，其中原形药物约占 1%；少量随尿液排泄。

1. 治疗前评估　妊娠期妇女禁用。

2. 治疗过程的监护

（1）药物相互作用监护：

1）CYP3A 抑制药可升高本药的 C_{max} 和 AUC。长期使用强效 CYP3A 抑制药如利托那韦、茚地那韦、奈非那韦等，不推荐合用本药；短期（≤7d）使用强效 CYP3A 抑制药如酮康唑、伊曲康唑、克拉霉素等，应暂停本药；与中效 CYP3A 抑制药如氟康唑、红霉素、维拉帕米等合用时，本药应酌情减量，并密切监测毒性反应。

2）强效 CYP3A 诱导药如卡马西平、利福平、苯妥英钠等可降低本药的血药浓度，应避免合用。

（2）药物不良反应监护：常见不良反应有胃肠道反应、血小板减少、中性粒细胞减少、贫血、疲劳、皮疹、发热、外周水肿、肌肉骨骼疼痛、上呼吸道感染等。

(七) 疗效评估

1. 完全缓解 (CR)　所有的病灶证据消失；典型的氟 [^{18}F] 脱氧葡萄糖 (FDG) 高亲和性或正电子发射断层扫描 (PET) 阳性的淋巴瘤，治疗后任何大小残留病灶的 PET 为阴性；FDG 亲和性不定或未知，或 PET 阴性的淋巴瘤，治疗后 CT 显示所有淋巴结或结节样病灶已缩至正常大小；肝脾不能触及，影像学检查显示正常大小，且淋巴瘤相关结节消失；骨髓侵犯者，重复骨髓活检结果阴性，如果形态学不能确诊，需要免疫组化结果阴性。

2. 部分缓解 (PR)　6 个最大淋巴结或结节状肿块最大垂直径乘积之和 (SPD) 至少缩小 50%；典型的 FDG 高亲和性的淋巴瘤治疗后，原受累部位至少有 1 个 PET 阳性病灶；FDG 亲和性不定或未知的淋巴瘤 CT 显示病灶缩小；所有病灶 SPD 或单病灶最大横径缩小≥50%，肝脾无增大；除肝脾淋巴结外，其他器官未见可测量病灶，无新病灶；如果治疗前骨髓标本阳性，则不作为疗效评价标准，细胞类型应该明确。

3. 疾病稳定 (SD)　患者未达 CR 或 PR，且不符合疾病进展标准；典型的 FDG 高亲和性或 PET 阳性的淋巴瘤先前病灶治疗后 PET 仍为阳性，且治疗后 CT 或 PET 未见新病灶；FDG 亲和性不定或未知，或 PET 阴性的淋巴瘤治疗后 CT 显示原病灶大小无改变。

4. 疾病进展 (PD)　在治疗中或治疗结束时出现任何径线超过 1.5cm 的新病灶，即使其他病灶缩小；任何先前受累的短径超过 1.0cm 的单个淋巴结，其最长径增加至少 50%；任何先前侵犯淋巴结的 SPD、单个受累结节或其他病灶 (如肝或脾结节) 的大小增加至少 50%；典型的 FDG 高亲和性淋巴瘤或治疗前 PET 阳性病灶，治疗后 PET 阳性；骨髓中出现新病灶或复发病灶。

(八) 患者教育

1. 一般教育　①保持积极心态，适当参加社交活动及锻炼身体，但应避免劳累。②注意饮食均衡。选择高热量、高蛋白、高维生素、易消化的食物，避免刺激性食物，忌烟酒。③化疗期间多休息，减少陪伴探视人员，加强皮肤、口、鼻及会阴部的清洁卫生，预防感染。④遵医嘱按时服药，定期复查及化疗。如出现发热、出血、肿块等症状，应及时就诊。

2. 用药教育

(1) 用药期间，患者应多饮水，保持足够尿量，碱化尿液，以加快体内药物、代谢产物及尿酸的排泄，减轻对肾脏的损害。

(2) 注射部位局部如有红肿、疼痛或药液外漏，应立即停止使用，并采取冷敷等措施。

(3) 接受化疗的患者于治疗结束后至少 3 个月才能接种活疫苗。

(4) 使用长春新碱的患者，用药期间应避免日光直接照射。

(5) 使用博来霉素的患者，用药后应避免日晒，用药过程中如果出现发热、咳嗽、活动性呼吸困难等，应立即停药。

(6) 使用丙卡巴肼期间进食含酪胺的食物，可能导致患者血压升高，故不宜进食牛奶、香蕉等。与乙醇合用时，可增强中枢镇静作用，并可产生双硫仑样反应；用药期间避免饮酒，禁用含乙醇成分的药物或食物。

（7）服用依鲁替尼胶囊的患者，每日应在相同时间用温水整粒吞服胶囊。用药期间应避免进食葡萄柚汁和其他已知的有抑制 CYP3A4 作用的食物。

第七章 多发性骨髓瘤的药学监护

一、多发性骨髓瘤概述

多发性骨髓瘤（multiple myeloma，MM）是浆细胞恶性增殖性疾病，其特征是骨髓中克隆性浆细胞异常增生，并分泌单克隆免疫球蛋白或其片段（M蛋白），导致相关器官或组织损伤。其病因尚不明确，可能与环境、化学物质、病毒感染、遗传、慢性炎症及抗原刺激等因素有关。我国MM发病率约为1/10万，发病年龄大多在50~60岁，40岁以下者较少见，男女之比为3：2。

（一）临床表现

1. **骨骼损害** 骨痛、骨质疏松、溶骨性破坏和病理性骨折。

2. **感染、贫血、出血** 正常多克隆免疫球蛋白及中性粒细胞减少，致使机体免疫力降低，容易发生各种感染，尤以肺炎多见，其次是泌尿系感染和败血症。贫血程度不一，一般病程早期较轻，晚期较重。出血程度一般不严重，以鼻出血、牙龈出血和皮肤紫癜多见。

3. **高钙血症** 呕吐、乏力、意识模糊、多尿或便秘等。

4. **肾功能损害** 常表现为轻链管型肾病、蛋白尿、肌酐清除率下降等。

5. **高黏滞综合征** 可有头昏、眼花、耳鸣、手指麻木、冠状动脉供血不足、慢性心力衰竭、突发意识障碍等症状。

6. **淀粉样变性和雷诺现象** 舌、腮腺肿大，心脏扩大，腹泻或便秘，皮肤苔藓样变等。如M蛋白为冷球蛋白，则引起雷诺现象。

7. **髓外浸润** 淋巴结、肝、肾、脾肿大，神经损害，髓外浆细胞瘤、浆细胞白血病等。

（二）检查指标

1. **血常规** 多为正常细胞性贫血，红细胞呈缗钱状排列，白细胞及血小板正常或减少。

2. **骨髓象** 骨髓增生活跃，浆细胞异常增生，可见双核或多核浆细胞。骨髓瘤细胞免疫表型为$CD38^+$、$CD56^+$。

3. **生化检查** 单株免疫球蛋白（M蛋白）增多，血钙升高，血磷正常。血清β_2微球蛋白、血清白蛋白、血清乳酸脱氢酶、C反应蛋白等指标异常。90%患者有蛋白尿，血清尿素和肌酐可增高。

4. **细胞遗传学** 可有染色体异常，包括del（13）、del（17）、t（4；14）、t（11；

14）及 1q21 扩增。

（三）诊断依据

（1）有症状骨髓瘤的诊断标准（满足以下 3 条标准）：①骨髓单克隆浆细胞比例≥10% 和（或）组织活检证明有浆细胞瘤。②血清和（或）尿出现单克隆 M 蛋白。③骨髓瘤相关靶器官损害（至少一项或多项）：校正血清钙>2.65mmol/L，肾功能损害（肌酐>177μmol/L），贫血（血红蛋白低于正常下限 20g/L 或<100g/L），溶骨性破坏，严重的骨质疏松或病理性骨折，其他类型的终末器官损害也偶有发生；若经过治疗，证实这些脏器的损害与骨髓瘤相关，可进一步支持诊断。

（2）无症状骨髓瘤（冒烟型骨髓瘤）的诊断标准：①血清单克隆 M 蛋白≥30g/L 和（或）24h 尿轻链≥500mg。②骨髓单克隆浆细胞比例≥10%。③无相关器官及组织的损害（无终末器官损害，包括溶骨改变）。

（3）根据血清 M 蛋白成分的特点进行分型诊断。

（4）按 DS 分期系统或国际分期系统（ISS）进行分期诊断。

二、治疗方案

（一）治疗原则

DS 分期为Ⅰ期的患者或没有明显器官受累及临床表现的患者可暂不进行治疗，定期进行随访；Ⅱ期和Ⅲ期的患者及有症状的 MM 均应积极治疗。

（二）化疗

MM 的初始治疗为诱导缓解治疗。常用的化疗方案见表 6-7-1。

表 6-7-1　MM 常用联合化疗方案

方案	药物	剂量	用法	说明
MPT	美法仑	4mg/（m²·d）	口服，d1~7	每 4 周重复 1 次，至少半年
	泼尼松	40mg/（m²·d）	口服，d1~7	
	沙利度胺	100mg/d	口服，每日 1 次，连续半年	
VAD（T）	长春新碱	0.4mg/d	静脉滴注，d1~4	每 4 周重复给药
	多柔比星	10mg/d	静脉滴注，d1~4	
	地塞米松	40mg/d	口服，d1~4，d9~12，d17~20	
	沙利度胺	100~200mg/d	口服，d1~28	
DT	地塞米松	30~40mg/d	口服，d1~4，d9~12，d17~20	
	沙利度胺	100~200mg/d	口服，d1~28	

续表

方案	药物	剂量	用法	说明
P (A) D	硼替佐米	1.3mg/ (m²·d)	静脉注射，d1、d4、d8、d11	
	多柔比星	9mg/ (m²·d)	静脉注射，d1~4	
	地塞米松	30~40mg/d	口服，d1~4、d8~11、d15~18	

（三）造血干细胞移植

造血干细胞移植可提高 MM 患者的生活质量，改善患者预后，延长患者生命，部分患者可能得到治愈。

（四）并发症治疗

双膦酸盐类药物可预防和治疗高钙血症，减少病理性骨折，减轻骨痛；促红细胞生成素可改善贫血；控制感染，改善肾功能等。

（五）新药治疗

用于治疗 MM 的新药包括第二代免疫调节剂来那度胺（lenalidomide）、第三代免疫调节剂泊马度胺（pomalidomide）、新一代蛋白酶体抑制剂卡非佐米（carfilzomib）、组蛋白去乙酰化酶抑制剂帕比司他（panobinostat）、抗人 CD38 单克隆抗体等。

三、药学监护

（一）对沙利度胺、来那度胺、泊马度胺的药学监护

沙利度胺是一种免疫调节剂，具有抑制肿瘤坏死因子-α（TNF-α）的表达、抗炎、抗血管生成、调节免疫和抗恶性细胞增殖的作用，用于治疗多种血液病和实体恶性肿瘤。来那度胺是第二代免疫调节剂，是沙利度胺的衍生物，其疗效好于沙利度胺，嗜睡、便秘及外周神经病等药物不良反应明显减少；泊马度胺是第三代免疫调节剂，具有高效的免疫调节作用，与沙利度胺和来那度胺相比，用量较小，耐受性较好，疗效更佳。

沙利度胺的缓释片和咀嚼片的达峰时间分别为 2.9~5.7h 和 2~6h。血浆蛋白结合率高，表观分布容积约为 120L。本药可能经肝脏代谢，肾脏清除率约为 1.15mL/min，约 0.7% 以原形随尿液排出，$t_{1/2}$ 为 5~7h。

来那度胺口服后吸收迅速，健康志愿者口服后 0.625~1.5h 达血药峰浓度，AUC 与给药剂量呈正相关。本药的血浆蛋白结合率约 30%。约 2/3 以原形经肾排泄，$t_{1/2}$ 约为 3h。

泊马度胺口服后 2~3h 达血药峰浓度，AUC 与剂量成比例增加。表观分布容积为 62~138L，血浆蛋白结合率为 12%~44%。主要经肝脏 CYP1A2 和 CYP3A4 代谢，CYP2C19 和 CYP2D6 对本药也有一定的作用，同时本药也是 P-糖蛋白（P-gp）的底物。本药约 73% 随尿排泄，15% 随粪便排泄，平均总清除率为 7~10L/h。健康受试者

$t_{1/2}$约为 9.5h，多发性骨髓瘤患者 $t_{1/2}$ 约为 7.5h。

1. 治疗前评估

（1）禁忌证评估：妊娠期妇女和对本药过敏者禁用。

（2）应用风险评估：育龄妇女给药前应至少进行两次妊娠试验且试验结果为阴性，第 1 次试验在首次给药前 10~14d 进行，第 2 次试验在首次给药前 24h 内进行。老年患者、多发性骨髓瘤患者使用升高血栓栓塞事件发生的风险，中性粒细胞减少或有减少倾向者、周围神经病患者、有癫痫病史者及心血管病患者应慎用。血清肌酐大于 3mg/dL 的患者和血清胆红素大于 2mg/dL 且转氨酶大于正常值上限 3 倍的患者均应避免用药。

2. 治疗过程的监护

（1）特殊人群用药监护：育龄期妇女在给药前 4 周、给药期间、暂时停药期间和停药后 4 周均须采用有效的避孕方法，如用药期间妊娠，应立即停药，并进一步评估毒性。哺乳期妇女用药期间应停止哺乳。65 岁及以上老年患者用药较 65 岁以下患者更易出现肺炎。

（2）药物相互作用监护：

1）沙利度胺：可增强其他中枢抑制药尤其是巴比妥类药的作用；与地塞米松合用可增加发生中毒性表皮坏死松解症和静脉血栓栓塞的危险性；与多西他赛合用可增加发生静脉血栓栓塞的危险性；与唑来膦酸合用可增加肾功能紊乱的风险；与达贝波亭-α 合用可增加骨髓增生异常综合征（MDS）患者血栓形成的风险；本药可增加环孢素、咪达唑仑的代谢和清除率。

2）来那度胺：与地高辛合用，地高辛的 AUC 没有明显变化，但是 C_{max} 升高约 14%；与促红细胞生成药或雌激素等其他可增加血栓形成风险的药物合用，可增加血栓形成的风险；伊曲康唑可增加来那度胺的暴露量。

3）泊马度胺：强效 P-gp、CYP1A2、CYP3A 抑制药或诱导药可分别增加或减少泊马度胺的暴露量。

（3）药物不良反应监护：本类药物最常见的不良反应是便秘、疲劳、失眠、皮疹、肌肉痛性痉挛、腹泻、中性粒细胞减少症、贫血、感染；严重的不良反应有致畸作用、周围性神经炎、深静脉血栓以及新发恶性肿瘤。

尤以沙利度胺的不良反应较多，除了致畸作用强外，周围神经病变多在应用沙利度胺数月后出现，表现为手足麻木、感觉异常等；大多数血栓栓塞事件发生在应用沙利度胺开始治疗后的 3 个月内。单独给予来那度胺未有血栓形成事件发生，而与地塞米松联合用药时风险显著升高，血栓发生率约为 7.8%。泊马度胺导致神经病变的发生率低于 5%；在接受常规化疗的患者中，静脉血栓栓塞的发生率无增加。

（4）其他：用药期间定期检测血常规，当中性粒细胞绝对计数低于 $0.75×10^9/L$ 的患者，应重新评估，必要时停药；需注意监测肝肾功能以及血人绒毛膜促性腺激素（HCG）；还应密切注意血栓栓塞的症状和体征，患者如出现呼吸短促、胸痛、上下肢水肿等症状应及时处理，必要时停药，并开始抗凝治疗。一旦患者情况稳定、血栓并发症得到控制，可基于风险评估再次以起始剂量给予药物，在后续过程中，应持续给予抗凝治疗。还应监测可能发生的二次原发性肿瘤。

（二）对硼替佐米的药学监护

硼替佐米是哺乳动物细胞中 26S 蛋白酶体糜蛋白酶样活性的可逆抑制剂，对多种类型的癌细胞具有细胞毒性，能够延缓包括多发性骨髓瘤在内的肿瘤的生长。多发性骨髓瘤患者静脉给予本药 $1.0mg/m^2$ 和 $1.3mg/m^2$，首剂量（第 1 日）的血药峰浓度分别约为 57ng/mL 和 112ng/mL；随后每周 2 次，用药期间的血药峰浓度分别为 67～106ng/mL 和 89～120ng/mL。单剂量或多剂量 $1.0mg/m^2$ 和 $1.3mg/m^2$ 硼替佐米给药后，广泛分布于外周组织，表观分布容积为 489～1 889L/m^2。本药浓度为 100～1 000ng/mL 时，血浆蛋白结合率约为 83%。主要经 CYP3A4、CYP2C19 和 CYP1A2 代谢，少量经 CYP2D6 和 CYP2C9 代谢。$1.0mg/m^2$ 和 $1.3mg/m^2$ 组首次给药后的清除率分别约为 102L/h 和 112L/h；随后每周 2 次，两组用药期间的清除率在 15～32L/h。多次给药后，$t_{1/2}$ 分别为 40～193h（$1.0mg/m^2$ 剂量组）和 76～108h（$1.3mg/m^2$ 剂量组）。

1. 治疗前评估

（1）禁忌证评估：对硼替佐米、硼或者甘露醇过敏的患者禁用。

（2）应用风险评估：在每次给药前应对血小板计数进行监测，当血小板计数<25×10^9/L，应降低剂量后重新开始；治疗前处于高肿瘤负担的患者使用后有发生肿瘤溶解综合征的危险；有晕厥病史者、心脏病患者、服用能导致低血压的药物者、脱水患者慎用本药；有周围神经病的患者在使用本药后症状可能加重。

2. 治疗过程的监护

（1）特殊人群用药监护：育龄妇女用药期间应避孕，哺乳期妇女用药期间应停止哺乳。某些老年患者对本药的敏感性增高。肝、肾功能损害患者使用本药治疗时应严密监测其毒性。

（2）药物相互作用监护：①强效 CYP3A4 抑制药如酮康唑、利托那韦等可增加本药的暴露量；强效 CYP3A4 诱导药如利福平、圣·约翰草等可减少本药的暴露量。②与口服降糖药合用可能出现低血糖或高血糖，合用时应密切监测患者的血糖水平，并调整降糖药的剂量。④应谨慎合用可能导致周围神经病变的药物如胺碘酮、抗病毒药、异烟肼、呋喃妥因等，以及可引起血压降低的药物。

（3）药物不良反应监护：常见不良反应有疲劳、恶心、腹泻、食欲下降、便秘、血小板减少、贫血、周围神经病、发热、呕吐、低血压、急性充血性心力衰竭和带状疱疹等。

（4）其他：如出现低血压，可调整降压药剂量、补液、给予盐皮质激素和（或）拟交感神经药；如出现新的周围神经病症状或症状加重，需调整本药治疗方案；如出现急性肝衰竭或其他肝功能损害，停药后可逆转；如出现胃肠道出血或脑出血，应考虑输血；如出现恶心、呕吐、腹泻，可用止吐药和止泻药；如出现脱水，应补充体液和电解质。用药期间应密切监测血常规及血压。

（三）疗效评估

1. 完全缓解（CR）　　血清和尿 M 蛋白免疫固定电泳均为阴性；软组织浆细胞瘤消失；溶骨病变在范围或数量上没有增加；骨髓浆细胞<5%［对不分泌型骨髓瘤，至少需做两次（至少间隔 6 周或以上）骨髓检查，其浆细胞均<5%］。

2. 部分缓解（PR） 血清 M 蛋白下降≥50%（对不分泌型骨髓瘤，要求骨髓浆细胞下降≥50%）；24h 尿轻链下降≥90%或小于 200mg/24h；软组织浆细胞瘤缩小≥50%；溶骨病变在范围或数量上没有增加。

3. 微小缓解（MR） 血清 M 蛋白水平下降 25%~49%（不分泌型骨髓瘤中的骨髓浆细胞下降 25%~49%）；24h 尿轻链下降 50%~89%但大于 200mg/24h；软组织浆细胞瘤缩小 25%~49%；溶骨病变在范围或数量上没有增加。

4. 平台期 无进行性骨髓瘤相关性器官或功能损害的证据，M 蛋白和 24h 尿轻链分泌水平变化小于 25%并持续 3 个月以上。

5. 疾病进展（PD） 在治疗过程中或平台期重新出现以下一项或多项情况：血清 M 蛋白水平上升>基线水平的 25%和（或）绝对值增加>5g/L；24h 尿轻链分泌增加>基线水平的 25%和（或）绝对值增加 200mg；骨髓浆细胞比例增加>基线水平的 25%，绝对值增加 10%；原有的溶骨损害或软组织浆细胞瘤体积较前增大；出现新的溶骨性病变或软组织浆细胞瘤；出现其他原因不能解释的高钙血症（校正后的血清钙>2.8mmol/L）。

6. 完全缓解后复发 曾经完全缓解的患者中出现以下一项或多项情况：血清免疫固定电泳或蛋白电泳重新发现 M 蛋白；骨髓浆细胞比例≥5%；出现新的溶骨性病变；软组织浆细胞瘤；不能用其他原因解释的高钙血症（校正后的血清钙>2.8mmol/L）。

（四）患者教育

1. 一般教育 患者应保持心情舒畅，注意休息，适当活动。严重骨质破坏的患者应绝对卧床，以防引起病理性骨折。饮食宜清淡，宜进食高热量、高蛋白、富含维生素、易消化的食物，多饮水，保持大便通畅，忌烟酒。有肾功能损伤者，还应低盐饮食。

2. 用药教育

（1）服用沙利度胺、来那度胺、泊马度胺期间和停药后 1 个月内不可献血；用药期间应避免饮酒，也不可与其他中枢神经抑制剂同服；不应过度暴露于阳光或紫外线下，可使用防晒霜和穿防护性衣服，以防光敏反应；如需停药，应在数周内缓慢撤药；可致倦怠和嗜睡，从事危险工作者如驾驶员、机器操作者应避免使用。

（2）硼替佐米可引起疲乏、头晕、眩晕或视物模糊，出现上述症状时不建议驾驶车辆或操纵机械。

第八章　过敏性紫癜的药学监护

一、过敏性紫癜概述

过敏性紫癜（allergic purpura）是一种常见的血管变态反应性疾病，由于机体对某种致敏原发生变态反应，毛细血管脆性及通透性增高，血液外渗，引起皮肤紫癜、黏膜及某些器官出血。本病病因不明，可能与感染、食物、药物、环境等因素有关。本病多见于青少年，春秋季发病较多。

（一）临床表现

多数患者发病前 1~3 周有全身不适、低热、乏力及上呼吸道感染等前驱症状，随之出现以下典型临床表现。

1. **单纯型**　最常见，主要表现为皮肤紫癜，局限于四肢，常成批反复发生、对称分布、大小不等，可伴发皮肤水肿、荨麻疹。

2. **腹型**　除皮肤紫癜外，出现腹痛、恶心、呕吐、呕血、腹泻及黏液便、便血等一系列症状和体征。

3. **关节型**　除皮肤紫癜外，出现关节肿胀、疼痛、压痛及功能障碍等表现。

4. **肾型**　在皮肤紫癜的基础上，出现血尿、蛋白尿及管型尿，偶见水肿、高血压及肾衰竭等表现，少数可演变为慢性肾炎或肾病综合征。

5. **混合型**　皮肤紫癜合并上述两种以上临床表现。

（二）检查指标

1. **血常规**　血小板计数、功能及凝血时间均正常，出血时间可能延长。

2. **生化常规**　肾型及混合型可有血尿、蛋白尿、管型尿，甚至有血尿素升高、肌酐清除率下降等。

3. **组织学检查**　受累部位皮肤真皮层的小血管周围中性粒细胞聚集，血管壁可有灶性纤维样坏死、上皮细胞增生和红细胞渗出血管外。免疫荧光检查示有 IgA 和 C_3 在血管壁沉着。

（三）诊断依据

（1）发病前 1~3 周有低热、咽痛、全身乏力或上呼吸道感染史。

（2）典型四肢皮肤紫癜，可伴有腹痛、关节肿痛及血尿。

（3）血小板计数、功能及凝血相关检查正常。

（4）排除其他原因所致的血管炎及紫癜。

二、治疗方案

（一）消除致病因素

防治感染，清除局部病灶，驱除肠道寄生虫，避免可能致敏的食物及药物等。

（二）药物治疗

1. 对症治疗

（1）抗组胺药：苯海拉明（diphenhydramine）、阿司咪唑（astemizole）、氯苯那敏（chlorphenamine）、异丙嗪（promethazine）、去氯羟嗪（decloxizine）及西咪替丁（cimetidine）等。

（2）改善血管通透性药物：维生素 C、酚磺乙胺（etamsylate）、卡巴克络（carbazochrome）及曲克芦丁（troxerutin）等。

（3）止痛、止吐、保护胃黏膜等治疗。

2. 糖皮质激素 一般用泼尼松（prednisone）1~2mg/（kg·d），顿服或分次口服。重症者可用氢化可的松（hydrocortisone）100~200mg/d 或地塞米松（dexamethasone）10~20mg/d，静脉滴注，症状减轻后改口服。疗程一般不超过 30d，肾型者可酌情延长。

3. 免疫抑制剂 适用于肾脏受累者、病情迁徙不愈或使用肾上腺皮质激素无效者。环磷酰胺（cyclophosphamide）2~3mg/（kg·d）或硫唑嘌呤（azathioprine）2~3mg/（kg·d），还可用环孢素等。

4. 抗凝疗法 适用于肾型患者，初用肝素钠（heparin sodium）100~200IU/（kg·d）静脉滴注或低分子量肝素（low molecular weight heparin）皮下注射，4 周后改用华法林（warfarin）4~15mg/d，2 周后改为维持量 2~5mg/d，持续治疗 2~3 个月。

5. 中医中药 适用于慢性反复发作或肾型患者。

三、药学监护

（一）对 H_1 受体拮抗剂的药学监护

H_1 受体拮抗剂通过阻断组胺 H_1 受体而发挥抗组胺作用；尚能抑制黏附分子介导的炎症反应。H_1 受体拮抗剂可根据其起效速度、药代动力学特征、对 H_1 受体的选择性和镇静作用的有无，分为第一代、第二代和第三代（表6-8-1）。不同的抗组胺药可能具有不同程度的抗乙酰胆碱、抑制中枢神经系统、抗晕动等药理作用。

表6-8-1 常见 H_1 受体拮抗剂的种类和特点

分类	代表药物	药物特点
第一代	苯海拉明、异丙嗪、氯苯那敏、赛庚啶、去氯羟嗪、羟嗪	受体特异性差，分子量较小，并具有脂溶性，易透过血脑屏障进入脑组织，对中枢神经系统产生抑制作用，表现为镇静、嗜睡等。尚有抗胆碱作用。$t_{1/2}$ 一般都较短，每日须给药 2~4 次

续表

分类	代表药物	药物特点
第二代	氯雷他定、西替利嗪、特非那定、阿司咪唑、非索那丁、阿伐斯汀、美喹他嗪、咪唑斯汀、依巴斯汀、美喹他嗪	H_1 受体选择性高，亲和力更强，分子量较大，且具有长的侧链，脂溶性较低，血脑屏障穿透性低。几乎没有或有较轻的抑制中枢神经系统作用和抗胆碱作用，但有心脏毒性。$t_{1/2}$ 通常较传统的第一代 H_1 受体拮抗剂长，作用持久，大多数每日须给药 1 次
第三代	左旋西替利嗪、非索非那定、地氯雷他定、乙氟利嗪	与其他药物相互作用少，不良反应更少，起效更快，心脏毒性更小，临床应用更安全。$t_{1/2}$ 较第一代 H_1 受体拮抗剂长，与第二代 H_1 受体拮抗剂 $t_{1/2}$ 相当，作用持续时间长

1. 治疗前评估

（1）禁忌证评估：从事高空作业、驾驶、机械操作、危险工种、精细工种的患者禁用有中枢抑制作用的 H_1 受体拮抗剂。心脏疾病、电解质紊乱患者禁用有心脏毒性的 H_1 受体拮抗剂。

（2）应用风险评估：闭角型青光眼、前列腺肥大、尿潴留、幽门十二指肠梗阻、癫痫患者慎用第一代 H_1 受体拮抗剂；高空作业者、驾驶员、机械操作人员等宜选用氯雷他定和地氯雷他定；肾功能损害患者，服用某些经肾排泄的本类药物时，可能需降低用药剂量；肝功能损害患者慎用吩噻嗪类抗组胺药。

2. 治疗过程的监护

（1）疗效评估：①痊愈：治疗后一切症状消失，检查结果正常，观察一年未复发。②显效：与未治疗或其他治疗相比，达到痊愈所需时间显著缩短，并发症发生率及一年内复发率显著下降。③好转：治疗后病情明显好转，但未恢复正常。④有效：与未治疗相比达此程度所需时间明显缩短，可视为有效。若治疗痊愈但两个月内又复发，则为近期有效。⑤无效：治疗后病情好转的程度和所需时间与未治疗相比无显著差别。

（2）特殊人群用药监护：新生儿和早产儿对本类药物抗胆碱作用的敏感性较高，不宜使用。妊娠期及哺乳期妇女慎用此类药物。老年人对此类药物较敏感，使用时应注意监测低血压、精神错乱、痴呆和头晕等不良反应。

（3）药物相互作用监护：①与乙醇、巴比妥类药、催眠药、阿片类镇痛药、抗焦虑药、镇静药、抗癫痫药等中枢神经系统抑制药合用，可增强本类药物的中枢神经抑制作用。②阿托品、三环类抗抑郁药、单胺氧化酶抑制药等抗胆碱药，可增强本类药物的抗胆碱作用。③一些 H_1 受体拮抗剂能掩盖氨基糖苷类抗生素等药物的耳毒性，避免合用。④第二代 H_1 受体拮抗剂禁止与 CYP3A4 抑制药、大环内酯类抗生素、唑类抗真菌药同时使用。⑤部分经肝代谢的抗组胺药与 CYP450 酶抑制药合用时，可致其不良反应增加。⑥有心脏毒性的本类药物避免与 5-羟色胺再摄取抑制药、HIV 蛋白酶抑制药等合用，以免引发严重室性心律失常；避免与抗心律失常药、奎宁、西沙比利、索他洛尔等其他可导致心律失常的药物合用。

（4）药物不良反应监护：①中枢抑制作用。第一代 H_1 受体拮抗剂有明显的中枢抑制作用，表现为镇静、嗜睡、疲倦、乏力、眩晕等。新型 H_1 受体拮抗剂的镇静作用较弱。②抗胆碱作用。第一代 H_1 受体拮抗剂的抗胆碱作用非常明显，能引起口干、视力模糊、排尿困难或尿潴留等。第二代 H_1 受体拮抗剂除美喹他嗪有较强的抗胆碱作用外，其他多数药物抗胆碱作用弱。③心脏毒性。主要表现为室性心动过速、心搏骤停、QT 间期延长、尖端扭转型室性心动过速等各种心律失常，特非那定与阿司咪唑较易发生。④胃肠道反应。如恶心、呕吐、腹泻、腹痛、食欲减退等。⑤中枢兴奋作用。少数患者，尤其是儿童，用药后可出现精神兴奋、失眠、肌颤等。⑥体重增加。该类药物在抑制皮肤黏膜内 H_1 受体的同时，也可抑制胃幽门部的 H_1 受体，加速胃排空，致使食欲增加而造成体重增加。⑦其他。可引起肝肾功能损害；H_1 受体拮抗药本身也可引起变态反应，局部涂敷时更易发生。

（二）对改善血管通透性药物的药学监护

1. 酚磺乙胺　本药能增加血小板数量，增强其黏附、聚集功能，缩短凝血时间，加速血块收缩；还可降低毛细血管通透性，减少血浆渗出。本药起效迅速，口服易吸收。静脉注射后约 1h 达血药峰浓度，作用持续 4~6h，血浆蛋白结合率约为 90%。约 80% 以原形经肾脏排泄，小部分随粪便排泄。静脉注射、肌内注射的 $t_{1/2}$ 分别约为 1.9h、2.1h。

（1）治疗前评估：

1）禁忌证评估：对酚磺乙胺过敏者、急性卟啉病患者禁用。

2）应用风险评估：肾功能不全者，血栓栓塞性疾病如缺血性卒中、肺栓塞、深静脉血栓形成或有此病史患者慎用。

（2）治疗过程的监护：

1）药物相互作用监护：本药与维生素 K、氨甲苯酸合用可增强止血效果，但不可与氨基己酸注射液混合使用；右旋糖酐可降低本药的疗效，如两者必须合用，应间隔用药。

2）药物不良反应监护：本药毒性低，可有恶心、头痛、皮疹、暂时性低血压、血栓形成等，偶有过敏性休克的发生。

2. 卡巴克络　本药能增加毛细血管对损伤的抵抗力，降低毛细血管的通透性，促进受损毛细血管端回缩而止血。

（1）治疗前评估：

1）禁忌证评估：对本药或水杨酸过敏者禁用。

2）应用风险评估：有癫痫史或精神病史者慎用。

（2）治疗过程的监护：

1）特殊人群用药监护：5 岁及 5 岁以下儿童用药较成人剂量减半，大于 5 岁的剂量同成人。

2）药物相互作用监护：抗组胺药和抗胆碱药可影响本药的止血效果，如必须合用，应适当增加本药的用药剂量。本药可降低抗癫痫药和抗精神病药的疗效。

3）药物不良反应监护：本药毒性低，大量使用可产生水杨酸样反应，如恶心、呕吐、头晕、耳鸣、视力减退等，还可引起精神紊乱及脑电图异常。

3. **曲克芦丁**　本药能维持毛细血管的抵抗力，降低其通透性及脆性。还有抗炎、抗过敏等作用，常与维生素 C 合用。口服吸收良好，给药后 1~6h 达血药峰浓度。体内分布广泛，可通过血脑屏障，血浆蛋白结合率约为 30%。在肝脏代谢，存在肠肝循环，代谢物约 70% 随粪便排泄。$t_{1/2}$ 为 10~25h。

（1）治疗前评估：

1）禁忌证评估：对本药过敏者禁用。

2）应用风险评估：有药物过敏史者、有出血或出血倾向患者、胃肠道溃疡患者慎用。

（2）治疗过程的监护：静脉滴注后可出现心律失常等心血管系统反应、急性脑水肿和肝损害；偶见过敏反应、胃肠道反应、头痛、头晕等。

（三）对其他药物的药学监护

1. **对西咪替丁的药学监护**　过敏性紫癜患者有消化道出血时，可静脉滴注西咪替丁 20~40mg/（kg·d）。对西咪替丁的药学监护见第四篇第一章。

2. **对糖皮质激素的药学监护**　糖皮质激素治疗过敏性紫癜的机制可能为：增强血管的紧张性，减轻充血，抑制炎性渗出和水肿；减少组胺、5-羟色胺、慢反应性过敏物质及激肽等的释放；抑制淋巴细胞 DNA 和蛋白质的合成，干扰淋巴细胞在抗原刺激下的分裂和增殖。对糖皮质激素的药学监护见第五篇第一章第二节。

3. **对免疫抑制剂的药学监护**　免疫抑制剂适用于肾型患者。对环磷酰胺、硫唑嘌呤的药学监护见第五篇第四章第一节。

4. **对抗凝药的药学监护**　本病可有纤维蛋白原沉积、血小板沉积及血管内凝血的表现，可用小剂量抗凝药预防过敏性紫癜性肾炎。对华法林的药学监护见第三篇第二章第一节，对普通肝素、低分子量肝素的药学监护见第三篇第三章第二节。

（四）患者教育

1. **一般教育**　注意休息，避免劳累和情绪波动；经常锻炼，增强体质，预防感染；急性期和出血多时应限制活动。饮食要清淡，多吃瓜果蔬菜，禁食生葱、生蒜、辣椒等刺激性食物及肉类、海鲜等。防止昆虫叮咬，去除变应原，避免服用可能引起过敏的药物。

2. **用药教育**

（1）第一代 H_1 受体拮抗药剂如苯海拉明、异丙嗪等应餐后服用，最好于临睡前服用；本类药可致困倦或眩晕，用药后应避免驾驶车辆、操纵机械或高空作业。

（2）为避免食物对吸收的影响，阿司咪唑应餐前 1~2h 或餐后 2h 空腹服用。

（3）用药期间应避免暴露于日光下，以防光敏反应。也要避免摄入含乙醇饮料或其他镇静药。

第九章 特发性血小板减少性紫癜的药学监护

一、特发性血小板减少性紫癜概述

特发性血小板减少性紫癜（idiopathic thrombocytopenic purpura, ITP），亦称原发免疫性血小板减少症（immune thrombocytopenia, ITP），是由于机体对自身血小板抗原的免疫失耐受，产生体液免疫和细胞免疫介导的血小板过度破坏和血小板生成受抑，导致血小板减少而出现的病症，是常见的获得性出血性疾病。ITP 的发病率为（5~10）/10万，男女发病率相近，育龄妇女发病率高于同年龄段男性，60 岁以上人群的发病率为60 岁以下人群的 2 倍。

（一）临床表现

1. 出血倾向 皮肤、黏膜出血，月经量多，病情严重者可有内脏出血；部分患者无出血症状。

2. 乏力 是 ITP 的临床症状之一，部分患者表现更明显。

（二）检查指标

1. 血常规 血小板计数减少，血小板平均体积偏大，出血时间延长，血小板功能一般正常；可有程度不等的正常细胞或小细胞低色素性贫血。

2. 骨髓象 骨髓巨核细胞数正常或增多，有成熟障碍，产生血小板的巨核细胞减少或阙如。

（三）诊断依据

（1）至少 2 次化验血小板计数减少，血细胞形态无异常。

（2）脾脏不大或轻度增大，无肝、淋巴结肿大。

（3）骨髓检查巨核细胞数正常或增多，有成熟障碍。

（4）排除其他能引起血小板减少的原因，如假性血小板减少、自身免疫性疾病、甲状腺疾病、药物相关性血小板减少、淋巴系统增殖性疾病、骨髓增生异常综合征、恶性血液病、脾功能亢进、妊娠期血小板减少、感染等。

二、治疗方案

（一）治疗原则

无明显出血倾向，血小板计数高于 $30×10^9/L$，无手术、创伤的患者，可临床观察，暂不进行药物治疗；有明显出血倾向者，无论血小板减少程度如何，均应积极治疗。

（二）一般治疗

一般治疗包括止血药物的应用、局部止血、输注血小板等对症处理。

（三）药物治疗

1. 一线治疗　①糖皮质激素为治疗 ITP 的首选药物。常用泼尼松（prednisone）1mg/（kg·d），也可选用地塞米松（dexamethasone）或氢化可的松（hydrocortisone）等。②静脉滴注丙种球蛋白（IVIg），用于严重血小板减少者、不能耐受糖皮质激素或者脾切除前准备、合并妊娠或分娩前。常用剂量 400mg/（kg·d）×5d 或 1.0g/（kg·d）×2d。

2. 二线治疗　①脾切除。②利妥昔单抗（rituximab）375mg/m^2，静脉滴注，每周1 次，连用 4 周。③环孢素（cyclosporin）250~500mg/d，口服，维持量 50~100 mg/d，可持续半年以上。④达那唑 400~800mg/d，口服，持续 2 个月以上。⑤免疫抑制剂如长春新碱（vincristine）0.02mg/kg，静脉滴注，每周 1 次，共 3~6 次；硫唑嘌呤（aza-thioprine）100 ~ 150mg/d，口服，起效较慢，需 2 ~ 6 个月；环磷酰胺（cyclophosph-amide）50~150mg/d，分次口服，常于治疗后 2 个月起效，需治疗 6 个月维持疗效；吗替麦考酚酯（mycophenolate mofetil）1.5g/d，口服，治疗时间为 3~6 个月。⑥血小板生成药物，一般用于糖皮质激素治疗无效或难治性 ITP 患者。主要包括重组人血小板生成素（recombinant human thrombopoietin，rhTPO）、罗米司亭（romiplostim）、艾曲波帕（eltrombopag）、重组人白介素-11（recombinant human interleukin-11，rhIL-11）等。

三、药学监护

（一）对利妥昔单抗的药学监护

利妥昔单抗是一种人鼠嵌合型抗 CD20 单克隆抗体，该药与 B 淋巴细胞的细胞膜上 CD20 抗原特异性结合，通过补体依赖性细胞毒作用（CDC）和抗体依赖性细胞毒作用（ADCC）介导发挥细胞毒效应而破坏肿瘤细胞。此外，体外研究显示，本药能诱导细胞凋亡和抑制增殖，还可增强耐药的人 B 淋巴瘤细胞株对某些细胞毒性药物的敏感性。接受本药治疗的患者血清抗体浓度随剂量的增加而升高。静脉滴注本药 375mg/m^2，每周 1 次，连续给药 4 周，血药峰浓度、血浆清除率、平均 $t_{1/2}$ 在首次滴注后分别约为 238.7μg/mL、0.045 9L/h、68.1h；第 4 次滴注后分别约为 480.7μg/mL、0.014 5L/h、189.9h。在完成末次治疗后 3~6 个月，在患者血浆中仍能检测出本药。

1. 治疗前评估

（1）禁忌证评估：妊娠期及哺乳期妇女、已知对本药和鼠蛋白过敏者、严重活动性感染或免疫应答严重损害如低 γ 球蛋白血症患者、CD4 或 CD8 细胞计数严重下降者、严重心力衰竭患者禁用。

（2）应用风险评估：老年人、有药物过敏史者、血液循环中恶性细胞含量高者（>2.5×10^7/L）、有心肺疾病史患者、中性粒细胞计数低于 1.5×10^9/L 者、有复发性或慢性感染史者、有易引起严重感染的基础病的患者慎用。用药前所有患者均需筛查 HBV 感染，以免引起 HBV 再激活。

2. 治疗过程的监护

（1）疗效评估：

1）完全反应（CR）：治疗后血小板计数≥100×10⁹/L且没有出血。

2）有效（R）：治疗后血小板计数≥30×10⁹/L并且至少比基础血小板数增加两倍，且没有出血。

3）无效（NR）：治疗后血小板计数<30×10⁹/L，或者血小板数增加不到基础值的两倍，或者有出血。在定义CR或R时，应至少检测两次血小板数，两次间隔7d以上。

（2）药物相互作用监护：与顺铂合用可能会导致严重的肾毒性，不建议合用。

（3）药物不良反应监护：①主要为输液反应，多发生于首次输液，常见于输液后0.5~2h，症状包括发热、寒战、皮疹、胸闷、气促、低血压、头晕、头痛等。②有心血管病史如心绞痛和充血性心力衰竭等的患者应用本药可使病情加重。③少数患者有出血倾向，常较轻且可逆。严重的血小板减少和中性粒细胞减少的发生率约为1.8%，严重贫血的发生率约为1.4%。④感染。用药后70%~80%患者B淋巴细胞可减少，少数患者血清免疫球蛋白减少，约31%患者发生感染。⑤其他不良反应还有消化不良、支气管炎、鼻窦炎、关节痛、肌痛、骨痛、盗汗、感觉异常、淋巴结病、高血糖、外周水肿、体重减轻、低血钙、血尿酸升高等。

（4）其他：用药前30~60min可酌情给予解热镇痛药如对乙酰氨基酚、抗组胺药如苯海拉明、肾上腺皮质激素以预防输液反应。用药期间可出现低血压，故用药前12h及用药期间应避免使用降压药。定期检查血常规。

（二）对重组人血小板生成素的药学监护

血小板生成素（TPO）是刺激巨核细胞生长及分化的内源性细胞因子，对巨核细胞生成的各阶段均有刺激作用，包括前体细胞的增殖和多倍体巨核细胞的发育及成熟，从而增加血小板数目。重组人血小板生成素（rhTPO）是利用基因重组技术，由中国仓鼠卵巢细胞表达，经提纯制成的全长糖基化血小板生成素，与内源性血小板生成素具有相似的升高血小板的药理作用。

成人隔日皮下注射本药300U/kg，给药5次后达到稳态水平，C_{min}约为1 637pg/mL，C_{max}约为2 135pg/mL。成人每日皮下注射300U/kg，给药7次后达到稳态水平，C_{min}约为2 096pg/mL，C_{max}约为4 193pg/mL。rhTPO消除比较缓慢，体内半衰期较长，约为43h。

1. 治疗前评估

（1）禁忌证评估：对本药过敏者、严重心脑血管疾病患者、患有其他血液高凝状态疾病者、近期发生血栓病者禁用。

（2）应用风险评估：特异体质者使用本药可造成血小板过度升高，应注意监测；合并严重感染者，宜控制感染后再使用本药；本药可增加骨髓网硬蛋白形成和骨髓纤维化的风险，应用本药前应对外周血涂片进行仔细检查，以建立细胞形态异常的基线水平，并在应用过程中定期检查外周血涂片和血常规，必要时可考虑进行骨髓穿刺。本药可能会增加恶性血液病的发生风险，只用于糖皮质激素治疗无效的ITP，不用于治疗脊髓发育不良综合征或者其他原因引起的血小板减少症。

2. 治疗过程的监护

（1）药物不良反应监护：不良反应较少，偶有发热、寒战、乏力、肌肉酸痛、头痛、头晕、血压升高等，一般不需处理，多可自行恢复。个别患者症状明显时可对症处理。

（2）其他：用药期间应定期检查血常规，一般应隔日1次，密切注意外周血小板计数的变化，血小板计数升高至$100×10^9/L$时，应及时停药。停药后可能会发生比治疗前更严重的血小板减少症，增加患者出血的风险，建议停药后至少两周内每周检查一次血常规。

（三）对罗米司亭的药学监护

罗米司亭属于TPO模拟肽类，是第二代促血小板生成剂，它是在大肠杆菌里由重组DNA技术合成的Fc-肽融合蛋白，通过与血小板生成素（TPO）受体结合并活化而使血小板生成增加。它与内源性TPO无氨基酸序列同源性，无免疫原性，不会导致内源性TPO中和抗体产生，但与TPO具有同等效力。

皮下注射给予罗米司亭$3\sim15\mu g/kg$后，$7\sim50h$血药浓度达到峰值，$t_{1/2}$为$1\sim34d$。消除速率与TPO受体有关，患者血小板数量越多，其血药浓度越低。给药后5d左右血小板数量开始上升，呈剂量依赖性，$12\sim15d$达峰值。

1. 治疗前评估　见本章对rhTPO的应用风险评估。

2. 治疗过程的监护

（1）特殊人群用药监护：妊娠期妇女使用时应权衡利弊，哺乳期妇女使用时应停止哺乳。老年人应注意调整剂量。肝肾功能不全者慎用。

（2）药物不良反应监护：常见不良反应有头痛、眩晕、失眠、疲劳、鼻出血、关节痛、肌痛、腹痛、肩痛、呼吸道感染、消化不良、感觉异常等，还可能会增加骨髓网硬蛋白形成及骨髓纤维化的风险。

（3）其他：停药后可加重血小板减少症，增加患者出血危险，停药后至少两周内每周检查一次血常规。过量使用可使血小板计数过度升高而引起血栓形成或血栓栓塞并发症，用药期间应检查血常规，使血小板计数$\geq50×10^9/L$即可。若连续4周给予最大剂量后血小板计数升高情况仍不理想，应停药。

（四）对重组人白介素-11的药学监护

重组人白介素-11（rhIL-11）是应用基因重组技术生产的一种促血小板生长因子，可直接刺激造血干细胞和巨核祖细胞增殖，诱导巨核细胞的成熟分化，增加体内血小板的生成，但不改变血小板功能。给予健康成人$50\mu g/kg$皮下注射给药，t_{max}约为3.2h，C_{max}约为$17.4\mu g/mL$，$t_{1/2}$约为6.9h，生物利用度为$65\%\sim80\%$。药物代谢后主要经尿液排泄。

1. 治疗前评估

（1）禁忌证评估：对本药过敏者、对血液制品及大肠杆菌表达的其他生物制剂有过敏史者禁用。

（2）应用风险评估：以下患者慎用：心脏病患者，心功能不全、较易发展为急性心力衰竭的患者，有视乳头水肿病史或肿瘤累及中枢神经系统者，有心包、胸腔积液或腹水的患者，肝肾功能不全者，有脑卒中、短暂性脑缺血发作或血栓栓塞性疾病史者，呼吸系统疾病患者，低钾血症患者，长期接受利尿药或抗肿瘤药（如异环磷酰胺或多柔比星）治疗者。

2. 治疗过程的监护

（1）特殊人群用药监护：妊娠期妇女一般不推荐使用，哺乳期妇女应慎用。老年患者用药过程中应加强监测。

（2）药物不良反应监护：主要不良反应有水肿、发热、心悸、恶心、呕吐、头痛、眩晕、呼吸困难、鼻炎、咽炎、贫血、皮疹、结膜充血、关节肌肉疼痛等。偶见用药后一过性视物模糊。

（3）其他：用药期间一般应隔日一次检查血常规，并注意血小板的变化，在血小板升至 $100 \times 10^9/L$ 时应及时停药。慢性充血性心力衰竭患者、心功能不全者、有心力衰竭病史且目前正接受治疗或心功能代偿良好者，使用本药时应密切监测心电图、血压及心功能。老年患者肝肾功能常有所下降，用药时应注意监测肝肾功能。用药期间还应注意毛细血管渗漏综合征的监测，如体重、水肿、浆膜腔积液等。

（五）对其他药物的药学监护

1. 对糖皮质激素的药学监护　糖皮质激素治疗 ITP 的作用机制可能为减少抗血小板抗体的形成及减轻抗原抗体反应，抑制单核巨噬细胞系统对血小板的破坏，改善毛细血管通透性，刺激骨髓造血及血小板向外周血的释放等。对糖皮质激素的药学监护见第五篇第一章第二节。

2. 对艾曲波帕的药学监护　艾曲波帕是第一个口服人类血小板生成素的非肽类小分子受体激动剂，诱导巨核细胞从骨髓祖细胞的增殖和分化，刺激血小板生成。给药后 7d 左右血小板数量开始上升，16d 左右达峰值。与罗米司亭相比，其不良反应无血栓形成及骨髓网硬蛋白增加的报道。对艾曲波帕的药学监护见第六篇第二章。

（六）患者教育

1. 一般教育　①急性发作期，应卧床休息。加强防护，避免受伤。缓解期可适当锻炼，保持心情舒畅。②以高蛋白、高维生素及易消化食物为主，避免粗硬、油炸、刺激性食物，应忌酒。有消化道出血时，给予禁食或进流食。③使用软毛牙刷，避免用牙签剔牙、搔抓皮肤、挖鼻孔，保持大便通畅。如有口腔黏膜与牙龈出血，应预防口腔感染，勤漱口。④尽可能避免使用可引起血小板减少的药物，如利福平、阿司匹林、奎宁、头孢菌素、洋地黄毒苷等。

2. 用药教育　对使用利妥昔单抗的患者，育龄妇女用药期间及治疗结束后 12 个月内应避孕；用药期间应避免接种活疫苗。

（姜中兴　李　纳　陈丹丹）

参考文献

［1］中华医学会血液学分会红细胞疾病（贫血）学组．再生障碍性贫血诊断治疗专家共识［J］．中华血液学杂志，2010，31（11）：790-792.

［2］中华医学会血液学分会．骨髓增生异常综合征诊断与治疗中国专家共识（2014年版）［J］．中华血液学杂志，2014，35（11）：1042-1048.

［3］中华医学会血液学分会．中国慢性髓系白血病诊断与治疗指南（2011年版）［J］．中华血液学杂志，2011，32（6）：426-432.

［4］BURGER J A，HACKEN E. Molecular pathways：targeting the microenvironment in chronic lymphocyticleukemia-focus on the B cell receptor［J］. Clin Cancer Res，2014，20（3）：548-556.

［5］中华医学会血液学分会血栓与止血学组．成人原发免疫性血小板减少症诊治的中国专家共识（修订版）［J］．中华血液学杂志，2011，32（3）：214-216.

［6］陈灏珠，钟南山，陆再英．内科学［M］.8版．北京：人民卫生出版社，2014.

［7］张之南，郝玉书，赵永强，等．血液病学［M］.2版．北京：人民卫生出版社，2012.

［8］陈新谦，金有豫，汤光．新编药物学［M］.17版．北京：人民卫生出版社，2011.

［9］王建祥．血液病诊疗规范［M］．北京：中国协和医科大学出版社，2014.

第七篇

常见内分泌系统疾病和营养代谢性疾病的药学监护

第一章　催乳素瘤的药学监护

一、催乳素瘤概述

催乳素（PRL）瘤是指垂体分泌 PRL 的肿瘤，为最常见的有分泌功能的垂体肿瘤，占垂体腺瘤的 25%~40%，在垂体功能性肿瘤中发生率占首位，良性多见。年发病率为（3~7）/10 万，女性发病率显著高于男性。典型临床表现有闭经、溢乳、不孕（不育）、高催乳素血症，以及垂体占位性症状。

（一）临床表现

1. **高催乳素血症相关临床表现**　女性可导致月经稀发、停经、不孕、溢乳；男性患者起病隐匿，可导致性腺功能低下，表现为性欲减退、勃起功能障碍、不育和男性乳房发育，少数可表现为溢乳。

2. **肿瘤占位效应**　如头痛、视野缺损、颅内高压、呕吐等，并可压迫正常垂体组织而有甲状腺、肾上腺、性腺功能减退症状。

（二）检查指标

1. **血 PRL 测定**　正常人血 PRL 基础浓度一般 <20μg/L，而催乳素瘤患者血清 PRL 浓度一般 >200μg/L。应排除生理妊娠、药物作用及其他疾病的影响，如下丘脑垂体柄损伤、原发性甲状腺功能减退症等。

2. **其他激素测定**　如垂体激素 [促甲状腺激素（TSH）、促肾上腺皮质激素（ACTH）、生长激素（GH）、促卵泡激素（FSH）、黄体生成素（LH）]、靶腺激素 [三碘甲腺原氨酸（T_3）、四碘甲腺原氨酸（T_4）、皮质醇、睾酮和雌二醇（E_2）] 等检测，明确垂体各轴功能。

3. **影像学检查**　主要采用蝶鞍 CT、MRI 检查，MRI 为首选。

4. **眼底、视野检查**　行眼底镜检查有无眼底损害，视野检查有无视野缺损。

5. **甲氧氯普胺试验**　必要时可行甲氧氯普胺试验，对诊断催乳素瘤有一定参考价值。

6. **病理检查**　决定最终诊断，包括免疫细胞化学检测。

（三）诊断依据

1. **定性诊断**　闭经、溢乳、不孕（不育）等临床表现结合血 PRL 测定。

2. **定位诊断**　垂体 MRI 扫描有助于定位诊断，了解瘤体对周围组织的压迫情况。

二、治疗方案

首选药物治疗，仅有少部分需要经蝶窦手术或放射治疗。常用药物为多巴胺受体激动剂，主要有溴隐亭（bromocriptine）和卡麦角林（cabergoline）。溴隐亭起始剂量为0.625~1.25mg/d，维持剂量为2.5~10mg/d，可分次服用；适用于大腺瘤、逐渐增大的微腺瘤、不育、溢乳、男性乳房发育、睾酮不足、月经稀少或闭经、痤疮和多毛患者。卡麦角林相对于溴隐亭不良反应更少、降低 PRL 水平更有效，但长期大剂量使用可能增加心脏瓣膜病变风险，起始剂量为每周0.25~0.5mg，维持剂量为每周0.25~0.3mg；适用于特发性或垂体腺瘤导致的高催乳素血症。

三、药学监护

（一）对溴隐亭的药学监护

溴隐亭为多肽麦角类生物碱，能选择性地激动多巴胺受体，通过与多巴胺-2（D_2）受体结合，直接抑制腺垂体合成和释放催乳素，从而使血清催乳素水平下降，使睾丸或卵巢功能恢复并抑制乳汁分泌。本药口服吸收后，血浆蛋白结合率高，经 CYP3A 代谢，约95%的代谢产物经胆道排泄，其余经肾随尿液排出。

1. 治疗前评估

（1）禁忌证评估：哺乳期妇女禁用。以下人群亦禁用：有过敏史、高血压、冠心病及其他严重的心血管疾病、严重精神障碍病史、脑血管意外、动脉阻塞性疾病、雷诺综合征、尼古丁成瘾史、严重肝功能障碍、脓毒症、瓣膜病。

（2）应用风险评估：对轻度肝功能损害、消化性溃疡、精神病、老年痴呆患者等应慎用。

2. 治疗过程的监护

（1）疗效评估：①治疗初期应每月检查一次血清催乳素水平；②定期复查 MRI，观察肿瘤体积变化；③对于大腺瘤患者应根据临床需要进行视野检查；④治疗女性不孕时应对腺垂体功能、排卵功能、血清催乳素水平进行评估；⑤男性不育者应对血清促卵泡激素（FSH）、血清促黄体生成素（LH）、血清催乳素、血清睾酮、精子计数和精子活力等进行评估；⑥闭经者应定期行妊娠试验。

（2）特殊人群用药监护：①儿童初始剂量可每日1.25~2.5mg，根据耐受情况，逐渐增加用量，但最高不超过10mg。②对妊娠期妇女，研究发现长期用药对胎儿致畸率无明显升高。③老年患者易发生中枢神经系统不良反应，应密切关注。

（3）药物相互作用监护：①大环内酯类抗生素（如红霉素、螺旋霉素等）、唑类抗真菌药（如酮康唑、伊曲康唑）、西咪替丁等 CYP3A4 抑制剂可提高本药的血药浓度，导致不良反应增加。②多巴胺受体拮抗剂如吩噻嗪、丁酰苯、硫杂蒽、胃复安和多潘立酮可降低其疗效。③口服避孕药、氟哌啶醇、洛沙平、甲基多巴、甲氧氯普胺、吗茚酮、单胺氧化酶（MAO）抑制剂、吩噻嗪类、H_2 受体拮抗剂、利血平、硫杂蒽类均可使血清催乳素水平升高，出现闭经或溢乳，应避免合用。

（4）药物不良反应监护：①可能出现胃肠道反应如恶心、呕吐或腹泻等，必要时可加用多潘立酮预防。②溴隐亭可引起直立性低血压和低血糖，治疗初期应监测血压和血糖。③可出现鼻塞、便秘、嗜睡、头痛症状，少数患者偶有精神紊乱、运动障碍、口干、下肢痉挛、肌肉疼痛、皮肤过敏和脱发等不适，多与剂量有关。

（二）对卡麦角林的药学监护

卡麦角林为长效多巴胺受体激动药，对 D_2 受体有高度选择性和亲和力，经肠肝循环的药物量大，$t_{1/2}$ 为 62~115h，故其作用持续时间长。

1. 治疗前评估

（1）禁忌证评估：哺乳期妇女应禁用。对有过敏史者，未控制的高血压患者，有心脏瓣膜病史者，有肺、心包、腹膜后纤维化病史者等均应禁用。

（2）应用风险评估：肝功能损害者应慎用。

2. 治疗过程的监护

（1）特殊人群用药监护：老年人应从较低剂量开始。肝功能不全患者可适当减少剂量。

（2）药物相互作用监护：①D_2 受体拮抗药（噻嗪类，如奋乃静、氯丙嗪）、丁酰苯类（溴哌利多、氟哌利多）、硫杂蒽类（氯普噻吨、氟哌噻吨）、甲氧氯普胺可降低卡麦角林的效果。②卡麦角林可使降压药物降压作用增强。

（3）药物不良反应监护：可出现体位性低血压、头晕目眩、头痛、恶心和呕吐等反应。

（三）患者教育

溴隐亭应在睡前、进食或饭后服用，以减少胃肠道不良反应；该药可引起嗜睡或眩晕，用药期间不宜驾驶车辆和高空作业。

第二章 腺垂体功能减退症的药学监护

一、腺垂体功能减退症概述

腺垂体功能减退症（hypopituitarism）是指腺垂体激素分泌减少，可为单一激素减少，也可为多种激素同时缺乏。腺垂体功能减退可原发于垂体病变，也可继发于下丘脑病变，表现为甲状腺、肾上腺、性腺等靶腺功能减退和（或）鞍区占位性病变。临床症状变化多样，容易被误诊。女性因产后大出血引起垂体缺血坏死所致者称为希恩综合征（Sheehan syndrome），成年人腺垂体功能减退症又称为西蒙病（Simmond disease），国内统计发病率为 0.12%~0.66%。

（一）临床表现

1. 性腺功能减退 女性有产后大出血、休克病史，产后无乳，闭经，性欲减退，不孕，生殖器萎缩，毛发脱落（尤以阴毛、腋毛明显）。男性有性欲减退、阳痿、胡须稀少、睾丸松软缩小等。

2. 甲状腺功能减退 同原发性甲状腺功能减退的临床表现，但一般较轻，血清 TSH 水平降低。

3. 肾上腺皮质功能减退 与原发性慢性肾上腺皮质功能减退症相似，常有乏力、食欲减退、体重减轻，但皮肤色素减退、面色苍白、乳晕颜色浅淡。

（二）检查指标

1. 性腺功能检查 女性 FSH、LH、E_2 水平降低，没有排卵及基础体温改变，男性睾酮水平降低，精液检查精子数量减少、活动度差。

2. 肾上腺功能检查 血 ACTH 及皮质醇浓度降低，节律正常，24h 尿游离皮质醇减少。

3. 甲状腺功能检查 血总 T_4、游离 T_4、TSH 均降低，而总 T_3、游离 T_3 正常或降低。

4. 血常规、电解质、血糖测定 常有贫血、白细胞减少、电解质紊乱（低钠、高钾）、空腹低血糖等。

（三）诊断依据

根据详细的病史、体格检查、实验室检查进行全面分析，排除其他影响因素和疾病后才能明确诊断。

二、治疗方案

治疗方案包括病因治疗和药物治疗，若腺垂体功能减退由多种病因引起，应针对病因治疗，鞍区占位性病变患者可选择手术、放疗、化疗；对于缺血性垂体坏死，加强围生期保健；对于腺垂体功能减退患者主要是激素替代治疗。本章重点阐述替代治疗药物。

1. 肾上腺皮质激素　氢化可的松（hydrocortisone）20~30mg/d 或醋酸可的松（cortisone acetate）20~30mg/d，或泼尼松（prednisone）5~7.5mg/d，根据病情调整剂量。

2. 甲状腺激素　左甲状腺素（levothyroxine）50~150μg/d，甲状腺干片 40~120mg/d。若同时合并肾上腺皮质功能不全者，先补充肾上腺皮质激素。

3. 性腺激素　育龄女性患者可采用人工周期给予雌、孕激素（estrogen and progesterone）替代治疗，对有生育要求的女性患者可用促排卵药物，如枸橼酸氯米芬（clomiphene citrate）。男性患者可用睾酮（testosterone）治疗。

治疗过程中应先补充糖皮质激素，再补充甲状腺素，以防肾上腺危象发生。性激素补充：有生育要求的女性，先用雌激素促进子宫生长，再周期性应用雌激素和孕激素诱导月经；男性可用人绒毛膜促性腺激素（HCG）2 000IU 肌内注射，每周 3 次，连续 4个月，再肌内注射人绝经期促性腺激素（HMG）75IU，以利于精子生成。

三、药学监护

（一）对糖皮质激素的药学监护

糖皮质激素在补充或替代治疗过程中，要定期观测患者的体重指数、腰围、血压、血糖、糖化血红蛋白（HbA_{1c}）、血脂和胰岛素样生长因子（IGF-1），避免补充不足或过量引起代谢紊乱，具体监护要点见第五篇第一章第二节。

（二）对甲状腺激素的药学监护

具体监护见第七篇第六章。

（三）对雄性激素的药学监护

雄激素通过与细胞核内受体结合发挥作用，补充雄激素有促进氮潴留和维持氮平衡、促进精囊腺和前列腺的生长与分化、促使青春期发育和诱发男性第二性征与性功能等作用。天然雄激素为睾酮，其进入靶细胞内，在 5α-还原酶的作用下转化为 5α-双氢睾酮进而发挥作用，该类药物分为天然和人工合成两种，药物种类繁多，包括十一酸睾酮（testosterone undecanoate）、睾酮（testosterone）等。十一酸睾酮口服后以乳糜微粒形式在小肠淋巴管被吸收，达峰时间约为 4h，大部分药物在体内水解为睾酮，约 7.2%的药物以原形随尿排泄。

1. 治疗前评估

（1）禁忌证评估：前列腺癌、乳腺癌、红细胞增多症、癫痫、三叉神经痛、肝功能不全、重症阻塞性睡眠暂停综合征和充血性心力衰竭患者禁用。

（2）应用风险评估：高龄男性患者慎用。心力衰竭、肾病、前列腺增生、高血压、癫痫、三叉神经痛、肾衰竭、肝功能损害者慎用。

2. 治疗过程的监护

（1）特殊人群用药监护：儿童长期应用可致骨骺早闭和性早熟。

（2）药物相互作用监护：与环孢素、降糖药、甲状腺素和抗凝药合用时，可增加毒性。

（3）药物不良反应监护：促进前列腺和乳腺增生，引起红细胞增多，乳房胀痛、结节和男性乳腺发育。老年患者代谢功能减低，该药易导致前列腺增生，甚至可诱发前列腺癌。

（四）对雌激素的药学监护

雌激素与其受体结合，再与特殊序列的核苷酸-雌激素反应因子结合形成二聚体复合物，该复合物征集辅激活因子和其他蛋白，引起组蛋白乙酰化，进而引起靶基因启动子区域重新排列，启动转录过程，进而表达具有生物活性的蛋白，发挥药理作用。雌激素分为天然和人工合成两种，其中人工合成的雌激素又可分为类固醇和非类固醇两类，生物学性质相似，可产生同样的治疗效果，但是代谢各异。雌二醇可从肠道和皮肤吸收，但口服易被破坏，经肝脏迅速代谢为雌三醇、雌酮及其结合物，以葡糖醛酸盐及硫酸盐结合物的形式经肾脏排出，$t_{1/2}$ 为 1h。

1. 治疗前评估　儿童、妊娠期及哺乳期妇女禁用。以下人群亦禁用：有过敏史、乳腺癌史、肝病、肾功能不全、偏头痛、严重高血压及心功能不全、高血脂及有血栓性栓塞、中重度子宫内膜异位症等。

2. 治疗过程的监护

（1）疗效评估：服用期间应监测血压和肝功能；定期检查乳腺、腹腔和盆腔器官，阴道脱落细胞、宫颈细胞。

（2）药物相互作用监护：①雌激素促进钙剂吸收。②大剂量雌激素可加重三环类抗抑郁药的不良反应，降低其疗效。③卡马西平、苯妥英钠、苯巴比妥、扑米酮和利福平等酶诱导剂可加快雌激素代谢，降低疗效。④雌激素可降低抗凝药的疗效，合用时应调整抗凝药剂量。⑤雌激素可减弱抗高血压药和他莫昔芬的疗效。

（3）药物不良反应监护：①常见有恶心、食欲减退、腹部绞痛或腹胀、踝部及足背水肿、乳房胀痛或肿胀、体重增加或减少。②少见或罕见有乳房肿块、阴道出血或闭经、阴道分泌物；精神异常，运动失衡，肌痛，手脚无力、麻木或疼痛，突然言语不清；尿频、尿痛；呼吸急促，血压升高；视力下降，眼结膜或皮肤黄染，皮疹。③长期服药可刺激子宫内膜增生，增加子宫内膜癌的发生率，尤其是绝经后妇女。

（五）对孕激素的药学监护

天然的孕激素是由卵巢黄体分泌，与雌激素共同参与下丘脑-垂体-卵巢轴的调节，精细地介入排卵性月经周期，可使增殖期子宫内膜转化为分泌期子宫内膜，为孕卵着床及早期胚胎的营养提供有利条件并维持妊娠。孕激素分为天然孕激素和人工合成孕激素。天然孕激素制剂主要是黄体酮制剂。黄体酮口服后 2~3h 达血药浓度峰值，经肝脏代谢，约 12% 代谢为孕二醇，代谢物与葡糖醛酸结合后随尿排出，$t_{1/2}$ 约为 2.5h。

1. 治疗前评估

（1）禁忌证评估：心血管疾病、高血压、肝肾功能损害、糖尿病、哮喘、癫痫、偏头痛、未明确诊断的阴道出血、有血栓病史、胆囊疾病患者等均应禁用。

（2）应用风险评估：高血压、肾病、抑郁症和水肿患者等均应慎用。

2. 治疗过程的监护

（1）疗效评估：长期用药应注意检查乳房和监测肝功能。

（2）药物相互作用监护：①苯巴比妥、利福平、氯霉素、氨苄西林、苯妥英钠、扑米酮、甲丙氨酯、氯氮䓬、四环素、非那西丁及吡唑酮类镇痛药（保泰松）等可加速孕激素灭活，降低疗效。②维生素 C 可增加该药疗效。③左炔诺孕酮可减慢茶碱、环孢素、皮质激素的代谢；加速对乙酰氨基酚的体内清除；减弱香豆素类抗凝药的抗凝作用。④甲羟孕酮可显著降低氨鲁米特的吸收。

（3）药物不良反应监护：①常见反应有胃肠道不适、痤疮、水肿、体重增加、过敏性皮炎、精神抑郁、乳房疼痛、女性性欲改变、月经紊乱、不规则出血或闭经。②偶见头痛，肌痛，手脚无力、麻木或疼痛，呼吸短促，言语不清，视力改变。③长期应用可引起肝功能异常、缺血性心脏病发生率增加、子宫内膜萎缩、月经减少，易发生阴道真菌感染。

（六）对枸橼酸氯米芬的药学监护

枸橼酸氯米芬为人工合成的非甾体药物，对雌激素有较弱的激动与较强的拮抗作用，通过竞争性结合下丘脑雌激素受体，干扰内源性雌激素的负反馈，从而促使 LH 和 FSH 的分泌增加，刺激卵泡生长。卵泡成熟后，雌激素释放量增加，再通过正反馈激发排卵前促性腺激素释放，使其达峰值而引起排卵。该药由顺式和反式异构体组成，口服后经肠道吸收，进入肝脏代谢，随胆汁进入肠道，部分可经肠肝循环再吸收，$t_{1/2}$ 为 5~7d。

1. 治疗前评估

（1）禁忌证评估：妊娠期妇女禁用。以下人群亦禁用：甲状腺或肾上腺功能异常、颅内器质性病变（如垂体瘤）、血栓性静脉炎、肝肾功能不全、卵巢囊肿及其他妇科肿瘤、原因不明的阴道出血、子宫内膜异位症、精神抑郁等。

（2）应用风险评估：多囊卵巢综合征患者慎用。

2. 治疗过程的监护

（1）疗效评估：定期监测尿内孕二醇含量，判断有无排卵。

（2）药物相互作用监护：与戈那瑞林合用可导致卵巢过度刺激。

（3）药物不良反应监护：①常见有腹胀、胃痛、盆腔或下腹部痛。②少见有视物模糊、复视、对光敏感、视力减退、皮肤和巩膜黄染等。③偶见潮热、乳房不适、便秘或腹泻、头晕、头痛、月经量增多或不规则出血、食欲和体重增加、毛发脱落、精神异常、多动、失眠、疲倦、恶心、呕吐、过敏性皮炎、尿频等症状，上述症状持续存在时应给予重视。④长期或较高剂量用药时，可能有发生卵巢过度刺激综合征的风险。

（七）患者教育

1. 一般教育　患者宜进高热量、高蛋白、高维生素膳食，注意维持水、电解质平衡，不宜过多饮水，尽量避免感染、过度劳累和应激刺激。

2. 用药教育

（1）十一酸睾酮可使高密度脂蛋白胆固醇（HDL-C）降低、低密度脂蛋白胆固醇（LDL-C）升高，服药期间应定期监测血脂。

（2）服用雌激素前后应定期进行全身和生殖系统检查。

（3）服用孕激素应监测肝功能，特别注意乳房检查。

（4）服用枸橼酸氯米芬期间不宜驾驶车辆、操作机械或高空作业，同时应监测卵泡发育情况。治疗过程中若发现卵巢增大或囊肿形成，应立即停药。

第三章　生长激素缺乏性侏儒症的药学监护

一、生长激素缺乏性侏儒症概述

生长激素缺乏性侏儒症（growth hormone deficiency，GHD），又称垂体性侏儒症，患者在出生后或儿童期起病，因下丘脑-垂体-胰岛素样生长因子（IGF-1）轴功能障碍引起垂体生长激素不足或缺乏导致生长发育缓慢、身材矮小，但比例匀称。按病因主要分为特发性和继发性 GHD 及生长激素不敏感综合征。国外发病率为（2~28.7）/10万，北京市发病率为 11.6/10 万，本病多见于男性，男女比例为（3~4）∶1。

（一）临床表现

1. **躯体生长迟缓**　患者出生时身高、体重常正常，数月后躯体生长迟缓，生长速度极为缓慢，3 岁前低于 7cm/年，3 岁至青春期不超过 4~5cm/年。成年后多仍保持童年体型和外貌，成年身高常不超过 130cm。目前常以低于同年龄、同性别正常人均值 2SD（标准差）以上为标准。

2. **性器官不发育**　患者至青春期，性器官常不发育，第二性征阙如。男性睾丸细小，常伴隐睾，无胡须；女性表现为原发性闭经，乳房不发育。

3. **智力正常**　学习成绩与同龄无差别，但因身材矮小常有自卑感。

4. **骨骼发育不全**　X 线摄片可见长骨短小，骨龄延迟，骨化中心发育迟缓。

（二）检查指标

1. **血清 IGF-1 水平测定**　血清 IGF-1 水平低于同性别、同年龄的正常人均值 2SD 以上时，判断为血清 IGF-1 水平降低。

2. **血清 IGF 结合蛋白-3（IGFBP-3）水平测定**　IGFBP-3 占所有 IGFBP 的 90% 以上，故其可反映 GH 的分泌状态。

3. **血清生长激素（GH）激发试验**　随机测定 GH 对该病诊断无临床意义，临床上将 GH 激发试验中 GH 峰值变化作为诊断 GHD 的主要手段，正常人兴奋后 GH 峰值常高于 10μg/L，该病患者常低于 5μg/L。

4. **影像学检查**
（1）鞍区 MRI 扫描：可了解有无鞍区占位引起的 GHD。
（2）骨骼 X 片：见前文。

（三）诊断依据

（1）身材矮小，身高平均增长<4cm，为同年龄、同性别正常人均值-2SD 以下。
（2）骨龄较实际年龄落后 2 年以上。

（3）GH 激发试验：血 GH 低于 5μg/L 可诊断。

（4）IGF-1、IGF-BP3 测定：低于同性别、同年龄的正常人均值 2SD 以上时有意义。

二、治疗方案

1. 重组人生长激素（recombinant human growth hormone，rhGH） 一般为每周 0.5~0.7IU/kg，分 6~7 次于睡前 30~60min 皮下注射。由于促儿童生长的剂量因人而异，建议 rhGH 治疗剂量可达到 0.1~0.2IU/（kg·d）。伴有甲状腺功能减退者应先给予甲状腺激素替代治疗。初用 rhGH 者，身高增长速度可达每年 10cm，以后疗效渐减。

2. 生长激素释放素（GHRH1-44） 24μg/kg，每晚睡前皮下注射，连续 6 个月，疗效与 rhGH 相似，主要用于下丘脑性 GH 缺乏症。

3. 美卡舍明（mecasermin，IGF-1） 主要用于 GH 不敏感综合征，每日皮下注射两次，每次 40~80μg。

4. 同化激素 有促进蛋白质合成作用，使用初期身高增加，但因同时促进骨骺提早融合而致生长停止，最终身高常明显矮小，疗效不理想。临床一般使用苯丙酸诺龙（nandrolone phenylpropionate），12 岁后小剂量间歇使用，每周 1 次，每次 10~12.5mg，肌内注射，疗程以 1 年为宜。

5. 人绒毛膜促性腺激素（human chorionic gonadotropin，HCG） 只适用于年龄已达青春发育期、经上述治疗身高不再增长者，每次 500~1 000IU，每周 2~3 次，每 2~3 个月为 1 个疗程，间歇 2~3 个月，反复应用 1~2 年。

三、药学监护

（一）对重组人生长激素的药学监护

重组人生长激素主要通过刺激骨骺生长板的前软骨细胞或生发层细胞使之分化成软骨细胞，IGF-1 与软骨细胞 IGF-1 受体结合，使软骨细胞克隆扩增、肥大，形成成骨细胞，从而促进骨骼生长。该药皮下注射后 80% 被吸收，约 5.3h 达血药浓度峰值，$t_{1/2}$ 约为 4h；静脉注射，$t_{1/2}$ 约为 30min。90% 的药物经过肝脏代谢，仅约 0.1% 以原形经胆道及肾排泄。

1. 治疗前评估

（1）禁忌证评估：妊娠期及哺乳期妇女均应禁用。以下人群亦禁用：有过敏史、活动性肿瘤和（或）活动性颅内损伤、增生期或增生前期糖尿病视网膜病变、接受心内直视手术或腹部手术等。

（2）应用风险评估：糖尿病、糖尿病家族史、脑肿瘤引起的垂体侏儒症、心脏或肾脏疾病、糖耐量减低患者均应慎用。

2. 治疗过程的监护

（1）疗效评估：定期评估身高、生长速度和血 IGF-1 的变化。

（2）药物相互作用监护：糖皮质激素可抑制其促生长作用。与蛋白同化激素、雄激素、雌激素、甲状腺素合用，可加速骨骺提前闭合。

（3）药物不良反应监护：该类药物的不良反应极少，可能发生的如下。①注射部位疼痛、感觉异常、红肿、脂肪萎缩。②肌肉痛、关节痛、骨痛、僵硬。③较少患者可发生甲状腺功能减退，应定期测定血清 T_4、TSH 水平。④rhGH 治疗有胰岛素抵抗、心脏不良反应及肿瘤等潜在风险。

（二）对同化激素的药学监护

该类药物常用人工合成的同化激素，有较强的促进蛋白质合成作用而雄激素作用较弱，可促进生长，并可减轻骨骺融合。代表药物为苯丙酸诺龙。肌内注射本药 100mg 后，1~2d 达血药浓度峰值，药效可维持 1~2 周。

1. 治疗前评估

（1）禁忌证评估：儿童、妊娠期及哺乳期妇女均应禁用。对高血压、前列腺癌、男性乳腺癌患者等均应禁用。

（2）应用风险评估：心、肝、肾功能不全者，骨转移肿瘤，前列腺增生，冠心病患者，以及老年患者等均应慎用。

2. 治疗过程的监护

（1）特殊人群用药监护：该药物含有苯甲醇，禁用于儿童肌内注射。

（2）药物相互作用监护：该药可增强抗凝药香豆素、华法林等的抗凝作用。与皮质激素合用，可使血糖升高。

（3）药物不良反应监护：①可能诱发女性患者轻微男性化作用（如粉刺增多，多毛症，声音变粗），还可致阴蒂肥大、闭经或月经紊乱等反应。②男性长期使用可能致痤疮、精子和精液减少等反应。③恶心、呕吐、消化不良、腹泻等消化道反应。④水钠潴留、皮疹、颜面潮红、转氨酶（ALT、AST）升高、黄疸等。

（三）对人绒毛膜促性腺激素（HCG）的药学监护

HCG 是胎盘滋养层细胞分泌的一种促性腺激素，其功能类似于黄体生成素（luteinizing hormone，LH）。可促进女性卵泡成熟及排卵，妊娠期维持黄体发育；亦能提高男性睾丸的曲细精管功能及促进 Leydig 细胞的活动，促进雄激素产生，促使性器官和副性征发育、成熟，使睾丸下降，促进精子产生。对于垂体功能减退的患者，由于其垂体促性腺激素缺乏，导致睾丸的曲细精管处于不发育状态及 Leydig 细胞处于不分泌状态，可给予 HCG 治疗。HCG 口服可被肠道破坏，仅可注射使用，给药后约 12h 达血药浓度峰值，80%经肾脏代谢，10%~12%以原形随尿排出。

1. 治疗前评估

（1）禁忌证评估：以下人群禁用：垂体增生或肿瘤、性早熟、诊断未明的阴道出血、子宫肌瘤、卵巢囊肿或卵巢肿大、血栓性静脉炎、男性前列腺癌或其他雄激素依赖性肿瘤、生殖系统炎症、激素性活动性腺癌、无性腺、卵巢功能低下或阙如、性腺发育不良、卵巢早衰等。

（2）应用风险评估：哮喘、癫痫、心脏病、偏头痛、高血压、肾功能损害和前列腺肥大患者等均应慎用。

2. 治疗过程的监护

（1）药物不良反应的监护：①用于促排卵时，较多见诱发卵巢囊肿或轻至中度的卵巢肿大，并伴轻度胃胀、胃痛、下腹痛，一般可在 2~3 周消退；少见严重的卵巢过度刺激综合征（OHSS），由于血管通透性增高而致体液在胸腹腔和心包腔内迅速大量积聚，引起多种并发症如血容量减少、电解质紊乱、血液浓缩、腹腔出血、血栓形成等。②用于治疗隐睾症时偶可发生男性性早熟，可表现为痤疮、阴茎和睾丸增大、阴毛生长增多及身高增长过快、骨骺提前闭合等症状，最终导致无法达到成人正常身高。③少见乳房肿大、头痛、躁狂、抑郁、易疲劳、注射部位疼痛等。

（四）对美卡舍明（IGF-1）的药学监护

IGF-1 为正常生长和大脑发育所必需，具有介导生长激素合成代谢、促进生长及影响葡萄糖、脂肪和氨基酸摄取进而促进生长的作用。该药在血浆中形成胰岛素样生长因子结合蛋白（IGFBP），80% 以上的 IGF-1 结合形成 IGFBP-3 及一种酸不稳定性蛋白亚单位，经肝和肾代谢，$t_{1/2}$ 约为 5.8h。

1. 治疗前评估

（1）禁忌证评估：对有过敏史、骨骺愈合、确诊或怀疑肿瘤的患者等均应禁用。

（2）应用风险评估：糖尿病或糖耐量异常者、哺乳期妇女均应慎用。适用于重度原发性胰岛素样生长因子 1 缺乏（IGFD）的儿童。

2. 治疗过程的监护

（1）特殊人群用药监护：妊娠期妇女应权衡利弊后使用。

（2）药物不良反应监护：可见消化道反应、低血压、心动过速、头晕、头痛、颅内压升高、癫痫发作、下颚痛、关节痛、转氨酶轻度升高、发汗、颜面部和外周水肿等不适。

（五）患者教育

（1）rhGH 应于睡前皮下注射，可模拟正常青春期的高 GH 分泌方式，克服青春中后期的 GH 抵抗，获得如同正常人的青春期身高突增。

（2）苯丙酸诺龙应用期间应定期监测肝功能，若出现肝功能异常，应咨询医生或药师。

第四章 尿崩症的药学监护

一、尿崩症概述

尿崩症（diabetes insipidus，DI）是指精氨酸加压素（AVP）[又称抗利尿激素（ADH）]严重缺乏或部分缺乏，或肾脏对其不敏感，导致肾小管重吸收水的功能障碍，从而引起的以多尿、烦渴、多饮与低比重尿和低渗尿为特征的一组综合征。约50%的患者由下丘脑或垂体后叶部位的肿瘤引起，外伤、手术、炎症、血管疾病等也可引起尿崩症，30%病因不明。青少年多见，男性多于女性，男女比例为2：1。

（一）临床表现

烦渴、多饮和多尿，尿量每日可多达 4~10L，甚至更多，低比重尿，尿比重 <1.005。

（二）检查指标

1. **尿比重** 多<1.005，部分性尿崩症患者一般不超过 1.010。

2. **尿渗透压** 常<200mOsm/kgH$_2$O，尿渗透压<血渗透压。

3. **禁水-加压素试验** 鉴别中枢性尿崩症、肾性尿崩症及精神性烦渴。精神性烦渴者，禁水后尿比重、尿渗透压升高明显，可接近正常。肾性尿崩症者，禁水后及注射垂体加压素后尿比重、尿渗透压均升高不明显。完全性中枢性尿崩症者，禁水后尿比重、尿渗透压变化不明显，平台时血渗透压常升高>300mOsm/kg H$_2$O，注射加压素后尿比重、尿渗透压成倍上升，尿渗透压增加 50%以上。部分性中枢性尿崩症者禁水后，尿比重、尿渗透压轻微升高，尿渗透压常可超过血渗透压，注射加压素后尿渗透压增加9%~50%。

4. **血浆 ADH 测定** 中枢性尿崩症不能达到正常水平，禁水后不增加或轻度增加。

5. **鞍区 CT 或 MRI、视野检查** 常用于尿崩症病因的检查。

（三）诊断依据

（1）多尿，尿量 4~10L/d。

（2）低渗尿，尿渗透压<血浆渗透压，一般低于 200mOsm/kgH$_2$O，低比重尿，尿比重在 1.005 以下。

（3）禁水-加压素试验，见上文。

（4）精氨酸加压素（AVP）或去氨加压素（DDAVP）治疗有效。

二、治疗方案

DI 的治疗方案包括药物治疗和病因治疗，其中对因颅咽管瘤、异位松果体瘤等引起者分别行手术或放射治疗等；药物治疗方案具体如下。

1. 激素替代治疗

（1）去氨加压素：该药物不良反应少，无加压作用，常为目前治疗尿崩症的首选。口服片剂 0.1~0.4mg/次，每日 1~3 次；注射制剂每毫升含 4μg，每日 1~2 次，每次 1~4μg（儿童患者，每次 0.2~1μg）。鼻腔吸入 10~20μg/次，每日 2 次（儿童患者每次 5μg，每日 1 次）。剂量的个体差异大，用药必须个体化。

（2）鞣酸加压素（tannin vasopressin）：首次为 0.1mL，深部肌内注射，以后逐渐增大剂量至 0.3~0.5mL，以药效可维持 3~5d 为度。

（3）垂体后叶素（pituitrin）：作用仅维持 3~6h，每次 5~10U，皮下注射。

2. 其他抗利尿药物

（1）氢氯噻嗪（hydrochlorothiazide）：每次 25mg，2~3 次/d。

（2）氯磺丙脲（chlorpropamide）：0.1~0.2g/d，早晨一次口服，本药可引起严重低血糖，目前使用较少。

（3）卡马西平（carbamazepine）：能刺激 ADH 分泌，每次 0.1~0.2g，3 次/d。

三、药学监护

（一）对精氨酸加压素类似物（醋酸去氨加压素）的药学监护

醋酸去氨加压素为人工合成的精氨酸加压素类似物，其结构中氨基端半胱氨酸脱去氨基，因而能抗拒氨基肽酶的分解作用，使其半衰期较 AVP 延长 3 倍以上。另外，在第 8 位上以右旋精氨酸替代左旋精氨酸，血管加压作用较天然 AVP 降低 900 倍，抗利尿活性升高近 30 倍。该药口服后，吸收率为 0.08%~0.16%，但可产生足够的抗利尿作用。不易透过血脑屏障，不经肝脏代谢，$t_{1/2}$ 约为 90min，约 45% 药物以原形随尿液排出。

1. 治疗前评估

服用利尿药、中重度肾功能不全、抗利尿激素分泌异常综合征、低钠血症和有过敏史患者等应禁用。

2. 治疗过程的监护

（1）疗效评估：多尿、烦渴与多饮的症状是否得到改善。

（2）特殊人群用药监护：对于妊娠伴尿崩症者仅可选用醋酸去氨加压素治疗。对于婴幼儿或中枢神经损害的患者，用药期间需每日计算液体出入量，以保持适当的出入水量平衡。

（3）药物相互作用监护：①与可导致抗利尿激素分泌异常综合征的药物（如三环类抗抑郁药、氯丙嗪、卡马西平）合用时，可增强抗利尿作用，导致体液潴留危险性增加。②非甾体抗炎药（NSAIDs）可能引起水潴留和低钠血症。③洛哌丁胺可升高醋酸去氨加压素的血药浓度，增加水潴留和低钠血症的风险；与其他减慢肠运动的药物合用时，也可致该不良反应。④二甲矽油可降低醋酸去氨加压素的吸收。

（4）药物不良反应监护：使用醋酸去氨加压素时若不限制饮水可能会引起水潴留/低钠血症，应严格控制饮水量并监测患者血钠水平；罕见皮肤过敏反应。

（二）对鞣酸加压素的药学监护

鞣酸加压素为长效抗尿崩症药物，通过提高集合管上皮细胞的通透性而增加水的重吸收，使尿量减少、尿渗透压升高，产生抗利尿作用。该药注射后，吸收缓慢，一次注射本药 0.3mL，可维持 2~6d；注射 1mL，可维持 10d 左右。在肝、肾内失活，以代谢产物及药物原形随尿排泄。

1. 治疗前评估

（1）禁忌证评估：妊娠期妇女应禁用。对有过敏史、动脉硬化、心力衰竭、冠状动脉疾病和慢性肾炎氮质潴留等的患者均应禁用。

（2）应用风险评估：对癫痫、偏头痛、哮喘和重症心力衰竭患者等均应慎用。适用于中枢性尿崩症。

2. 治疗过程的监护

（1）疗效评估：多尿、烦渴与多饮的症状是否得到改善。

（2）药物相互作用监护：辛伐他汀可增强患者对该药的反应，但是不影响作用持续时间。增加抗利尿激素释放的药物（如三环类抗抑郁药、氯丙嗪、卡马西平等）可增加该药的抗利尿作用，并有水潴留的危险。

（3）药物不良反应监护：①头痛、胃痛、恶心等症状较常见，还可出现鼻充血、鼻出血、鼻炎、子宫绞痛、低血钾及水潴留。②偶见血压升高、发绀、心肌缺血及面部潮红、皮肤红斑、肿胀、灼烧感等。③极少数患者可引起脑血管或冠状动脉血栓形成、血小板减少等。

（三）对氢氯噻嗪的药学监护

氢氯噻嗪促使尿中排钠增加，导致体内缺钠，肾近曲小管重吸收增加，到达远曲小管的原尿减少，因而使尿量减少，对肾性尿崩有效，具体监护要点见第三篇第一章第一节。

（四）患者教育

1. 一般教育

患者应低盐饮食，限制咖啡、茶类或高渗饮料的摄入量；蛋白质的摄入量应以满足机体需要原则，避免过多；适当补充糖和多种维生素；保持水量摄入与排出基本平衡，口渴时饮用淡水，少量多次。

2. 用药教育

（1）DDAVP 的剂量应个体化，部分患者应用 DDAVP 后因过分饮水，水排出延迟，严重者致水中毒，因而切忌每日单次大剂量应用，可将每日用量分次服用。

（2）鞣酸加压素注射前应摇匀，深部肌内注射时，应注意变换注射部位。

第五章　甲状腺功能亢进症
的药学监护

一、甲状腺功能亢进症概述

甲状腺功能亢进症（hyperthyroidism）是指甲状腺呈现高功能状态，合成和分泌过多甲状腺激素所致的一组疾病。其特征为甲状腺激素分泌增加而导致的高代谢和交感神经系统的兴奋性增加，病因不同者还可有各自不同的临床表现。毒性弥漫性甲状腺肿即格雷夫斯病（Graves disease，GD），是最常见的病因，占全部甲亢的 80%～85%，发病率为 1.1%～1.6%。本章主要介绍 GD。

（一）临床表现

1. 临床症状　怕热多汗，失眠，易激动，心悸，手抖，体重下降，大便次数增多，疲乏无力，女性月经减少、稀发，男性阳痿偶伴乳房发育、下肢水肿等。

2. 体征　甲状腺弥漫性、对称性肿大，有时可触及震颤，可闻及血管杂音。

3. 眼征　眼裂增宽、瞬目减少；浸润性突眼可为单侧或双侧，表现为双眼胀痛、复视、眼球明显突出、充血水肿、视力减退等。

（二）检查指标

（1）促甲状腺激素（TSH）降低。血 TSH 是反映甲状腺功能最敏感指标。

（2）血清总甲状腺素（TT_4）、总三碘甲状腺原氨酸（TT_3）和游离 T_3（FT_3）、T_4（FT_4）高于正常。

（3）甲状腺自身抗体：TSH 受体抗体（TRAb）阳性，甲状腺过氧化物酶抗体（TPOAb）、TGAb 也可阳性。

（4）甲状腺 B 超示甲状腺弥漫性改变，血供丰富，呈"火海征"。甲状腺上动脉和腺体内动脉流速明显加快。

（5）心电图可示窦性心动过速，也可表现为房颤、期前收缩等。

（三）诊断依据

1. 甲亢诊断　①高代谢症状和体征；②甲状腺肿大；③血清 TT_4、FT_4 增高，TSH 降低。具备以上三项诊断即可成立。

2. GD 的诊断　①甲亢诊断确立；②甲状腺弥漫性肿大；③眼球突出及其他浸润性眼征；④胫前黏液性水肿；⑤TSH 受体抗体（TRAb）、甲状腺刺激抗体（TSAb）、甲状腺过氧化物酶抗体（TPOAb）阳性。①②项为诊断必备条件，③④⑤项为诊断辅助条件。

二、治疗方案

Graves病的治疗方法包括放射性^{131}I治疗、手术治疗和药物治疗，下面详细介绍药物治疗的方案。

（一）抗甲状腺药物治疗方案

1. 抗甲状腺药物（ATD）治疗

临床常用药物为甲巯咪唑（methimazole，MMI）和丙硫氧嘧啶（propylth-iouracil，PTU），通过抑制甲状腺过氧化物酶活性而减少甲状腺激素的合成，PTU还可抑制T_4转化为T_3。适用于轻、中度者，甲状腺轻、中度肿大者，妊娠期妇女，高龄或由于其他严重疾病不宜手术者，手术前和^{131}I治疗前的准备，手术后复发且不适宜^{131}I治疗者。

抗甲状腺药物治疗疗程分3个阶段：①初治阶段，甲巯咪唑20~30mg/d，丙硫氧嘧啶200~300mg/d，病情较重者适当加量。一般每月随访血甲状腺激素水平观察疗效。治疗前有白细胞偏低或轻度肝功能异常者同时随访血常规和肝功能。初治阶段需1~3个月。②减量阶段，当症状减轻，血清T_3、T_4恢复正常后，每2~4周减量1次，每次减少甲巯咪唑5mg或者丙硫氧嘧啶50mg，不宜减量过快。同时应定期测定T_3、T_4以了解治疗效果，调整剂量，避免减量过慢致药物性甲状腺功能减退（简称甲减）或减量多快致甲亢反跳。一般从初治到开始维持量需半年左右。③维持量阶段，维持量一般为甲巯咪唑2.5~7.5mg/d，丙硫氧嘧啶25~75mg/d。

2. 其他药物治疗

（1）β受体阻断药：目前使用最广泛的β受体阻断药是普萘洛尔（propranolol），一次10~20mg，每6~8h一次。

（2）碳酸锂（lithium carbonate）：可抑制甲状腺激素分泌，主要用于对抗甲状腺药物和碘剂都过敏的患者，临时控制甲状腺毒症，剂量一次300~500mg，每8h一次。该药不作为抗甲亢的一线药物，甲亢合并粒细胞减少、对碘化物过敏或不宜使用抗甲状腺药物、严重甲亢或急需术前准备者可选用该药物治疗。

（二）甲状腺相关眼病药物治疗方案

1. 糖皮质激素

（1）口服治疗：通常为泼尼松80~100mg/d或1mg/（kg·d），文献报道缓解率为51%~83%，随后根据眼病的评估结果逐渐减量，每周减少5~10mg，以最小维持量维持数月。

（2）静脉治疗：疗效优于口服用药，用法如下。①甲泼尼龙500mg静脉滴注，隔日1次，连用3次；②甲泼尼龙500mg静脉滴注，每周1次，共6周，后改为250mg，每周1次，共6周，总剂量4.5g。

2. 其他免疫抑制剂治疗　对于无法选用激素的患者可选择其他免疫抑制剂治疗，最常用雷公藤多苷片、环孢素、生长抑素类似物、丙种球蛋白等。

三、药学监护

（一）对抗甲状腺药物的药学监护

抗甲状腺药物主要为硫脲类和咪唑类，代表药物分别是丙硫氧嘧啶和甲巯咪唑，两者的药动学特点见表7-5-1。硫脲类和咪唑类抗甲状腺药物的作用机制基本相同，主要为：①抑制甲状腺内过氧化酶系，抑制碘离子转化为新生态碘或活性碘，于是一碘酪氨酸和二碘酪氨酸的形成受阻；②抑制碘化酪氨酸的偶联，从而抑制甲状腺激素的合成。此外，PTU 尚可阻止 T_4 向 T_3 的转化，首选用于严重病例、甲亢危象、妊娠期与哺乳期妇女及对 MMI 过敏者；对 Graves 病的免疫紊乱也有一定的纠正作用。MMI 已经成为甲亢的一线用药，尤其适用于儿童 GD、肝病患者和对 PTU 过敏者。

表 7-5-1　甲巯咪唑和丙硫氧嘧啶的比较

项目	甲巯咪唑	丙硫氧嘧啶
相对效力	10~50	1
使用方法	每日 1~2 次	每日 2~3 次
血浆蛋白结合率	0	80%~90%
血清 $t_{1/2}$（h）	4~6	1~2
表观分布容积（L）	40	20
作用时间（h）	>24	12~24
肝病时的代谢率	下降	正常
胎盘透过率	低	更低
乳汁中的含量	低	更低
抑制 T_4 转换为 T_3	无	有
甲状腺过氧化物酶（TPO）抑制率（服药 24h）	72.5%	28.6%

1. 治疗前评估　严重肝功能损害者，白细胞严重缺乏者，对硫脲类药物、甲巯咪唑或其他硫酰胺衍生物或任何赋形剂过敏者等均应禁用。

2. 治疗过程的监护

（1）疗效评估：监测甲状腺功能并及时调整药物剂量，尽量避免发生药物性甲减。

（2）特殊人群用药监护：抗甲状腺药物可透过胎盘屏障，引起胎儿甲减及甲状腺肿大，甚至在分娩时造成难产、窒息；但有明显甲亢的妊娠期妇女不加控制，对母亲和胎儿均有不利影响，所以对妊娠期妇女宜采用最小剂量的抗甲亢药。抗甲状腺药物可从乳汁分泌，引起胎儿甲减，哺乳期妇女用药时应暂停哺乳。

（3）药物相互作用监护：①PTU 与口服抗凝药合用可致后者疗效增加。②磺胺类、对氨基水杨酸、保泰松、巴比妥类、酚妥拉明、妥拉唑林、维生素 B_{12}、磺酰脲类等均有抑制甲状腺功能和致甲状腺肿大的作用，故合用 PTU 需注意。③高碘食物或药物摄入可使甲亢病情加重，使抗甲状腺药需要量增加或用药时间延长，故在服用该类前应避免服用碘剂。

（4）药物不良反应监护：①粒细胞缺乏症，应定期检查外周血白细胞数目，关注发热、咽痛等临床症状。其中，中性粒细胞<1.5×10^9/L时应当停药；若发生白细胞减少（<4.0×10^9/L），但中性粒细胞>1.5×10^9/L时，可适当减少抗甲状腺药物剂量，并加用一般促进白细胞增生药。②皮疹，发生率约5%，轻度皮疹可给予抗组胺药或换用另外一种抗甲状腺药物，严重皮疹则需停药。③中毒性肝病，PTU引起药物性肝炎的发生率为0.1%~0.2%，可引起转氨酶升高、暴发性肝坏死；MMI的肝脏毒性主要是胆汁淤积，常发生于大剂量服用的患者和老年患者。因此，抗甲状腺药物治疗前后需要监测肝功能，优先选择MMI治疗。④PTU可诱发抗中性粒细胞胞质抗体（ANCA）阳性的小血管炎，其特点是随着用药时间延长，发生率增加。⑤药物性甲减多见于抗甲状腺药物用量过大或疗程过长者，但个体对抗甲状腺药物的敏感性差异很大，应监测血TSH和甲状腺激素水平。⑥QT间期延长，抗甲状腺药物引起QT间期延长较少见，一旦发生应及时处理。

（二）对普萘洛尔的药学监护

普萘洛尔为β受体阻断药，抗甲状腺的作用机制为：①从受体部位阻断儿茶酚胺的作用，减轻甲状腺毒症；②具有抑制外周组织T$_4$转化为T$_3$的作用；③通过独立的非肾上腺素受体途径阻断甲状腺激素对心肌的直接作用。该药口服吸收较完全，达峰时间为1~1.5h，首过效应强，能透过血脑屏障和胎盘屏障，蛋白结合率为90%~95%。该药经肝脏代谢，$t_{1/2}$为3.5~6h，大部分经肾脏排泄，少量经乳汁排泄，不能经透析清除。

1. 治疗前评估

（1）禁忌证评估：有过敏史、支气管哮喘、慢性阻塞性支气管疾病以及有支气管痉挛史、心源性休克、Ⅱ~Ⅲ度房室传导阻滞、严重或急性心力衰竭、窦性心动过缓、病窦综合征、代谢性酸中毒、长期禁食或低血压的患者等禁用。

（2）应用风险评估：妊娠期及哺乳期妇女均应慎用。充血性心力衰竭、肺气肿或非过敏性支气管炎、肝功能不全、甲状腺功能减退、雷诺综合征或其他周围血管疾病、肾功能减退、麻醉或手术、有精神病史、重症肌无力患者等均应慎用。

2. 治疗过程的监护

（1）疗效评估：监测心率变化。

（2）特殊人群用药监护：对于儿童患者，若根据体重计算儿童用量，其血药浓度范围与成人相似；若按照体表面积计算用量，浓度应高于成人。老年人用药后易出现心动过缓，应监测患者心率。

（3）药物相互作用监护：①与二氢吡啶类钙通道阻滞药合用可引起严重的低血压。②西咪替丁、甲氧氯普胺、呋塞米等可增加该药的血药浓度，应密切监测心功能。③与降糖药合用，可延长降糖药作用，应及时调整降糖药剂量。④与氢氯噻嗪合用，可使血糖、三酰甘油及尿酸水平升高。⑤可导致地高辛血药浓度升高，发生房室传导阻滞、心率减慢。⑥与非甾体抗炎药合用，可导致血压升高。

（4）药物不良反应监护：①常见有胃肠道反应，如恶心、呕吐、腹胀、腹泻。②常见心血管不良反应，如诱发或加重充血性心力衰竭。③支气管痉挛、呼吸困难。

④泌尿系统可见血尿素氮、肌酐、尿酸等升高，降低肾血流量和肾小球滤过率，对存在潜在肾功能不全和（或）糖尿病的患者应监测肾功能。⑤可见头晕、反应迟钝、头痛、感觉异常、嗜睡、失眠、多梦、意识模糊等。⑥其他，如血糖、血钾、血脂等异常，皮肤反应，眼干，雷诺综合征。⑦停药反应，如甲亢患者停药或减量后表现出格雷夫斯病的典型症状，如心悸、突眼、神经过敏、出汗等。

（三）对碳酸锂的药学监护

碳酸锂为抗躁狂药，其抗甲亢的作用与锂离子在甲状腺中的浓度较高有关，锂离子可抑制甲状腺激素释放。该药吸收快且完全，单次服用后约 0.5h 或 4h（缓释片）达峰值，$t_{1/2}$ 为 12~24h，不与血浆蛋白结合，绝大部分以原形经肾排出，仅微量随乳汁、泪液、精液、汗液或唾液排出。锂剂的毒性随血清药物浓度的增高而增大，常用量和中毒量比较接近。锂剂血药浓度高于 10.5mg/L 时，引起毒性反应的风险增加，所以对患者应进行血药浓度监测，当出现中毒症状时，应立即停药或减量。

1. 治疗前评估

（1）禁忌证评估：12 岁以下儿童、妊娠早期均应禁用。肾功能不全、严重心脏疾病、脱水、甲状腺功能低下、严重感染、癫痫及帕金森病患者等亦应禁用。

（2）应用风险评估：器质性脑病、严重躯体疾病、低钠血症患者等均应慎用。

2. 治疗过程的监护

（1）特殊人群用药监护：妊娠期妇女使用该药可致胎儿损伤，应慎用。

（2）药物相互作用监护：①与利尿药、比索洛尔、非甾体抗炎药、ACEI 类、ARB 类、甲硝唑合用均可导致血锂浓度升高，易致锂中毒。②本药可使肌松药作用增强，延长时效。③与抗抑郁药、选择性 5-羟色胺再摄取抑制剂合用可致 5-羟色胺综合征。④与甲基多巴、卡马西平、苯妥英钠、地尔硫草、维拉帕米等合用可出现神经毒性。⑤咖啡因、茶碱、碳酸氢钠可降低本药浓度和药效。⑥吩噻嗪类药物可使本药血药浓度降低。⑦与碘化物合用可使甲状腺功能低下。⑧与去甲肾上腺素合用可使后者的升压作用减弱。

（3）药物不良反应监护：①常见不良反应如头晕、恶心、呕吐、腹痛和腹泻等。②锂盐相关性原发性甲状旁腺功能亢进，可出现无症状性高钙血症，停药后不一定可恢复正常。③肾损害，表现为夜尿增多、体重增加和水肿，长期使用锂盐可致肾性尿崩症和慢性肾病。④甲状腺功能异常，以非毒性甲状腺肿常见，偶尔可并发甲减。⑤锂盐中毒，可表现为末梢白细胞数量增加和行为异常，严重时表现为意识模糊、震颤、反射亢进或癫痫等。

（四）对糖皮质激素的药学监护

见第五篇第一章第二节。

（五）患者教育

1. 一般教育 适当休息，注意补充足够热量和营养，包括糖、蛋白质和 B 族维生素等。由于出汗多，丢失水分多，应摄入足够的水量，平时不宜喝浓茶、咖啡等刺激性饮料。禁食含碘食盐和食物，戒烟等。

Graves（格雷夫斯）病患者应高枕卧位，限制钠盐，使用利尿药，减轻眼部水肿，注意保护眼睛，可戴有色眼镜。睡眠时眼睛不能闭合者可使用盐水纱布或眼罩保护角膜。

2. 用药教育 开始服用抗甲状腺药物最初几周，应注意粒细胞缺乏症的症状，如口腔炎、咽炎、发热等，对血细胞计数进行严密监测，若观察到上述任一症状，应与其医生取得联系，确诊为粒细胞缺乏症者应停药。定期监测甲状腺功能，以免过量服用。

第六章　桥本甲状腺炎的药学监护

一、桥本甲状腺炎概述

桥本甲状腺炎（hashimoto thyroiditis，HT）又称慢性淋巴细胞性甲状腺炎，属靶器官性自身免疫性甲状腺炎，为原发性甲减的主要原因，90%的患者为女性，多见于30~50岁女性。

（一）临床表现

1. 低代谢症候群　怕冷、反应迟钝、面色萎黄、体重增加、皮肤干燥、毛发干枯、记忆力减退、嗜睡、便秘、心动过缓、水肿、乏力等。早期症状不典型且缺乏特异性，严重者可表现为黏液性水肿昏迷。

2. 甲状腺肿大　一般呈对称性肿大，无疼痛，质地较坚韧，表面不平。

（二）检查指标

1. 甲状腺自身抗体　90%的病例 TPOAb、TGAb 阳性。

2. 伴甲减　TSH 升高，T_3、T_4 降低。

3. B超　腺体内部回声减弱、欠均匀、呈弥漫性改变，可伴有结节。

4. 甲状腺细针穿刺细胞学检查　可见滤泡上皮细胞间有大量淋巴细胞浸润。

（三）诊断依据

（1）中老年女性，甲状腺弥漫性肿大，表面不平，质地较坚韧。

（2）甲减的临床表现，如怕冷、反应迟钝、面色萎黄、体重增加、皮肤干燥、毛发干枯、记忆力减退、嗜睡、便秘、心动过缓、水肿、乏力等。

（3）TPOAb、TGAb 阳性，甲状腺细针穿刺细胞学检查可确诊。

二、治疗方案

（1）无明显症状、甲状腺不大、甲功正常者可先不予治疗，定期随访观察。

（2）甲状腺肿大明显伴甲减者，予以甲状腺激素替代治疗，可选用左甲状腺素钠（levothyroxine sodium，LT_4）、甲状腺片。一般从小剂量开始，逐步增加剂量至所需替代剂量后，查血 T_3、T_4、TSH、FT_3、FT_4，根据结果调整剂量至合适范围。

三、药学监护

（一）对左甲状腺素的药学监护

左甲状腺素为人工合成的四碘甲腺原氨酸，活性相当于生理 T_4，可用于甲状腺激素缺乏的替代治疗。该药服用 1~2 周后才能达到最大疗效，停药后作用可持续 1~3 周。该药绝大部分与血浆蛋白结合，$t_{1/2}$ 为 6~7d，甲状腺功能减退时可达 9~10d，甲亢时为 3~4d。适用于各种原因引起的甲减，也可用于单纯性甲状腺肿、桥本甲状腺炎及甲状腺癌手术后的抑制和替代治疗。

1. 治疗前评估

（1）禁忌证评估：心力衰竭、快速型心律失常、心肌梗死、甲亢患者等禁用。

（2）应用风险评估：动脉硬化、心绞痛、冠心病、高血压、心肌缺血等心脏病患者应慎用。

2. 治疗过程的监护

（1）疗效评估：用药期间密切观察患者的症状、体征和甲状腺功能。

（2）特殊人群用药监护：①老年人应从小剂量开始，缓慢增加剂量，严密监测甲状腺激素水平。②本药部分可从乳汁排出，用药过程中应严密监测母体甲状腺激素水平，避免给乳儿造成不良影响。③伴有下丘脑-垂体-肾上腺轴功能减退或肾上腺皮质功能不全的患者，应先补充肾上腺皮质激素，再补充甲状腺激素。

（3）药物相互作用监护：①抗惊厥药（如卡马西平、苯妥英钠等）可加快本药代谢，将甲状腺素从血浆蛋白中置换出来，使其游离浓度升高。②本药增强抗凝药（双香豆素类）的抗凝作用，可能引起出血。③与三环类抗抑郁药合用，两者药效和毒副作用均增强。④与口服避孕药合用，需增加本药剂量。⑤考来烯胺可减少本药的吸收，与其合用时应间隔 4~5h。⑥β 受体阻断药可减少外周组织中 T_4 向 T_3 转化。

（4）药物不良反应监护：部分患者不耐受或服用过量，可出现心动过速、心悸、心绞痛、心律失常、头痛、神经质、兴奋、不安、失眠、骨骼肌痉挛、肌无力、震颤、出汗、潮红、发热和腹泻等类似甲亢的症状。

（二）患者教育

1. 一般教育　限制碘摄入量，可能有助于阻止甲状腺自身免疫功能破坏的进展。

2. 用药教育　每日 1 次，应于早餐前半小时服用；用药期间密切监测甲状腺功能。

第七章 库欣综合征的药学监护

一、库欣综合征概述

库欣综合征（cushing syndrome，CS）是指血中糖皮质激素过多所致的全身代谢紊乱及多器官功能障碍症候群。按照病因分为：ACTH 依赖性库欣综合征，如库欣病、异位 ACTH 综合征；非 ACTH 依赖性库欣综合征，如肾上腺皮质肿瘤、双侧小结节增生、大结节性肾上腺增生。其中最常见的是库欣病，约占库欣综合征的 70%，多见于成年人，女性多于男性，儿童、青少年亦可患病。

（一）临床表现

1. 脂肪代谢紊乱 向心性肥胖（满月脸、水牛背）。

2. 蛋白质代谢紊乱 皮肤变薄、多血质、紫纹、肌肉萎缩等。

3. 糖代谢紊乱 糖耐量减退、继发性糖尿病。

4. 性腺方面改变 女性可有月经稀发或闭经、不孕、痤疮、多毛。如因肾上腺恶性肿瘤所致，则男性化表现（阴蒂肥大等）较明显。男性可有性功能减退、阳痿。

5. 高血压、低钾血症、低钾低氯性碱中毒 多见于异位 ACTH 综合征、肾上腺癌肿及重症肾上腺皮质增生。

6. 其他 如骨质疏松、容易感染、生长发育障碍、精神症状、心脑血管意外等。

（二）检查指标

1. 血和尿中肾上腺皮质激素及其代谢产物测定

（1）血浆皮质醇浓度增高以及皮质醇昼夜节律消失。

（2）24h 尿游离皮质醇高于正常。

（3）尿 17-羟皮质类固醇（17-OHCS）、尿 17-酮类固醇（17-KS）测定高于正常。

2. 血 ACTH 测定 若血 ACTH 水平增高或仍处于正常范围，提示为 ACTH 依赖型；若明显降低，则为非 ACTH 依赖型。

3. 地塞米松抑制试验

（1）小剂量地塞米松抑制试验：①午夜一次法，晚上 11 点口服地塞米松 1mg，次日早晨 8 点抽血测定血浆皮质醇，高于 5μg/dL 提示皮质醇增多。以 2μg/dL 为界，可提高诊断敏感性。②经典 48h 法。口服地塞米松 0.5mg，每 6h 一次；或 0.75mg，每 8h 一次，48h 后测定血浆皮质醇。以 2μg/dL 为界，真阳性率高达 97%，假阳性率小于 1%。

（2）大剂量地塞米松抑制试验：地塞米松 2mg，每 6h 一次，口服 48h，测定服药前后血浆皮质醇和尿皮质醇含量。降低 50％以上（以 90％为界特异性更高）提示能被抑制。90％库欣病患者可被抑制；异位 ACTH 综合征患者 90％不可被抑制，10％可被抑制；肾上腺腺瘤患者不可被抑制。

4.　**岩下窦插管采血（IPSS）**　同时测定双侧岩下窦静脉血和外周血的 ACTH，计算两者比值。其敏感性达 97％，特异性达 100％。

5.　**影像学检查**　肾上腺薄层 CT、垂体 MRI 检查可发现多数的双侧肾上腺增生（见于库欣病和异位 ACTH 综合征）或腺瘤、垂体腺瘤，必要时可行胸部 CT、奥曲肽同位素显像等方法找异位 ACTH 病灶。

（三）诊断依据

1.　**定性诊断**　皮质醇增高证据。

（1）血浆皮质醇浓度增高以及皮质醇昼夜节律消失。

（2）24h 尿游离皮质醇高于正常。

（3）小剂量地塞米松抑制试验不被抑制。

2.　**定位或病因诊断**

（1）血浆 ACTH 浓度测定。

（2）大剂量地塞米松抑制试验。

（3）岩下窦插管采血（IPSS）。

（4）影像学检查。

二、治疗方案

库欣病首选经蝶窦垂体瘤切除术，也可选择 γ 刀治疗或者根据病情行双侧肾上腺次全切或全切。对于不能耐受手术者，姑息性以药物抑制皮质醇的合成以改善症状，常用药物包括酮康唑（ketoconazole）、米托坦（mitotane）、氨鲁米特（aminogluteth-imide，氨基导眠能）、甲吡酮（metyrapone）等。

三、药学监护

（一）对酮康唑的药学监护

酮康唑为抗真菌药，可使体内皮质醇生成减少，作用机制可能是胆固醇转变为糖皮质激素的许多反应过程需要 CYP450 酶系参与，而本药为 CYP450 酶系抑制剂，可阻断糖皮质激素的合成。本药口服后易吸收，达峰时间为 1~4h，蛋白结合率 99％以上，主要经过 CYP3A 代谢且为其抑制剂，代谢产物主要随粪便排泄，仅 13％经肾排泄，其中 2％~4％以原形随尿液排出。

1.　**治疗前评估**

（1）禁忌证评估：2 岁以下儿童、妊娠期妇女禁用。有过敏史和急慢性肝病的患者禁用。

（2）应用风险评估：胃酸缺乏、酒精中毒和肝功能损害患者，哺乳期妇女及 2 岁以上儿童均慎用。

2. 治疗过程的监护

（1）药物相互作用监护：①利福平、利福布汀、卡马西平、异烟肼和苯妥英钠能明显降低该药的吸收率而降低疗效。②与利托那韦合用，应适当减少剂量。③与经CYP3A4代谢的药物如特非那定、阿司咪唑等合用，可致 QT 间期延长，甚至个别严重者可出现尖端扭转型室性心动过速。④与口服抗凝药、HIV 蛋白酶抑制剂（如茚地那韦和沙奎那韦）、抗肿瘤药物如长春新碱、白消安、多西他赛、二氢吡啶类和维拉帕米、环孢素、他克莫司、西罗莫司，地高辛、卡马西平、丁螺环酮、阿芬太尼、西地那非、阿普唑仑、溴替唑仑等合用，可酌情减少上述药物剂量。

（2）药物不良反应监护：①常见的不良反应有胃肠道、肝胆系统等反应，如恶心、呕吐、腹痛、腹泻、消化不良、可逆性肝酶升高等。②有类似双硫仑样反应，表现为面部潮红、皮疹、外周水肿、恶心和头痛，上述症状在数小时内可完全消失。③神经系统少见有头痛、头晕、畏光、感觉异常。④生殖系统及乳腺的不良反应有男性乳房增大、阳痿。⑤血液系统常见的反应有血小板减少症等。

（二）对米托坦的药学监护

米托坦为邻对氯苯二氯乙烷的异构体，其毒性较小且活性是后者的 20 倍，可抑制皮质醇合成所需的多种酶。口服吸收率为 40%~60%，达峰时间为 3~4h；分布广泛，主要贮存于脂肪组织中，停药 10 周后仍可在血中测出药物；给药剂量 10%~25% 以可溶于水的代谢物形式随尿排出，60% 以原形从粪便中排出。

1. 治疗前评估

（1）禁忌证评估：有过敏史的患者、妊娠期及哺乳期妇女均应禁用。

（2）应用风险评估：肝病患者应慎用。

2. 治疗过程的监护

（1）药物相互作用监护：与华法林合用时应监测 INR。

（2）药物不良反应监护：①肾上腺皮质萎缩、出血、坏死，用药期间为避免肾上腺皮质功能不足，可适当补充糖皮质激素。②胃肠道反应，如厌食、恶心、呕吐、腹泻。③神经肌肉毒性，如中枢抑制、头晕、头痛、精神错乱、肌肉震颤、疲乏等。④心血管毒性，如高血压、直立性低血压、面部潮红等。⑤泌尿生殖系统毒性，如血尿、蛋白尿、出血性膀胱炎等。⑥其他，如皮疹、视物模糊、复视、晶状体混浊、视网膜病变、高热等。

（三）对氨鲁米特的药学监护

本药为芳香化酶抑制药，可抑制胆固醇转变为孕烯醇酮的裂解酶系，从而阻断肾上腺皮质激素的合成。此外，对皮质激素合成和代谢的其他转变过程也有一定抑制作用。在外周组织中，本药能通过阻断芳香化酶而抑制雌激素的生成，减少雌激素对乳腺癌的促进作用，从而起到抑制肿瘤生长的效果。本药口服吸收良好，吸收率约为 75%，达峰时间约为 1.3h，$t_{1/2}$ 约为 7h，血浆蛋白结合率为 20%~25%。经肝脏代谢，代谢产物为 N-乙酰氨鲁米特，50% 以原形随尿液排泄，25% 以代谢物排泄，胆汁中排出量较低。

1. 治疗前评估

（1）禁忌证评估：儿童、妊娠期及哺乳期妇女均应禁用。甲状腺功能严重减退者均应禁用。

（2）应用风险评估：老年患者应慎用。

2. 治疗过程的监护

（1）药物相互作用监护：①他莫昔芬可增加本药的不良反应。②香豆素类抗凝药、口服降糖药、皮质激素可加速本药代谢。③洋地黄类、茶碱类可降低本药疗效。

（2）药物不良反应监护：本药不良反应包括肌肉疼痛、嗜睡、困倦、头晕等不适、胃肠道不适、皮疹、血液系统反应（如白细胞减少、血小板减少），偶见甲状腺功能减退、肾上腺功能减退等。

（四）对甲吡酮的药学监护

本药为肾上腺皮质类固醇阻滞药，通过抑制 11β-羟化反应，干扰皮质醇和皮质酮的合成，使氢化可的松水平下降，反馈性地促进 ACTH 分泌，代偿性增加 11-去氧氢化可的松和 11-去氧皮质酮，相应增加尿中 17-羟类固醇的排泄，导致急性肾上腺功能衰退和全垂体功能减退。口服吸收良好，约 2h 后起作用，24h 内类固醇分泌达高峰。治疗期间血药浓度应维持在 $0.5\sim1g/L$，$t_{1/2}$ 为 $1\sim2.5h$。药物经肾脏代谢，约 40% 的摄入量在 2d 内以葡糖醛酸结合物形式随尿排出。

1. 治疗前评估

（1）禁忌证评估：有过敏史者、肾上腺皮质功能不全患者均应禁用。

（2）应用风险评估：垂体功能不全者、肾功能不全者和哺乳期妇女均应慎用。

2. 治疗过程的监护

（1）药物相互作用监护：①本药可增强对乙酰氨基酚的毒性。②雌二醇、炔雌醇和美雌醇可使本药的作用减弱。③与美沙酮合用，可产生麻醉药戒断样症状。

（2）药物不良反应监护：常见有高血压、头晕、乏力、头痛、低钾性碱中毒、胃肠道不适、皮肤不良反应等。

（五）患者教育

进餐时服用酮康唑可减少恶心、呕吐等胃肠道反应，且能促进吸收；用药期间应监测肝功能。服用米托坦期间避免饮酒。

第八章　原发性醛固酮增多症的药学监护

一、原发性醛固酮增多症概述

原发性醛固酮增多症（primary aldosteronism，简称原醛症）是因肾上腺皮质肿瘤或增生致醛固酮分泌增多并导致水钠潴留及体液容量扩增，继而致血压升高并抑制肾素-血管紧张素系统所致。在高血压患者中原发性醛固酮增多症患病率为 10% 左右。本症的病因以分泌醛固酮的肾上腺皮质腺瘤（醛固酮瘤）为多见（又称 Conn 综合征），多为单侧腺瘤，直径大多介于 1~2cm。特发性醛固酮增多症亦多见，双侧肾上腺球状带增生，有时伴结节。糖皮质激素可治性醛固酮增多症多于青少年期起病，可为家族性或散发性，肾上腺呈大、小结节性增生。醛固酮癌少见。

（一）临床表现

原醛症的典型临床表现为高血压、低血钾、醛固酮分泌增多及肾素系统受抑制，导致血浆醛固酮/肾素活性比值上升。

1. **高血压**　为本症最主要和最早出现的症状，多数患者表现为缓慢进展的中度高血压，部分患者可呈难治性高血压，常用的降压治疗效果欠佳，持续、长期的高血压可致心、脑、肾损害。

2. **低血钾**　低血钾可引起肌无力及周期性瘫痪，麻痹多累及下肢，严重时累及四肢，甚而出现呼吸、吞咽困难。长期低血钾致肾小管上皮细胞空泡变性，浓缩功能减退，伴多尿，尤其夜尿多，继发口渴、多饮，严重者可致肾功能障碍。

3. **心脏表现**　心电图呈低血钾图形，QT 间期延长，T 波增宽、降低或倒置，U 波明显。心律失常，较常见者为阵发性室上性心动过速，严重者可致心室颤动。

（二）检查指标

1. **血、尿生化检查**　①低血钾：血钾一般在 2~3mmol/L。②碱血症：呈轻度代谢性碱中毒。③尿钾高：血钾低于 3.5mmol/L，尿钾仍在 25mmol/24h 以上。

2. **尿液检查**　①尿 pH 为中性或偏碱性；②尿比重较为固定而减低，往往在 1.010~1.018。

3. **肾素、血管紧张素 II、醛固酮测定**　肾素、血管紧张素 II 水平降低，血浆、尿醛固酮均增高，血浆醛固酮/肾素活性比值大于 30 提示有原醛症的可能性，大于 50 具有诊断意义。伴严重低血钾者，醛固酮分泌受抑制，在补钾后，醛固酮增多更明显。

4. **影像学检查**　肾上腺 CT 和 MRI 可协助鉴别肾上腺腺瘤与增生，并可确定腺瘤的部位。

5. **肾上腺静脉血激素测定**　行肾上腺静脉插管术，采双侧肾上腺静脉血测定醛固酮/皮质醇比值，有助于确定单侧或双侧肾上腺醛固酮分泌过多。

（三）诊断依据

1. **定性诊断**　高血压伴低钾血症，低肾素，血和尿醛固酮增高。

2. **定位诊断**　肾上腺 CT 扫描有助于定位诊断，必要时行肾上腺静脉插管术。

二、治疗方案

醛固酮瘤首选手术切除。特发性增生症手术效果差，采用药物治疗。

（一）手术前后药物治疗

切除醛固酮瘤术前用螺内酯做准备，每日螺内酯（spironolactone）120~240mg，分次口服。术中静脉滴注氢化可的松 100~300mg，术后逐步递减，约 1 周后停药。

（二）药物治疗

特发性增生型患者，用螺内酯治疗，从小剂量开始，逐渐增加剂量。长期应用螺内酯可出现男性乳腺发育、阳痿、女子月经不调等不良反应，可改为氨苯蝶啶（triamterene）或阿米洛利（amiloride）。钙通道阻滞药、血管紧张素转化酶抑制药、血管紧张素 II 受体拮抗药也可应用。

糖皮质激素可治性醛固酮增多症可用糖皮质激素治疗，成人地塞米松每日 0.5~1mg，儿童地塞米松 0.05~0.1mg/（kg·d）。

醛固酮癌可用化疗药物如米托坦、氨鲁米特、酮康唑等。

三、药学监护

（一）对螺内酯的药学监护

螺内酯为盐皮质激素受体抑制剂，本药结构与醛固酮相似，为醛固酮的竞争性抑制剂，作用于远曲小管和集合管的皮质段部位，阻断 Na^+-K^+ 和 Na^+-H^+ 交换，使 Na^+、Cl^- 和水排泄增多。本药为低效利尿药，口服吸收较好，1d 左右起效，2~3d 作用达高峰，停药后作用仍可维持 2~3d。

1. **治疗前评估**

（1）禁忌证评估：高钾血症患者禁用。

（2）应用风险评估：肝肾功能不全者、酸中毒者、低钠血症患者等应慎用。

2. **治疗过程的监护**

（1）疗效评估：高血压、低血钾、肌无力及周期性瘫痪等临床症状的改善情况。

（2）特殊人群用药监护：①本药可通过胎盘屏障，妊娠期妇女应慎用，且用药时间宜短。②老年人较易发生高钾血症，应适当减少剂量。③肝肾功能不全者应慎用。④酸中毒、低钠血症患者应慎用。

（3）药物相互作用监护：①多巴胺可增强本药的利尿作用。②降压药物可增强本药的利尿和降压作用。③与含钾药物、血管紧张素转化酶抑制药、环孢素合用，可增加高钾血症发生的风险。④本药可使地高辛 $t_{1/2}$ 延长，引起地高辛中毒。⑤与氯化铵合用，易发生代谢性酸中毒。⑥非甾体抗炎药（尤其是吲哚美辛）可降低本药的利尿作用，增加肾毒性。⑦肾上腺皮质激素（尤其是具有较强抗炎作用的）、促皮质激素能减弱本药的利尿作用，拮抗本药的潴钾作用。⑧雌激素可减弱本药的利尿作用。⑨甘珀酸钠、甘草类制剂具有醛固酮样作用，可降低本药的利尿作用。⑩本药能明显降低口服双香豆素的抗凝作用。

（4）药物不良反应监护：①胃肠道反应，如恶心、呕吐、胃痉挛和腹泻，尚有报道可致消化性溃疡。②可引起女性月经紊乱和男性乳腺发育、阳痿、性欲减退等。③长期或大剂量服用本药可发生步态不稳、头痛等。④高钾血症，尤其是单独用药，或高钾饮食、与钾剂或含钾药物（如青霉素钾）合用，还存在肾功能损害、少尿、无尿。⑤罕见不良反应，如过敏反应，血肌酐、尿素氮等升高，高氯性酸中毒等。

（二）对阿米洛利的药学监护

阿米洛利可阻断肾远曲小管的钠通道，具有排钠保钾作用。本药吸收差，空腹用药吸收加快，但是吸收率无明显增加；蛋白结合率很低，在体内不被代谢，$t_{1/2}$为6~9h，约50%经肾脏以原形排泄，40%经粪便排出。

1. 治疗前评估

（1）禁忌证评估：高钾血症、严重肾功能不全、过敏患者均应禁用。

（2）应用风险评估：少尿、慢性肾功能减退、糖尿病、肝硬化、酸中毒和低钠血症患者均应慎用。

2. 治疗过程的监护

（1）疗效评估：同螺内酯。

（2）特殊人群用药监护：本药可用于妊娠期妇女，但是可引起胎盘出血并致胎儿营养不良，用药期间应监测血常规、肝功能及其他特异性反应。老年人应用本药可出现高钾血症和肾损害，应定期监测相应指标。

（3）药物相互作用监护：①可增加碘造影剂诱发急性肾功能不全的风险，因此给予造影剂之前应补水。②与抗精神病药合用，可增加发生直立性低血压的风险。③与他克莫司合用，可引发高钾血症，尤其是肾功能不全者。④与螺内酯合用，可致高钾血症。其他药物相互作用同螺内酯。

（4）药物不良反应监护：①代谢紊乱，常见有高钾血症、低钠血症、高钙血症及轻度代谢性酸中毒。②消化系统，如口干、恶心、呕吐、腹痛、腹泻和便秘。③精神神经系统，可见头痛、头晕，偶见震颤、感觉异常、精神错乱、神经质、失眠、嗜睡和抑郁。③呼吸系统有咳嗽、呼吸困难。④泌尿系统常见尿频、多尿，偶见排尿困难、膀胱痉挛、阳痿。⑤心血管系统，偶见心绞痛、心律失常、心悸及直立性低血压。⑥偶有鼻充血、耳鸣、视觉障碍、眼内高压、过敏反应。

（三）对氨苯蝶啶的药学监护

本药为保钾利尿药，可减少远曲小管钠的重吸收，减少钠钾交换，改善低钾血症。本药吸收率为30%~70%，血浆蛋白结合率为40%~70%，$t_{1/2}$为1.5~2h，大部分经过肝脏代谢，经肾脏排泄，少量经胆汁排泄。

1. 治疗前评估

（1）禁忌证评估：对高钾血症患者应禁用。

（2）应用风险评估：妊娠期妇女均应慎用。对无尿、肝肾功能不全、糖尿病、低钠血症、酸中毒、高尿酸血症或有痛风病史、肾结石史的患者均应慎用。

2. 治疗过程的监护

（1）特殊人群用药监护：老年人应用本药易发生高钾血症和肾损害，应监测血钾和肾功能。

（2）药物相互作用监护：①与螺内酯合用可引起高血钾，停药后可逐渐消失。②与噻嗪类和髓袢利尿药合用，可使血尿酸升高，诱发痛风。③与β受体阻断药合用可增强其对血脂、尿酸和血糖浓度的影响。④与锂盐合用，可使血清锂浓度升高。⑤本药可使甲氨蝶呤毒性增强。⑥本药可使洋地黄毒苷疗效降低，合用时禁止补钾。⑦雷尼替丁可减少本药的肠道吸收，抑制其在肝脏的代谢，并降低肾清除率。

（3）药物不良反应监护：常见有高钾血症；胃肠道反应，如恶心、呕吐、腹泻和胃痉挛等；低钠血症、高血糖、头晕、头痛、光敏感、血液系统反应、过敏反应等。

（四）对其他药物的药学监护

钙通道阻滞药、血管紧张素转化酶抑制药的药学监护见第三篇第四章第一节。

（五）患者教育

1. 螺内酯　本药应从小剂量于进食或餐后开始服用，若每日服药1次，应于早晨服药，以免夜间排尿次数增多。

2. 阿米洛利和氨苯蝶啶　用药期间应监测血糖、血钾、血镁、血浆肾素、血肌酐、尿酸和尿素氮等。

第九章 原发性慢性肾上腺皮质功能减退症的药学监护

一、原发性慢性肾上腺皮质功能减退症概述

原发性慢性肾上腺皮质功能减退症（chronic adrenocortical hypofunction）又称艾迪生（Adison）病，其常见病因为肾上腺结核或自身免疫性肾上腺炎；少见病因包括恶性肿瘤转移、淋巴瘤、白血病浸润、淀粉样变性、双侧肾上腺切除、放射治疗破坏、肾上腺脑白质营养不良、肾上腺酶系抑制药（如美替拉酮、氨鲁米特、酮康唑）的长期应用、血管栓塞等。继发性者由下丘脑-垂体病变引起。本病发病率不高，有资料表明其发病率为（110~120）/100万。

（一）临床表现

最具特征性者为全身皮肤黏膜色素沉着，暴露处、摩擦处、乳晕等尤为明显。其他症状包括乏力、食欲减退、体重下降、血压正常或偏低。

在严重应激状态下（如高热、外伤、手术、严重精神创伤），可出现肾上腺危象，表现为恶心、呕吐、腹痛、腹泻、脱水、休克、心率增快、精神淡漠，常有高热、低血糖症、低钠血症，血钾可低可高，如不及时抢救，可发展至休克、昏迷、死亡。

（二）检查指标

1. 血液生化 可有低血钠、高血钾，少数患者可有轻度或中度高血钙，可有空腹低血糖。

2. 血常规检查 常有正细胞正色素性贫血，白细胞分类示中性粒细胞减少、淋巴细胞相对增多。

3. 激素检查 基础血、尿皮质醇，尿17-羟皮质类固醇明显低于正常。血浆ACTH水平明显高于正常。血皮质醇或尿皮质醇对ACTH兴奋试验无反应。

4. 影像学检查 结核病患者CT或MRI检查可示肾上腺增大及钙化阴影，其他感染、出血、转移性病变在CT扫描时也示肾上腺增大。

（三）诊断依据

（1）全身皮肤黏膜色素沉着、乏力等临床表现。

（2）实验室检查示皮质醇水平降低、ACTH水平升高，诊断可成立，应进一步行影像学检查明确病因。

二、治疗方案

1. 替代治疗 应用生理量的糖皮质激素，氢化可的松，早上8点20mg，下午4点

10mg。上述剂量可根据患者的实际情况做适当调整，在轻度应激情况下，激素量增加2~3倍；在中等以上手术、严重外伤等应激情况下，应静脉滴注氢化可的松100~200mg/24h。

有的患者在服用氢化可的松和充分摄盐的情况下，仍感头晕、乏力、血压偏低，则加用盐皮质激素如氟氢可的松（fludrocortisone），上午8点一次口服0.05~0.1mg，如有水肿、高血压、低血钾则减量。

2. 病因治疗 活动性结核患者，给予抗结核治疗。自身免疫病者，应检查是否有其他腺体功能减退。

3. 肾上腺危象治疗 先静脉注射氢化可的松100mg，第一个24h内静脉滴注氢化可的松300~400mg，危象基本控制后，将剂量逐渐减至平时的替代剂量。同时应补充足够的液体，纠正水、电解质和酸碱平衡紊乱，给予有效的抗生素治疗，尽快消除诱因。

三、药学监护

（一）对糖皮质激素的药学监护

对于肾上腺皮质功能减退的患者一般建议服用氢化可的松或可的松，氢化可的松为生理激素，对维持糖代谢和防治肾上腺危象有重要作用；可的松需经肝脏转变为皮质醇才能发挥作用，肝功能障碍患者疗效差。常用氢化可的松20~30mg/d（可的松25~37.5mg/d），模拟其分泌节律给予（每日2次的剂量分配是上午8点前服2/3的药量和下午3点服用1/3的药量）；如症状改善不明显，应改为每日3次，其剂量的分配为2/4、1/4和1/4。儿童患者用量不足时易发生肾上腺危象，用量过大则引起发育延迟。疗效评估：根据患者的症状和体征，通常过量时可表现为体重过度增加；而剂量不足则表现为乏力、皮肤色素沉着。具体药学监护要点见第五篇第一章第二节。

（二）对盐皮质激素的药学监护

本类药物具有类似于醛固酮的作用，能促进远端肾小管对钠的重吸收及钾的排泄。常用药物有去氧皮质酮，本药在肠道内吸收差，且易被破坏，$t_{1/2}$约为70min，在体内代谢为孕二醇，从尿中排出。

1. 治疗前评估 原发性慢性肾上腺皮质功能减退症的替代治疗，多用于糖皮质激素替代治疗后血钠和血压水平仍低者。

2. 治疗过程的监护

（1）疗效评估：监测血压、血钾和血浆肾素活性（PRA）均正常提示盐皮质激素替代适量。若盐皮质激素过量，患者可出现水肿、高血压，甚至发生心力衰竭。

（2）特殊人群用药监护：肾炎、高血压、肝硬化和肾功能不全者需减少剂量。

（3）药物不良反应监护：用药过量可致水钠潴留，引起高血压、水肿、肺充血及充血性心力衰竭，还可出现心脏扩大及低钾血症等。过多的钾丢失可致肌肉无力和麻痹，还可引起关节疼痛等。

（三）患者教育

1. 一般教育 进食高糖、高蛋白、富含维生素而易消化吸收的食物。每日至少摄取 10g 食盐，如有大汗、腹泻等情况，应酌情增加。注意休息，防止过度劳累，预防感染或肾上腺危象的发生。随身携带疾病卡片，注明姓名、年龄、联系地址及亲属姓名，以便在意识不清或病情危重时，被立即送往医院。

2. **用药教育**　坚持终身激素替代治疗，服用应模拟激素的昼夜分泌节律，早晨服用全日量的 2/3，下午服用 1/3。平日适当补充基础生理需要量，在发生并发症或行手术等应激情况时，必须增量 3~5 倍。随身携带糖皮质激素，以备必要时服用。

第十章 糖尿病的药学监护

一、糖尿病的概述

糖尿病（diabetes mellitus，DM）是由遗传因素和环境因素交互作用引起的以慢性高血糖为特征的代谢性疾病，由于胰岛素分泌和（或）作用缺陷引起糖类、蛋白质和脂肪等代谢异常。长期病程可导致血管、心脏、神经、肾脏、眼等组织器官的慢性并发症，病情严重时可发生糖尿病酮症酸中毒和糖尿病高渗性昏迷等急性并发症。依据糖尿病的临床表现、病理生理及病因，目前将糖尿病分为 1 型糖尿病、2 型糖尿病、其他特殊类型糖尿病及妊娠糖尿病。

（一）临床表现

糖尿病患者的典型表现为多饮、多尿、多食、体重下降（"三多一少"）。1 型糖尿病患者大多病情重，症状明显；2 型糖尿病患者多起病缓慢，病情较轻。患者可有皮肤瘙痒、外阴瘙痒、视力模糊、反应性低血糖。相当一部分患者无明显"三多一少"症状，因慢性并发症、伴发病或于健康检查时发现高血糖。

（二）诊断要点

糖尿病的诊断是基于空腹、任意时间或口服 75g 葡萄糖耐量试验（OGTT）中 2h 的血糖值。糖尿病的症状加上随机血糖 ≥ 11.1 mmol/L，或空腹血糖 ≥ 7.0 mmol/L，或 OGTT 2h 血糖 ≥ 11.1 mmol/L，即可诊断。对于无糖尿病症状、仅一次血糖值达到糖尿病诊断标准者，必须改日复查核实而确定诊断，如复查结果未能达到糖尿病诊断标准，应定期复查。

测定胰岛 B 细胞自身抗体（ICA、GAD-Ab、IAA）及胰岛 B 细胞功能有助于 1 型和 2 型糖尿病的鉴别。

对糖尿病的各种并发症及经常伴随出现的肥胖、高血压、血脂异常等也须进行相应的检查和诊断，急性代谢紊乱时进行酮体、电解质、酸碱平衡检查，常规行心、肝、肾、脑、眼科、口腔及神经系统的各种辅助检查等。

在怀孕 24~28 周行 75g OGTT，妊娠糖尿病诊断定义为达到或超过下列至少一项指标：空腹血糖 ≥ 5.1 mmol/L，OGTT 1h 血糖值 ≥ 10.0 mmol/L 和（或）OGTT 2h 血糖值 ≥ 8.5 mmol/L。

二、治疗方案

糖尿病综合管理包括五个要点（有"五架马车"之称）：糖尿病教育、医学营养治疗、运动治疗、血糖监测和药物治疗。下面详细介绍药物治疗的方案。

口服降糖药物主要有磺酰脲类、格列奈类、双胍类、噻唑烷二酮类、α-葡萄糖苷酶抑制剂和二肽基肽酶Ⅳ抑制剂（DPP-Ⅳ抑制剂）。注射制剂有胰岛素及胰岛素类似物和胰高血糖素样肽-1受体激动剂（GLP-1受体激动剂）。

1. 口服降糖药

（1）磺酰脲类：用于有一定胰岛素分泌功能，肝肾功能正常的2型糖尿病患者。常用药物为格列本脲（glibenclamide）2.5~15mg/d、格列齐特（gliclazide）40~320mg/d、格列吡嗪（glipizide）5~30mg/d、格列喹酮（gliquidone）30~160mg/d，以上各种药物日剂量分为2~3次口服。格列吡嗪控释片5~20mg/d，格列美脲（glimepiride）1~6mg/d，1次/d。格列喹酮95%从胆道排泄，有轻中度肾功能减退者仍可应用，应监测肾功能变化。

（2）格列奈类：瑞格列奈（repaglinide）0.5~6mg/d，那格列奈（nateglinide）0.5~6mg/d，为餐时血糖调节剂。

（3）双胍类：肥胖2型糖尿病患者首选。盐酸二甲双胍（metformin hydrochloride）剂量为0.25~2.25g/d。

（4）噻唑烷二酮类：马来酸罗格列酮（rosiglitazone maleate）4~8mg/d，吡格列酮（pioglitazone）15~30mg/d，适用于肥胖、胰岛素抵抗明显者。

（5）α-葡萄糖苷酶抑制剂：适于餐后血糖高的2型糖尿病患者。阿卡波糖（acarbose）50~300mg/d，伏格列波糖（voglibose）0.2~0.6mg/d，有明显消化道症状者慎用。

2. 胰岛素 胰岛素（insulin）治疗应在综合治疗的基础上进行，胰岛素治疗方案应力求模拟生理性胰岛素分泌模式，从小剂量开始，根据血糖水平逐渐调整至合适剂量。轻型患者可每日1次注射，病情较重应每日早、晚或每餐前各1次，严重者每日3~4次或使用胰岛素泵。

3. GLP-1受体激动剂和DPP-Ⅳ抑制剂 艾塞那肽（exenatide）起始剂量为5μg，每日2次，于早餐和晚餐前60min内给药；可根据临床反应将剂量增加至10μg，每日2次。利拉鲁肽（liraglutide）起始剂量为每日0.6mg，1周后剂量增加至每日1.2mg，部分患者可能需要增加至每日1.8mg，可在任意时间注射，无须根据进餐时间给药。西格列汀（sitagliptin phosphate）100mg/d；沙格列汀（saxagliptin）5mg/d；维格列汀（vildagliptin）50mg/d。

三、药学监护

（一）对磺酰脲类药物的药学监护

磺酰脲类药物通过与人胰岛 B 细胞上的磺酰脲受体（SUR）特异性结合，使细胞膜的 ATP 敏感性钾通道关闭，导致细胞膜电位变化，钙通道开启，钙离子内流，促使胰岛素分泌量增加。该类降糖药物的作用依赖于一定数量有功能的胰岛 B 细胞（30%以上）。不同磺酰脲类药物对 SUR 亲和力不同，导致降糖强度、作用持续时间等均有差异（表7-10-1），其中长效制剂格列美脲不仅刺激胰岛素的分泌，还具有改善胰岛素敏感性作用。该类药物主要经过肝脏 CYP2C9、CYP2C19 和 CYP3A4 代谢。CYP450 酶在人群中的基因多态性导致磺酰脲类降糖药的体内代谢过程及其引起的不良反应（包括低血糖、变态反应及消化道反应）存在显著的个体差异。

表 7-10-1　常用磺酰脲类药物的作用特点

名称	达峰时间(h)	药效时间(h)	剂量范围(mg/d)	每日服药时间	肾排泄率(%)	作用特点
格列本脲	2~6	10~24	1.25~15	餐前	50	作用强且持久，肝肾功能不全者、老年糖尿病患者、进食少、饮酒均可能出现低血糖。组织 SUR 选择性较低，临床使用较少
格列齐特	2~6	24	40~320	餐前	60~70	生理半衰期较长，作用缓和、渐进，故引起低血糖少而轻，适用于年龄较大者
格列吡嗪	1~2	6~12	5~30	餐前	65~80	作用快而短暂，不易发生持久性低血糖，有促使胰岛素早相分泌的作用，组织 SUR 选择性高
格列吡嗪控释片	2~16	24	5~15	早餐前	65~80	起效较快且维持时间长，不易发生持久性低血糖。每日 1 次，依从性好
格列喹酮	2~3	约 12	15~180	餐前	<5	作用缓和，95% 从肠道排出，5% 经肾脏排出，可用于肾功能不全者
格列美脲	2~8	24	0.5~6	早餐前	—	作用缓和，发生低血糖少。每日 1 次，依从性好

1. 治疗前评估

（1）禁忌证评估：妊娠期妇女禁用。以下情况亦禁用：有过敏史，1 型和 2 型糖尿病合并有急性并发症如酮症酸中毒、高渗性昏迷、乳酸性酸中毒，某些应激状态如严重感染、较严重的创伤、心肌梗死的急性期及围血管成形术期等。

（2）应用风险评估：胰岛功能评估，如胰岛素释放试验、C 肽释放试验。

2. 治疗过程的监护

（1）疗效评估：糖尿病患者服用磺酰脲类药物后观察血糖变化，定期监测糖化血红蛋白。

（2）特殊人群用药监护：老年患者应酌情减量，使用时从小剂量开始，逐渐增加剂量。肾功能不全的患者宜选用格列喹酮治疗。

（3）药物相互作用监护：①磺酰脲类药物血浆蛋白结合率高，可被蛋白结合率较高的药物如保泰松、水杨酸钠、吲哚美辛、双香豆素等竞争性置换，使游离药物浓度升高，诱发低血糖。②大剂量糖皮质激素、甲状腺激素、口服避孕药、烟酸、噻嗪类利尿药、呋塞米、苯妥英钠、钙通道阻滞药等可降低本类药物降糖作用。③避免与乙醇合用，以免引起低血糖。

(4) 药物不良反应监护：①低血糖。常发生于老年患者或肝肾功能不全者，高龄、药物剂量过大、体力活动过度、进食不规则及多种药物相互作用等为常见诱因，用药期间密切监测患者血糖变化。②可出现消化道反应、皮肤红斑、白细胞减少、粒细胞缺乏、血小板减少、再生障碍性贫血、胆汁淤积，多发生在用药后 6~8 周，应定期监测血常规和肝功能。③服药期间饮酒可引起低血糖、腹痛、恶心、呕吐、头痛、面部潮红等。④增加体重。同时服用胰岛素和磺酰脲类药物可致体重增加，应坚持严格的均衡低脂饮食和适当规律运动。⑤皮肤过敏反应。本类药物可引起皮疹、瘙痒和荨麻疹等轻微皮肤反应。

（二）对双胍类药物的药学监护

双胍类药物可明显降低糖尿病患者的血糖，但对正常人血糖无影响。主要作用机制包括促进肌肉、脂肪等外周组织对葡萄糖的摄取和利用，促进糖的无氧酵解，抑制肠道葡萄糖的吸收和糖原异生等。其中二甲双胍缓释制剂达峰时间约为 7h，$t_{1/2}$ 约为 17.6h，本药结构稳定，不与血浆蛋白结合，以原形随尿液排出。

1. 治疗前评估

(1) 禁忌证评估：妊娠期及哺乳期妇女禁用。糖尿病急性并发症如酮症酸中毒、高渗性昏迷、乳酸性酸中毒患者，或合并严重感染者，肝、肾、心、肺功能不全者，严重贫血、缺氧患者等禁用。

(2) 应用风险评估：乳酸性酸中毒者慎用。

2. 治疗过程的监护

(1) 特殊人群用药监护：老年患者由于肾功能减退，可能出现乳酸性酸中毒，应酌情减量。

(2) 药物相互作用监护：①与磺酰脲类药物、胰岛素合用有协同作用，注意低血糖的发生。②二甲双胍可增强抗凝药如华法林的抗凝作用。③H_2 受体拮抗剂可增加二甲双胍的吸收率，并减少其肾脏清除率，合用时应减少二甲双胍的剂量。④利福平可抑制双胍类药物的吸收，减弱其降糖作用。⑤乙醇能抑制双胍类药物在肝脏的代谢，增强其降糖作用。⑥非甾体抗炎药和 ACEI 类可增加双胍类致乳酸性酸中毒的发生率。⑦一些阳离子药物如阿米洛利、地高辛、普鲁卡因胺、奎尼丁、雷尼替丁和万古霉素等，均可影响肾小管转运二甲双胍，降低其清除率。⑧二甲双胍可降低血中呋塞米的浓度和半衰期，减弱其利尿作用。⑨钙通道阻滞药可增加二甲双胍的吸收。

(3) 药物不良反应监护：①常见腹泻、腹胀、恶心、食欲减退、口中异味、上腹部不适等胃肠道反应。②当患者肾功能不全（GFR<60mL/min），肝、心、肺功能不全，贫血，缺氧或剂量过大时可发生乳酸性酸中毒。③二甲双胍本身对肾脏无明显毒性作用，但在有肾功能损害者，二甲双胍由肾脏排出发生障碍，成为发生乳酸性酸中毒和低血糖反应的重要原因。一般建议当血肌酐水平>1.5mg/dL 时，禁用二甲双胍。另外，动静脉造影前后 1d 停药，否则可导致急性肾衰竭。④该药减少维生素 B_{12}、叶酸和铁胃肠道内吸收，可导致贫血，长期应用者应补充维生素 B_{12}、叶酸和铁。

（三）对α-葡萄糖苷酶抑制剂的药学监护

α-葡萄糖苷酶抑制剂在小肠中抑制各种α-葡萄糖苷酶如麦芽糖酶、葡萄糖淀粉酶和蔗糖酶等的活性，使麦芽糖、淀粉、蔗糖分解为葡萄糖的速度减慢。阿卡波糖口服后较少被吸收，在肠腔内被消化酶和肠道菌群分解，其降解产物可在小肠下段被吸收，$t_{1/2}$约为2h，随后本药和其降解产物迅速随尿液排出。

1. 治疗前评估　妊娠期和哺乳期妇女禁用。以下情况禁用：有过敏史，慢性胃肠功能紊乱症等由于肠胀气而可能恶化的疾病，肝硬化，严重肾功能损害（肌酐清除率<25mL/min），糖尿病急性并发症（酮症酸中毒、高渗性昏迷和乳酸性酸中毒），某些应激状态如严重感染、创伤、手术、分娩等。

2. 治疗过程的监护

（1）药物相互作用监护：①与其他降糖药合用，降糖作用加强，合用时应减少剂量。②抗酸药、考来烯胺、肠道吸附剂和消化酶类制剂可减弱本药的降糖作用。③本药可影响地高辛的生物利用度，合用时需调整剂量。

（2）药物不良反应监护：①常见胃肠道反应，可有胃胀、腹胀、腹泻、肠鸣音亢进、排气增多、胃肠痉挛性疼痛、顽固性便秘。②少见肝功能损害，乏力，头痛，眩晕、皮肤瘙痒、红斑、荨麻疹等过敏反应，血嗜酸性粒细胞增多症和精神神经系统症状。③同时接受胰岛素或其他降糖药治疗者，可发生低血糖反应。

（四）对胰岛素增敏剂的药学监护

本类药物通过与脂肪、肝、骨骼肌细胞内核受体过氧化物酶增殖激活物受体（PPAR）-γ结合，并激活PPAR-γ而发挥作用。脂肪细胞中的PPAR-γ被激活后，游离脂肪酸（FFA）、肿瘤坏死因子α（TNF-α）等产生胰岛素抵抗的物质减少；在骨骼肌和肝细胞中，PPAR-γ的激活可增加胰岛素的敏感性。吡格列酮口服后，达峰时间约为2h，通过羟基化和氧化作用代谢，部分代谢产物仍有活性，$t_{1/2}$为3~7h，大部分药物以原形及代谢产物形式随粪便排出。

1. 治疗前评估　妊娠期及哺乳期2型糖尿病患者均应禁用。1型糖尿病、糖尿病急性并发症、糖尿病严重慢性并发症、肝功能不良、心功能不全、手术、创伤、严重感染患者等禁用。

2. 治疗过程的监护

（1）疗效评估：服药前后定期监测肝功能、血糖、糖化血红蛋白。本类药物可引起体液潴留并加重充血性心力衰竭，对有心力衰竭危险的患者（尤其是合用胰岛素治疗者）应严密监测心力衰竭的症状和体征。

（2）药物不良反应监护：①可出现上呼吸道感染、头痛等。②可出现程度不等的肝功能异常，用药期间需要监测肝功能。③长期服用噻唑烷二酮类药物可增加患者发生骨折、水肿、心力衰竭的风险，近来有文献报道本类药物也可增加膀胱癌的发生。④本类药物通过激活PPAR-γ刺激前脂肪细胞分化为成熟的脂肪细胞，导致体重增加。

（五）对格列奈类促胰岛素分泌剂的药学监护

本类药物为胰岛素促分泌剂，通过与胰岛B细胞钾通道的结合位点结合，使钾通道关闭，钙通道开放，钙离子内流刺激胰岛B细胞分泌胰岛素。本类药物作用依赖于葡萄糖的水平，当血糖水平在 3～10mmol/L 时才有刺激作用，因此主要适用于 2 型糖尿病患者餐后胰岛素或 C 肽早相分泌低平、高峰后延，餐后血糖升高明显者。

1. 治疗前评估 同胰岛素增敏剂。

2. 治疗过程的监护

（1）特殊人群用药监护：肝肾功能不全的患者，可延长给药间隔。

（2）药物相互作用监护：

1）那格列奈：①非甾体抗炎药、水杨酸盐、单胺氧化酶抑制药、非选择性 β 受体阻断药、葡甘露聚糖、其他降糖药可增强本药的降糖作用。②芦荟、苦瓜、硫辛酸、桉树属植物、武靴藤提取物、车前草、圣·约翰草和胍胶可使低血糖的风险增加。③噻嗪类药、可的松、甲状腺制剂、拟交感神经药可减弱本药的降糖作用。

2）瑞格列奈：①与二甲双胍合用，发生低血糖的风险增加。②单胺氧化酶抑制药、非选择性 β 受体阻断药、ACEI 类、非甾体抗炎药、奥曲肽、吉非贝齐、促进合成代谢的激素可增强和（或）延长本药的降糖作用。③CYP3A4 抑制剂（如酮康唑、伊曲康唑、氟康唑、红霉素）可升高本药的血药浓度；CYP3A4 诱导剂（如利福平、苯妥英钠）可降低本药的血药浓度。④甲氧苄啶可使本药 AUC、C_{max} 和 $t_{1/2}$ 增加，作用时间延长。⑤口服避孕药、噻嗪类药、达那唑、肾上腺皮质激素、甲状腺激素、拟交感神经药可减弱该药的降糖作用。

（3）药物不良反应监护：①可导致低血糖，但是一般较轻微。②胃肠道反应，偶发恶心、呕吐、腹痛、腹泻和便秘等。③偶可见过敏反应，如瘙痒、发红、荨麻疹。

（六）对二肽基肽酶Ⅳ（DPP-Ⅳ）抑制剂的药学监护

DPP-Ⅳ能使胰高血糖素样肽-1（GLP-1）和抑胃肽（GIP）迅速降解、丧失生物活性，进而无法促进胰岛素的分泌，DPP-Ⅳ抑制剂通过抑制 DPP-Ⅳ 的活性，减弱其对 GLP-1 和 GIP 的降解，延长 GLP-1 和 GIP 的生理活性持续时间，进而间接调节胰岛素的分泌，达到降低血糖的目的。

1. 治疗前评估 对有过敏史者应禁用。

2. 治疗过程的监护

（1）特殊人群用药监护：严重肾功能不全的患者建议减少剂量。

（2）药物不良反应监护：偶有腹痛、恶心、腹泻等；变态反应（血管性水肿、皮疹、荨麻疹、皮肤血管炎和剥脱性皮肤炎如 Stevens-Johnson 综合征）；转氨酶升高；上呼吸道感染；鼻咽炎；胰腺炎；头痛、乏味、鼻瘘和喉痛。

（七）对胰岛素的药学监护

人胰岛素由 A 和 B 两条多肽链构成，含有 51 个氨基酸。通过与肝脏、脂肪组织和肌肉等靶组织的细胞膜受体结合后发挥效应，主要作用是增加葡萄糖的跨膜转运，促进葡萄糖的摄取，促进葡萄糖在细胞内氧化或合成糖原，降低血糖，并为合成蛋白或脂肪提供能量；促进蛋白质及脂肪的合成；抑制糖原分解和糖异生，抑制脂肪或蛋白质的分解，减少酮体生成。胰岛素按照起效快慢和维持时间，可分为速效、短效、中效、预混和长效胰岛素。短效和速效胰岛素皮下注射后发挥作用快，但持续时间短，主要控制一餐饭后高血糖，可经静脉注射用于抢救糖尿病酮症酸中毒。中效胰岛素主要为低精蛋白胰岛素，用于提供基础胰岛素，可控制两餐饭后高血糖。长效制剂有鱼精蛋白锌胰岛素和长效胰岛素类似物，该类制剂无明显的作用高峰，主要提供基础胰岛素。具体各类胰岛素特点如下（表7-10-2）。

表 7-10-2　常用胰岛素制剂特点

名称	种类	作用时间			注射途径
		起效时间（h）	峰值时间（h）	作用持续时间（h）	
速效	赖脯胰岛素	0.17~0.2	1.0~1.5	4~5	皮下、静脉
速效	门冬胰岛素	0.17~0.2	1~2	4~6	
	谷赖胰岛素				
短效	诺和灵 R	0.25~1	2~4	5~8	皮下、静脉
	优泌林 R				
	正规胰岛素				
中效	诺和灵 N	2.5~3.0	5~7	13~16	皮下
	优泌林 N				
	甘舒霖 N				
长效	甘精胰岛素	2~3	无峰	长达30	皮下
	地特胰岛素	3~4	3~14	长达24	
预混	诺和灵 30R	0.5	2~12	14~24	皮下
	诺和灵 50R	0.5	2~3	10~24	
	优泌林 70/30	0.5	2~12	14~24	
	优泌林 50/50	0.5	2~3	10~24	
	诺和锐 30	0.17~0.33	1~4	14~24	
	优泌乐 25	0.25	0.50~1.17	16~24	
	优泌乐 50	0.25	0.50~1.17	16~24	

1. 治疗前评估　对有过敏史者应禁用。

2. 治疗过程的监护

（1）药物相互作用监护：①与肾上腺皮质激素、异烟肼、雌激素、口服避孕药、烟酸、噻嗪类利尿药合用，应适当增加胰岛素的剂量。②与含硫抗菌药、水杨酸盐、单胺氧化酶抑制剂、血管紧张素转化酶抑制药、β受体阻断药、奥曲肽等药联合应用时，可减少胰岛素的剂量。

（2）药物不良反应监护：①注射部位可有皮肤发红、皮下结节、皮下脂肪萎缩等局部反应。②低血糖反应，患者可表现出饥饿、乏力、心悸、出冷汗、反应迟钝、意识模糊、嗜睡甚至昏迷等。③过敏反应，可有局部和全身反应两种。局部可表现为注射部位水肿和瘙痒；全身反应可有荨麻疹、血管性水肿、呼吸困难和哮喘，严重者可发生休克。④屈光不正。血糖下降迅速可致晶状体和玻璃体渗透压下降、屈光率下降而致远视，一般可3周左右恢复。⑤可致体重增加和高胰岛素血症，对于该类患者每日剂量越大，越易发生高胰岛素血症和肥胖。⑥肿瘤发生的风险增加，糖尿病患者使用胰岛素和胰岛素类似物发生某类肿瘤的风险高于正常人。⑦胰岛素抵抗，表现为胰岛素作用降低，需短时间内增加胰岛素剂量达数百乃至数千单位。

（八）对胰高血糖素样肽-1（GLP-1）类似物或受体激动剂的药学监护

GLP-1和GIP的主要功能是刺激餐后胰岛素的释放，抑制胃酸分泌，减缓胃排空，并作用于中枢，产生饱腹感，减少食欲。但生理情况下，这些肽类很快被DPP-IV降解，促胰岛素释放的刺激作用很快消失。GLP-1受体激动剂与GLP-1具有53%的序列同源性，通过与GLP-1受体结合，刺激胰岛素分泌，从而降低血糖，不被DPP-IV降解，血浆半衰期较长。GLP-1类似物的作用机制与其类似。主要用于各型糖尿病，尤其是肥胖患者。

1. 治疗前评估　对有过敏史者应禁用。对有甲状腺髓样癌既往史或家族史、2型多发性内分泌腺瘤综合征的患者应禁用利拉鲁肽。

2. 治疗过程的监护

（1）疗效评估：用药后应监测空腹血糖、尿糖、尿酮体。

（2）药物不良反应监护：常见有恶心、腹泻、呕吐、便秘、腹痛和消化不良等。

（九）患者教育

1. 饮食、运动和生活方式干预　糖尿病和糖耐量异常者均需要接受个体化的医学营养治疗，应评估患者的营养状况，设定合理的管理目标，健康的生活方式是治疗糖尿病的基础，应长期坚持。其包括以下几项。

（1）饮食：应该均衡饮食，饮食定时、定量，少吃多餐；少吃高糖、高胆固醇及高脂肪的食物；多吃豆类、富含纤维的谷物类、水果、蔬菜和全麦食物。

（2）运动：运动锻炼对2型糖尿病患者非常重要，规律运动可增加胰岛素的敏感性，有助于控制血糖，减少心血管危险因素，减轻体重。成年糖尿病患者每周至少应进行150min（每周5次，每次30min）中等强度的运动（快走、打太极拳、骑车、打乒乓球、打羽毛球或高尔夫球）。需要注意：空腹血糖大于16.7mmol/L、反复低血糖或者血糖波动较大、有糖尿病酮症酸中毒等急性代谢并发症、合并急性感染、增殖性视网膜病、严重肾病、严重心脑血管病（不稳定型心绞痛、严重心律失常、一过性脑缺血发作）等情况下禁忌运动，控制病情后逐步恢复运动。

（3）戒酒：避免饮酒，以免发生低血糖；还应限制含糖饮料的摄入。

（4）戒烟：戒烟有助于2型糖尿病患者改善代谢指标、降低血压和蛋白尿。

2. 用药教育

（1）磺酰脲类和非磺酰脲类：餐前口服效果较好，但为减少胃肠道反应，可于进餐时服药。用药期间应根据血糖和尿糖及时调整药物剂量。

（2）二甲双胍：为减少二甲双胍的胃肠道反应，可在餐中或餐后立即服用。服用期间避免服用碱性溶液或饮料，避免饮酒。

（3）阿卡波糖：应与第一口饭一起嚼服。该药应从小剂量开始服用，服药期间若腹胀较严重，可先减量，以后再逐渐增加用量。

（4）噻唑烷二酮类：服药与进餐无关。开始服用该药前应先检查肝功能，用药后要定期监测肝功能、血糖和糖化血红蛋白。

（5）DPP-Ⅳ抑制剂：服药时间不受进餐影响。轻度肝肾功能不全的患者无须调整剂量。

（6）胰岛素注意事项：

1）胰岛素笔的使用：首先需要注意，若混合使用两种剂型（短效与中、长效胰岛素混合）特别需要注意抽取的顺序，应该先抽取短效胰岛素，然后再抽取混悬的中、长效胰岛素（使用中、长效胰岛素之前，应将瓶放置于双手掌心轻轻滚转，直至该胰岛素呈均匀混悬液）。胰岛素笔能随身携带，对于糖尿病合并视力下降者可通过听笔的转动响声来调整剂量。

2）注射部位：皮下注射是胰岛素常用的方式，主要部位有上臂、大腿、腹部及臀部。不同部位的吸收速度不一样，腹部吸收最快，上臂和大腿吸收速度中等，臀部吸收最慢。每次的注射点之间应相距1.0cm，尽量不要在一个月内重复使用一个注射点，因重复多次注射同一部位，易引起局部反应，形成皮下脂肪硬结，影响胰岛素的吸收，可造成白天高血糖、夜间低血糖现象。

3）保存方法：未使用的胰岛素应避免日晒和冷冻，应该冷藏；胰岛素制剂不能冰冻，在2~8℃下可保存2年；正在使用的胰岛素要室温保存，不必放入冰箱，这样胰岛素更稳定，更容易混匀，在室温（20℃左右）下胰岛素可保存30d。如果外出旅行，可以将胰岛素装在保温箱里，应随身携带，千万不能随行李托运。

3. 自我血糖监测教育　糖尿病患者应该掌握如何监测血糖、何时监测血糖、监测多少次以及如何记录监测结果。自我病情监测对医生了解患者病情非常重要，应给予重视。对于血糖控制不好的住院治疗的患者应该每日监测4~7次血糖，或者根据临床需要监测血糖，直到血糖得到控制。使用口服降糖药物的患者可以每周监测2~4次空腹或餐后血糖，或者在就诊的前一周内连续监测3d，每日监测7个点的血糖（早餐前后、午餐前后、晚餐前后和睡前）。对于生活方式干预的患者可以根据需要有目的地进行血糖监测，了解饮食控制和运动对血糖的影响，进而调整饮食和运动。

4. 低血糖的教育　降糖药物使用不当、未定时定量进餐、运动量增加等均可导致低血糖的发生。低血糖的临床表现有出汗、心悸、焦虑、饥饿感、头晕、双手发抖、下肢或全身无力、脸色苍白、怕冷、昏迷等。发生低血糖后要紧急自救，可以立即喝糖水或吃糖、巧克力、甜点心等。一般可在进食后15min缓解；如果不能缓解，可再吃上述食物并及时到医院输注葡萄糖。为防止意外，应及时纠正低血糖；糖尿病患者日常出行中应随身携带糖块和急救卡，以备发生低血糖时用。

第十一章 血脂异常和脂蛋白异常血症的药学监护

一、血脂异常和脂蛋白异常血症概述

血脂异常（dyslipidemia）是指血浆中脂质量和质的异常。由于脂质不溶或微溶于水，在血浆中必须与蛋白质结合以脂蛋白的形式存在，因此，血脂异常实际上表现为脂蛋白异常血症（dyslipoproteinemia）。长期血脂异常可导致动脉粥样硬化、增加心脑血管病的发病率和死亡率。随着生活水平提高和生活方式改变，我国血脂异常的患病率已明显升高。防治血脂异常对延长寿命、提高生活质量具有重要意义。血脂异常少数为全身性疾病所致（继发性），多数是遗传缺陷与环境因素相互作用的结果（原发性）。临床上也可简单地将血脂异常分为高胆固醇血症、高三酰甘油血症、混合性高脂血症和低高密度脂蛋白胆固醇血症。

（一）临床表现

血脂异常可见于不同年龄、性别的人群，患病率随年龄增高而增高。某些家族性血脂异常可发生于婴幼儿。多数血脂异常患者无任何症状和异常体征，于常规血液生化检查时发现。血脂异常的主要临床表现如下。

1. 黄色瘤、早发性角膜环和脂血症眼底改变 由于脂质局部沉积所引起的黄色瘤较为常见，是一种异常的局限性皮肤隆起，颜色可为黄色、橘黄色或棕红色，呈结节、斑块或丘疹形状，质地一般柔软，常见的是眼睑周围扁平黄色瘤。严重的高三酰甘油血症患者可发生脂血症眼底改变。

2. 动脉粥样硬化 脂质在血管内皮沉积可引起动脉粥样硬化，引发心脑血管和周围血管病变。某些家族性血脂异常患者可于青春期前发生冠心病甚至心肌梗死。严重的高胆固醇血症有时可出现游走性多关节炎。严重的高三酰甘油血症可引起急性胰腺炎，应予重视。

（二）检查指标

测定空腹状态下（禁食 12~14h）血浆或血清总胆固醇（TC）、三酰甘油（TG）、LDL-C 和 HDL-C 是最常用的实验室检查方法。抽血前的最后一餐忌食高脂食物、禁酒。

（三）诊断依据

根据《中国成人血脂异常防治指南》（2007 年），中国人血清 TC 的合适范围为<5.18mmol/L（200mg/dL），5.18~6.18mmol/L（200~239mg/dL）为边缘升高，≥6.19mmol/L（240mg/dL）为升高。血清 LDL-C 的合适范围为<3.37mmol/L（130mg/dL），

3.37~4.13mmol/L（130~159mg/dL）为边缘升高，≥4.14mmol/L（160mg/dL）为升高。血清 HDL-C 的合适范围为≥1.04mmol/L（40mg/dL），≥1.55mmol/L（60mg/dL）为升高，<1.04mmol/L（40mg/dL）为减低。TG 的合适范围为<1.76mmol/L（150mg/dL），1.76~2.26mmol/L（150~199mg/dL）为边缘升高，≥2.27mmol/L（200mg/dL）为升高。

二、治疗方案

（一）治疗原则

继发性血脂异常应以治疗原发病为主。治疗措施应是综合性的，生活方式改变为首要的基本的治疗措施，药物治疗需严格掌握指征，必要时考虑血浆净化疗法或外科治疗，基因治疗尚在探索之中。

（二）药物治疗

1. **β-羟-β-甲戊二酸单酰辅酶 A（HMG-CoA）还原酶抑制剂（他汀类）** 主要降低血清 TC 和 LDL-C，也在一定程度上降低 TG 和 VLDL-C，轻度升高 HDL-C 水平。适应证为高胆固醇血症和以胆固醇升高为主的混合性高脂血症。他汀类是目前临床上最重要的、应用最广的降脂药。主要制剂和每日剂量范围：洛伐他汀（lovastatin）10~80mg，辛伐他汀（simvastatin）5~40mg，普伐他汀（pravastatin）10~40mg，氟伐他汀（fluvastatin）10~40mg，阿托伐他汀（atorvastatin）10~80mg，瑞舒伐他汀（rosuvastatin）10~20mg。除阿托伐他汀和瑞舒伐他汀可在任何时间服药外，其余制剂均为晚上一次口服。

2. **苯氧芳酸类（贝特类）** 主要降低血清 TG、VLDL-C，也可在一定程度上降低 TC 和 LDL-C，升高 HDL-C。主要制剂及用法用量非诺贝特（fenofibrate）0.1g，每日 3 次，或微粒型 0.2g，每日 1 次；苯扎贝特（bezafibrate）0.2g，每日 3 次，或缓释型 0.4g，每晚 1 次。

3. **烟酸类** 烟酸属 B 族维生素，能使血清 TG、VLDL-C 降低，TC 和 LDL-C 也降低，HDL-C 轻度升高。主要制剂及用法用量烟酸（nicotinic acid）0.2g，每日 3 次口服，渐增至 1~2g/d；阿昔莫司（acipimox）0.25g，每日 1~3 次，餐后口服。烟酸缓释片能显著改善药物耐受性及安全性，从低剂量开始，渐增至理想剂量，推荐剂量为1~2g，每晚一次用药。

4. **胆汁酸螯合剂（树脂类）** 降低 TC 和 LDL-C。主要制剂及每日剂量范围：考来烯胺（colestyramine）4~16g，从小剂量开始，1~3 个月达最大耐受量。

5. **依折麦布（ezetimibe）** 可降低血清 LDL-C 水平。常用剂量为 10mg，每日 1 次。

6. **普罗布考（probucol）** 可降低 TC 和 LDL-C，HDL-C 也可明显降低。常用剂量为 0.5g，每日 2 次口服。

7. **ω-3 脂肪酸制剂（ω-3 fatty acids）** 可降低 TG 和轻度升高 HDL-C，对 TC 和 LDL-C 无影响。常用剂量为 0.5~1g，每日 3 次口服。

三、药学监护

（一）对他汀类药物的药学监护

该类药物为 HMG-CoA 还原酶抑制剂，通过抑制 HMG-CoA 还原酶的活性，抑制肝细胞内源性胆固醇的合成，诱导肝细胞低密度脂蛋白（LDL）受体增加，因而从血中摄入更多低密度脂蛋白 LDL 颗粒，降低血中 LDL-C 和 TC；同时还有轻度增高 HDL-C 和降低 TG 的作用。他汀类药物种类繁多且各具特点（表 7-11-1）。

表 7-11-1　他汀类药物的特点

项目	阿托伐他汀	氟伐他汀	普伐他汀	辛伐他汀	瑞舒伐他汀	匹伐他汀
常用剂量（mg）	10	40~80	40	20~40	5~10	1~4
血浆蛋白结合率	98%	>98%	43%~55%	95%	88%	—
$t_{1/2}$（h）	14	<3	2.6~3.2	3	13~20	11
代谢酶	CYP3A4	CYP2C9（75%）CYP3A4（20%）CYP2C8（5%）	不经CYP450酶系	CYP3A4	CYP2C9CYP2C19	少量经CYP2C9、CYP2C8
LDL-C 降低程度（%）	39	25~35	34	35~41	39~45	—
肾功能不全者剂量调整	无须调整	轻中度者无须调整	严重者剂量为 10mg/d	Ccr<30 者为 5mg/d	Ccr<30 者为 5mg/d	慎重给药

注：Ccr 为肌酐清除率。

1. 治疗前评估

（1）禁忌证评估：儿童、妊娠期及哺乳期妇女均应禁用。有过敏史、活动性肝病、不明原因转氨酶持续升高或超过 3 倍正常上限、失代偿性肝硬化及急性肝衰竭等情况下均应禁用。

（2）应用风险评估：已有肝脏疾病的患者或长期大量饮酒者慎用。

2. 治疗过程的监护

（1）疗效评估：定期测定血浆或血清 TC、TG、LDL-C 和 HDL-C 水平。

（2）特殊人群用药监护：肾功能不全患者调整剂量见表 7-11-1。

（3）药物相互作用监护：①洛伐他汀、辛伐他汀、阿托伐他汀与 CYP3A4 抑制剂如环孢素、红霉素、酮康唑、维拉帕米、地尔硫䓬等合用时，可致转氨酶升高、肌痛或横纹肌溶解、甚至死亡。②氟伐他汀经 CYP2C9 代谢，与华法林合用时，可增强华法林的抗凝作用，需减少华法林用量。③贝特类药物与他汀类合用，应密切关注横纹肌溶解的发生。

（4）药物不良反应监护：①胃肠道反应，如便秘、腹胀、消化不良和腹痛。②肝损害，用药期间应定期检查肝功能，若转氨酶升高达到正常值的 3 倍应停药。③横纹肌溶解症，患者可出现肌痛（<1%）、肌无力、血清肌酸激酶（CPK）升高，用药期间应定期复查 CPK。④肾功能损害，他汀类药物本身不易造成肾功能障碍，但发生横纹肌溶解症或与某些药物同时服用可能导致肾功能障碍。⑤长期服用他汀类药物可增加新发糖尿病的风险。⑥他汀类药物可引起失忆和意识模糊等不良反应，停药后可消失。⑦偶尔可出现皮肤瘙痒、血管神经性水肿、风湿性多发性肌炎、荨麻疹、嗜酸性粒细胞增多症、关节炎等。

（二）对苯氧芳酸类的药学监护

该类药物通过激活过氧化物酶体增殖物激活受体（PPAR）α，刺激 LPL、Apo（载脂蛋白）A I 和 Apo A II 的基因表达，抑制 Apo C III 的基因表达，增强 LPL 的脂解活性，促进 VLDL-C 和 TG 分解以及胆固醇的逆向转运。吉非贝齐和氯贝丁酯因不良反应较大，现已很少使用，常用药物为非诺贝特和苯扎贝特。非诺贝特口服后吸收率为 60%，餐后可达 80%，4~7h 达血药浓度峰值，在肝及肾组织内经羧基还原及葡糖醛酸化，大多数转化为葡糖醛酸化产物，85%~90% 经肾排出，少量经粪便排泄。

1. 治疗前评估　儿童患者禁用。有过敏史、肝肾功能不全患者等禁用。

2. 治疗过程的监护

（1）疗效评估：定期监测血清 TG、VLDL-C、TC 和 LDL-C。

（2）药物相互作用监护：与其他贝特类药物、HMG-CoA 还原酶抑制剂合用，增加横纹肌溶解症的发生率。增加口服抗凝药出血的危险性。

（3）药物不良反应监护：消化功能失调性消化不良，肝功能异常，过敏反应如皮疹、瘙痒、荨麻疹或光敏反应。

（三）对烟酸类的药学监护

烟酸属于 B 族维生素，可能通过抑制脂肪组织脂解、减少肝脏中 VLDL-C 合成和分泌发挥作用。常用药物有烟酸片和阿昔莫司。阿昔莫司为烟酸衍生物，能使 TG 明显降低，其降脂作用较烟酸强，持续时间长，无升血糖、尿酸作用，肝损害较小。该药口服吸收迅速且完全，达峰时间约为 2h，$t_{1/2}$ 约为 2h，在体内不被代谢，以原形经肾排出。

1. 治疗前评估

（1）禁忌证评估：妊娠期及哺乳期妇女、儿童禁用。慢性肝病、严重痛风患者等亦禁用。

（2）应用风险评估：溃疡病、有肝毒性和高尿酸血症患者应慎用。

2. 治疗过程的监护

（1）疗效评估：定期监测 TG 和 LDL-C。

（2）药物不良反应监护：①治疗初期可引起皮肤血管扩张，如面部潮热或肢体瘙痒，该症状通常在治疗数日后消失，无须停药。②胃肠道反应，如胃灼热感、上腹隐痛、恶心、腹泻等。③过敏反应，如皮疹、荨麻疹、斑丘疹、唇水肿、哮喘样呼吸困难、低血压等，应立即停药并对症处理。

（四）对胆酸螯合剂（树脂类）的药学监护

该类药物为碱性阴离子交换树脂，在肠道内能与胆酸不可逆结合，阻碍胆酸的肠肝循环，促进胆酸随大便排出体外，阻断胆酸中胆固醇的重吸收；由于肝内胆酸的减少，还可上调肝细胞膜表面的 LDL 受体，加速胆固醇合成胆酸。常用药物为考来烯胺，该药口服后不吸收，在肠道内与胆酸结合成不溶性复合物并随粪便排出，用药后 1~2 周胆固醇浓度开始降低。

1. 治疗前评估

（1）禁忌证评估：有过敏史、胆道完全闭塞者禁用。

（2）应用风险评估：便秘患者慎用。

2. 治疗过程的监护

（1）疗效评估：定期监测 TC 和 LDL-C 的水平。

（2）药物相互作用监护：考来烯胺可延缓或减少其他药物（特别是酸性药物）的吸收，这些药物包括噻嗪类利尿药、普萘洛尔、地高辛、洛哌丁胺、保泰松、巴比妥酸盐类、雌激素、孕激素、甲状腺激素、华法林、生物碱类药物及某些抗生素，为避免药物相互作用的发生，可在其服用前 1h 或服用后 4~6h 再服用其他药物。

（3）药物不良反应监护：常见不良反应包括胃灼热、恶心、呕吐、嗳气和胃痛；少见有胆石症、胰腺炎、胃出血、头晕和头痛等。

（五）对肠道胆固醇吸收抑制剂（依折麦布）的药学监护

依折麦布为肠道胆固醇吸收抑制剂，与葡糖醛酸结合后，作用于小肠上皮细胞刷状缘，抑制胆固醇和植物固醇吸收；促进肝脏 LDL 受体合成，加速 LDL-C 的清除，降低血清 LDL-C 水平。依折麦布口服后迅速吸收，并结合成具药理活性的酚化葡萄糖苷（依折麦布-葡萄糖苷酸），结合物在服药后 1~2h 内达到平均血浆峰浓度，而依折麦布则在 4~12h 达到峰浓度。该药主要经小肠和肝脏代谢，约 78% 随粪便排出，11% 经肾排泄。

1. 治疗前评估　妊娠期及哺乳期妇女禁用。有过敏史者、活动性肝病或原因不明的转氨酶持续升高患者禁用。

2. 治疗过程的监护

（1）疗效评估：定期监测 TC。

（2）药物相互作用监护：①与非诺贝特联合用药时，可使总依折麦布浓度升高约 1.5 倍。联合应用非诺贝特的患者怀疑出现胆结石时，则需进行胆囊检查，并考虑选择其他降脂药物。②该药与环孢素合用，可使环孢素平均 AUC 值增加 15%。③该药与氟茚二酮、华法林及其他香豆素类抗凝药合用时，应适当监测 INR。

（3）药物不良反应监护：不良反应有胃肠道反应、头痛及肌肉疼痛，也可引起转氨酶升高。

（六）对普罗布考的药学监护

该药通过掺入到脂蛋白颗粒中影响脂蛋白代谢，从而产生调脂作用，同时又有明显的抗脂蛋白氧化修饰的作用。该药口服吸收有限，吸收率为 5%~10%，食物有助于吸收，达峰时间约为 18h。该药脂溶性强，易在脂肪蓄积。84% 药物以原形随粪便排出，仅 1%~2% 以代谢产物形式经肾排泄，$t_{1/2}$ 为 52~60h。

1. 治疗前评估　有过敏史者、心律失常患者均应禁用。

2. 治疗过程的监护

（1）药物相互作用监护：①与三环类抗抑郁药、Ⅰ类及Ⅲ类抗心律失常药和吩噻嗪类药物合用时，发生心律失常的风险增加。②本药可增加香豆素类药物的抗凝作用。③可增强降糖药的作用。④与环孢素合用时，可明显降低后者的血药浓度。

（2）药物不良反应监护：不良反应有胃肠道反应，严重室性心律失常、QT 间期延长。

（七）对 ω-3 脂肪酸的药学监护

该药为天然海洋鱼油制剂，可降低 TG、TC、LDL-C、VLDL-C，并可升高 HDL-C 以及促进脂肪酸氧化，降低血液黏稠度，改善某些狭窄血管组织内氧的供给，有利于降低冠心病的发病率。

1. 治疗前评估　出血性疾病、接受抗凝药物治疗的患者禁用。

2. 治疗过程的监护

（1）药物相互作用监护：本药可增强香豆素类和阿司匹林的抗凝作用。

（2）药物不良反应监护：①大剂量应用可引起胃肠道不适，如恶心、嗳气、腹泻和胆结石等。②长期大量服用浓缩制剂，可引起维生素 A 和维生素 D 中毒。③个别患者可出现发热、肌肉疼痛、咽喉疼痛及淋巴结压痛等。

（八）患者教育

1. 生活方式和饮食教育

（1）生活方式教育：通过改变生活方式（低脂饮食、运动锻炼、戒烟和行为矫正等），可使血清总胆固醇和 LDL-C 分别降低 24.3% 和 37.4%；低脂、低热量与高纤维素饮食还具有抗代谢综合征作用。

1）控制体重：肥胖人群的平均血浆胆固醇和 TG 显著高于同龄非肥胖者。体重指数（BMI）和身体脂肪的分布与血脂水平关系密切。对于向心性肥胖尤其是已发现血脂谱异常者，控制体重对血脂非常重要。

2）运动锻炼：长期运动锻炼可增加血浆中的 TG 清除，进行运动锻炼应注意以下事项。①运动强度，保证运动后的心率控制在个人最大心率的 80% 左右。②运动的方式可采取快走、慢跑、游泳、跳绳、做健身操、骑自行车等有氧运动。③持续时间，运动开始前应先进行 5~10min 的预备活动，使心率逐渐达到上述水平，然后维持 20~30min，运动后再进行 5~10min 的放松活动。

3）戒烟：吸烟可升高血浆胆固醇和 TG 水平，降低 HDL-C；戒烟可使 HDL-C 的水平接近正常水平。

（2）饮食教育：控制饮食可使血浆胆固醇降低 5%~10%，同时有助于减肥、增强降脂药物的疗效。

1）时机和对象：开始饮食治疗的时间取决于患者冠心病危险程度和血浆 LDL-C 水平。

2）饮食结构：饮食结构可直接影响血脂水平的高低，因此必须强调饮食结构的合理性。①血浆中的胆固醇水平易受食物中胆固醇和脂肪酸的影响，因而，应限量进食肉食、蛋及乳制品等，特别是蛋黄和动物内脏，一般每人每日应控制在 25~30g。②进食大量高糖（含蔗糖、葡萄糖及果糖）可使血浆 VLDL-C、LDL-C 和 TG 升高，HDL-C 下降，因此，糖类的摄入应以谷类为主，适当控制纯糖类食品的摄入。③高纤维素饮食可增加肠道中胆固醇排泄，增加 LDL-C 清除，因而可在主食中加入玉米、燕麦、小麦、荞麦等，每人每日应摄入 400g 以上蔬菜和水果。④乙醇可升高血浆 HDL-C 水平，但也可增加 TG 合成；但过量饮酒对身体的弊大于利，因而，摄入量应<30g/d（白酒不超过 50g/d）。

2. 用药教育 调脂治疗一般是长期的，甚至是终生的，因此应监测血脂水平以指导治疗。必须监测药物不良反应，定期检查肌酶、肝功能、肾功能和血常规等。

（1）他汀类：除阿托伐他汀和瑞舒伐他汀可在任何时间服药外，其余他汀类药物均需每晚顿服，避免与西柚汁合用。定期监测肝功能。

（2）苯氧芳酸类：为减少胃部不适，可与食物同服。

（3）烟酸类：为减少胃肠道不适，应从小剂量开始逐渐增加剂量，同时监测肝肾功能。

（4）依折麦布：该药不受食物影响，可选择在一天的任何时间服用，该药可与食物一起或分开服用。

（5）普罗布考：该药可于早、晚餐后服用。

（秦贵军　杜培洁　张颖辉　张爱玲）

参考文献

[1] 廖二元. 内分泌学 [M]. 北京：人民卫生出版社，2012.

[2] 王曙，郭光. Graves 病的发病机制 [J]. 内科理论与实践，2010，5（2）：153-157.

[3] VAIDYA B，KENDALL-TAYLOR P，PEARCE S H. The genetics of autoimmune thyroid disease [J]. J Clin Endocrinol Metab，2002，87（12）：5385-5397.

[4] 史轶蘩. 协和内分泌和代谢学 [M]. 北京：科学出版社，1999.

[5] NIEMAN L K，BILLER B M，FINDLING J W，et al. The diagnosis of Cushing's syndrome：an Endocrine Society Clinical Practice Guideline [J]. J Clin Endocrinol Metab，2008，93（5）：1526-1540.

[6] GHARIB H，PAPINI E. Thyroid nodules：clinical importance，assessment，and treatment [J]. Endocrinol Metab Clin North Am，2007，36（3）：707-735.

[7] 宁光. 内分泌学高级教程 [M]. 北京：人民军医出版社，2013.

[8] 葛均波，徐永健. 内科学 [M]. 8 版. 北京：人民卫生出版社，2013.

[9] 杨宝峰. 药理学 [M]. 北京：人民卫生出版社，2013.

[10] 张石革. 药学监护常见问题解答 [M]. 北京：化学工业出版社，2010.

[11] 程德云，陈文彬. 临床药物治疗学 [M]. 4 版. 北京：人民卫生出版社，2012.

第八篇

风湿性疾病的药学监护

第一章 类风湿关节炎的药学监护

一、类风湿关节炎概述

类风湿关节炎（rheumatoid arthritis，RA）是一种以侵蚀性关节炎为主要表现的全身性自身免疫病。女性多发，男女患病比例约1：3。RA可发生于任何年龄，以30~50岁为发病的高峰。本病表现为以双手和腕关节等小关节受累为主的对称性、持续性多关节炎。病理表现为关节滑膜的慢性炎症、血管翳形成，并出现关节的软骨和骨破坏，最终可导致关节畸形和功能丧失。此外，患者尚可有发热、疲惫等全身表现，血清中可出现类风湿因子（RF）及抗环瓜氨酸肽（CCP）抗体等多种自身抗体。

（一）临床表现

RA的主要临床表现为对称性、持续性关节肿胀和疼痛，常伴有晨僵。受累关节以近端指间关节，掌指关节，腕、肘和足趾关节最为多见；同时，颈椎、颞颌关节、胸锁关节和肩锁关节也可受累。中、晚期的患者可出现手指的"天鹅颈"及"纽扣花"样畸形，关节强直和掌指关节半脱位，表现为掌指关节向尺侧偏斜。除关节症状外，还可出现皮下结节，心、肺和神经系统等受累。

（二）检查指标

1. 实验室检查 RA患者可有轻至中度贫血，血沉（ESR）增快、C反应蛋白（CRP）和血清IgG、IgM、IgA升高，多数患者血清中可出现高水平类风湿因子（RF），以及抗环瓜氨酸肽（CCP）抗体、抗修饰型瓜氨酸化波形蛋白（MCV）抗体、抗P68抗体、抗瓜氨酸化纤维蛋白原（ACF）抗体、抗角蛋白抗体（AKA）或抗核周因子（APF）抗体等多种自身抗体。

2. 影像学检查

（1）X线检查：早期X线表现为关节周围软组织肿胀及关节附近骨质疏松，随病情进展可出现关节面破坏、关节间隙狭窄、关节融合或脱位。

（2）磁共振成像（MRI）：MRI在显示关节病变方面优于X线，可显示关节炎性反应初期出现的滑膜增厚、骨髓水肿和轻度关节面侵蚀，有利于RA的早期诊断。

（3）超声检查：高频超声能清晰显示关节腔、关节滑膜、滑囊、关节腔积液、关节软骨厚度及形态等，彩色多普勒血流显像（CDFI）和彩色多普勒能量图（CDE）能直观地检测关节组织内血流的分布，反映滑膜增生的情况。

（三）诊断依据

2009年美国风湿病学会和欧洲抗风湿病联盟（ACR/EULAR）修订的RA分类标准

如下。

（1）必要条件：①至少一个关节肿痛，并有滑膜炎证据（临床、超声或 MRI）；②排除其他疾病引起的关节炎，并有典型的常规放射学 RA 骨破坏的表现。满足这两项必要条件，即可诊断为 RA。

（2）其他条件：①血清学（抗 CCP 抗体和 RF）；②受累关节种类（大或小关节）和数量；③滑膜炎病程；④急性炎症产物（ESR 和 CRP）。若无典型的骨破坏表现，可根据其他条件中的四部分参照 RA 评分系统进行评分，总分 6 分以上也可诊断为 RA。

二、治疗方案

RA 治疗的目的在于控制病情，改善关节功能和预后。治疗方法包括一般治疗、药物治疗、外科手术和其他治疗。药物治疗时常用非甾体抗炎药（NSAIDs）、抗风湿药（DMARDs）、生物制剂、糖皮质激素和植物药。治疗时应早期应用 DMARDs，若无禁忌，首选甲氨蝶呤（methotrexate，MTX）7.5~25mg/周，口服或皮下注射；必要时可联合柳氮磺吡啶、来氟米特（leflunomide，LEF）、抗疟药、环孢素等其他 DMARDs；雷公藤多苷、白芍总苷等中成药也用于治疗 RA。DMARDs 起效较慢，早期可联合非甾体抗炎药（NSAIDs）或糖皮质激素。激素治疗 RA 的原则是小剂量（泼尼松≤7.5mg/d）、短疗程（<6 个月），在伴有心、肺或神经系统等受累的患者，可据病情严重程度酌情调整剂量。若传统 DMARDs 治疗未达标，可考虑应用生物制剂，主要包括肿瘤坏死因子（TNF）-α 拮抗剂、白介素 1（IL-1）和白介素 6（IL-6）拮抗剂、抗 CD20 单抗以及 T 细胞共刺激信号抑制剂等。此外，一种口服小分子 JAK 抑制剂托法替尼（tofacitinib）于 2012 年被美国 FDA 批准上市，用于治疗对 MTX 反应不佳或不耐受的中至重度 RA 成年患者。

三、药学监护

（一）对甲氨蝶呤的药学监护

MTX 属细胞周期特异性药物，主要是作用于 S 期，通过抑制二氢叶酸还原酶使二氢叶酸不能被还原成四氢叶酸，从而使嘌呤核苷酸和嘧啶核苷酸的生物合成受阻。此外 MTX 通过抑制体液免疫和细胞免疫发挥很强的抗炎和免疫抑制作用。治疗 RA 时，通常应用小剂量的 MTX。本药口服吸收良好，1~5h 达血药峰浓度，血浆蛋白结合率约为 50%。MTX 部分经肝代谢转化为谷氨酸盐，近年研究表明，MTX 进入细胞后在多聚谷氨酰胺合成酶的作用下被转变成多聚谷氨酸甲氨蝶呤（MTX-PG），长期贮存在 RA 患者的肝脏、骨髓中未发育成熟的幼红细胞及成纤维细胞中，时间可达十几日，甚至数月。本药 40%~90% 以原形经肾排泄，随胆汁排泄小于 10%，药物清除率个体差异极大。

亚甲基四氢叶酸还原酶（MTHFR）是叶酸代谢过程中的关键酶，能催化 5, 10-亚甲基四氢叶酸生成 5-甲基四氢叶酸，后者是同型半胱氨酸生成蛋氨酸的甲基供体。研究发现 *MTHFR* 基因 *677*（C>T）及 *MTHFR* 基因 *1298*（A>C）位点存在基因多态性，导致氨基酸替换，使酶活性显著降低，影响叶酸正常代谢及同型半胱氨酸的甲基化。

MTX 化学结构与叶酸相似，是叶酸拮抗剂，通过影响细胞内叶酸代谢间接抑制 MTHFR 活性。当上述两个位点突变时，可显著增加 MTX 的毒性反应，因而可通过检测两个位点的基因型综合判断酶的活性，调整 MTX 的给药剂量，预防不良反应发生。

1. 治疗前评估

（1）禁忌证评估：妊娠期及哺乳期妇女、对本药过敏者、极度衰竭和恶病质患者、肝肾功能不全者、心肺功能不全者、有明显骨髓抑制者均禁用。

（2）应用风险评估：感染患者、消化道溃疡或溃疡性结肠炎患者慎用。

2. 治疗过程的监护

（1）特殊人群用药监护：儿童慎用。老年患者发生不良反应的风险更高，应慎用。

（2）药物相互作用监护：①糖皮质激素可增加 MTX 的血药浓度而加重毒性反应，长期合用可引起膀胱上皮癌。应定期检查尿常规。②与别嘌醇、秋水仙碱合用后，可引起血中尿酸水平升高，应适当增加后两者药物的剂量。③水杨酸类、保泰松、磺胺类、苯妥英钠、四环素、氯霉素、氨甲苯酸等药物与 MTX 竞争血浆蛋白结合部位，可导致 MTX 血药浓度升高，毒性反应增加。④巴比妥类药物可加重 MTX 引起的脱发。⑤氨苯蝶啶有抗叶酸作用，可增加 MTX 的不良反应。⑥丙磺舒可延长 MTX 的血浆半衰期。⑦门冬酰胺酶可使 MTX 作用减弱，可在使用门冬酰胺酶 10d 后给予 MTX 或于使用 MTX24h 后再给予门冬酰胺酶，既能增加疗效，又可减少胃肠道和骨髓的不良反应。

（3）药物不良反应监护：口服小剂量 MTX 常引起食欲减退、恶心、呕吐、腹痛、腹泻、口腔溃疡、咽喉炎、皮疹、脱发等不适。长期用药可引起肝脏损害、肺炎、肺纤维化、贫血、白细胞及血小板减少、听力损害、流产、畸胎等。

（二）对来氟米特的药学监护

LEF 为抗增殖活性的异噁唑类免疫抑制药，口服吸收迅速，6~12h 达峰浓度，吸收率约 80%。血浆蛋白结合率约 99.3%，主要分布于肝、肾和皮肤。在肠黏膜及肝脏转变为活性产物 A771726，A771726 能抑制二氢乳清酸酶的活性，从而阻断活化淋巴细胞的嘧啶从头合成途径，影响 DNA 和 RNA 合成。A771726 在体内进一步代谢后，约 48% 以原形经胆汁排泄，约 43% 以代谢产物形式经肾排泄。$t_{1/2}$ 约为 10d。

1. 治疗前评估

（1）禁忌证评估：妊娠期妇女及未采取可靠避孕措施的育龄妇女、哺乳期妇女、对本药或其代谢产物过敏者、严重肝功能不全者均禁用。

（2）应用风险评估：明确的乙肝或丙肝血清学指标阳性患者、免疫缺陷和骨髓增生不良患者、活动性胃肠道疾病患者、肾功能不全者、感染患者、有间质性肺炎患者应慎用。

2. 治疗过程的监护

（1）特殊人群用药监护：年龄小于 18 岁者不宜应用。老年患者应慎用，用药时需监测肝肾功能。

（2）药物相互作用监护：利福平使 A771726 峰浓度升高约 40%。本药与其他肝毒性药物合用可能增加肝损伤。考来烯胺、活性炭可结合 A771726 使疗效降低。

（3）药物不良反应监护：口服本药常出现恶心、腹泻、消化不良、口腔溃疡、高血压、心绞痛、可逆性转氨酶升高、皮疹、瘙痒、脱发、白细胞减少、血小板减少、机会性感染等。

（三）对雷公藤多苷的药学监护

雷公藤多苷含多种活性成分如二萜类、三萜类、生物碱等，具有较强的抗炎、免疫抑制、抗肿瘤、抗生育等作用。作用机制尚不清楚，可能通过增强肾上腺皮质功能和抑制炎症细胞分泌前列腺素 E_2 发挥抗炎作用，通过抑制体液免疫和细胞免疫产生免疫抑制作用。目前未见本药在人体内的药代动力学参数资料，多项动物实验证明雷公藤的一个单体成分雷公藤甲素吸收率约75%，分布广泛，主要经 CYP3A4 及 CYP2C19 代谢，大部分随尿排出。$t_{1/2}$ 约为 2.5h。

1. 治疗前评估

（1）禁忌证评估：妊娠期及哺乳期妇女、对本药过敏者禁用。

（2）应用风险评估：严重心血管疾病患者、严重肝肾功能不全者、造血功能障碍者、肾小球肾炎急性期患者、有生育要求者慎用。

2. 治疗过程的监护

（1）药物相互作用监护：与糖皮质激素类药物合用，疗效增加。

（2）药物不良反应监护：常见不良反应如下。①口服后易出现恶心、呕吐、腹痛、腹泻、食欲减退等，约4%的患者出现血清 AST 升高，约5.4%的患者出现肝大、乏力及消化道症状等中毒性肝炎表现。②育龄妇女一般服药2~3个月后出现月经周期紊乱、经期延长，服药半年后出现闭经，停药后70%患者月经恢复正常；男性规律服药1个月后可出现精子数量减少，甚至无精子、精子失活，停药后可逐渐恢复。③亦可引起白细胞及血小板减少、心悸、胸闷、气短、心律失常、肾功能下降、脱发、皮疹、色素沉着等。

（四）对托珠单抗的药学监护

生物制剂的出现为传统药物治疗无效或疗效不佳的 RA 患者提供了新希望，将 RA 的治疗带入了一个全新的阶段。主要包括 TNF-α 拮抗剂、IL-1 拮抗剂阿那白滞素、IL-6拮抗剂托珠单抗、抗 CD20 单抗利妥昔单抗、T 细胞共刺激信号抑制剂阿巴西普。

托珠单抗是重组人源化抗人 IL-6 受体单克隆抗体，通过特异性结合可溶性及膜结合的 IL-6 受体（sIL-6R 和 mIL-6R）进而抑制其信号传导。本药于 2010 年被美国 FDA 批准用于抗风湿药或 TNF 拮抗剂治疗无效或疗效不佳的成年中重度活动性 RA 患者。IL-6 是具有多种生物学功能的细胞因子，可调节机体的生理和病理过程，如激活 T 细胞、诱导分泌免疫球蛋白、诱导肝脏急性期蛋白合成及刺激定向造血干细胞前体细胞的增殖和分化。IL-6 由多种类型的细胞产生，RA 患者的滑膜分离出的内皮细胞和成纤维细胞中 IL-6 水平升高，与慢性滑膜炎和关节损害的程度呈正相关，sIL-6R 也与白细胞浸润程度呈正相关。本药总清除率呈浓度依赖性，低浓度时非线性清除发挥主要作用，高浓度时主要表现为线性清除。$t_{1/2}$ 呈浓度依赖性，4mg/kg 时为 11d，8mg/kg 时为 13d。

1. 治疗前评估

（1）禁忌证评估：对本药过敏或对任何辅料发生变态反应者、感染活动期患者禁用。

（2）应用风险评估：既往或最近发生中枢神经系统脱髓鞘疾病的患者慎用。本药长期应用发生严重感染的风险升高，可导致活动性肺结核或肺外结核、侵袭性真菌感染、细菌感染、病毒感染和其他机会性感染发生，尤其是合并应用其他免疫抑制剂时。

2. 治疗过程的监护

（1）特殊人群用药监护：托珠单抗用于除患有全身型幼年特发性关节炎以外疾病患儿的疗效和安全性尚未确定。尚无本药在妊娠期及哺乳期妇女中应用安全的充分资料，应权衡利弊使用。老年人用药后感染率较高，应慎用。出现肝转氨酶异常、中性粒细胞减少、血小板数减少时，需结合临床情况调整剂量。

（2）药物相互作用监护：与其他生物制剂、免疫抑制剂合用，会增加免疫抑制和感染的风险。体外试验数据表明，应用托珠单抗治疗的 RA 患者，CYP450 酶（包括 CYP1A2、CYP2B6、CYP2C9、CYP2C19、CYP2D6 和 CYP3A4）活性高于不使用本药治疗的患者，导致 CYP450 酶底物的代谢增加。

（3）药物不良反应监护：常见不良反应有上呼吸道感染、蜂窝织炎、口唇单纯疱疹、带状疱疹、腹痛、口腔溃疡、头痛、眩晕、白细胞及血小板减少、高血压、肝转氨酶升高、咳嗽、皮疹、瘙痒等。

（五）对其他药物的药学监护

对 TNF-α 拮抗剂、利妥昔单抗的药学监护分别详见第八篇第三章、第六篇第九章。

（六）疗效评估

根据患者关节疼痛数、肿胀数、血沉、C 反应蛋白及患者总体疾病评分等方面综合判断疗效。疾病活动度常用评估量表有 DAS28、SDAI、CDAI、ACR20、ACR50、ACR70 等。

（七）患者教育

1. 一般教育　应早期诊断，积极治疗，避免关节残废，加重经济和心理负担。急性期关节剧烈疼痛和伴有全身症状者应卧床休息，避免关节受累。病情稳定后，在允许的情况下可进行关节活动度训练，防止肌萎缩。须戒烟酒，保持良好心情。

2. 用药教育

（1）口服或皮下注射 MTX，每周 1 次，给药后的第 2~3 日服用 1 片（5mg）叶酸。服药期间忌饮酒。定期监测血常规和肝肾功能。

（2）服用 LEF 期间不宜接种活疫苗。定期监测血常规和肝功能。

（3）雷公藤多苷宜餐后服用。用药期间应定期监测血常规和肝功能。避免同时服用含碱性药物，如碳酸氢钠片。

第二章 系统性红斑狼疮的 药学监护

一、系统性红斑狼疮概述

系统性红斑狼疮（systemic lupus erythematosus，SLE）是自身免疫介导的，以免疫性炎症为突出表现的弥漫性结缔组织病。血清中出现以抗核抗体为代表的多种自身抗体和多系统受累是该病的两个主要临床特征。SLE 在我国的患病率为（30.13~70.14）/10万，好发于育龄女性，男女发病率之比为 1∶（7~9）。

（一）临床表现

多数患者在病程中出现皮疹，其中颊部蝶形红斑常具诊断特异性。此外患者还常出现脱发、光过敏、口腔溃疡、雷诺现象、关节痛等临床症状。

SLE 常累及肾脏引起蛋白尿，几乎所有患者均会出现肾损害；还可累及浆膜出现心包积液、胸腔积液等；累及血液系统引起全血细胞减少；有时可出现肺部损害、神经系统损害、消化系统损害、眼部病变等。

（二）检查指标

1. 一般检查 血尿常规异常提示血液系统和肾脏受损；补体低下、血沉增快常与病情活动有关；高分辨 CT 检查有助于早期肺间质病变的发现；心脏彩超常用于评估心脏受累情况、估测肺动脉压。

2. 免疫学检查 患者血清中可查到多种自身抗体，主要包括抗核抗体、抗磷脂抗体和抗组织细胞抗体，这些抗体是诊断 SLE、评估疾病活动性及可能出现的临床亚型的指标。

（三）诊断标准

目前普遍采用美国风湿病学会 1997 年推荐的 SLE 分类标准。

（1）颊部红斑：遍及颊部的扁平或高出皮肤的固定性红斑，常不累及鼻唇沟附近皮肤。

（2）盘状红斑：片状高起于皮肤的红斑，黏附有角质脱屑和毛囊栓；旧病变可有萎缩性瘢痕。

（3）光过敏：患者自述或医生观察到日光照射引起皮肤过敏。

（4）口腔溃疡：体格检查发现的口腔或鼻咽部溃疡，一般为无痛性。

（5）关节炎：非侵蚀性关节炎，常累及 2 个或多个外周关节，以关节肿痛和渗液为特点。

（6）浆膜炎：胸膜炎或心包炎。

（7）肾脏病变：尿蛋白定量（24 h）>0.5g 或+++，或出现管型（红细胞管型、血红蛋白管型、颗粒管型或混合管型）。

（8）神经病变：癫痫发作或精神病，非药物或代谢紊乱所致。

（9）血液学疾病：溶血性贫血伴网织红细胞增多，或白细胞减少，或淋巴细胞减少，或血小板减少。

（10）免疫学异常：抗双链 DNA（dsDNA）抗体阳性，或抗 Sm 抗体阳性，或抗磷脂抗体阳性（包括抗心磷脂抗体、狼疮抗凝物、至少持续 6 个月的梅毒血清试验假阳性，三者中具备一项阳性）。

（11）抗核抗体：任何时间免疫荧光法或其他等效试验中抗核抗体滴度异常，排除药物诱发的狼疮综合征。上述 11 项分类标准中，符合 4 项或 4 项以上者，在排除感染、肿瘤和其他结缔组织病后，可诊断 SLE。

二、治疗方案

（一）一般治疗

1. 患者宣教 指导患者正确认识疾病，消除恐惧心理，配合治疗，遵从医嘱，定期随诊，学会自我认识疾病活动的征象，避免过多的紫外线暴露，使用防紫外线用品，避免过度疲劳。

2. 对症治疗和去除各种影响疾病预后的因素 如注意控制高血压，防治各种感染。

（二）药物治疗

本病目前尚无根治的方法，但恰当的治疗可以使大多数患者病情缓解。早期诊断和早期治疗可以避免或延缓不可逆的组织脏器的病理损害。

1. 轻型 SLE 的药物治疗 虽有疾病活动，但患者症状轻微，仅表现为光过敏、皮疹、关节炎或轻度浆膜炎，而无明显内脏损害。常用药物包括 NSAIDs、抗疟药如氯喹和羟氯喹（hydroxychloroquine，HCQ）、小剂量糖皮质激素等。

2. 中度活动型 SLE 的治疗 糖皮质激素的应用须个体化，通常泼尼松起始剂量为 0.5~1mg/（kg·d），待病情稳定后减量。部分患者尚需联用甲氨蝶呤、硫唑嘌呤等免疫抑制剂。

3. 重型 SLE 的治疗 主要分两个阶段，即诱导缓解和巩固治疗。诱导缓解的目的是迅速控制病情，阻止或逆转内脏损害，力求疾病完全缓解，但应注意过分免疫抑制诱发的并发症，尤其是感染。常用药物包括糖皮质激素和免疫抑制剂。一般标准剂量是泼尼松 1mg/（kg·d），必要时可应用甲泼尼龙冲击治疗，病情稳定后逐渐减量，适时加用免疫抑制剂，可选用环磷酰胺、霉酚酸酯、环孢素、硫唑嘌呤等。

（三）其他治疗

有临床试验表明，来氟米特对增生性狼疮肾炎（LN）有效；国内外的一些研究进展提示利妥昔单抗（抗 CD20 单克隆抗体）对部分难治性重症 SLE 有效，并有望成为新的 SLE 诱导缓解药物；血浆置换、自体干细胞移植不宜列入 SLE 常规治疗，应视患者具体情况选择应用。

对 SLE 引起的肺动脉高压，除了前述的糖皮质激素、环磷酰胺等基础治疗外，也可选择使用钙通道阻滞药、前列环素类似物、内皮素受体阻滞剂、5-磷酸二酯酶抑制剂治疗。对于有习惯性流产病史和抗磷脂抗体阳性的妊娠期妇女，主张口服低剂量阿司匹林（50~100 mg/d）和（或）小剂量低分子量肝素抗凝，以防止流产或死胎。

三、药学监护

（一）对羟氯喹的药学监护

HCQ 具有抗炎及免疫调节作用，其抗疟作用与氯喹相同，但毒性仅为氯喹的一半。HCQ 还可减少红细胞沉积及抑制血小板聚集和黏附，发挥抗凝作用。HCQ 的吸收率约为 74%，给药后 2~4.5h 达血药峰浓度，血浆蛋白结合率约为 50%，在眼、肝、肾、脾、肺和肾上腺等组织器官中广泛分布，红细胞中药物浓度高于血药浓度 2~5 倍，可透过胎盘屏障，少量药物可进入乳汁中。HCQ 部分在肝脏代谢成具有活性的脱乙基代谢物，主要经肾缓慢排泄，23%~25% 为原形。$t_{1/2}$ 约为 32d。

1. 治疗前评估

（1）禁忌证评估：妊娠期及哺乳期妇女、对 4-氨基喹啉化合物过敏者或应用其治疗后可引起视网膜或视野改变者、心动过缓或有传导阻滞者均禁用。

（2）应用风险评估：卟啉病、代谢性酸中毒、葡萄糖-6-磷酸脱氢酶缺陷、慢性酒精中毒、银屑病、肝病、严重胃肠疾病患者慎用。

2. 治疗过程的监护

（1）疗效评估：患者临床症状改善，实验室检查如血常规、肝肾功能、尿蛋白、补体恢复正常。常用病情活动量表为 SLEDAI。

（2）特殊人群用药监护：6 岁以下儿童禁用。

（3）药物相互作用监护：①西咪替丁可增加 HCQ 的血药浓度。②HCQ 可增加地高辛的血药浓度。③HCQ 可增加美托洛尔的吸收率，可能与 CYP2D6 相关。④抗酸药可减少 HCQ 的吸收，应间隔 4h 使用。⑤HCQ 可能会增强降糖药物的降糖作用。

（4）药物不良反应监护：

1）眼：氯喹和羟氯喹与黑色素有很高的亲和性，易在富含黑色素的组织如视网膜、虹膜睫状体等组织沉积。HCQ 引起视网膜损害的发生率远低于氯喹，主要与其不通过血眼屏障有关。常规剂量下（400mg/d）很少出现视网膜毒性作用，长期大剂量用药时可出现：①睫状体调节障碍伴视物模糊，呈剂量相关性，停药后可恢复；②一过性角膜水肿、点状至线状混浊、敏感度减小等，治疗 3 周后开始出现角膜色素沉着；③黄斑水肿、萎缩、异常色素沉着及中心凹反射消失等，最常见的是阅读及视物困难、畏光、远距离视物模糊、中心或周围视野有区域缺失或变黑、闪光。

2）精神神经系统：长期用药可出现梦魇、情绪不稳、兴奋、共济失调、眩晕、头痛等。

3）肌肉骨骼系统：可见骨骼肌无力、腱反射消失或减退等。

4）胃肠道反应：可出现恶心、腹泻、厌食、食欲减退、腹部痛性痉挛、呕吐等，减小剂量或停止治疗后可恢复。

5）皮肤：可出现白发、脱发、瘙痒、皮肤及黏膜色素沉着、非光敏性银屑病、皮疹等。

6）血液系统：可见再生障碍性贫血、粒细胞缺乏症、血小板减少等。

（二）对其他药物的药学监护

对甲氨蝶呤的药学监护详见第八篇第一章，对环孢素的药学监护详见第五篇第二章，对硫唑嘌呤的药学监护详见第五篇第四章。

（三）患者教育

口服 HCQ 时，可以进食食物或牛奶，避免胃部不适。服用 HCQ 期间避免注射狂犬病疫苗。长期应用 HCQ 患者应每 3~6 个月检查眼、心脏、肌力和血常规。

第三章 强直性脊柱炎的药学监护

一、强直性脊柱炎概述

强直性脊柱炎（ankylosing spondylitis，AS）是一种病因不明的、以中轴关节慢性炎症为主的全身性疾病，病变主要累及骶髂关节，常发生椎间盘纤维化及附近韧带钙化和骨性强直，其特征性病理改变是肌腱、韧带、附着点炎性病变。AS、赖特综合征（反应性关节炎）、银屑病关节炎、炎症性肠病性关节炎及未分化脊柱关节炎均属于脊柱关节炎范畴。AS 多发于 10~40 岁，男性好发，且发病症状重，进展快。本病有遗传倾向，与 *HLA-B27* 基因有相关性。

（一）临床表现

1. 一般症状 起病缓慢而隐匿，早期可有低热、盗汗、食欲减退、乏力、消瘦等症状。

2. 典型症状 腰背部疼痛或不适最常见，疼痛位于骶髂关节处或臀部，逐渐加重并影响腰部活动，伴僵直感。其特点是多于夜间出现，伴翻身困难，清晨或久坐后起立时僵直感尤剧烈，但活动后可以明显减轻，最终出现脊柱运动功能障碍和强直畸形。肌腱附着点如足跟、足底、胫骨结节等部位可受累出现疼痛。胸廓受累时出现胸痛、胸廓扩张受限。

3. 外周关节症状 约 50% 的患者以外周关节炎为首发症状，受累关节以髋、膝、踝等下肢大关节为主，小关节很少受累，常呈非对称性分布，主要为少关节或单关节受累。除关节疼痛外，可出现关节活动受限甚至功能障碍。

4. 关节外表现 眼部受累多见，多为葡萄膜炎，有时可为首发症状。此外，还可累及主动脉瓣膜引起关闭不全。肺上叶纤维化、肺大疱样变、IgA 肾病、肾淀粉样变、神经系统受累亦有报道。

（二）检查指标

1. 实验室检查 AS 患者中 *HLA-B27* 基因阳性率为 90%~95%，但人群中 *HLA-B27* 基因阳性者患 AS 的概率仅约 10%，因此，尽管 *HLA-B27* 基因检查对于 AS 具有高度特异性和敏感性，但其检测结果既不能作为诊断依据，也不能预见患者的预后，只能增加诊断的可能性。

活动期患者可见 ESR 增快、CRP 增高、血小板增多、轻度贫血和免疫球蛋白轻度升高。

2. 影像学检查 X 线表现对 AS 具有诊断意义。该病最早累及骶髂关节，该处的 X

线片常显示软骨下骨缘模糊，骨质糜烂，关节间隙模糊，骨密度增高及关节融合。通常根据 X 线片表现将骶髂关节炎的病变程度分为 5 级：0 级为正常；Ⅰ级可疑骶髂关节炎；Ⅱ级为轻度骶髂关节炎；Ⅲ级为中度骶髂关节炎；Ⅳ级为关节融合强直。脊柱的 X 线片表现为椎体骨质疏松和方形变，椎间小关节模糊，椎旁韧带钙化及骨桥形成。晚期广泛而严重的骨化性骨桥，表现为"竹节样脊柱"，耻骨联合、坐骨结节和肌腱附着点的骨质糜烂，伴邻近骨质的反应性硬化及绒毛状改变，并可出现新骨形成。

对于临床早期或可疑病例，可采用 CT 或 MRI 进行检查。

（三）诊断标准

1984 年修正后的纽约诊断标准：①下腰背痛持续至少 3 个月，活动后可缓解，但休息不减轻；②腰椎在前后和侧屈方向活动受限；③胸廓活动度小于同年龄和性别的正常值；④双侧骶髂关节炎Ⅱ～Ⅲ级，或单侧骶髂关节炎Ⅲ～Ⅳ级。如有第 4 项加上第1～3 项之一，即可确诊为强直性脊柱炎。

二、治疗方案

1. 非甾体抗炎药 可迅速改善患者腰、髋、背部疼痛和发僵，减轻关节肿胀和疼痛，增加活动范围，是 AS 患者对症治疗的首选药物。目前推荐强直性脊柱炎患者活动期足量、足疗程应用 NSAIDs。

2. 糖皮质激素类药物 不提倡长期大剂量全身使用，只有在外周关节病变严重、眼部受累时才考虑短期使用小剂量糖皮质激素，可考虑局部注射，但应避免肌腱内注射。

3. 慢作用药物 柳氮磺吡啶（SASP）治疗外周关节炎有效，通常推荐剂量为 2.0～3.0g/d，分2～3 次口服。为了增加患者的耐受性，一般从 0.25g、每日 3 次开始服用，以后每周递增 0.25g，或根据病情以及患者对治疗的反应调整剂量和疗程，维持 1 年以上。对于磺胺过敏者或不耐受者可选用甲氨蝶呤、来氟米特、沙利度胺等药物，但对中轴关节炎疗效不肯定。甲氨蝶呤通常应用每周 7.5～15mg，个别重症者可酌情增加剂量，口服或肌内注射。沙利度胺初始剂量 50mg/d，每 2 周递增 50mg，至 150～200mg/d 维持（国外有用 300mg/d 维持），本药容易引起困倦，适于睡前服用。来氟米特通常应用10mg/d，病情较重者可增至 20mg/d。

4. 肿瘤坏死因子（TNF）-α拮抗剂 国内常用的有依那西普（etanercept）、阿达木单抗（adalimumab）、英夫利昔单抗（infliximab）。依那西普推荐每次皮下注射 50mg，每周 1 次；或皮下注射 25mg，每周 2 次；两种用法的疗效相近。阿达木单抗推荐用法为皮下注射 40mg，每 2 周 1 次。英夫利昔单抗是人鼠嵌合的抗 TNF-α 特异性 IgG 1 单克隆抗体，其治疗 AS 的推荐用法为 3mg/kg，静脉滴注，首次注射后第 2、6 周重复注射相同剂量，此后每隔 8 周注射相同剂量。

三、药学监护

（一）对 NSAIDs 的药学监护

NSAIDs 具有解热、镇痛、抗炎及抗风湿等作用，因其与糖皮质激素的甾体结构不同，故抗炎作用特点也不同。NSAIDs 主要通过抑制体内环氧酶（cycloxygenase，COX）

活性而减少外周前列腺素（prostaglandin，PG）的生物合成，从而缓解疼痛，促使炎症缓解或消失；同时通过抑制中枢 PG 的合成并增强散热过程而产生解热作用。已发现 COX 有三个亚型，分别为 COX-1、COX-2 及 COX-3。目前认为，NSAIDs 主要通过抑制 COX-2 而发挥药理作用，而对 COX-1 的抑制则是引起诸多不良反应的毒理学基础。根据药物化学结构不同，通常将 NSAIDs 分为水杨酸类、苯胺类、吲哚类、芳基乙酸类、芳基丙酸类、烯醇酸类、吡唑酮类、烷酮类、异丁芬酸类等。根据其对 COX 作用的选择性亦可分为非选择性 COX 抑制药和选择性 COX-2 抑制药（表 8-3-1）。该类药物具有相似的药理作用、作用机制和不良反应，口服吸收迅速且较完全，在肝内代谢，抗炎和镇痛强度各不同，其中萘丁美酮和舒林酸为前体药物，需要经肝脏激活。

表 8-3-1　常用 NSAIDs 的作用特点比较

分类	T_{max} (h)	血浆蛋白结合率（%）	排泄途径	$t_{1/2}$ (h)	每日最大剂量（mg）
非选择性 COX 抑制药					
吲哚类					
吲哚美辛	3	90	尿液、胆汁	3~5	200
芳基乙酸类					
双氯芬酸	1~2	99	尿液、胆汁	1.1~2	225
芳基丙酸类					
布洛芬	3~4（缓释剂）	99	尿液	2	3 200
氟比洛芬	1.5	99	尿液、粪便	4~5	300
洛索洛芬	0.5	92.8	尿液、粪便	1.3	180
萘普生	2~3	99	尿液	13	1 000
烯醇类					
吡罗昔康	3~4	90	尿液、粪便，存在肠肝循环	26~45	20
美洛昔康	5~6	99	尿液、粪便	20	15
烷酮类					
萘丁美酮	4~6	99	尿液、粪便	24	2 000
异丁芬酸类					
舒林酸	1~2	95	粪便、尿液、胆汁	18	400
选择性 COX-2 抑制药					
塞来昔布	3	97	粪便、尿液	11	400
依托考昔	1	92	尿液	22	120
尼美舒利	3	99	尿液、粪便	2~3	400

1. 治疗前评估

（1）禁忌证评估：对 NSAIDs 过敏者、服用阿司匹林或其他 NSAIDs 后诱发哮喘的患者、荨麻疹患者、严重肝肾功能不全患者、心力衰竭患者均禁用。

（2）应用风险评估：应用 NSAIDs 之前应根据《非甾体类药物相关消化道不良反应预防指南》（*Guidelines for prevention of NSAID-Related Ulcer Complications*）进行风险评估，考虑是否存在风险因素，包括年龄、胃肠道出血或穿孔、活动性消化道溃疡或消化病史、心脏病史、合并应用糖皮质激素类药物或抗凝药物等。选用 NSAIDs 的具体原则如下：①高危患者必须应用该类药物时，应采用措施最大限度地保护胃黏膜，且抗炎治疗时尽量避免单一应用 NSAIDs；推荐 COX-2 抑制剂联用米索前列醇或 PPIs。②中度风险患者，也可应用米索前列醇或 PPIs 进行保护胃黏膜。③低风险患者，可不采取保护措施。萘普生对肾血流量及肾功能的影响较其他 NSAIDs 小，胃肠道和神经系统不良反应的发生率和严重程度较阿司匹林少。

2. 治疗过程的监护

（1）特殊人群用药监护：目前该类药物用于儿童、妊娠期及哺乳期妇女的资料较少，缺乏循证医学证据。对于老年人、肾功能不全患者应该减少用量。

（2）药物相互作用监护：①本类药物可从血浆蛋白结合部位置换华法林，造成凝血酶原时间延长，显著增加胃、十二指肠溃疡的出血风险。②与氨基糖苷类、更昔洛韦、顺铂、两性霉素 B 等合用时，肾毒性增加。③本类药物可降低抗高血压药物的作用，对 ACEI 和 β 受体阻断药的影响较明显。④本类药物可干扰锂分泌，增加其浓度。⑤塞来昔布主要经 CYP2C9 代谢，CYP2C9 的抑制剂（氟康唑、氟伐他汀、扎鲁司特等）可增加塞来昔布的血药浓度。

（3）药物不良反应监护：PG 具有多种生理作用，如抑制胃酸分泌、调节肾血流、抑制血小板聚集、促进钠排出及降低血压等，因此 NSAIDs 抑制 PG 合成后常引发胃肠道反应、肾损害及肝脏、心血管系统、血液系统不良反应等（表 8-3-2）。非选择性 NSAIDs 较选择性 COX-2 抑制剂引起胃肠道不适的发生率高，但这两类药物均可能增加心血管风险，FDA 已要求在说明书中以黑框警示。

表 8-3-2　非甾体抗炎药不良反应和监护事项

不良反应	临床表现		监测项目
	非选择性 NSAIDs	选择性 COX-2 抑制剂	
胃肠道	上腹部不适、恶心、呕吐、腹痛、胃烧灼感、食欲减退、溃疡、出血甚至穿孔等	较轻	若出现呕血、黑粪、贫血时，应监测血常规；大便潜血，出现以上症状又无合理解释者，宜进行内镜检查
皮肤	皮疹、荨麻疹、剥脱性皮炎、光敏等	较少	以舒林酸、萘普生、吡罗昔康多见，应密切关注

不良反应	临床表现		监测项目
	非选择性 NSAIDs	选择性 COX-2 抑制剂	
肾损害	引起急性肾损伤，停药后可恢复；长期服用可导致慢性肾炎和肾乳头坏死，但发生率较低	无优势	避免长期大量服用；定期监测肾功能
肝损害	转氨酶升高，但发生率低	较少	避免长期大量服用；定期监测肝功能
心血管	较轻	血压升高、心律失常、心悸等	既往有心血管疾病史的患者可选择萘普生治疗
血液	抑制血小板聚集，延长出血时间等	无优势	定期监测血常规

（二）对柳氮磺吡啶的药学监护

SASP 是 5-氨基水杨酸（5-ASA）与磺胺吡啶（SP）的偶氮化合物，具有抗菌、抗炎和免疫抑制作用。SP 有微弱的抗菌作用，但在药物分子中起载体作用，阻止 5-ASA 在胃和十二指肠部位吸收；5-ASA 发挥抗菌、抗炎和免疫抑制作用。本药小部分在胃肠道吸收，3~5h 达峰浓度；血浆蛋白结合率约为 95%，也可透过胎盘，分布至乳汁中；$t_{1/2}$ 为 6~17h，部分以原形经肾排泄，其余因肠肝循环随胆汁排入肠腔，与未被吸收部分在回肠末段和结肠内被细菌的偶氮还原酶分解为 SP 与 5-ASA。5-ASA 几乎不被吸收，大部分以原形自粪便排出，但其 N-乙酰衍生物也可见于尿中。SP 在结肠处几乎全部被吸收，经肝脏代谢后以游离磺胺、乙酰化产物、羟化衍生物等形式自尿中排泄。血清 SP 及其羟化代谢产物的浓度与毒性有关，当 SP 浓度>50μg/mL 时应减少剂量，避免毒性反应。

1. 治疗前评估

（1）禁忌证评估：2 岁以下小儿、妊娠期及哺乳期妇女、对本药及其代谢产物过敏者、对磺胺类药物或水杨酸盐过敏者、肠梗阻者、尿路阻塞者均禁用。

（2）应用风险评估：血小板减少者、粒细胞减少者、葡萄糖-6-磷酸脱氢酶缺乏者、血卟啉病患者、肝肾功能损害者、哮喘患者、失水休克患者（因服用本药易导致肾损害）均应慎用。

2. 治疗过程的监护

（1）特殊人群用药监护：老年患者用药须权衡利弊。

（2）药物相互作用监护：①丙磺舒、磺吡酮可升高本药的血药浓度，使毒性增加。②本药可延长口服抗凝药、口服降血糖药、甲氨蝶呤、苯妥英钠、硫喷妥钠的作用时间，合用时需调整药物剂量。③尿碱化药可增加本药在尿液中的溶解度，促进其排出。④葡萄糖酸钙可导致本药的吸收延迟。⑤氨甲苯酸可代替本药被细菌摄取，发生拮抗作用，不宜合用。⑥本药可降低洋地黄类药物及叶酸的血药浓度。⑦本药可降低环孢素的药效。⑧本药会影响维生素 B_{12} 的吸收。

（3）药物不良反应监护：口服后胃肠道反应明显，常见有恶心、呕吐、食欲减退、腹痛、腹泻等。因本药含磺胺嘧啶，易出现过敏反应，可表现为药疹，严重者可发生渗出性多形红斑、剥脱性皮炎等。也可表现为光敏反应、药物热、关节及肌肉疼痛、发热等血清病样反应。长期应用可能出现黄疸、高胆红素血症、肝功能减退、结晶尿、中性粒细胞减少或缺乏、血小板减少等。

（三）对 TNF-α 拮抗剂的药学监护

TNF 作为前炎症因子在正常生理、急慢性炎症、自身免疫性疾病以及癌症相关的炎症中发挥重要的作用。TNF 家族包括 TNF-α、TNF-β、CD40 配体、Fas 配体、TNF 相关凋亡诱导配体（TRAIL）和 LIGHT。其中，TNF-α 主要由巨噬细胞产生，当其过量时，与其他炎症因子一起对人体产生损伤。研究表明，类风湿关节炎和强直性脊柱炎患者的相关组织和体液中可测出高浓度的 TNF-α，其与疾病的发生发展有直接关系。TNF-α 拮抗剂主要通过中和 TNF-α 而降低其生物学活性。

依那西普为可溶性的重组人类 TNF-α 受体融合蛋白，由 TNF 受体 Ⅱ（p75）的胞外区域和人免疫球蛋白 G1（IgG1）的 Fc 片段组成，能竞争性阻断 TNF-α 与受体的结合，抑制由 TNF-α 受体介导的异常免疫和炎症反应，但不能溶解产生 TNF-α 的细胞。静脉内给药 0.8h、皮下给药 37~96h 后可达血药峰浓度，皮下给药吸收率可达 58%，表观分布容积为 12L，主要经单核吞噬细胞系统代谢。$t_{1/2}$ 为 3~3.5d。

阿达木单抗是重组人 IgG1 单克隆抗体，可抑制人 TNF-α 与细胞 p55 和 p57 受体结合，中和 TNF-α 的大部分生物学活性，亦可溶解表达 TNF-α 的细胞。此外，本药还可减轻炎症的急性期反应，对抗光老化过程。本药吸收缓慢，约 130h 达血药峰浓度，吸收率约为 64%，可分布至滑膜液。$t_{1/2}$ 为 10~20d。

英夫利昔单抗为抗 TNF-α 的人鼠嵌合 IgG 单克隆抗体，能与 TNF-α 的可溶形式及跨膜形式高度结合，抑制 TNF-α 与受体的结合，从而使 TNF-α 失去活性，亦可通过补体介导和抗体依赖细胞介导的细胞毒作用溶解产生 TNF-α 的细胞。单次静脉输注本药 3~10mg/kg，最大血清药物浓度与剂量呈线性关系。$t_{1/2}$ 为 8~10d。

1. 治疗前评估

（1）禁忌证评估：对 TNF-α 拮抗剂过敏者、有严重的活动性感染者禁用该类药物。对鼠源蛋白质过敏者禁用英夫利昔单抗。

（2）应用风险评估：该类药可增加严重感染的风险，包括肺结核（血行播散型或肺外结核）、侵袭性真菌感染及其他机会性感染，慢性或复发性感染患者慎用。国外资料显示，既往或近期发作过中枢神经系统脱髓鞘病的患者、充血性心力衰竭患者、慢性乙型肝炎病毒（HBV）携带者、易形成自身抗体者、有其他单克隆抗药物（鼠源或嵌合抗体）相关的过敏史者均应慎用。

2. 治疗过程的监护

（1）特殊人群用药监护：有儿童和青少年使用本药治疗后，出现淋巴瘤和其他恶性肿瘤的报道。妊娠期及哺乳期妇女不宜应用。65 岁以上老年患者用药的安全性和有效性尚不确定，但老年患者易出现感染，应慎用。

（2）药物相互作用监护：用药期间接种活疫苗可被活疫苗感染；与阿那白滞素合用可增加严重感染的风险。

（3）药物不良反应监护：目前关于 TNF-α 拮抗剂的不良反应资料较少。临床治疗中更多关注的是该类药物可致肿瘤、结核病、侵袭性真菌感染的发生，亦可引起神经脱髓鞘病、充血性心力衰竭、血细胞减少、血管炎、过敏反应等，尤其是英夫利昔单抗因含 25% 鼠蛋白，较易出现过敏反应。

（四）对其他药物的药学监护

对甲氨蝶呤、来氟米特的药学监护详见第八篇第一章，对沙利度胺的药学监护详见第六篇第七章。

（五）疗效评估

疼痛较前减轻；脊柱及胸廓活动度好转；ESR 减慢或恢复正常，CRP 下降或恢复正常。评估量表有 BASDAI、BASFI、ASDAS 等。

（六）患者教育

1. 一般教育 急性期应卧床休息。应戒烟酒，保持良好心情。症状明显减轻后可通过功能训练保持脊柱和外周关节的功能。

2. 用药教育

（1）服用 NSAIDs 的患者，应注意以下方面：①用 250mL 的白开水于饭后半小时送服，以减轻胃部及肠道不适，避免用果汁或其他饮料送服。②避免同时食用酸性水果和蔬菜，如柑橘类、番茄等。

（2）SASP 宜饭后服用。服药期间尿液颜色会变黄，属正常现象。需多饮水、勤排尿，定期监测血常规和肝功能。服用 SASP 期间若需要接种伤寒活疫苗，应在最后一次使用 SASP 24h 后或更长时间以后再给予接种。

（3）应用 TNF-α 拮抗剂期间避免接种活疫苗。

第四章 骨关节炎的药学监护

一、骨关节炎概述

骨关节炎（osteoarthritis，OA）是一种最常见的关节疾病，是以关节软骨的变性、破坏及骨质增生为特征的慢性关节病。本病的发生与衰老、肥胖、炎症、创伤、关节过度使用、代谢障碍及遗传等因素有关。OA 在中年以后多发，女性多于男性，有一定的致残率。

（一）临床表现

本病好发于膝、髋、手（远端指间关节、第一腕掌关节）、足（第一跖趾关节、足跟）、脊柱（颈椎及腰椎）等负重或活动较多的关节。

1. **关节疼痛及压痛** 本病最常见的表现是关节局部的疼痛和压痛，负重关节及双手最易受累。一般早期为轻度或中度间断性隐痛，休息时好转，活动后加重，随病情进展可出现持续性疼痛或导致活动受限。

2. **关节肿大** 早期为关节周围的局限性肿胀，随病情进展可有关节弥漫性肿胀、滑囊增厚或伴关节积液，后期可在关节部位触及骨赘。

3. **晨僵** 患者在晨起或关节静止一段时间后出现僵硬感，活动后可缓解。晨僵时间一般持续数分钟至十数分钟，很少超过半小时。

4. **关节摩擦音（感）** 多见于膝关节，由于软骨破坏、关节表面粗糙，关节活动时出现骨摩擦音或摩擦感。

5. **关节活动受限** 由于关节肿痛、活动减少、肌肉萎缩、软组织挛缩等引起关节无力，活动受限。

（二）检查指标

1. **实验室检查** 伴有滑膜炎的患者可出现 ESR 增快和 CRP 轻度升高，继发性 OA 患者可出现原发病的实验室检查异常。

2. **影像学检查** X 线平片为常规检查，特征性表现为软骨下骨质硬化、软骨下囊性变及骨赘形成、关节间隙变窄等，严重时关节变形及半脱位。磁共振检查较少用，仅有助于发现关节相关组织的病变。超声有助于检测关节少量渗出、滑膜增生、骨赘、腘窝囊肿、炎症反应，也可鉴别手的侵蚀性和非侵蚀性 OA。

（三）诊断标准

诊断 OA 主要根据患者的症状、体征、影像学检查及实验室检查。目前采用美国风湿病学会 1995 年修订的诊断标准：① 近 1 个月大多数时间有手关节疼痛、发酸、发僵；② 10 个指间关节中，有骨性膨大的关节≥2 个；③ 掌指关节肿胀≤2 个；④ 远端指间关节骨性膨大>2 个；⑤ 10 个指间关节中，畸形关节≥1 个。满足 1+2+3+4 条或 1+2+3+5 条可诊断手 OA（注：10 个指关节为双侧第二、三远端及近端指间关节、双侧第一腕掌关节）。

二、治疗方案

治疗目的在于缓解疼痛、保护关节功能、改善生活质量。治疗方案应个体化，充分考虑患者的具体病情。治疗原则应以非药物治疗联合药物治疗为主，必要时行手术治疗。非药物治疗包括患者教育、运动、生活指导及物理治疗等。药物治疗主要分为控制症状的药物、改善病情的药物及软骨保护剂。

（一）控制症状的药物

1. 口服制剂　非甾体抗炎药（NSAIDs）、阿片类药物。

2. 注射制剂　长效糖皮质激素、透明质酸。

3. 局部外用药　NSAIDs、辣椒碱。

（二）改善病情的药物及软骨保护剂

此类药物起效慢，目前其治疗作用仍有待进一步证实。常用药物有：氨基葡萄糖 1 500mg/d，分2~3 次服用；双醋瑞因每次 50mg，每日 2 次；硫酸软骨素每日 1 200mg。

三、药学监护

（一）对氨基葡萄糖的药学监护

氨基葡萄糖为天然的氨基单糖，可刺激软骨细胞产生有正常多聚体结构的蛋白多糖，抑制损害关节软骨的酶，防止一些药物对软骨细胞的损害以及抑制细胞的超氧化物自由基的产生，从而缓解骨关节疼痛，改善关节功能。口服给药后吸收迅速且完全，约 4h 达峰浓度，并迅速分布于多数组织和器官，尤其是关节软骨。主要经肝脏代谢为较小的分子，最终分解为二氧化碳、水和尿素。约 10%经肾排泄，约 11%随粪便排出体外，其余大部分以二氧化碳形式经呼吸道排出。$t_{1/2}$约为 18h。

1. 治疗前评估

（1）禁忌证评估：对本药过敏者禁用。

（2）应用风险评估：严重肝肾功能不全者慎用。

2. 治疗过程的监护

（1）疗效评估：关节疼痛减轻。常用量表有 WOMAC 等。

（2）药物相互作用监护：①本药可增加四环素类药的胃肠道吸收；②与 NSAIDs 合用，抗炎作用增强，可适当减量；③本药可增强华法林的抗凝作用；④本药可使阿霉素、依托泊苷、替尼泊苷的作用减弱；⑤本药可减少青霉素的吸收。

（3）药物不良反应监护：不良反应少见。可见轻中度胃部不适和便秘等。

（二）对双醋瑞因的药学监护

双醋瑞因是白细胞介素-1 的首要抑制药，通过诱导软骨生成而发挥止痛、抗炎及退热作用，但不抑制前列腺素合成。口服吸收率为 35%~56%，单次口服约 2.4h 达峰浓度，血浆蛋白结合率在 99% 以上，在肝脏代谢，经肾排泄，小部分经胆汁排泄。血浆 $t_{1/2}$ 约为 4.2h。

1. 治疗前评估

（1）禁忌证评估：对本药过敏或有蒽醌衍生物过敏史患者禁用。

（2）应用风险评估：严重肾功能不全（肌酐清除率<30mL/min）患者应减小剂量。2013 年欧洲药物管理局（EMA）评估双醋瑞因，认为其用于治疗骨关节炎和其他退变性骨关节病症状的获益未能超出其风险，尤其是重度腹泻和对肝脏毒性效应的风险。

2. 治疗过程的监护

（1）特殊人群用药监护：儿童应用的安全性资料缺乏。妊娠期及哺乳期妇女不宜应用。年龄超过 70 岁且严重肾功能不全的老年患者剂量应减半。

（2）药物相互作用监护：含氢氧化铝和（或）氢氧化镁的药物可降低本药的吸收率，应避免合用。

（3）药物不良反应监护：常见有轻度腹泻，通常出现在治疗后最初数日内，多数随继续治疗可自行消失。

（三）对其他药物的药学监护

对糖皮质激素类药物的药学监护详见第五篇第一章第二节，对 NSAIDs 的药学监护详见第八篇第三章。

（四）患者教育

1. 一般教育 减轻受累关节负荷，保护关节功能，可利用手杖等协助活动，适当锻炼。

2. 用药教育 双醋瑞因宜餐后服用。

第五章　痛风的药学监护

一、痛风概述

痛风（gout）是一种由嘌呤代谢障碍引起高尿酸血症，进而以急性关节炎、痛风石、慢性关节炎、关节畸形、慢性间质性肾炎和尿酸性尿路结石为临床表现的代谢性疾病。其中高尿酸血症的定义是：血清尿酸盐水平高于 6.8mg/dL（408μmol/L）。痛风分为原发性和继发性两类，多见于 40 岁以上的男性，女性多在更年期后发病。

（一）临床表现

痛风的自然病程可分为 3 个阶段。

（1）无症状性高尿酸血症。

（2）急性痛风性关节炎：常于清晨或午夜突然起病，受累关节出现红、肿、热、痛和功能障碍，单侧跗趾及第一跖趾关节最常受累。上述症状反复发作，间歇期无症状（称为发作间期或间歇期痛风）。

（3）慢性痛风性关节炎：此阶段患者通常表现有明显的痛风石，常见于耳轮、跖趾关节、指间关节和掌指关节。

另外，痛风最终可引起肾脏病变，主要表现为痛风性肾病和尿酸性肾石病。

（二）检查指标

1. **实验室检查**　主要有血及尿的尿酸测定，关节腔滑囊液偏振光显微镜检查可见双折光的针形尿酸盐结晶是确诊本病的依据。

2. **影像学检查**　包括 X 线、CT、MRI 等。其中 X 线可见非特征性软组织肿胀，以及特征性穿凿样、虫蚀样圆形或弧形的骨质透亮缺损。CT 扫描于受累部位可见不均匀的斑点状高密度痛风石影像。MRI 的 T1 和 T2 加权图像呈斑点状低信号。

（三）诊断依据

男性和绝经后女性血尿酸 > 420μmol/L（7mg/dL）、绝经前女性 > 350μmol/L（5.8mg/dL）可诊断为高尿酸血症。中老年男性如出现特征性关节炎表现、尿路结石或肾绞痛发作并伴有高尿酸血症时，应考虑痛风。关节液穿刺或痛风石活检证实为尿酸盐结石也可做出诊断。X 线、CT、MRI 对明确诊断有一定价值。

二、治疗方案

（一）无症状性高尿酸血症

对于无症状且不伴痛风性关节炎、尿路结石或肾病的高尿酸血症，是否治疗缺乏统一观点。然而，建议明确并去除高尿酸血症的病因，如肥胖、高脂血症、酗酒、高血压等。非诺贝特和氯沙坦具有中度促尿酸排泄的作用，分别适用于治疗伴高三酰甘油血症和高血压的高尿酸血症患者。

（二）急性痛风性关节炎

急性期常选择秋水仙碱（colchicine）、NSAIDs、皮质类固醇制剂或 ACTH。秋水仙碱适用于痛风诊断未确定的患者，初始口服剂量为 1mg，随后 0.5mg/h 或 1mg/2h，直到症状缓解，最大剂量为 6~8mg/kg。NSAIDs 适用于诊断明确者。

（三）发作间歇期和慢性痛风性关节炎

主要目的是将血尿酸维持在正常水平，包括以下几个方面。

1. 排尿酸药　苯溴马隆（benzbromarone）25~100mg/d；丙磺舒初始剂量为 0.25g，每日 2 次，两周后可逐渐增加剂量，最大剂量不超过 2g/d。

2. 抑制尿酸生成药　别嘌醇（allopurinol）初始剂量为每次 50mg，每日 1~2 次，每周可递增 50~100mg，至每日 200~400mg，最大剂量 600mg/d；待血尿酸降至 360μmol/L 以下，可减量至最小剂量或应用别嘌醇缓释片 250mg/d，与排尿酸药合用效果更好。非布司他（febuxostat）每次 40mg 或 80mg，每日 1 次。

3. 碱性药物　碳酸氢钠（sodium bicarbonate）片可碱化尿液，成人口服剂量为 3~6g/d。

另外，痛风石较大或经皮破溃者可行手术剔除。高尿酸血症和痛风常伴发代谢综合征，应积极行降压、降脂、减重及改善胰岛素抵抗等综合治疗。

三、药学监护

（一）对秋水仙碱的药学监护

秋水仙碱为一种生物碱，通过抑制炎症反应从而控制关节局部的红、肿、热、痛。其作用机制：①与中性粒细胞微管蛋白的亚单位结合而改变细胞膜功能，包括抑制中性粒细胞的趋化、黏附和吞噬作用；②抑制磷脂酶 A_2，减少单核细胞和中性粒细胞释放前列腺素和白三烯；③抑制局部细胞产生 IL-6 等。但秋水仙碱不影响尿酸盐的生成、溶解及排泄。本药口服后吸收迅速，0.5~2h 达血药峰浓度。治疗急性痛风一般于口服后 12~24h 起效，90% 的患者在服药后 24~48h 疼痛消失，疗效持续 48~72h。静脉注射后中性粒细胞内的药物浓度高于血药浓度，并可维持约 10d，血浆蛋白结合率为 10%~34%。在肝内代谢，经胆汁和肾脏（10%~20%）排出，肝病患者经肾脏排泄量增加，停药后药物排泄可持续约 10d。尽管秋水仙碱是治疗急性痛风发作的经典药物，但因治疗窗窄，使用不当会引起严重的不良反应，故临床医师常不选择本药。

1. 治疗前评估

（1）禁忌证评估：妊娠期及哺乳期妇女、育龄妇女有妊娠计划者、对本药过敏者、骨髓增生低下患者均禁用。

（2）应用风险评估：痛风急性发作期可选用本药，患者疼痛一旦消失应立即停药，胃肠道反应是严重中毒的前驱症状，一旦出现应立即停药。骨髓造血功能不全者、严重心脏病患者、胃肠道疾病患者、肝肾功能不全者均应慎用。

2. 治疗过程的监护

（1）疗效评估：关节疼痛消失，血清尿酸水平下降。

（2）特殊人群用药监护：儿童不宜应用。老年人及肝肾功能有潜在损害者应减量，且应密切观察不良反应。

（3）药物相互作用监护：①本药可致可逆性的维生素 B_{12} 吸收不良。②可使中枢神经系统抑制药增效，拟交感神经药的反应性加强。③能降低口服抗凝药、降压药物的作用。

（4）药物不良反应监护：不良反应多见且较严重，主要原因是使用不当和用量过大。①早期表现为腹痛、腹泻、呕吐及食欲减退等胃肠道不适，发生率可达 80%，严重者可造成脱水及电解质紊乱等；长期服用可出现严重的出血性胃肠炎或吸收不良综合征。②可出现近端肌无力和（或）血清肌酸激酶增高等。③可引起骨髓抑制，如血小板和中性粒细胞减少、再生障碍性贫血等。④用药期间可能会出现黄疸、高胆红素血症、新生儿胆红素脑病、肝功能减退等。

（二）对苯溴马隆的药学监护

苯溴马隆属苯骈呋喃衍生物，通过抑制肾小管对尿酸的重吸收，降低血尿酸的浓度和组织中尿酸结晶的沉着，并促进尿酸结晶的重新溶解，从而发挥较强的降尿酸作用。其促尿酸排出作用较丙磺舒强。本药口服易吸收，吸收率约为 50%，口服 3h 后起效，8~12h 后达最大效应；血浆蛋白结合率高于 99%，表观分布容积为 19L/kg；在肝脏代谢，经脱卤成溴苯塞隆和苯塞隆，代谢产物仍有活性，部分与葡糖醛酸结合；经胆汁、粪便和尿液排泄。$t_{1/2}$ 为 12~13h。

1. 治疗前评估

（1）禁忌证评估：妊娠期及哺乳期妇女、对本药过敏者、痛风性关节炎急性发作期、肾结石患者、严重肾功能不全者均禁用。

（2）应用风险评估：需评估患者是否处于高尿酸发作间歇期和慢性期。当内生肌酐清除率<30mL/min 时本药无效。有用药后出现肝细胞溶解破坏导致肝移植或致死的报道，肝病患者慎用。国家食品药品监督管理局（CFDA）亦明确警示苯溴马隆有导致肝损伤的风险。

2. 治疗过程的监护

（1）药物相互作用监护：本药可竞争性抑制华法林的代谢，增加出血的风险。阿司匹林及其他水杨酸、吡嗪酰胺类可减弱本药作用。

（2）药物不良反应监护：常见不良反应有恶心、呕吐、胃内饱胀感和腹泻等胃肠道不适。亦可引起或诱发尿酸性肾病、肾结石，肝功能异常，皮肤过敏症状等。

（三）对别嘌醇的药学监护

别嘌醇及其代谢产物氧嘌呤醇均通过抑制黄嘌呤氧化酶，使黄嘌呤向尿酸转化受阻，进而减少尿酸生成；亦可使痛风石及尿酸结晶重新溶解。此外，通过对次黄嘌呤鸟嘌呤磷酸核核基转移酶的抑制作用，可抑制体内新的嘌呤合成。本药口服易吸收，吸收率为 80%~90%，表观分布容积为 1.6~2.43L/kg，亦可分布至乳汁中。约 70% 的别嘌醇在肝内代谢为具有活性的氧嘌呤醇，两者均不与血浆蛋白结合，约 10% 的原形药物和 70%的代谢物随尿排出。口服本药 24h 后血尿酸浓度开始下降，在 2~4 周时下降最为明显。别嘌醇 $t_{1/2}$ 为 1~3h，氧嘌呤醇 $t_{1/2}$ 为 14~28h，肾功能不全患者可出现氧嘌呤醇在体内的蓄积。

1. 治疗前评估

（1）禁忌证评估：妊娠期及哺乳期妇女、对本药过敏者、严重肾功能不全者、明显血细胞低下患者均禁用。

（2）应用风险评估：CFDA 明确指出别嘌醇可致超敏反应、剥脱性皮炎、Stevens-Johnson 综合征、中毒性表皮坏死松解症，严重者可导致死亡，故建议出现皮疹时立即停药。研究发现该严重不良反应与 $HLA-B*5801$ 基因突变存在显著的相关性，建议患者在服用别嘌醇前进行 $HLA-B*5801$ 基因检测，减少重症药疹的发生。

2. 治疗过程的监护

（1）疗效评估：别嘌醇降低血清尿酸的程度与给药剂量有关。当血尿酸浓度降至 360μmol/L（6mg/dL）后，可根据血尿酸水平逐渐减少用量。

（2）特殊人群用药监护：老年人应减少剂量。

（3）药物相互作用监护：①与阿莫西林、氨苄西林同时服用时，皮疹的发生率增加。②与双香豆素、华法林等抗凝药物合用时，可增加出血的风险。③与铁盐合用可使铁在组织内蓄积，引起含铁血黄素沉着症，应避免两药合用。④本药可增加环磷酰胺和硫唑嘌呤等药物的毒性反应。⑤制酸药可降低本药的疗效，可能因为其减少了本药的吸收。⑥本药可使茶碱血药浓度升高，导致茶碱中毒。⑦与排尿酸药苯溴马隆、丙磺舒和秋水仙碱合用，可加强疗效。⑧抗结核药（吡嗪酰胺、乙胺丁醇）、肾上腺素类药物可降低本药的疗效。⑨与阿糖腺苷合用，可导致神经功能紊乱。⑩与血管紧张素转化酶抑制药或氨氯地平合用，易引起皮疹等变态反应。

（4）药物不良反应监护：常见不良反应可表现为药疹、腹泻、恶心、呕吐、白细胞和血小板减少、骨髓抑制、脱发、发热、肝肾毒性、过敏性血管炎等。患者对别嘌醇一般都能较好地耐受，但应高度重视皮肤不良反应。多数患者开始常表现为发热、皮肤发红、全身皮肤瘙痒、散在性小丘疹，若立即停药，症状可消退；如果没有引起足够重视，则进一步发展成为剥脱性皮炎、Stevens-Johnson 综合征、中毒性表皮坏死松解症等，同时大部分患者伴有肝肾损害或原有肝肾损害加重。此时即使停药，亦需要应用糖皮质激素类药物改善症状。因此，别嘌醇应从小剂量开始渐增，以减少不良反应，同时应定期监测肝肾功能。

（四）对非布司他的药学监护

非布司他为选择性黄嘌呤氧化酶抑制药，可快速降低血尿酸水平。因其结构为非嘌呤类似物，故选择性地抑制黄嘌呤氧化酶，对嘌呤或嘧啶代谢中的其他酶类作用很小，不易出现别嘌醇引起的不良反应，尤其是轻中度肾功能不全患者无须调整剂量。本药口服吸收完全，吸收率约为 85%，1~1.5h 达峰浓度，血浆蛋白结合率约为 99%，主要与白蛋白结合，表观分布容积约为 50L/kg，经肝脏代谢，约 49%经肾排泄，约 45%随粪便排出。$t_{1/2}$ 为 5~8h。

1. 治疗前评估

（1）禁忌证评估：对本药过敏者禁用。

（2）应用风险评估：适用于痛风患者高尿酸血症的长期治疗。不推荐用于无临床症状的高尿酸血症患者。国外资料显示，尿酸形成速率极大升高的患者（如恶性疾病患者、Lesch-Nyhan 综合征患者）、重度肝肾损害患者均应慎用。

2. 治疗过程的监护

（1）特殊人群用药监护：妊娠期妇女应权衡利弊使用。哺乳期妇女慎用。老年人无须调整剂量。

（2）药物相互作用监护：本药可使硫唑嘌呤、巯嘌呤及茶碱的血药浓度升高。

（3）药物不良反应监护：腹泻、恶心等胃肠道不适多见。可引起背痛、关节痛等，还可见急性痛风。亦可引起肝功能损害、头痛、眩晕等。有皮肤过敏反应、Stevens-Johnson 综合征的报道。

（五）对碳酸氢钠的药学监护

碳酸氢钠可使尿中 HCO_3^- 浓度升高，尿液 pH 值升高，从而使尿酸等不易在尿中形成结晶，使尿酸结石或磺胺类药物得以溶解。口服本药后在肠道易吸收。当机体呈酸中毒时，HCO_3^- 与 H^+ 结合成碳酸，再分解为水和二氧化碳，后者经呼气排出；当酸碱平衡时，则以原形随尿排出。

1. 治疗前评估

（1）禁忌证评估：对本药过敏者、限制钠摄入患者禁用。

（2）应用风险评估：本药可增加钠负荷、加重高血压，因此少尿或无尿患者、钠潴留并有水肿的患者、原发性高血压患者均应慎用。

2. 治疗过程的监护

（1）特殊人群用药监护：儿童不宜应用。妊娠期妇女慎用。本药可分泌至乳汁中，哺乳期妇女应慎用。

（2）药物相互作用监护：①本药可加速酸性药物的排泄，如阿司匹林。②与胃蛋白酶、维生素 E 合用，疗效均降低。③与肾上腺皮质激素（尤其是有盐皮质激素作用的药物）、促肾上腺皮质激素、雄激素合用，易致高钠血症和水肿。④本药可减少华法林、西咪替丁、雷尼替丁、抗毒蕈碱药、四环素、口服铁剂的吸收。⑤与含钙药物合用，可致乳碱综合征。

（3）药物不良反应监护：长期大量服用可致代谢性碱中毒，且因钠负荷过高引起水肿。口服药物后，因中和胃酸产生大量二氧化碳，进而引起嗳气、胃胀等，亦可反射性引起胃泌素释放，出现继发性胃酸分泌增加。

（六）患者教育

1. 一般教育

（1）低嘌呤饮食：规律饮食，忌暴饮暴食，树立通过饮食控制达到治疗疾病的意识。低嘌呤的食物可任意选用，主要包括大米、小米、玉米面、馒头、蛋类、奶类、水果、蔬菜等。中等含嘌呤类食物虽然不能快速诱发痛风，但也不宜多食，主要有肉类、鱼类、坚果等。高嘌呤的食物可诱发痛风，避免食用，如动物内脏、海鲜等。

（2）禁酒：禁止摄入含有酒精的饮料。饮酒是引起急性痛风的重要原因之一，因此痛风患者必须戒酒。

（3）控制体重，适当运动：忌高脂肪、高蛋白、高热量食物。脂肪有阻碍肝脏、肾脏排泄尿素的作用，脂肪应限于50g/d；高蛋白可导致内源性嘌呤合成增加，有可能增加尿酸形成的前提，故蛋白摄取量应限制在50~70g/d。减体重时应缓慢，避免过快引起脂肪分解而诱发痛风急性发作。

（3）多饮水，多食水果：在肾脏功能允许的情况下患者可通过多饮水（2 000~3 000mL/d）以增加尿量，促进尿酸的排泄，饮水最佳时间为两餐之间和清晨。多食水果，水果含多种维生素又是碱性食物，可促进尿酸溶解。

2. 用药教育

（1）应用秋水仙碱期间应定期检查血常规、骨髓造血功能及肝肾功能。

（2）服用苯溴马隆、别嘌醇和非布司他期间，应大量饮水，必要时碱化尿液。定期监测血常规、肾功能、血尿中尿酸变化。

（3）服用碳酸氢钠时应定期监测尿液 pH 值。

第六章 原发性骨质疏松症的药学监护

一、原发性骨质疏松症概述

原发性骨质疏松症（osteoporosis）是指低骨量和骨细微结构改变破坏的一种全身性骨骼疾病，可致使骨的脆性增加和容易发生骨折。本病发生与体内雌激素、降钙素、1，25-二羟维生素 D_3 浓度降低、甲状旁腺素过多等因素具有高度相关性；营养因素、失用因素、遗传因素也参与原发性骨质疏松的发生；酗酒、嗜烟、过多的咖啡因摄入也是骨质疏松的危险因素。临床上本病可分为两型：Ⅰ型又称为绝经后骨质疏松症，常见于 55~70 岁绝经后女性；Ⅱ型又称为老年性骨质疏松症，多发生于 70 岁以上的老龄人。

（一）临床表现

疼痛、脊柱变形和发生脆性骨折是骨质疏松症最典型的临床表现。许多骨质疏松症早期常无明显的症状，往往在骨折发生后经 X 线或骨密度检查时才被发现。患者可有腰背疼痛或周身骨骼疼痛，负荷增加时疼痛加重或活动受限，严重时翻身、起坐及行走有困难，甚至可有身高缩短和驼背、脊柱畸形和伸展受限。胸椎压缩性骨折会导致胸廓畸形，影响心肺功能。腰椎骨折可能会改变腹部解剖结构，引起便秘、腹痛、腹胀、食欲减低和过早饱胀感等。

（二）检查指标

1. X 线 骨 X 线显示骨密度降低，骨小梁减少，骨结构模糊。

2. 骨转换生化标志物 分为骨形成标志物和骨吸收标志物。骨质疏松时骨形成指标降低，骨吸收指标升高。骨质疏松基金会（IOF）推荐的Ⅰ型原胶原 N 端前肽（CINP）和血清Ⅰ型胶原 C 端肽（S-CTX）是敏感性相对较好的骨转换生化标志物。

3. 骨密度测定 骨密度降低，骨量减少。

（三）诊断标准

临床上用于诊断骨质疏松症的通用标准是发生了脆性骨折及（或）骨密度低下。

1. 脆性骨折 是指非外伤或轻微外伤发生的骨折，这是骨强度下降的明确体现，也是骨质疏松症的最终结果和合并症。发生了脆性骨折，临床上即可诊断骨质疏松症。

2. 诊断标准（基于骨密度测定） 临床上采用骨密度（BMD）测量作为诊断骨质疏松、预测骨质疏松性骨折风险、监测自然病程及评价药物干预疗效的最佳定量标准。双能 X 线吸收测定法（DXA）测量值是目前国际学术界公认的骨质疏松症诊断的金标准。骨密度值低于同性别、同种族正常成年人骨峰值不足 1 个标准差属正常；降低 1~2.5 个标准差为骨量低下（骨量减少）；降低程度等于或大于 2.5 个标准差为骨质疏松。符合骨质疏松症诊断标准同时伴有一处或多处骨折时为严重骨质疏松症。

二、治疗方案

（一）抗骨吸收药物

1. 双膦酸盐 有效抑制破骨细胞活性、减少骨量丢失。应用时应根据各种制剂的特点，严格遵照正确的用药方法，如临床上常用的阿仑膦酸钠有每日 10mg 和每周 70mg 两种制剂。

2. 降钙素 是调节钙代谢、抑制甲状旁腺素的激素之一，对骨质疏松症具有镇痛、改善钙平衡、减慢骨量丢失和减少骨折发生的作用。如鲑鱼降钙素每次肌内注射 50~100IU，根据病情每周 2~6 次。

3. 雌激素 此类药物只用于女性患者。雌激素类药物能抑制骨转换阻止骨丢失，改善负钙平衡。如雌二醇 1.0~2.0mg/d，结合雌激素 0.625mg/d。

（二）促进骨形成药物

小剂量甲状旁腺激素（PTH）有促进骨形成的作用，能有效地治疗绝经后严重骨质疏松，增加骨密度，降低骨折发生的危险。治疗时间不宜超过 2 年。常用剂量是 20μg/d 肌内注射，用药期间要监测血钙水平，防止高钙血症的发生。

（三）其他药物

适当剂量的活性维生素 D 能促进骨形成和矿化，并抑制骨吸收。如骨化三醇（1,25-二羟维生素 D_3）0.25~0.75μg/d。

三、药学监护

（一）对双膦酸盐药物的药学监护

双膦酸盐药物是人工合成的焦磷酸盐类似物。血浆和尿中的焦磷酸盐具有良好的抑制异位钙化作用，但其容易被体内的酶破坏失活，而双膦酸盐的 P—C—P 基团较焦磷酸盐的 P—O—P 基团在体内更稳定，不宜被焦磷酸酯酶降解。该类药物通过与骨的羟基磷灰石结合，进而抑制羟磷灰石结晶及其非结晶前体物质的形成、生长和吸收溶解，而且抑制其吸收过程的用量比抑制形成生长所需要的量要低，即在低剂量时就可发挥抗骨吸收作用。P—C—P 基团是双膦酸盐类发挥药理作用的必要条件，P—C—P 结构碳原子上的取代基决定了其药效强度。目前常用的双膦酸盐包括阿仑膦酸钠和利塞膦酸钠的口服制剂，以及伊班膦酸钠和唑来膦酸的注射剂，作用强度为唑来膦酸>伊班膦酸钠>利塞膦酸钠>阿仑膦酸钠。口服制剂吸收率很低，食物影响其吸收。该类药物血浆蛋白结合率低，主要分布在骨中，在体内不被生物转化，以原形经肾排泄。血浆半衰期长，在骨中存留时间更长，甚至达 10 年。

1. 治疗前评估

（1）禁忌证评估：妊娠期及哺乳期妇女禁用伊班膦酸钠和唑来膦酸。对该类药过敏者、明显低钙血症者、骨软化症患者均禁用。食管动力障碍者、站立或坐直少于

30min 者禁用口服制剂。

（2）应用风险评估：有活动性消化性溃疡及食管炎患者慎用，严重肾功能不全者（肌酐清除率<30mL/min）不推荐使用该类药物。

2. 治疗过程的监护

（1）疗效评估：监测血清钙及尿钙、磷、甲状旁腺激素、1，25－二羟维生素 D$_3$ 等。

（2）特殊人群用药监护：儿童不宜使用。妊娠期及哺乳期妇女应权衡利弊后使用利塞膦酸钠。老年人应适当减量。

（3）药物相互作用监护：抗酸药和导泻药因常含钙、镁或铁等金属离子而影响该类药物的吸收。与氨基糖苷类合用，可导致血钙、镁浓度降低。唑来膦酸与沙利度胺合用可增加多发性骨髓瘤患者发生肾功能不全的风险。

（4）药物不良反应监护：常见不良反应如下。①口服制剂易引起胃肠道不适，如恶心、呕吐、食道炎、食道糜烂、食道溃疡、口咽溃疡、胃及十二指肠溃疡等。②部分患者在用药初期可出现发热、寒战、骨骼和（或）肌肉疼痛等流感样症状，可于数小时或数日内自动消失，无须特殊处理。③易出现低钙血症、低磷血症、低钾血症、低镁血症、血清肌酐升高、高血压、贫血等反应。④大剂量静脉滴注时眼部不良反应发生率高，如非特异性结膜炎、眼睑水肿、视神经炎，严重者会导致葡萄膜炎和巩膜炎。⑤有报道在拔牙和（或）局部感染愈合延迟时，会发生罕见的局部下颌骨坏死。

（二）对降钙素的药学监护

降钙素是由甲状腺滤泡旁细胞分泌的 32 肽激素，用于治疗骨质疏松症、高钙血症、甲状旁腺功能亢进、变形性骨炎等。其通过与破骨细胞表面受体结合进而抑制破骨细胞增殖，阻止骨溶解，亦可抑制肾小管对钙、磷的重吸收；此外，降钙素可能通过抑制前列腺素 E$_2$ 的合成和激活内源性阿片系统而发挥镇痛作用。临床应用的降钙素为人工合成，有鲑鱼降钙素、鳗鱼降钙素、猪降钙素和人降钙素，鲑鱼降钙素的活性较人降钙素至少高 10 倍。鲑鱼降钙素口服后在胃液内被迅速降解而灭活，肌内注射和皮下注射后吸收率约为 70%，约 1h 达峰浓度；鼻腔给药的吸收率约为肌内注射的 40%，达峰时间为 3~4h。本药血浆蛋白结合率为 30%~40%，表观分布容积为 0.15~0.3L/kg；注射给药后大部分经肝脏代谢，小部分在血液和外周组织中进行生物转化；主要以代谢物形式经肾脏排出。$t_{1/2}$ 为 70~90min。

1. 治疗前评估

（1）禁忌证评估：儿童、妊娠期及哺乳期妇女、对本药过敏者均应禁用。

（2）应用风险评估：高龄患者、哮喘、肝功能异常者均应慎用。脆性骨折术后和疼痛明显患者可首选降钙素。

2. 治疗过程的监护

（1）特殊人群用药监护：老年人应慎用。

（2）药物相互作用监护：抗酸药和导泻药因含有钙、镁或铁等金属离子而影响本药的吸收。与氨基糖苷类合用可诱发低钙血症。

（3）药物不良反应监护：常见不良反应有皮疹、荨麻疹、胸闷、心悸、恶心、呕吐、畏食、腹痛、头晕、头痛，皮肤瘙痒、面部潮红伴发热感等。

（三）对雌激素的药学监护

女性发生原发性骨质疏松的病因之一是雌激素缺乏，目前公认的雌激素替代疗法可用于治疗绝经后女性的骨质疏松症，并可明显减少髋部及椎体骨折。影响骨代谢的雌激素主要是雌二醇，因其口服后易被肝脏迅速代谢为雌酮及其结合物，使血中雌酮水平高于雌二醇，故临床上主要采用经皮给药，其控释制剂的达峰时间约为 22h，本药经肝脏代谢后以葡糖醛酸盐及硫酸盐结合物的形式经肾脏排出。$t_{1/2}$ 约为 1h。停药后 24h，血清雌二醇水平即恢复至给药前水平。

1. 治疗前评估

（1）禁忌证评估：儿童、妊娠期及哺乳期妇女、对本药过敏者均禁用。以下患者亦禁用：疑有或患有乳腺肿瘤（或有此病史者）、疑有或患有雌激素依赖性肿瘤者、原因不明的阴道出血患者、中重度子宫内膜异位症患者、活动性血栓性静脉炎或血栓栓塞患者、有因使用雌激素而致血栓性静脉炎或血栓栓塞史者等。

（2）应用风险评估：有乳腺癌家族史、乳腺结节、乳腺囊性纤维症及乳房 X 线检查异常、轻度子宫内膜异位症及子宫良性肿瘤、癫痫等的患者均应慎用。本药可增加绝经后妇女发生子宫内膜癌的风险。绝经后妇女（50~79 岁）联用结合雌激素和醋酸甲羟孕酮，有增加心肌梗死、脑卒中、肺栓塞、深静脉血栓形成的风险。

2. 治疗过程的监护

（1）药物相互作用监护：本药可增加钙剂的吸收。大剂量雌激素可加重三环类抗抑郁药的不良反应，同时降低其疗效。卡马西平、苯巴比妥、苯妥英钠、扑米酮、利福平可减弱雌激素疗效。本药可降低抗凝药、降糖药、抗高血压药、他莫昔芬的疗效。

（2）药物不良反应监护：常见有胃肠道不适、体重增加、偏头痛、全身肿胀、乳房胀痛、阴道分泌物增多及出血等，同时可能增加患乳腺癌、子宫内膜癌的风险。

（四）对甲状旁腺激素的药学监护

PTH 为体内主要的钙调节激素之一，在血中短暂升高可促进骨形成，持续升高可导致骨溶解和吸收，但其促成骨作用超过其破骨作用，从而使骨量增加。临床应用的为人重组甲状旁腺激素（1-34），皮下注射后约 30min 血药浓度开始升高，维持约 6h。

1. 治疗前评估

（1）禁忌证评估：妊娠期及哺乳期妇女禁用。骨肿瘤或疑似肿瘤骨转移患者、变形性骨炎患者、曾接受骨骼内照射或外照射治疗的患者、高钙血症者、甲状旁腺功能亢进者、严重肾功能不全者均禁用。

（2）应用风险评估：每日 20μg，建议疗程为 18 个月，最长为 24 个月，之后不可再次重复治疗。

2. 治疗过程的监护

（1）药物相互作用监护：停止 PTH 治疗的患者，立即使用抑制骨吸收药物，可维持骨量不下降，但与抑制骨吸收药物合用的利弊有待进一步研究。

（2）药物不良反应监护：常见不良反应有四肢痛、恶心、头痛、头晕、高钙血症等。

（五）对钙剂的药学监护

钙是人体必需的营养元素，对维持人体正常生理功能起着重要作用。成年人体内含钙量为 1 000～1 200g，其中99%在骨组织中，仅1%在软组织内。口服钙剂种类繁多，其在胃肠道的吸收与其化学结构有一定关系。根据其化学结构特点分为无机钙剂、非氨基酸有机钙剂、含氨基酸钙剂。无机钙剂以碳酸钙为代表，在酸性条件下可溶解，产生钙离子、二氧化碳和水，并以 Ca^{2+} 形式被吸收，胃酸缺乏者吸收较差。非氨基酸有机钙剂代表药物有葡萄糖酸钙和乳酸钙，该类药物溶解度高，以离子形式被吸收。含氨基酸钙剂为赖氨酸、色氨酸、精氨酸、亮氨酸、组氨酸与钙形成的可溶性钙盐，该类药物可在小肠吸收，不会形成 $Ca(OH)_2$ 沉淀，维生素 D 缺乏时亦可被吸收。

1. 治疗前评估

（1）禁忌证评估：对钙剂过敏者、高钙血症或高钙尿症、正在服用洋地黄类药物者、有肾结石或肾结石病史者均禁用。

（2）应用风险评估：心肾功能不全者慎用。

2. 治疗过程的监护

（1）药物相互作用监护：①与氧化镁等有轻泻作用的制酸药合用或交叉应用，可减少嗳气、便秘等不良反应；②与噻嗪类利尿药合用，可增加肾小管对钙的重吸收，易发生高钙血症；③维生素 D、避孕药、雌激素能增加钙的吸收；④与含铝的抗酸药合用，铝的吸收增加；④与钙通道阻滞药合用，血钙可明显升高；⑤钙剂可减少苯妥英钠、四环素的吸收；⑥与含钾的药物合用时，应密切关注是否有发生心律失常的危险。

（2）药物不良反应监护：常见的有嗳气、便秘等。大剂量服用该类药物可发生高钙血症，并导致钙在眼结膜和角膜的沉积。

（六）对维生素 D 药物的药学监护

骨化三醇 [1, 25-$(OH)_2D_3$] 是维生素 D_3 最重要的一种活性代谢物，通常在肾脏形成，可促进小肠和肾小管吸收钙，抑制甲状旁腺增生，减少甲状旁腺激素合成和释放，纠正低血钙。阿法骨化醇在体内经肝细胞中的 25-羟化酶可转化为 1, 25-二羟维生素 D_3 方可发挥作用。对于肝功能不全的患者应选用骨化三醇。

1. 治疗前评估

（2）禁忌证评估：对维生素 D 及其类似物过敏者、维生素 D 中毒征象者、高钙血症者均禁用。

（2）应用风险评估：适用于骨质疏松及甲状旁腺功能减退者。

2. 治疗过程的监护

（1）药物相互作用监护：①与大剂量磷剂合用，可诱发高磷血症。②噻嗪利尿药可促进肾脏对钙的吸收，因此合用时应警惕高钙血症的发生。③苯巴比妥可加速活性维生素 D 代谢物在肝脏的代谢，降低其疗效。④胃肠吸收抑制剂（考来烯胺或含铝抗酸药）可减少本药自肠道吸收。

（2）药物不良反应监护：小剂量单独给药一般无不良反应，长期、大剂量服用或与钙剂合用，可引起高钙血症。

（七）患者教育

1. 一般教育 日常保持富含钙、低盐、优质蛋白质的均衡膳食。适当户外运动，防止跌倒。戒烟酒，保持良好的心情。可服用基本的钙补充剂，推荐绝经后妇女和老年人每日摄入钙1 000mg，除去每日饮食中所含约400mg的钙，建议每日补充钙500～600mg。慎用影响骨代谢的药物。

2. 用药教育

（1）口服双膦酸盐药物应在早晨空腹时以200mL白开水（咖啡和果汁可减少其吸收）送服，进药后30min内避免平卧，服药至少1h后方可服用钙补充制剂、抗酸药物和其他口服药物，否则会影响吸收。若阿仑膦酸钠（70mg）出现漏服，应在记起后的早晨服用一片，然后继续按其最初选择的日期每周服用一片，不可在同一天服用两片。

（2）必须在专业医师或药师指导下应用降钙素。长期应用降钙素患者应每月镜检尿沉渣，长期卧床者应每月检查肝肾功能。

（3）服用钙剂时宜在餐后1h服用或睡前服用，可增加作用持续时间，服药期间避免饮用含有咖啡、牛奶的饮料，避免进食富含纤维素的食物，因钙与纤维素结合成不易吸收的化合物，可抑制钙的吸收。

（刘升云　杨　晶）

参考文献

［1］菲尔斯坦. 凯利风湿病学［M］. 栗占国，唐福林，译.8版. 北京：北京大学医学出版社，2012.

［2］葛均波，徐永健. 内科学［M］.8版. 北京：人民卫生出版社，2013.

［3］杨宝峰. 药理学［M］.8版. 北京：人民卫生出版社，2013.

［4］中华医学会. 临床诊疗指南（风湿病分册）［M］. 北京：人民卫生出版社，2009.

［5］MARY ANNE KODA-KIMBLE，LLOYD YEE YOUNG，WAYNEA. KRADJAN，et al. 临床药物治疗学（骨关节疾病）［M］. 王秀兰，李强，张淑文，译. 北京：人民卫生出版社，2007.

［6］陈新谦，金有豫，汤光. 新编药物学［M］.17版. 北京：人民卫生出版社，2011.

［7］https：//www. pharmgkb. org/

第九篇

理化因素所致疾病的药学监护

第一章 中毒的药学监护

第一节 有机磷农药中毒的药学监护

一、有机磷农药中毒概述

作为我国广泛使用的杀虫药，有机磷农药主要包括敌敌畏、对硫磷、甲拌磷、乐果、敌百虫等。急性有机磷农药中毒（acute organophosphorus pesticide poisoning, AOPP）是指有机磷农药进入人体后，抑制乙酰胆碱酯酶（acetylcholinesterase, AChE）活性，造成乙酰胆碱（acetylcholine, ACh）在人体内大量蓄积，出现毒蕈碱样和烟碱样症状，以及中枢神经系统中毒症状，严重者常死于呼吸衰竭。部分患者还可出现中间综合征以及迟发性周围神经病变等。

（一）临床表现

1. 胆碱能神经兴奋及危象

（1）毒蕈碱样症状（muscarinic signs）：即 M 样症状，是由于副交感神经兴奋导致平滑肌痉挛和腺体分泌增加所致，主要表现为瞳孔缩小、腹痛、腹泻、大小便失禁、大汗、流涎、咳嗽、气促、呼吸困难，严重者可出现肺水肿。

（2）烟碱样症状（nicotinic signs）：即 N 样症状，是由于 ACh 在横纹肌神经肌肉接头处过度蓄积所致，患者可出现肌纤维颤动、肌强直性痉挛和肌力减退，严重者可有呼吸肌麻痹，最终导致呼吸衰竭。此外，ACh 刺激交感神经纤维末梢释放儿茶酚胺可使血管收缩，引起血压增高和心律失常。

（3）中枢神经系统症状：ACh 刺激患者中枢神经系统可出现头晕、头痛、疲乏、烦躁不安、谵妄、抽搐和昏迷等症状，严重者可出现呼吸、循环衰竭。

2. 中间综合征 出现中间综合征的原因主要是胆碱酯酶与复活药用量不足，AChE的活性长时间被抑制，影响神经肌肉接头处突触后功能有关。多在中毒后 1~4d、胆碱能危象消失后，患者突然出现颈、四肢和呼吸肌麻痹、睑下垂、眼外展障碍和面瘫，严重者可出现周围呼吸衰竭。

3. 迟发性神经病变 在 AOPP 症状消失后 2~3 周，部分患者可出现下肢瘫痪、四肢肌肉萎缩等迟发性神经病变，原因与神经靶酯酶受到抑制及老化有关。

（二）检查指标

1. 测定血 AChE 活力 轻度中毒 AChE 活力值在 50%～70%，中度中毒为 30%～50%，重度中毒 AChE 活力值在 30% 以下。

2. 测定尿中有机磷农药代谢产物 对硝基酚和三氯乙醇分别是对硫磷和敌百虫在人体内的代谢产物，尿中测出代谢产物可协助诊断上述农药中毒。

（三）诊断依据

（1）有机磷农药接触史。

（2）呼气大蒜味、流涎、多汗、肺水肿、瞳孔缩小、肌颤和昏迷等有机磷中毒相关的临床表现。

（3）血 AChE 活力值降低。

二、药物治疗方案

尽快采用洗胃、导泻等措施清除毒物，同时根据早期、足量、联合、重复用药的原则应用胆碱酯酶复活药和胆碱受体阻断药进行治疗。轻度中毒可单用胆碱酯酶复活药，中重度中毒应联合使用胆碱酯酶复活药和胆碱受体阻断药。

1. 胆碱酯酶复活药 主要包括氯解磷定（pralidoxime chloride）、碘解磷定（pralidoxime iodide）和双复磷（obidoxime chloride）。其中，氯解磷定是治疗 AOPP 的首选解毒药。英国国家处方集（2011 年）推荐重度中毒氯解磷定的负荷剂量为 30mg/kg，然后以 8mg/（kg·h）的速度持续静脉给药。对于轻、中、重度 AOPP 患者，国内推荐氯解磷定的起始剂量分别为 0.5～0.75g、0.75～1.5g、1.5～2.0g；碘解磷定分别为 0.4g、0.8～1.2g、1.0～1.6g；双复磷分别为 0.125～0.25g、0.5g、0.5～0.75g。如果清除毒物较彻底，轻度中毒首剂足量给药即可，无须重复给药。中度中毒需重复给药 1～2 次，重度中毒首次给药后 30～60min，若 N 样症状未消失，应重复给药。

2. 胆碱受体阻断药 常用药物是阿托品（atropine）、盐酸戊乙奎醚（penehyclidine hydrochloride，长托宁）。

（1）对于轻、中、重度 AOPP 患者，阿托品的起始剂量分别为 2～4mg、5～10mg、10～20mg，每 10～30min 或 1～2h 重复给药 1 次，患者达"阿托品化"后，应将阿托品减量或停用阿托品。如出现阿托品中毒症状，应立即停用阿托品。

（2）对于轻、中、重度 AOPP 患者，戊乙奎醚起始剂量分别为 1～2mg、2～4mg、4～6mg；轻度中毒无须重复用药，中度中毒重复用药剂量为 1～2mg，重度中毒重复用药剂量为 2mg。

对于出现中间综合征的 AOPP 患者应连续使用氯解磷定 2～3d，每次 1.0g，根据病情选择重复给药的间隔时间。

三、药学监护

（一）对胆碱酯酶复活药的药学监护

胆碱酯酶复活药可使胆碱酯酶恢复活性，恢复其对神经肌肉接头处的乙酰胆碱的酶解作用，缓解肌肉麻痹，对有机磷中毒所引起的 N 样症状有直接对抗作用；对 M 样症状影响较小，需同时应用阿托品。胆碱酯酶复活药只对中毒时间不长、形成不久的磷酰化酶有重活化作用，如磷酰化酶已脱烷基老化，则不能被重活化。氯解磷定 $t_{1/2}$ 约为 77min，在肝脏代谢，以原形排出为主，在体内无蓄积。碘解磷定 $t_{1/2}$ 约为 54min，注射后 24h 内经肾完全排出。1g 氯解磷定的作用与 1.53g 碘解磷定的作用相当。双复磷能透过血脑屏障，对中枢神经系统症状消除的作用较强。

胆碱酯酶复活药对不同有机磷化合物的作用不同，一般认为对沙磷、对硫磷、内吸磷、硫特普、马拉硫磷、乙硫磷的疗效较好，对敌敌畏、敌百虫的疗效较差。

1. 治疗前评估

（1）禁忌证评估：对碘过敏者禁用碘解磷定；禁用于氨基甲酸酯类杀虫药中毒的治疗。

（2）应用风险评估：哺乳期妇女、重症肌无力、肾功能损害患者慎用碘解磷定。

2. 治疗过程的监护

（1）疗效评估：用药过程中密切观察病情变化，及时测定血胆碱酯酶活力值。停药指征以烟碱症状消失为主，胆碱酯酶活力值应维持在 60%~50% 以上。

（2）特殊人群用药监护：老年人适当减少用量并减慢滴注速度。

（3）药物相互作用监护：与阿托品合用有协同作用；与维生素 B_1 合用可延长氯解磷定的半衰期，使其血药浓度增加。

（4）药物不良反应监护：注射速度过快（>500mg/min），可引起恶心、呕吐、心率增快，严重时有头晕、头痛、复视、视力模糊、动作不协调。碘解磷定可引起咽痛、腮腺肿大等碘反应；氯解磷定不良反应较碘解磷定轻，但局部刺激性较强，可引起局部疼痛。

（5）其他：氯解磷定半衰期短，给药途径以肌内注射或稀释后静脉注射为佳，不宜静脉滴注，首次给药忌用静脉滴注；碘解磷定只能用于静脉注射。

（二）对胆碱受体阻断药的药学监护

胆碱受体阻断药通过直接拮抗积聚的乙酰胆碱而解毒，但其单独使用效果差，常与胆碱酯酶复活药合用。临床常用阿托品和戊乙奎醚。

阿托品可以拮抗 M 受体，表现为松弛平滑肌、抑制腺体分泌、加快心率和扩大瞳孔等，减轻或消除有机磷农药中毒引起的恶心、呕吐、大小便失禁、流涎、支气管分泌增多、出汗、心率减慢、血压下降、瞳孔缩小等 M 样症状。对中枢的 N 受体无明显作用，抗惊厥作用及兴奋呼吸中枢作用较差。阿托品血浆蛋白结合率约为 50%，可透过血脑屏障和胎盘屏障。其在肝中不能被完全代谢，以药物原形及代谢物的形式经肾排出，$t_{1/2}$ 为 3~4h，可随乳汁排泄，并有抑制泌乳的作用。必须反复静脉注射或连续静脉滴注，同时密切观察病情变化，及时调整剂量，既要防止过量中毒又要避免用量不足。

戊乙奎醚是一种新型的抗胆碱药，对 M_1、M_3 受体作用较强，对 M_2 受体作用较弱，不会加快心率和增加心肌耗氧。对中枢 M 受体和 N 受体均有作用，能有效防治中枢性呼吸衰竭。本品肌内注射后 10~15s 起效，$t_{1/2}$ 约为 10h。因半衰期较阿托品长，故较阿托品作用持久，适用于毒理作用持续较长的有机磷农药中毒。

1. 治疗前评估

（1）禁忌证评估：心脏疾病、反流性食管炎、幽门梗阻、下食管括约肌松弛、溃疡性结肠炎、胃溃疡、青光眼、前列腺增生、高热、急性五氯酚钠中毒、麻痹性肠梗阻、儿童脑外伤、唐氏综合征、痉挛性瘫痪患者禁用阿托品。青光眼患者禁用戊乙奎醚。

（2）应用风险评估：儿童、老年人、哺乳期妇女慎用阿托品，妊娠期妇女使用应权衡利弊，腹泻、脑损害、发热、甲亢患者慎用阿托品。儿童患者以及严重的呼吸道感染伴痰少、黏稠者，慎用戊乙奎醚。

2. 治疗过程的监护

（1）疗效评估：患者 M 样中毒症状迅速消失或出现"阿托品化"且未出现明显阿托品中毒症状。阿托品化是在抢救有机磷农药中毒时，使用阿托品适量时患者的临床表现，即瞳孔散大、口干、皮肤干燥、颜面潮红、肺部啰音显著减少或消失、心率加快。使用戊乙奎醚治疗时，应以口干、出汗消失或皮肤干燥等症状而不是心率加快判断"阿托品化"。

（2）特殊人群用药监护：阿托品可迅速透过胎盘，静脉注射约 5min 后，脐带血中阿托品的含量达到最大，约 25min 后，其对胎儿心率的作用达到最大。前列腺肥大的老年患者使用戊乙奎醚可加重排尿困难。

（3）药物相互作用监护：与阿托品有临床意义的药物相互作用主要如下。①异烟肼可增强本药的抗胆碱作用；②地西泮、苯巴比妥钠可拮抗本药的中枢兴奋作用；③本药可增加地高辛、维生素 B_2 的吸收；④胆碱酯酶复活药可减少本药用量和不良反应，提高疗效；⑤其他抗胆碱药可使本药不良反应的发生率增加，合用时应减少用量；⑥含镁或钙的制酸药、碳酸酐酶抑制药、碳酸氢钠、枸橼酸盐等碱化尿液的药物可使本药排泄延迟，作用时间延长，毒性增加；⑦与盐酸哌替啶合用，有协同解痉止痛作用；⑧与呋喃唑酮、卡巴肼等单胺氧化酶抑制药合用，可发生兴奋、震颤、心悸等不良反应，必须联用时本药应减量。

（4）药物不良反应监护：正常剂量时，阿托品的不良反应主要包括口干、吞咽以及说话困难、支气管分泌物减少、皮肤发红干燥、瞳孔扩大、畏光、排尿困难、胃肠道蠕动减少等，以及在心动过速后出现短暂性心动过缓伴有心悸和心律失常。阿托品中毒时可出现谵妄、狂躁、两手抓空、胡言乱语、幻听幻觉、定向力丧失、昏迷、心率加快（>120 次/min）、体温升高（38~40℃）等，甚至发生肺水肿和脑水肿而危及生命。

戊乙奎醚的不良反应与阿托品相似，但口干、皮肤干燥和中枢神经系统症状较阿托品明显，持续时间长。

（5）其他：阿托品化剂量、维持量及总量与中毒农药的种类、中毒程度、染毒途径、急救时机、联合用药情况、并发症、患者年龄及个体差异均有关，在使用正常剂量时也可能发生阿托品中毒时的一些症状。

（三）患者教育

患者应该保持良好心情，避免劳累、感冒等，以免加重病情。对患者及其家属进行教育，嘱其在使用有机磷农药时，应避免皮肤暴露；在存放有机磷农药时，应放置在儿童不易接触的地方。如不慎污染衣物，应立即脱去污染衣物；皮肤被呕吐物及分泌物污染的区域，应用清水和肥皂水进行彻底的清洗；如眼部接触农药，应冲洗结膜。

第二节　百草枯中毒的药学监护

一、百草枯中毒概述

百草枯（paraquat，PQ）又名克无踪，为有机杂环类触杀型除草药，对人、畜均有非常强的毒性，成人口服致死剂量为20%水溶液5~15mL（20~40mg/kg）。PQ中毒可引起肝、肾、肺、心等多器官损害，其中肺为主要受累器官，主要表现为早期的急性肺泡炎、肺水肿，后期迅速发展为肺纤维化。

（一）临床表现

1. 局部接触　局部接触PQ可引起皮肤红斑、溃疡、坏死、糜烂、水疱等接触性皮炎和黏膜化学烧伤的表现。

2. 经口中毒　经口中毒患者可有口腔烧灼感、消化道黏膜糜烂、恶心、呕吐、腹痛、腹泻甚至血便等消化系统表现。肺损害最为严重，主要表现为咳嗽、胸闷、呼吸困难等，听诊双肺可闻及干湿啰音。摄入PQ患者多于1周左右出现胸闷、憋气，2~3周呼吸困难达高峰，部分大量摄入PQ的患者可在24 h内出现肺水肿，肺损伤患者多死于进行性肺纤维化所导致的呼吸衰竭。PQ对肾脏的损害主要表现为血尿、蛋白尿、血肌酐及尿素氮升高，严重者可出现急性肾衰竭。部分PQ中毒患者会出现头痛、头晕、抽搐、昏迷等中枢神经系统症状。患者多死于呼吸衰竭为主的多脏器功能衰竭。

（二）检查指标

1. 血、尿PQ浓度检测　血PQ浓度≥30mg/L的患者预后较差。尿液中最早检测到PQ是在中毒后约6h。

2. 影像学检查　CT是诊断PQ中毒肺部病变的首选检查方式，主要表现为非均一性的渗出性病变和纤维化改变。

（三）诊断依据

（1）明确的PQ接触史。

（2）血、尿中检测出PQ。

（3）典型的临床表现，如早期的消化道刺激症状，肝、肾损害，以及随后出现的急性肺损伤等肺部病变。

（4）如毒物接触史不详，血、尿中检出百草枯，即使临床表现不典型，诊断也仍然成立。如出现上述典型临床表现而毒物接触史不详又缺乏血、尿毒检证据，可诊断为疑似百草枯中毒。

二、治疗方案

关于PQ中毒，目前尚无特效解毒药。

1. **催吐和洗胃**　进入医院后应立即用清水、肥皂水或 1%~2% 的碳酸氢钠溶液洗胃，洗胃完毕后注入 15% 漂白土溶液（成人总量 1 000mL，儿童 15mL/kg）或药用炭（medicinal charcoal）（成人 50~100g）进行吸附。

2. **导泻**　洗胃后给予 20% 甘露醇、硫酸钠或硫酸镁等进行导泻。

3. **免疫抑制药**　对非暴发型中、重度 PQ 中毒患者进行早期治疗时，建议选用甲泼尼龙 15mg/（kg·d）或等效剂量的氢化可的松联合环磷酰胺 10~15mg/（kg·d）；对轻度 PQ 中毒患者进行治疗时，应酌情减量。

4. **抗氧化药**　尽早应用维生素 C、维生素 E、还原型谷胱甘肽、乙酰半胱氨酸、氨溴索、乌司他丁等抗氧化药清除氧自由基，减轻肺损伤。

5. **抗菌药物**　由于急性 PQ 中毒可导致多器官损害，加用糖皮质激素及免疫抑制药可致免疫功能下降，建议预防性应用大环内酯类抗菌药物；一旦有感染的确切证据，应有针对性地更换抗菌药物。

6. **其他对症治疗**　可使用 5-羟色胺受体拮抗药或吩噻嗪类止吐药止吐，用吗啡等镇痛药止痛，同时使用胃黏膜保护药、抑酸药等。

三、药学监护

（一）对药用炭的药学监护

药用炭是由植物材料经适当炭化得到的黑色粉末，吸附性与炭粒的大小相关。可吸附水杨酸盐、对乙酰氨基酚、巴比妥类和三环类抗抑郁药等多种药物，以及多种植物毒素和无机毒素；但对强酸、强碱或其他腐蚀性物质中毒无效，对铁盐、氰化物、锂、马拉硫磷、滴滴涕中毒无效，对甲醇、乙醇或乙二醇等有机溶剂中毒无效。药用炭口服后，在胃肠道内不被吸收，全由肠道排出。

1. **治疗前评估**　肠鸣音缺乏、胃肠道穿孔、肠梗阻、有胃肠道出血风险、近期接受过手术的患者禁用药用炭。

2. **治疗过程的监护**

（1）特殊人群用药监护：儿童常规剂量为 1~2g/kg，最高剂量为 50g，12 岁以上儿童可使用成人剂量。

（2）药物相互作用监护：有临床意义的药物相互作用主要如下：①吐根可影响本药的疗效；②本药可影响口服的维生素、抗菌药、洋地黄、乳酶生、消化酶等药物的疗效。

（3）药物不良反应监护：常见胃肠道不良反应，如呕吐、便秘或腹泻，还可使大便颜色变黑。

（二）对导泻药物的药学监护

硫酸钠和硫酸镁是容积性泻药。口服后硫酸根离子、镁离子在肠道内难以被吸收，产生肠内高渗，抑制肠道内水分的吸收而增加肠腔容积、扩张肠道，最终刺激肠道蠕动。约 20% 的镁离子可被肠道吸收，并随尿液排出。服用后约 1h 发挥作用，疗效维持 1~4h。

甘露醇为单糖，在体内不被代谢，常用其 10%~20% 溶液口服导泻。使用时应注意肠内是否有积气。

1. 治疗前评估

（1）禁忌证评估：经期、妊娠期妇女，肠道出血、急腹症患者禁用硫酸钠和硫酸镁导泻。

（2）应用风险评估：苯巴比妥等中枢抑制药中毒患者不宜使用硫酸镁导泻，避免加重中枢抑制；老年人及低血压、呼吸系统疾病患者慎用硫酸镁。重度器官衰竭患者慎用硫酸钠。

2. 治疗过程的监护

（1）疗效评估：患者血、尿中 PQ 浓度降低，未出现水及电解质紊乱。

（2）药物相互作用监护：导泻药物与活性炭等口服吸附解毒药合用，可减少毒物吸收并加速排泄。

（3）药物不良反应监护：硫酸镁导泻时常见不良反应包括腹痛、食欲减退等，连续使用可引起便秘，部分患者可出现麻痹性肠梗阻。硫酸镁大剂量灌肠时，血清镁升高，可引起麻木、肌肉麻痹和心律失常等；如服用大量浓度过高的硫酸镁溶液，可导致脱水。

（三）对 5-羟色胺受体拮抗药的药学监护

5-羟色胺 3（5-HT$_3$）受体拮抗药发挥止吐作用，临床常用的有昂丹司琼（ondan-setron）、托烷司琼（tropisetron）、格拉司琼（granisetron）、阿扎司琼（azasetron）、雷莫司琼（ramosetron）和多拉司琼（dolasetron）等。本类药物能特异性阻断迷走传入神经 5-HT$_3$ 受体，脂溶性高，吸收良好，体内分布较广。常用 5-HT$_3$ 受体拮抗药的特点见表 9-1-1。

表 9-1-1　常用 5-HT$_3$ 受体拮抗药的特点

药物	半衰期（h）	生物利用度（%）	代谢酶	排泄
昂丹司琼	3	60	CYP3A4、CYP2D6 和 CYP1A2	肾脏和肝脏排泄
托烷司琼	7.3~30.3	59~71	CYP2D6	尿液和粪便
格拉司琼	8	65	CYP3A	尿液和粪便
阿扎司琼	4.3	31.2	/	尿液
多拉司琼	活性代谢物为 7~8	/	活性代谢物经 CYP2D6 和 CYP3A 部分代谢	尿液和粪便
帕洛诺司琼	40	62	CYP2D6、CYP3A 和 CYP1A2	尿液和粪便

1. 治疗前评估

（1）禁忌证评估：既往对此类药物过敏的患者禁用；妊娠期妇女禁用托烷司琼、多拉司琼；儿童禁用格拉司琼、阿扎司琼和多拉司琼；心功能不全、胃肠道梗阻、腹部手术后患者禁用昂丹司琼；胃肠道梗阻者禁用格拉司琼。

（2）应用风险评估：妊娠期妇女不宜使用昂丹司琼、格拉司琼、帕洛诺司琼；高血压未控制的患者慎用托烷司琼；应用多拉司琼时，高血压未控制患者的给药剂量应小于100mg/d。

2. 治疗过程的监护

（1）疗效评估：患者呕吐症状缓解或消失。

（2）特殊人群用药监护：哺乳期妇女应暂停哺乳；老年人无须调整剂量。

（3）药物相互作用监护：利福平、苯巴比妥等CYP450酶诱导药可使托烷司琼的血药浓度降低；氟哌啶醇、地塞米松可提高托烷司琼的疗效。地塞米松可使昂丹司琼的止吐作用增强；昂丹司琼可使降压药的作用增强。

（4）药物不良反应的监护：常见不良反应包括头痛、发热、腹泻、腹痛、便秘、皮疹、皮炎、急性张力障碍、转氨酶升高等。

（5）其他：加拿大卫生部（BGTD）于2014年5月14日发布安全通报，警告5-HT$_3$受体拮抗药多拉司琼、格拉司琼、昂丹司琼、帕洛诺司琼有潜在的致5-羟色胺综合征风险。美国FDA于2014年9月18日批准5-HT$_3$受体拮抗药说明书修订，增加"使用5-HT$_3$受体拮抗药有出现5-羟色胺综合征的报道"。5-羟色胺综合征症状包括：激越、幻觉、谵妄、昏迷等精神状态改变，心动过速、血压不稳、头晕、多汗、面部潮红、高热等自主神经失调，震颤、僵硬、肌痉挛、反射亢进、共济失调等神经肌肉症状，癫痫发作，伴或不伴恶心、呕吐、腹泻等胃肠道症状。多数与联合使用含5-羟色胺相关药物有关，如选择性5-羟色胺重吸收抑制药（SSRIs）、5-羟色胺和去甲肾上腺素重吸收抑制药（SNRIs）、单胺氧化酶抑制药、米氮平、芬太尼、锂剂、曲马多等，单用本类药过量也有发生5-羟色胺综合征的报道。故对使用5-HT$_3$受体拮抗药的患者，尤其是联合使用两种以上5-羟色胺相关药物时应监测其是否出现5-羟色胺综合征；一旦出现，应停用本类药并进行支持性治疗。

（四）对其他药物的药学监护

对糖皮质激素的药学监护详见第五篇第一章第二节，对环磷酰胺的药学监护详见第五篇第四章第一节，对大环内酯类抗菌药物的药学监护详见第二篇第一章第二节。

第三节　镇静催眠药中毒的药学监护

一、镇静催眠药中毒概述

镇静催眠药是具有镇静、催眠作用的中枢神经系统抑制药，一次服用剂量过大可引起急性中毒。长期滥用该类药物可出现耐药性和依赖性，从而引起慢性中毒。突然减量或停药可导致戒断综合征。

（一）临床表现

1. 急性中毒

（1）巴比妥类药物中毒：临床表现与剂量相关，轻度中毒主要表现为记忆力减退、情绪不稳定、嗜睡、注意力不集中、共济失调、步态不稳、发音不清等；重度中毒主要表现为患者深昏迷、呼吸由浅慢发展为呼吸停止、肌张力下降、腱反射消失、低血压或休克等；长期昏迷患者可出现肺炎、肺水肿、肾衰竭等并发症。

（2）苯二氮䓬类药物中毒：苯二氮䓬类药物对中枢神经系统的抑制作用较轻，主要临床表现为嗜睡、意识模糊、头晕、言语不清等。

（3）吩噻嗪类中毒：主要表现为锥体外系反应，如静坐不能、震颤麻痹综合征、急性肌张力障碍等。

（4）其他：非巴比妥非苯二氮䓬药物中毒的临床表现与巴比妥类中毒相似，但有其自身特点：格鲁米特中毒患者意识障碍呈周期性波动，有抗胆碱能神经症状；水合氯醛中毒可出现心律失常和肝肾功能损害；甲喹酮中毒可出现明显的呼吸抑制，出现锥体束征等；甲丙氨酯中毒患者常伴有血压降低。

2. 慢性中毒 慢性中毒患者除有轻度中毒症状外，常伴有精神症状，主要表现为意识障碍、轻度躁狂、智能障碍、人格变化等。

3. 戒断综合征 戒断综合征主要表现为自主神经兴奋性增高和神经、精神异常。轻症患者主要表现为焦虑、失眠、易激惹、头痛、厌食和震颤，重症患者可出现痫性发作、幻觉、妄想、定向力丧失、高热和谵妄等。

（二）检查指标

（1）血、尿及胃液药物浓度测定，可协助诊断。

（2）血糖、肌酐、尿素和电解质等血液检查。

（3）动脉血气分析。

（三）诊断依据

1. 急性中毒 镇静催眠药的大量服用史，有意识障碍、呼吸抑制等急性中毒相关的临床表现。胃液、血液、尿液中检测出镇静催眠药或其代谢产物。

2. 慢性中毒 有长期滥用催眠药史，出现中毒相关的精神症状。

3. 戒断综合征 有长期滥用催眠药史，突然停药或急速减量后出现自主神经兴奋性增高和神经、精神异常。

二、治疗方案

（一）急性中毒的治疗

1. 保护重要脏器功能 维持呼吸道通畅，出现低血压时应输液补充血容量以维持血压，必要时应用血管活性药物多巴胺，参考剂量为 $10\sim20\mu g/$（kg·min）；对于出现心律失常的患者可考虑应用抗心律失常药物；对于原因未明的急性意识障碍患者可应用葡萄糖、维生素 B_1 和纳洛酮（naloxone）促进患者意识恢复。

2. 清除毒物 可采取的措施包括洗胃、活性炭吸附毒物、碱化尿液与利尿、血液净化等。

3. 特效解毒疗法 氟马西尼（flumazenil，FM）是苯二氮䓬类药物中毒的特效解毒药。具体用法为：首先给予 0.2mg，静脉注射，注射时间为 30s，如无反应，追加 0.3mg，如仍无反应，则每隔 1min 追加 0.5mg，最大剂量为 3mg。

4. 对症支持治疗 补充血容量、维持血压等。吩噻嗪类药物中毒避免使用 β 受体激动药升压，必要时应用 α 受体激动药。

（二）慢性中毒的治疗

逐渐减少镇静催眠药的药量，避免突然停药，可请精神科医师会诊，进行心理治疗。

（三）戒断综合征的治疗

使用足量镇静催眠药控制戒断症状，症状稳定后逐步减少药量并最终停药。

三、药学监护

（一）对氟马西尼的药学监护

FM 是苯二氮䓬类药物拮抗药，可竞争性置换 γ-氨基丁酸-苯二氮䓬受体上的苯二氮䓬类药物，逆转苯二氮䓬类药物和佐匹克隆对苯二氮䓬受体的激动作用。FM 静脉给药后约 50% 与血浆蛋白结合，在肝中代谢成无活性的羧酸形式，主要通过肾脏排泄，$t_{1/2}$ 为 40~80min。静脉给药后，几分钟即可显效，作用持续约 3h。

1. 治疗前评估

（1）禁忌证评估：妊娠头 3 个月妇女、对本品或苯二氮䓬类药物过敏者、严重抗抑郁药中毒的患者禁用。此外，应用苯二氮䓬类药物控制具有潜在危及生命症状的患者及较长时间应用该类药物控制癫痫发作的患者禁用。

（2）应用风险评估：哺乳期妇女及有药物及酒精依赖史、混合药物过量史、惊恐障碍史、颅脑损伤、重症监护患者慎用。

2. 治疗过程的监护

（1）疗效评估：患者"嗜睡、意识模糊、头晕、言语不清"等临床症状缓解。若多次静脉注射 FM 后，患者仍未清醒，呼吸功能无显著改善，则应考虑患者为非苯二氮䓬类药物中毒。

（2）特殊人群用药监护：对于新生儿及以上和 12 岁以下的儿童，用以逆转苯二氮䓬类药物镇静效果的总剂量不超过 40μg/kg 或 1mg（重症监护下可达 2mg）；12 岁以上儿童可给予成人剂量；肝损伤患者 FM 清除率降低，半衰期延长，需逐渐调整剂量。

（3）药物相互作用监护：本品可缩短硫喷妥钠麻醉效应的持续时间；可阻断经由苯二氮䓬类受体激动药的佐匹克隆、三唑并哒嗪等非苯二氮䓬类药物的作用。

（4）药物不良反应监护：常见不良反应主要有恶心、呕吐、头晕、视物模糊、短暂性听力障碍、头痛和面部潮红等。快速注射 FM，可引起心悸、心律失常、胸痛、焦虑、恐惧、困惑、精神障碍、惊恐发作等。有癫痫病史、混合药物史、长期过量使用苯二氮䓬类药物、严重肝功能不全的患者使用 FM 时，可出现癫痫发作。

（二）对纳洛酮的药学监护

纳洛酮是阿片受体拮抗药，可对抗内啡肽和脑啡肽的作用，抑制迷走神经，兴奋呼吸和中枢神经，升高血中肾上腺素和去甲肾上腺素水平，升高血压。本品在体内分布快速并可透过胎盘屏障，在肝脏代谢，其代谢产物通过肾脏排泄，$t_{1/2}$ 为 30~80 min。静脉或气管内给药后，1~3min 起效，肌内注射或皮下注射后约 15min 起效，作用持续 45~90min。治疗镇静催眠药和急性酒精中毒，可根据病情重复用药。

1. 治疗前评估 哺乳期妇女和老年患者慎用，有心血管疾病史、癫痫病史、肝病患者、肾功能不全、已知或可疑对阿片类药物躯体依赖的患者慎用，母亲为阿片类药物依赖者的新生儿慎用。

2. 治疗过程的监护

（1）疗效评估：患者意识逐渐苏醒，必要时可重复给药。

（2）特殊人群用药监护：小儿用量与成人相同。

（3）药物相互作用监护：与美索比妥合用时，可阻止阿片戒断症状的急性发作；本药可减弱可乐定的降血压和减慢心率作用，升高血压；本药可拮抗卡托普利的降压作用。

（4）药物不良反应监护：常见不良反应为恶心、呕吐、厌食、烦躁不安、血压升高和心率加快，也可出现呼吸抑制、肺水肿以及感觉异常和癫痫大发作等。

（三）患者教育

1. 一般教育 患者应保持良好心情，以免加重病情。

2. 用药教育 加强对患者及其家属的用药依从性教育，使患者严格遵医嘱服药。

（1）不得随意增加每次服药的剂量以及每日的服药次数。

（2）患者清醒后，由于残留的苯二氮䓬类仍在发挥作用，故不得进行精细操作、高空作业或驾驶车辆。

第四节　毒蛇咬伤中毒的药学监护

一、毒蛇咬伤中毒概述

我国毒蛇主要分布在长江以南地区，金环蛇、银环蛇、眼镜蛇等是常见且危害较大的毒蛇，农民、渔民、野外工作者和蛇产业人员是发生毒蛇咬伤较多的人群，此外，随着旅游业的发展，毒蛇咬伤病例也相应增多。

（一）临床表现

1. 神经毒损害 神经毒素对机体的危害最大，但局部症状较轻，仅有轻微麻木等不适，全身中毒症状较重，主要表现为视力模糊、眼睑下垂、吞咽困难、共济失调等，严重时可使患者出现呼吸肌麻痹，最终导致呼吸衰竭。

2. 心脏毒和凝血障碍毒损害 局部表现主要有红肿、疼痛、水疱等。全身表现包括恶心、呕吐、口干、出汗、心律失常、血红蛋白尿、血压下降、循环衰竭、肾衰竭等。尖吻蝮蛇和竹叶青蛇主要以血循毒为主，被此类毒蛇咬伤患者可出现颅内和消化道出血。

3. 肌肉毒损害 局部反应较轻，仅有轻微疼痛症状，约在 30min 至数小时后患者会出现全身反应，包括肌肉疼痛、进行性无力、腱反射消失、牙关紧闭等。此外，横纹肌大量坏死可导致心律失常、少尿、无尿甚至急性肾衰竭。

4. 混合毒损害 同时出现神经毒、心脏毒和血循毒的症状，主要见于被眼镜蛇、眼镜王蛇、蝰蛇、蝮蛇咬伤的患者。

（二）诊断依据

（1）依据致伤蛇的形状、齿痕及患者的临床表现等进行诊断。

（2）鉴别毒蛇咬伤。毒蛇咬伤一般有 2 个针尖大牙痕，而无毒蛇咬伤为成行的锯齿状浅小牙痕。毒蛇咬伤患者有神经毒、心脏毒、凝血障碍等全身中毒表现，无毒蛇咬伤患者则无上述全身中毒表现。

（3）用酶联免疫吸附试验（ELISA）方法测定伤口渗液、血清和其他体液中的特异蛇毒抗原可明确致伤蛇种类，但国内尚未常规使用。

二、治疗方案

1. 局部处理　包括包扎、伤口清创、局部封闭。局部封闭的具体方法为：糜蛋白酶、胰蛋白酶各 4 000U 用 2%利多卡因 5mL 溶解后进行局部封闭。

2. 抗蛇毒血清（agkistrodon halys antivenin）　尽早足量使用抗蛇毒血清，在伤后 2h 内用药效果较佳。

3. 中医中药治疗　可根据当地药源选择相应药物，如南通蛇药，每次 10 片，口服，每日 3~4 次，首剂加倍。

4. 辅助治疗

（1）糖皮质激素：可选择氢化可的松 200~400mg/d 或地塞米松 10~20mg/d，连用 3~4d。

（2）山莨菪碱（anisodamine）：据报道，山莨菪碱与地塞米松联用可预防 DIC 及 MODS 的发生，连用 3~4d。

（3）防治感染：常规应用抗菌药物，并给予破伤风抗毒素 1 500IU。

三、药学监护

（一）对抗蛇毒血清的药学监护

抗蛇毒血清是用蛇毒或经减毒处理的蛇毒免疫马，使其产生相应的抗体，采集含有抗体的血清或血浆精制而成。特异性的抗蛇毒血清能直接中和游离蛇毒抗原，使其失去毒性，对于已和组织器官结合的蛇毒抗原无作用，对受损器官功能无保护作用，不能减轻中毒症状。抗蛇毒血清疗效取决于给药时间，越早给药疗效越好。

对明确毒蛇咬伤的患者，根据毒蛇种类，及早足量使用相应的单价抗蛇毒血清。如蛇种不明，可依据临床表现选择抗蛇毒血清，有血循毒表现者，选用抗蝮蛇毒血清或（和）抗五步蛇毒血清；有神经毒表现者，选择抗银环蛇毒血清；混合毒表现者，选用抗眼镜蛇毒血清或抗蝮蛇毒血清加抗银环蛇毒血清。

1. 治疗前评估　使用前应询问患者是否有马血清制品注射史和过敏史，并做皮试。皮试阴性者，可缓慢静脉注射抗毒血清，但不排除发生严重过敏反应的可能性；试验阳性者，应权衡利弊使用。

2. 治疗过程的监护　主要监护患者在治疗过程中是否出现过敏反应，速发的过敏性休克表现为胸闷、气短、恶心、呕吐、腹痛、抽搐及血压下降，迟发的不良反应表现为发热、皮疹、荨麻疹等。

（二）对山莨菪碱的药学监护

山莨菪碱是抗胆碱药，有明显的外周抗 M 受体作用，可松弛平滑肌，解除血管痉挛（尤其是微血管），静脉注射后 1~2 min 起效，$t_{1/2}$ 约为 40 min，随尿液排出体外。本药不易透过血脑屏障。

1. 治疗前评估

（1）禁忌证评估：哺乳期妇女、颅内压增高、出血性疾病、青光眼、前列腺增生、尿潴留患者禁用。

（2）应用风险评估：妊娠期妇女及严重心力衰竭、心律失常、严重肺功能不全者慎用。

2. 治疗过程的监护

（1）疗效评估：患者的神经毒、心脏毒和凝血障碍毒损害症状以及肌肉毒损害症状缓解。

（2）药物相互作用监护：有临床意义的药物相互作用如下。①与甲氧氯普胺、多潘立酮合用，可使各自的作用降低；②哌替啶可增强本药的抗胆碱作用；③本药可影响硝酸甘油和硝酸异山梨酯舌下含化的吸收并减弱其作用；④本药可拮抗去甲肾上腺素的血管痉挛作用；⑤本药可拮抗毛果芸香碱的促分泌作用；⑥本药可减轻抗结核药物的肝损害作用。

（3）药物不良反应监护：常见不良反应主要有口干、面红、视近物模糊、轻度扩瞳，用量较大时可见心率加快、排尿困难。

第二章 电击的药学监护

一、电击概述

一定量电流通过人体造成组织不同程度损伤或器官功能障碍甚至猝死，称为电击（electrical injury），俗称触电。雷雨闪电时亦可出现电击事件，多见于户外劳动的农民、建筑工人和运动员等。最常见的电击是由电源直接接触体表而致。夏季由于天气潮热，电击事件增多。严重电击可引起心脏停搏、呼吸停止，导致死亡。

（一）临床表现

1. 全身表现 患者受到轻度电击时会出现四肢乏力、口唇发绀、头晕、头痛、精神紧张等；受到高压电击时，患者可出现呼吸、心搏骤停和意识丧失。受电击的肌肉与肾脏组织发生细胞溶解坏死后可产生肌球蛋白尿和肌红蛋白尿，溶血后可出现血红蛋白尿，严重时可出现急性肾衰竭。

2. 局部表现 高低不同的电压可造成局部不同程度的损伤。低压电击时，烧伤面积较小；高压电击时，烧伤面积较大，组织损伤较重，组织可炭化或坏死成洞，有的甚至损伤到肌肉和骨骼，患者可出现脉搏减弱，感觉及痛觉消失、脊椎压缩性骨折或肩关节脱位。

3. 并发症和后遗症 电击的并发症和后遗症主要包括急性肾衰竭、肢体瘫痪、感染、DIC 或溶血、严重心律失常、吸入性肺炎、肺水肿、骨折、失明、耳聋等。

（二）检查指标

1. 尿分析 可出现血尿及肌红蛋白尿。

2. 心电图 可出现心动过缓或过速、急性心肌梗死样变化等，严重患者可出现心室纤颤、心搏骤停。

二、药物治疗方案

1. 心肺复苏 首选肾上腺素（adrenaline，AD），成人起始剂量为 1mg（浓度为 1：10 000），静脉注射，每 3~5min 使用 1 次；儿童静脉给药剂量为 0.01mg/kg，最大剂量为 1mg。

2. 液体复苏

（1）复苏液体可选择乳酸钠林格液，同时静脉滴注碳酸氢钠（sodium bicarbonate）（50mmol/L）。

（2）对于存在严重肌球蛋白尿的患者，在进行充分液体复苏后，若尿量仍不增加，可在 1 000mL 乳酸钠林格液中加入 12.5g 甘露醇（mannitol）。

（3）若患者出现严重急性肾衰竭，可考虑实施血液透析。

3. 其他 对于存在组织坏死的电击患者实施清创术，常规注射 3 000IU 破伤风抗毒素（tetanus antitoxin），使用抗菌药物防治继发感染。

三、药学监护

（一）对肾上腺素的药学监护

肾上腺素主要激动 α 和 β 受体，主要作用如下。①心脏：作用于心脏、传导系统的 $β_1$ 和 $β_2$ 受体，加强心肌收缩，加速传导，加快心率，提高心肌的兴奋性，提高心肌代谢率，使心肌耗氧量增加；舒张冠状血管，改善心肌缺血，且该作用迅速，是急症应用本品的优点。②血管：激动血管平滑肌上的 α 受体，使血管收缩，以皮肤、黏膜血管收缩最强烈；内脏血管，尤其是肾血管，也显著收缩；激动骨骼肌和肝脏血管平滑肌的 $β_2$ 受体，使血管舒张。③血压：使用治疗量肾上腺素时，可使收缩压升高、舒张压不变或下降，脉压加大，有利于紧急状态下机体能量的供应；较大剂量时，使收缩压和舒张压均升高。肾上腺素的典型血压改变多为双相反应，即给药后迅速出现明显的升压作用，而后出现微弱的降压反应，后者持续时间较长。④平滑肌：激动支气管平滑肌的 $β_2$ 受体，使支气管舒张，并抑制肥大细胞释放组胺等过敏性物质；激动支气管黏膜血管的 α 受体，使其收缩，降低毛细血管的通透性，有利于消除支气管黏膜水肿。⑤代谢：可提高机体代谢。治疗剂量下，使耗氧量升高 20%～30%；促进肝糖原分解，降低外周组织对葡萄糖的摄取。⑥中枢神经系统：治疗量时，无明显中枢兴奋现象。

肾上腺素口服后在碱性肠液、肠黏膜及肝脏内被氧化破坏失效，不能达到有效血药浓度；皮下注射吸收缓慢，作用维持约 1h；肌内注射的吸收速度较皮下注射快，作用维持 10～30min。可透过胎盘屏障，不易透过血脑屏障，静脉滴注或静脉注射 96h 后经肾脏排泄。

1. 治疗前评估

（1）禁忌证评估：分娩妇女及高血压、器质性心脏病、冠状动脉疾病、洋地黄中毒、心源性哮喘、外伤性或出血性休克、糖尿病、甲亢患者，禁用。

（2）应用风险评估：儿童、妊娠期和哺乳期妇女、老年人及运动员慎用。以下情况亦慎用：有心血管疾病（器质性心脏病除外）、噻嗪类药物引起的循环血容量不足或低血压、精神疾病、青光眼、帕金森病、器质性脑病、慢性肺部疾病、甲状腺疾病（甲亢除外）。用量过大或皮下注射时误入血管后，可引起血压突然上升而导致脑出血。

2. 治疗过程的监护

（1）疗效评估：患者逐渐恢复窦性心律。

（2）药物相互作用监护：①α 受体阻断药和各种血管扩张药可对抗本药的升压作用。②与硝酸酯类合用，可抵消本药的升压作用，并使硝酸酯类的抗心绞痛作用减弱。③与麦角类药物合用，可致严重高血压和组织缺血。④与利血平、胍乙啶合用，可致高血压和心动过速。⑤与 β 受体阻断药合用，两者的 β 受体效应互相抵消，可出现血压异常升高、心动过缓和支气管收缩。⑥与其他拟交感胺类药物合用，可增强心血管作用，易出现不良反应。⑦与洋地黄、三环类抗抑郁药合用，可致心律失常。⑧与氯丙嗪合用，可引起严重的低血压。

（3）药物不良反应监护：常见不良反应主要有心悸、头痛、血压升高、震颤、无力、眩晕、呕吐、出汗、四肢发凉等；还可引起心律失常，严重者可由于心室颤动而致死；可升高血糖和血清乳酸；用药部位可出现水肿、充血、炎症。

（二）对乳酸钠林格的药学监护

乳酸钠林格是复方制剂，每 100mL 中含乳酸钠 0.31g、氯化钠 0.6g、氯化钾 0.03g、氯化钙 0.02g，可代替生理盐水。乳酸钠的终末代谢产物为碳酸氢钠，可纠正代谢性酸中毒，故本品适用于代谢性酸中毒或有代谢性酸中毒倾向的脱水患者。

1. 治疗前评估

（1）禁忌证评估：心力衰竭、急性肺水肿、脑水肿、显著乳酸性酸中毒、重症肝功能不全、严重肾衰竭有少尿或无尿的患者禁用。

（2）应用风险评估：老年患者慎用。以下患者亦慎用：服用双胍类药物（尤其是苯乙双胍）、水肿且伴钠潴留倾向、高血压、脏器功能不全、缺氧及休克、酗酒、水杨酸中毒、糖尿病酮症酸中毒、I 型糖原贮积症有发生乳酸性酸中毒倾向的患者。

2. 治疗过程的监护

（1）疗效评估：患者迅速恢复循环容量，尿量维持在 50~75mL/h；出现肌球蛋白尿时，维持尿量在 100~150mL/h。

（2）特殊人群用药监护：乳酸钠林格可能使妊娠高血压综合征患者水肿加剧、血压升高。

（3）药物相互作用监护：与双胍类药（尤其是苯乙双胍）合用时，本品可阻碍肝脏对乳酸的利用，引起乳酸中毒。

（4）药物不良反应监护：常见不良反应为心力衰竭、血压升高、体重增加、水肿；低钙血症患者，可能出现手足发麻、疼痛、搐搦、呼吸困难等症状；过量时出现碱中毒；血钾浓度降低，有时出现低钾血症表现。

（三）对甘露醇的药学监护

甘露醇是渗透性利尿药，用于辅助性利尿。甘露醇的利尿机制有两个方面：①本品可以升高血浆渗透压，增加血容量，使肾小球滤过率增加。②本品自肾小球滤过后极少（<10%）由肾小管重吸收，提高了肾小管内液渗透浓度，减少了肾小管对水及 Na^+、Cl^-、K^+、Ca^{2+}、Mg^{2+} 等的重吸收。注射本品后，肾小管血流量增加，使药物和毒物在肾小管内的浓度下降，对肾脏毒性减小，且经肾脏排泄加快。本品可透过胎盘屏障和血脑屏障，利尿作用于静脉注射后 10~20min 出现，2~3h 达高峰，持续 6~8h，本品在体内不被代谢，$t_{1/2}$ 约为 100 min，急性肾衰竭时，$t_{1/2}$ 约为 6h。

1. 治疗前评估

（1）禁忌证评估：严重失水、颅内活动性出血、急性肺水肿、严重肺瘀血、急性肾小管坏死的无尿患者（包括试用甘露醇无反应者）禁用。

（2）应用风险评估：心肺功能损害、高钾血症或低钠血症、低血容量、严重肾衰竭、对甘露醇不能耐受者慎用。

2. 治疗过程的监护

（1）疗效评估：患者尿内肌球蛋白消失，并立即停用甘露醇。

（2）特殊人群用药监护：12岁以下儿童应用本品的安全性和有效性未知；老年人应用本药较易出现肾损害，且随年龄增加，发生肾损害的机会增多，应适当控制用量。

（3）药物相互作用监护：①本药可增强洋地黄的毒性；②本药可增强利尿药及碳酸酐酶抑制药的利尿和降眼内压作用；③本药可降低两性霉素B的肾损害；④本药可降低亚硝脲类抗癌药、丝裂霉素的不良反应，且不影响其疗效；⑤与三氧化二砷、氟哌利多、左醋美沙多或索他洛尔合用，可增加诱发QT间期延长的风险。

（4）药物不良反应监护：常见不良反应为水和电解质紊乱；其他不良反应为恶心、视物模糊、听力损伤、寒战、发热、排尿困难、血栓性静脉炎、头晕、口渴、渗透性肾病，以及外渗导致组织水肿、皮肤坏死等；快速大量静脉注射时，可出现心力衰竭（尤其在心功能有损害时）。

（四）对破伤风抗毒素的药学监护

破伤风抗毒素含有特异性抗体，可中和破伤风毒素，用于破伤风梭菌感染的治疗和被动免疫预防。作为预防用药时，能使可疑感染者及时、快速地获得保护水平的抗体，但其疗效维持时间短。

1. 治疗前评估 注射前须做皮试，皮试阳性患者须采用脱敏注射法。有支气管哮喘、花粉症、湿疹或血管神经性水肿等病史患者，对本品中某种物质过敏、有注射马血清制剂史患者，均须特别提防过敏反应的发生。

2. 治疗过程的监护 主要是对药物不良反应进行监护。

（1）过敏性休克：在注射中或注射后数分钟至数十分钟内发生，患者表现为突然出现抑郁或烦躁、全身皮肤瘙痒、潮红、荨麻疹、血管性水肿、哮喘、喉头水肿、呼吸困难、窒息、血压下降、心律失常、意识丧失等，如不及时抢救，可迅速死亡。

（2）血清病：多在患者用药后1~2周发病，称为延缓型；少数可在4d内发生，称为加速型。主要症状为广泛性淋巴结肿大、皮疹，可伴有低热、关节痛及脾大等，注射部位出现红斑、瘙痒及水肿。此外，血液检测可见中性粒细胞增多和血沉加快，常有一过性蛋白尿，个别患者有血尿，严重的可发生血管性水肿或器官水肿。

（3）发热反应：主要是由非特异性物质和热原引起，一般出现于注射后1h左右，少数在5~6h发生，以中等热度偏多，偶有高热。

（五）对其他药物的药学监护

患者出现肌球蛋白尿时，使用碳酸氢钠可使尿中HCO_3^-浓度升高，尿液pH值升高，使尿酸、血红蛋白等不易在尿中形成结晶或聚集，预防急性肾衰竭。建议使血液pH值维持在7.45以上。对碳酸氢钠的药学监护详见第八篇第五章。

（兰　超　赵咏梅）

参考文献

［1］国家药典委员会．中华人民共和国药典临床用药须知（2010 年版）［M］．北京：中国医药科技出版社，2011.

［2］葛均波，徐永健．内科学［M］．8 版．北京：人民卫生出版社，2013.

［3］陈灏珠，林果为．实用内科学［M］．13 版．北京：人民卫生出版社，2009.

［4］杨宝峰．药理学［M］．8 版．北京：人民卫生出版社，2013.

［5］刘峰，菅向东，尚波，等．急性百草枯中毒肺损伤机制及治疗研究进展［J］．毒理学杂志，2011，25（5）：380-382.

［6］希恩．C. 斯威曼．马丁代尔药物大典［M］．李大魁，金有豫，汤光，译．北京：化学工业出版社，2013.

［7］陈新谦，金有豫，汤光．新编药物学［M］．北京：人民卫生出版社，2011.